U0253533

Diagnosis of Liver Disease
肝脏疾病诊断精要

原书第 2 版

Second Edition

原著 [日] Etsuko Hashimoto

[美] Paul Y. Kwo

[美] Arief A. Suriawinata

[中] Wilson M. S. Tsui

[日] Masaki Iwai

主审 金荣华 成 军

主译 杨 松 邢卉春 陈效友

中国科学技术出版社

·北 京·

图书在版编目（CIP）数据

肝脏疾病诊断精要：原书第 2 版 /（日）桥本裕子（Etsuko Hashimoto）等原著；杨松，邢卉春，陈效友主译 .
— 北京：中国科学技术出版社，2023.5
书名原文：Diagnosis of Liver Disease，2e
ISBN 978-7-5236-0104-4

Ⅰ . ①肝… Ⅱ . ①桥… ②杨… ③邢… ④陈… Ⅲ . ①肝疾病—诊疗 Ⅳ . ① R575

中国国家版本馆 CIP 数据核字（2023）第 040922 号

著作权合同登记号：01-2023-0489

First published in English under the title

Diagnosis of Liver Disease, 2e

edited by Etsuko Hashimoto, Paul Y. Kwo, Arief A. Suriawinata, Wilson M. S. Tsui, Masaki Iwai

Copyright © Springer Nature Singapore Pte Ltd. 2019, Corrected Publication 2019

This edition has been translated and published under licence from Springer Nature Switzerland AG.

All rights reserved.

策划编辑	丁亚红　焦健姿
责任编辑	丁亚红
文字编辑	方金林
装帧设计	佳木水轩
责任印制	徐　飞

出　　版	中国科学技术出版社
发　　行	中国科学技术出版社有限公司发行部
地　　址	北京市海淀区中关村南大街 16 号
邮　　编	100081
发行电话	010-62173865
传　　真	010-62179148
网　　址	http://www.cspbooks.com.cn

开　　本	889mm×1194mm　1/16
字　　数	431 千字
印　　张	19.5
版　　次	2023 年 5 月第 1 版
印　　次	2023 年 5 月第 1 次印刷
印　　刷	北京盛通印刷股份有限公司
书　　号	ISBN 978-7-5236-0104-4/R·3033
定　　价	198.00 元

译校者名单

主审　金荣华　成　军

主译　杨　松　邢卉春　陈效友

译者　（以姓氏笔画为序）

王　琳　首都医科大学附属北京友谊医院

邓　亚　解放军总医院第五医学中心

白　洁　首都医科大学附属北京佑安医院

邢卉春　首都医科大学附属北京地坛医院

朱　萍　天津市第三中心医院

刘念晨　首都医科大学附属北京佑安医院

刘美燕　哈尔滨医科大学附属肿瘤医院

汤　珊　首都医科大学附属北京佑安医院

孙　磊　首都医科大学附属北京地坛医院

纪　冬　解放军总医院第五医学中心

苏日嘎　清华大学附属北京清华长庚医院

杜　冰　哈尔滨医科大学附属第二医院

李　红　首都医科大学附属北京佑安医院

李　婕　南京大学医学院附属鼓楼医院

李先亮　首都医科大学附属北京朝阳医院

杨　松　首都医科大学附属北京地坛医院

杨　明　清华大学附属北京清华长庚医院

何福亮　首都医科大学附属北京友谊医院

陈　军　深圳市第三人民医院

陈效友　首都医科大学附属北京地坛医院

欧鹏程　深圳市人民医院

周光德　深圳市第三人民医院

郑素军　首都医科大学附属北京佑安医院

赵文鹏　首都医科大学附属北京地坛医院

赵新颜　首都医科大学附属北京友谊医院

荣义辉　北京大学国际医院

胡新玉　南京大学医学院附属鼓楼医院

侯　维　首都医科大学附属北京佑安医院

徐京杭　北京大学第一医院

黄德良　深圳市第三人民医院

曹振环　首都医科大学附属北京佑安医院

梁　晨　首都医科大学附属北京佑安医院

蔡庆贤　深圳市第三人民医院

内容提要

　　本书引进自 Springer 出版社，由斯坦福大学医学院、东京女子医科大学等院校知名肝病专家领衔编写。全书共 20 章，先介绍了肝脏的解剖学、生理学功能及肝病相关检查检验，然后系统阐述了各型急慢性肝病、肝硬化、肝脏肿瘤、肝移植排异、全身疾病累及肝脏的情况、腹膜相关疾病等的诊断要点。针对每种肝脏疾病均提供了真实临床病例，包括腹腔镜下各种肝脏疾病的大体形态、肝脏影像学表现与肝脏组织病理学结果。本书内容系统完整、阐述生动翔实，可作为从事肝病诊疗与研究领域专业人员的案头参考书，帮助读者进一步丰富肝病知识体系，进而提高肝脏疾病的临床诊疗水平。

译者前言

肝脏疾病是危害我国人民健康的主要疾病之一，除常见的病毒性肝炎、脂肪性肝病、药物性肝损伤、原发性肝癌等之外，还存在各种少见的肝脏疾病，如遗传代谢性肝病及肝脏良恶性肿瘤等，这些疾病是肝病科医师一定要牢固掌握的。此外，腹膜疾病与全身疾病累及肝脏等疾病的鉴别，以及肝移植术后管理也是肝病科医师必须掌握的内容。在肝病科医师的培养体系中，我们一直强调要建立完整的肝病知识体系，不仅要掌握常见肝病，还要了解罕见及少见肝病。肝病科医师只有对每一种肝脏疾病都熟稔于心，才能做到及时诊断和规范治疗。

收到出版社关于 *Diagnosis of Liver Disease, 2e* 的翻译邀请后，我们翻阅英文原著，欣喜地发现这本书正好符合我们对肝病科医师的培养要求。书中对各种常见与罕见的肝脏疾病，以及其他疾病累及肝脏的情况都进行了详细介绍，并为每一种肝脏疾病尽可能地提供了真实病例，包括患者的腹腔镜下肝脏大体形态、肝脏影像学与肝脏组织病理学结果等。这种理论与实践结合的编写形式，对建立肝病科医师的完整知识体系是非常有帮助的。为此我们组织了国内从事肝病临床工作的中青年专家对本书进行了翻译，他们对肝脏疾病的诊治有着丰富经验，且英文功底扎实，确保了中文翻译版既忠于原著又流畅易读。在此，我们向从事肝病临床工作的医师，特别是年轻的肝病医师推荐本书，相信本书可以进一步丰富大家的肝病知识体系，对提升大家的肝病临床诊治能力亦有所裨益。

首都医科大学附属北京地坛医院肝病中心　　杨　松

原书前言

撰写本书的初衷是希望能够为临床医师，尤其消化科医师与肝病科医师提供一部在诊治肝病患者时的入门参考书，同时也可以作为本科生与研究生学习肝脏疾病诊治的教科书。就肝病诊断来说，临床表现、影像与肝活检资料都是非常重要的。本书旨在指导医师综合这些临床表现与检查结果，给出肝病的确切诊断，并制订合理的诊疗方案。随着技术的进步，无创检查已经能够替代部分经皮或经腹腔肝活检的功能，但肝活检仍被视作肝脏明确诊断的"金标准"。肝脏病理诊断要综合大体与显微病理学结果，以尽可能阐明疾病病理过程并与影像学结果相印证，最终给出确切诊断。有时为了明确诊断，肝脏病理还要综合电镜检查、免疫组化及分子诊断技术。

近年来肝脏疾病诊治进展日新月异。本书第 2 版由 Paul Y. Kwo 教授、Arief A. Suriawinata 教授、Wilson M.S. Tsui 主任、Etsuko Hashimoto 教授及本人担任主编。我们 5 人也担任了部分章节的写作工作。我们还邀请了 Takashi Kojima 教授（解剖与功能）、Yoshio Sumida 副教授（肝病的实验室检查）、Yoshinori Harada 副教授（急性肝炎和急性肝衰竭）、Akio Ido 教授（急性肝衰竭）、Terumi Takahara 副教授（肝硬化）、Mikio Zeniya 教授（自身免疫性肝病）、Masahiko Koda 主任（肝脏血管疾病、肉芽肿性肝病、系统性疾病的肝病表现和肝脏恶性肿瘤）、Toshinori Kamisako 教授（高胆红素血症）、Naoshi Nishida 副教授（肝脏恶性肿瘤）、Hironori Haga 教授（移植中的肝脏病理学）担任本书著者。他们在各自负责的章节中给出了肝脏疾病诊治所需的最新知识。在书中，他们也简要总结了每种肝病的发病机制，并以必要的表格形式呈现了诊断和治疗的关键要点。各章中，著者都针对相应的疾病给出了简洁、准确和最新的知识，同时也指出了在该疾病中还没有解决的诊断、治疗及发病机制问题。因此，本书不仅可以作为临床肝病科医师的教科书，也可为消化与肝病专家及研究人员探索临床需要解决的问题提供思路。

临床医师，尤其是消化科与肝病科医师在遇到一个疑似肝病的患者时，通常需要完善临床资料收集、检验、影像学检查及可能的肝脏病理检查；有时还要结合腹腔镜下看到的肝脏大体表现等信息才能更好地明确发病过程，提出鉴别诊断意见，最终给出患者治疗方案。书中呈现了很多典型病例，并给出了超声、CT、磁共振、血管造影、病理及腹腔镜影像结果等信息，与临床诊疗过程相似。全新第 2 版由来自美国、欧洲、日本本土及亚洲其他国家或地区的肝病与病理专家共同完成。希望本书能够为全球范围的临床医师，尤其是为消化科医师与肝病科医师提供有用的信息。

Masaki Iwai, MD, PhD

致　谢

　　本书第 2 版的出版得到了很多医师的支持，在这里我要对他们的贡献和热情帮助表示感谢。我非常荣幸能够在首版的基础上修订出版第 2 版，希望这本书能够为医学本科生、研究生及肝病科、消化科、放射科和临床病理科医师等学习肝脏疾病提供帮助。期待本书不仅能让读者了解肝脏疾病的临床表现、影像学与病理学特征，也对其理解肝脏疾病发病机制有所帮助。我们对 Alex Y. Chang 教授、Dirk J. van Leeuwen 教授、Paul Y. Kwo 教授、Arief A. Suriawinata 教授、Wilson M.S. Tsui 主任对本书首版的贡献表示感谢。我们感谢京都府立大学医学科学研究生院分子胃肠与肝病科、大津市立医院、京都第一红十字医院、京都县医科大学北部医学中心、京都市立医院、京都三菱医院、大阪铁路总医院、京都府木津川市医院、神奈川县足柄上郡医院、鸟取大学医学部、东京女子医科大学和中国香港明爱医院等单位的同仁为本书第 2 版提供的病例。本书主编与编者们为本书再版付出的努力让笔者为之振奋。希望本书不仅能帮助到我们的上述同事，也能帮助到医学生，消化科、肝病科、放射科、病理科等医师，以及肝病相关科研人员。笔者同样感谢 Springer Nature 出版社、Thieme 医学出版社、Wiley 出版社、Wolters Kluwer 出版社、日本胃肠病学会、日本消化内镜学会、日本肝病学会和京都县医科大学允许本书复制其出版物中的插图。最后，笔者还要感谢本书项目经理 Subramaniam Vinodhini、项目协调员 Sasirekka Nijanthan、Springer 出版社编辑 Sachiko Hayakawa 等对本书再版给予的鼓励与帮助。

Masaki Iwai, MD, PhD

　　我们感谢爱知县爱知学院大学药学院 Hisao Hayashi 终身荣誉教授、樱井市济生会医院的 Akitoshi Douhara 博士、京都大学医学研究生院 Yuji Eso 博士、绫部市医院 Michiaki Ishii 博士、京都第一红十字医院 Hiroyuki Kimura 博士、京都中部医疗中心 Hironori Mitsuyoshi 博士、京都三菱医院 Motoshige Nabeshima 博士和 Junya Tanaka 博士、龟冈市医院 Yorihisa Okada 博士、京都市立医院 Hiroyuki Shintani 博士、日本国立医院组织京都医疗中心 Kengo Takimoto 博士、京都木津川市医院 Kazuhiro Tsuji 博士，感谢他们为本书提供了宝贵的病例。

Etsuko Hashimoto, Paul Y. Kwo, Arief A. Suriawinata, Wilson M.S.Tsui, Masaki Iwai

目　录

第 1 章　解剖与功能
Anatomy and Function

Masaki Iwai　Takashi Kojima　Arief A. Suriawinata　著

孙　磊　译　　杨　松　校

缩略语

AFP	alpha fetoprotein	甲胎蛋白
cAMP	cyclic adenosine 3′, 5′–monophosphate	环磷酸腺苷
cGMP	cyclic guanosine 3′, 5′–monophosphate	环磷酸鸟苷
Cx	connexin	连接蛋白
EGFR	epidermal growth factor receptor	表皮生长因子受体
GVHD	graft-versus-host disease	移植物抗宿主病
HCV	hepatitis C virus	丙型肝炎病毒
IL-6	interleukin-6	白介素 –6
JAM	junctional adhesion molecules	连接黏附分子
PDZ	postsynaptic density 95；discs large，zonula occludens	突触后致密区 95/ 基因 *discs large*/ 紧密连接蛋白
PKC	protein kinase C	蛋白激酶 C
PSC	primary sclerosing cholangitis	原发性硬化性胆管炎
SR-BI	scavenger receptor BI	清道夫受体 BI
TNF	tumor necrosis factor	肿瘤坏死因子
ZO	zonula occludens	紧密连接蛋白

一、肝脏的解剖

肝脏重 1200～1500g，是成人体内最大的器官，约占体重的 2%。肝脏有两个解剖叶，分别为肝左叶与肝右叶，右叶体积是左叶的 6 倍。左右叶交界处前部是镰状韧带，后部是静脉韧带，下端是肝圆韧带。Couinaud 分类[1] 将肝脏划分为 8 段，Bismuth 分类[2] 将其分为 4 个部分；再被细分为右前叶（Ⅴ和Ⅷ）、右后叶（Ⅵ和Ⅶ）、左内叶（Ⅳ）或左外叶（Ⅱ和Ⅲ）、尾状叶（Ⅰ）（图 1-1）。

肝脏接受门静脉和肝动脉双重血供。门静脉接收来自肠道和脾脏的血液，提供约 65% 的肝血流量，而肝动脉接收来自腹腔干动脉的血液，提供其余 35% 的血流量。这些血管经由肝门进入肝脏。肝门内门静脉和肝动脉分成两支分别进入左右叶。肝脏静脉血流入肝左右静脉，并进入右心房入口附近的下腔静脉。淋巴管被分为深、浅两层。前者与门静脉和肝静脉伴行，后者位于肝被膜深面，淋巴网络间有大量的吻合。肝左右胆管汇合形成肝总管。肝神经丛包含突触神经节的纤维，并在汇管区与肝动脉和胆管伴行。少量神经纤维进入肝门，动脉由交感神经纤维支配。胆管由交感神经纤维和副交感神经纤维共同支配（图 1-2A）。神经纤维存在于汇管区（图 1-2B），这些无髓的交感神经纤维支配肝实质。大多数肝神经纤维是胺能或肽能的。肝神经纤维中存在血管活性肠肽、神经肽 Y、胰高血糖素、生长抑素、神经降压素和降钙素基因相关肽（图 1-2C）[3]。

肝脏在氨基酸 / 蛋白质、糖类、脂质 / 脂蛋白、胆汁酸、胆红素、激素、维生素和卟啉的代谢中有重要作用。肝脏还发挥微量元素的生物转化和解毒、酸碱平衡、酒精降解等作用。肝脏形态和功能的完整性对身体健康至关重要，其完整性被破坏与肝脏疾病的发病机制密切相关。

二、胆道的解剖

肝左、右管从肝脏中出来，在肝门处汇合形成肝总管。它们与来自胆囊的胆囊管连接在一起，形成胆总管（图 1-3A）。大胆管内衬柱状上皮，有较厚的纤维管壁。在原发性硬化性胆管炎（primary sclerosing cholangitis，PSC）和 IgG₄ 相关胆管炎中，这些大胆管或肝外胆管会出现狭窄。

肝内小胆管分为隔胆管（直径＞100μm）和小叶间胆管（直径 40～100μm）。小叶间胆管通过细胆管和 Hering 管（直径＜15μm）连接到胆管网络。＜100μm 的小胆管是慢性同种异体移植排斥反应、移植物抗宿主病（graft-versus-host disease，GVHD）和 Alagille 综合征时的检查重点，并且其在原发性胆汁性胆管炎中严重受损。

胆管腺见于肝外胆管壁内和大的肝内胆管沿线，它们通过自身的导管将分泌成分排入胆管腔[4]（图 1-3B），具有吸收和分泌活性，而且可能是胆道上皮再生的部位。胆管腺可发生囊性病变、增生、腺瘤和腺癌。

三、肝脏的发育

人类肝脏是在妊娠的第 3 周或第 4 周由前肠的肝憩室发育而来（图 1-4A）。前肠周围的左、右卵黄静脉相互连通并形成肝窦[5]。脐静脉经由肝脏的每个侧缘，连接到肝窦（图 1-4B）。随着胚胎的发育，供应该区域的血液从卵黄囊、胎盘和肠道中输送并提供营养[6]。肝脏前体细胞、肝

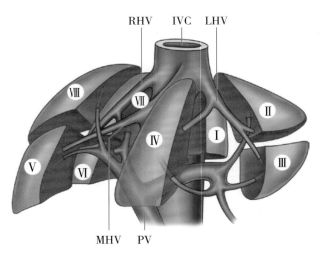

▲ 图 1-1　血管与肝段关系示意图（Bismuth 分类）
右前叶，Ⅴ 段和 Ⅷ 段；右后叶，Ⅵ 段和 Ⅶ 段；左内叶，Ⅳ 段；左外叶，Ⅱ 段和 Ⅲ 段；尾状叶，Ⅰ 段。IVC. 下腔静脉；LHV. 肝左静脉；MHV. 肝中静脉；RHV. 肝右静脉；PV. 门静脉

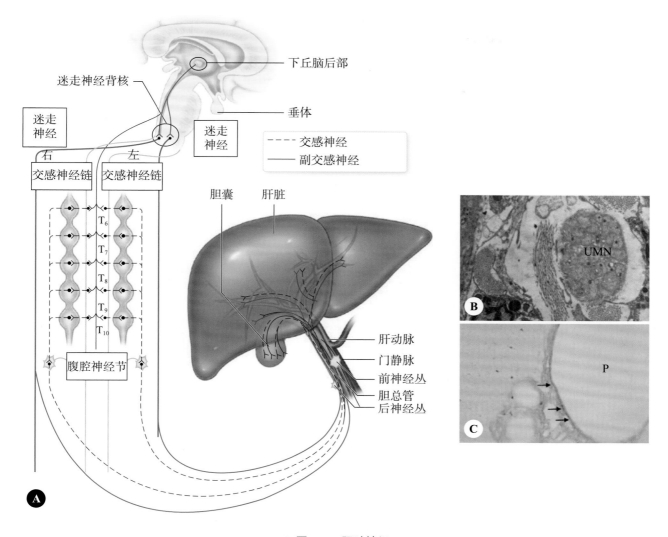

▲ 图 1-2　肝脏神经

A. 副交感神经纤维来源于迷走神经背核，而交感神经纤维来源于 $T_{6\sim7}$ 至 T_{10} 脊髓节段，它们在肝动脉和门静脉周围形成相互连通的神经丛；B. 大鼠肝汇管区可见无髓神经（UMN）束；C. 大鼠门静脉（P）壁的神经纤维上可见胰高血糖素免疫反应（箭）（B 和 C 经许可转载，引自 Iwai M, et al. Immunoreactive glucagon in rats with normal or regenerative livers induced by galactosamine. Biomedical Res. 1988;9:85–92.）

母细胞来自肝憩室前部的内胚层细胞，并逐渐长入中隔的中胚层。来自肝憩室的内胚层细胞长入宿主间充质，最终成为肝脏这一实质脏器，而肝母细胞形成小梁状结构（图 1-5）。卵黄静脉穿过该区域，将血从卵黄囊和消化道输送至心脏。当肝母细胞长入间充质时，它们破坏卵黄静脉，这些卵黄静脉的片段成为门静脉。肝芽被新的肝窦毛细血管分隔为索状结构，并且肝窦血流合并为 3 个主要的肝静脉。

肝母细胞索发育成具有中心小胆管的吻合管状结构，最终与胆管连通。大多数肝母细胞产生 AFP（图 1-6A 和 B），并分化为肝细胞。出生时，在肝窦中可以发现许多造血细胞，并围绕着未成熟的肝细胞（图 1-6C），但是到 4 周龄时，它们大部分从肝脏中消失。

与汇管区间质相邻的肝母细胞分化成被称为胆管板的胆管祖细胞层[7]。胆管板逐渐变成双层，并形成具有管腔的胆管段。这些胆管段从胆

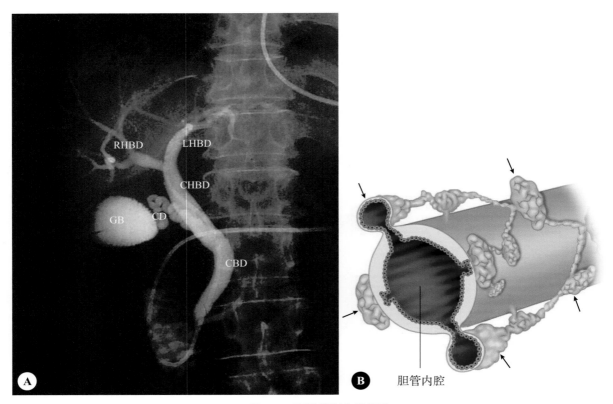

▲ 图 1-3　胆道解剖和胆管腺

A. 经内镜胆道引流治疗的胆管造影显示胆总管（CBD）、肝总管（CHBD）、肝右或左管（RHBD 或 LHBD），以及胆囊（GB）和胆囊管（CD）；B. 胆管腺（箭）与大胆管连通

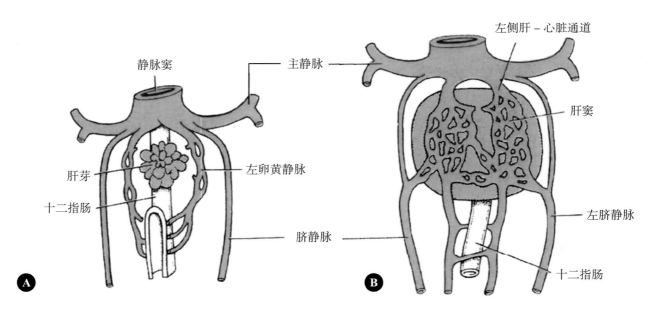

▲ 图 1-4　卵黄静脉和脐静脉在第 4 周（A）和第 5 周（B）的发育情况。注意十二指肠周围的血管丛、肝窦的形成，以及卵黄静脉之间从左向右分流的开始

A. 肝芽来自未来十二指肠的腹侧；B. 脐静脉血流至肝窦血管丛，并通过左右对称的肝 - 心脏通道，进入静脉窦（经 Wolters Kluwer 许可转载，引自 Sadler's，Langman's Medical Embryology.）

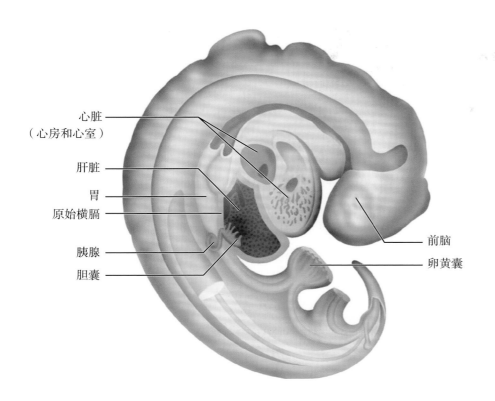

▶ 图 1-5 发育约 32 天时人类胚胎的矢状切面

肝憩室的内胚层细胞汇合长入原始横膈

心脏（心房和心室）

肝脏

胃

原始横膈

胰腺

胆囊

前脑

卵黄囊

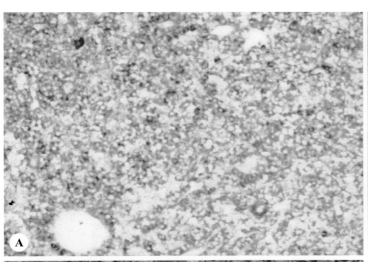

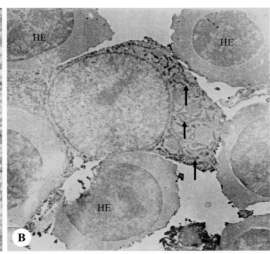

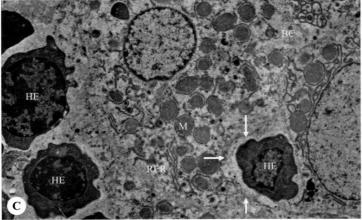

▲ 图 1-6 大鼠产前肝脏中甲胎蛋白（AFP）阳性肝细胞的免疫组织化学

A. AFP 免疫反应存在于所有肝细胞中；B. AFP 的免疫电子显微镜检查，在粗糙的内质网薄层结构中检测到 AFP 免疫反应（箭），AFP 阳性细胞与造血细胞（HE）接触，并受到 HE 的压迫；C. 电子显微镜检查显示，肝细胞被 HE 围绕，它们具有结构不良的粗面内质网（RER）和线粒体（M），可见微绒毛（箭）和小胆管（BC）

管板迁移至门静脉附近的汇管区内更靠近中心的位置。胆管板的一部分被吸收，留下复杂的胆管吻合网，该网在出生后的数周内持续退化。胚胎胆管板的异常重塑会导致新生儿胆道闭锁[8]、先天性肝纤维化、Caroli 病、微错构瘤、胆总管囊肿和多囊性疾病，后者存在胆管细胞纤毛的遗传学异常，从而导致物质运输和胆管细胞增殖的损伤[9]。胆总管、肝左右管和胆囊在肝憩室的茎部区域发育。这些胆管在肝憩室的头端与胆管板相连。

妊娠第 3 个月，肝脏占据了腹腔的大部分，这是由于有大量的肝窦内造血细胞。之后，右叶的生长快于左叶，但小于身体其余部分的生长速度。肝细胞索保持管状结构直至出生，此后它们开始重塑成双层细胞板，并最终在 5 岁时变成单层细胞板。

四、肝脏功能的异质性

Rappaport 提出了一套功能性腺泡结构，每个腺泡以汇管区为中心，包括门静脉、肝动脉和

胆管的末端分支（图 1-7A）[10]，而纤维组织则支撑着汇管区和中央静脉的结构（图 1-7B）。肝细胞根据其在腺泡中的位置，显示不同的结构和功能特征。与末端肝静脉相邻腺泡区域（3 区）的肝细胞相对功能不同于 1 区的肝细胞。分区与小叶 / 腺泡氧合梯度、Wnt/β-catenin 通路的信号转导相关[11]。1 区肝细胞的糖原生成，脂肪酸代谢，蛋白质、白蛋白或纤维蛋白原的合成比 3 区肝细胞更活跃（图 1-8）。尿素合成和谷氨酰胺酶在 1 区的浓度最高，而谷氨酰胺合成酶在 3 区中央静脉周围活性更高。3 区大量存在药物代谢 P_{450} 酶，该区域是药物解毒和生物转化的场所。3 区的肝细胞最后获得氧气供应，特别容易发生缺氧性肝损伤。明确定义的 3 区坏死是指对乙酰氨基酚、吡咯嗪类生物碱和各种碳氢化合物（如氟烷和四氯化碳）的毒性反应特征。烯丙醇、磷和高剂量铁摄入时可发现 1 区坏死（表 1-1）。

五、肝脏的超微组织学（图 1-9）

肝细胞：在实验动物中，肝细胞的寿命约为

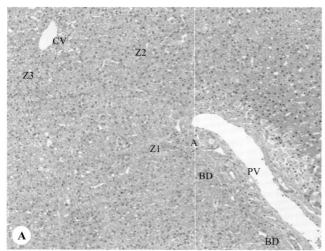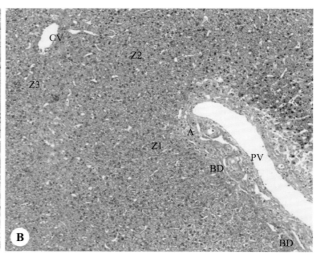

▲ 图 1-7 成人肝脏中肝腺泡的正常结构

A. 肝细胞索从中央静脉（CV）呈放射状分布，并与肝窦有序交错，外周的汇管区包含小动脉（A）、胆管（BD）和门静脉（PV）。Z1. 1 区；Z2. 2 区；Z3. 3 区（HE 染色）B. 纤维组织支撑着汇管区和中央静脉，肝细胞周围几乎看不到（Masson 三色染色）（图片由 Dr. Y Harada 提供）

150 天，肝细胞约占肝脏的 65%。肝细胞排列成单层细胞板，细胞为多边形，直径为 30～40μm。微绒毛伸入肝窦周围空隙，从 Disse 间隙内主动分泌或吸收营养成分。肝细胞之间通过紧密连接、缝隙连接和桥粒等结构相互连接。肝细胞具有三个面，即肝窦面、基底面和毛细胆管面。细胞膜的极性通过紧密连接来维持[12]。

肝细胞有单个细胞核，或有时具有多个细胞核。细胞质富含粗面或滑面内质网、线粒体、过氧化物酶体、溶酶体。与内质网有关的细胞功能包括蛋白质合成、脂肪酸代谢、胆固醇或甘油三酯及胆汁酸的产生、异物代谢和血红素降解。邻近毛细胆管的高尔基复合体不仅在蛋白质的分泌中起作用，而且对分泌性蛋白质的糖基化也有作

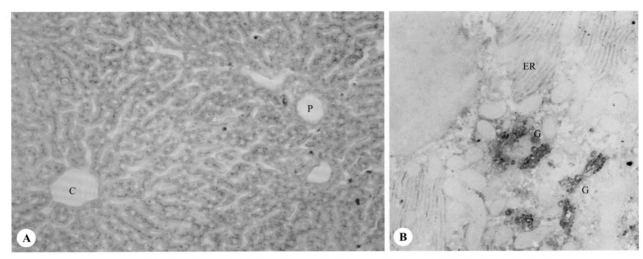

▲ 图 1-8　成年大鼠肝小叶中白蛋白阳性肝细胞的免疫组织化学和白蛋白免疫反应的超微结构

A. 所有肝细胞均为白蛋白免疫反应阳性，在汇管区周围表达强度比在中央静脉周围（C）强。P. 门静脉；C. 中央静脉。B. 白蛋白的阳性免疫反应在粗面内质网（ER）和高尔基体（G）中可见

表 1-1　腺泡中肝细胞功能和超微结构异质性

		1 区	3 区
细胞器		高尔基复合体，丰富的线粒体，较大、较多的内膜	滑面内质网，丰富的线粒体，较少、较小的内膜
蛋白质合成（白蛋白纤维蛋白原）		+++	+
糖类		糖异生	糖酵解
谷胱甘肽		++	+
氨代谢		+	++
细胞色素 P_{450}		+	+++
氧供		+++	+
胆汁形成	胆盐依赖	++	+
	非胆盐依赖	+	++

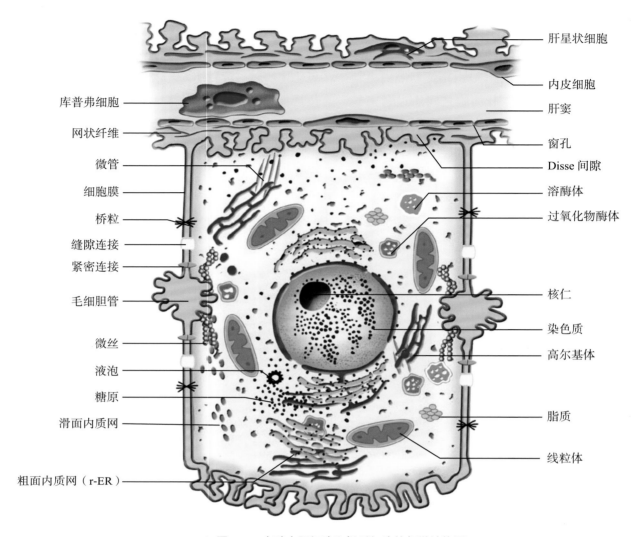

▲ 图 1-9　小叶内肝细胞和间质细胞的超微结构图
肝细胞之间通过连接复合体相互连接，并具有大量细胞器，微绒毛伸入窦周围间隙。肝窦内有内皮细胞和星状细胞，并有库普弗细胞浸润

用。能量的产生和氧化磷酸化发生在线粒体中。线粒体还包含各种酶，可用于柠檬酸循环、脂肪酸的 β- 氧化和血红素合成。位于毛细胆管附近的溶酶体含有许多可破坏细胞的水解酶。溶酶体是铁蛋白、铜、胆色素、脂褐素和衰老细胞器沉积的部位。过氧化物酶体是富含酶及氧化反应发生的部位。这些酶包括简单的氧化酶，以及参与 β- 氧化循环、乙醛酸循环、脂质合成和胆固醇生物合成的酶。

　　支持肝脏结构的细胞骨架由微管、微丝和中间丝组成[13]。含有微管蛋白的微管控制亚细胞运

动、囊泡移动、血浆蛋白质或糖蛋白的分泌。由肌动蛋白组成的微丝具有收缩性，对毛细胆管的运动和胆汁流动很重要。由细胞角蛋白组成的中间丝对肝细胞的稳定性和特殊组织结构至关重要。

　　内皮细胞：肝窦内皮细胞占肝窦细胞的 70%，它们不具有细胞间连接或常规的基底膜。由于窗孔的存在，它们充当了肝窦与 Disse 间隙之间的滤器。腺泡 1 区的窗孔较大，腺泡 3 区的窗孔较小，但数量很多，它们可过滤不同大小的大分子[14]。窗孔可以根据对压力、神经冲动、内毒素、酒精、血清素和尼古丁等刺激的反应而改

变大小。它们还具有特异和非特异的内吞活性和多种受体。存在几种分子的受体介导内吞作用，包括转铁蛋白、铜蓝蛋白、高密度或低密度脂蛋白。窦内皮细胞可以清除循环中的小颗粒（<0.1μm）、变性的胶原蛋白。与人体其他部位的血管内皮细胞不同，窦内皮细胞不表达 CD34 或Ⅷ因子相关抗原。然而，在慢性肝病或肝硬化中，它们发生了向常规血管内皮细胞表型的转变，被称为窦内皮的毛细血管化[15]。

库普弗细胞：库普弗细胞是附着在肝窦内皮细胞层上的常驻巨噬细胞，可以被激活动员。它们来源于骨髓中的单核细胞，在汇管区周围数量更多。它们的细胞质中包含微绒毛、胞质内包被的囊泡和由溶酶体结构组成的致密体。它们负责通过受体介导或非受体介导机制的内吞作用清除陈旧血细胞、细胞碎片、细菌、病毒、寄生虫和肿瘤细胞[16]。它们可被内毒素、败血症、休克、干扰素 -γ、花生四烯酸和肿瘤坏死因子等因素激活。它们产生细胞因子、过氧化氢、一氧化氮、肿瘤坏死因子、IL-1、IL-6、IL-10、干扰素 -α、转化生长因子和前列腺素[17]。

肝星状细胞：曾被称为储脂细胞、星状细胞、Ito 细胞或脂细胞。它们位于肝窦内皮下 Disse 间隙内。其细胞质脂滴内含有丰富的以视黄醇棕榈酸酯形式存在的维生素 A[18]，可通过其对平滑肌肌动蛋白的免疫反应来鉴别。当脂滴很少时，它们类似成纤维细胞，包含肌动蛋白和肌球蛋白，并对内皮素 -1 和 P 物质发生反应而收缩[19]，以调节血流量并影响门静脉压力[20]。当肝细胞损伤时，库普弗细胞被激活，释放出许多细胞因子。星状细胞转化为成纤维细胞样表型，产生胶原蛋白 1、胶原蛋白 3、胶原蛋白 4 和层粘连蛋白。它们还释放基质蛋白酶及其抑制分子。在正常情况或肝损伤时，肝星状细胞在由肝生长因子诱导的再生中发挥作用，这些因子对胰岛素样生长因子 -2 发生反应[21]。

Pit 细胞：Pit 细胞是附着在窦内皮表面的自然杀伤淋巴细胞[22]，1 区肝窦中数量众多。它们寿命较短，可由循环的大颗粒淋巴细胞更新。其具有特征性颗粒，内含有可损伤细胞膜的穿孔素[22]，并具有杀死肿瘤细胞和被病毒感染的肝细胞的作用。

胆管上皮细胞：胆管上皮细胞呈柱状，位于肝内和肝外胆管系统，占所有肝脏细胞的 3.0%～5.0%[23]。与肝细胞相比，胆管上皮细胞含有较少的线粒体和内质网。它们富含细胞骨架，并可见明显的高尔基体、大量囊泡和短管腔微绒毛。小胆管内衬的胆管细胞在激素控制下（分泌素和生长抑素）转运水和有机溶质。IgA 和 IgM 也是通过胆管上皮细胞分泌的[24]。胆汁酸被胆管上皮吸收，并通过胆肝分流途径经由胆管周围血管丛再循环[25]，可促进胆管内胆汁酸依赖性的胆汁流动[26]。

六、肝细胞间的连接复合体

肝细胞之间通过紧密连接、缝隙连接和桥粒等结构相互连接。肝细胞具有三个面，即肝窦面、基底面和毛细胆管面。细胞膜的极性通过紧密连接来维持[12]。

紧密连接构成毛细胆管与其余细胞间区域之间大分子渗透的屏障，从而防止胆汁从毛细胆管中漏出。位于最顶端的细胞间连接复合体抑制溶质和水流经细胞旁区域（称为屏障功能）[27, 28]，并且它们还将顶端与基底外侧细胞表面区域分开以建立细胞极性（称为栅栏功能）[29, 30]（图 1-10A）。最新研究表明，紧密连接也参与信号转导机制，调节上皮细胞增殖、基因表达、分化和形态构成[31]。紧密连接不仅有完整的膜蛋白 claudins、occludins 和 JAM（图 1-10B），还有许多外周膜蛋白，包括支架 PDZ 表达蛋白、细胞极性分子和非 PDZ 表达蛋白（图 1-10C）[32-34]。

tricellulin 在三个上皮细胞交界处被发现，显示具有屏障功能（图 1–10B）[35]。

在人类肝脏发育良好的紧密连接结构中可检测到 occludin、JAM-A、ZO-1、ZO-2、claudin-1（CL-1）、claudin-2、claudin-3、claudin-7、claudin-8、claudin-12claudin-14 和 tricellulin（图 1–11A、B、E 和 F）。在大鼠和小鼠的肝脏中，claudin-2 的表达显示有小叶梯度，在汇管区周围到小叶中央周围的肝细胞内表达增加，而 claudin-1 在整个肝小叶中表达（图 1–11C 和 D）。在毛细胆管区域可检测到 tricellulin，该区域的紧密连接在冷冻断裂模型中可以被识别为一组分支的膜内链（图 1–12）[36]。肝细胞中的 claudin-1 和 claudin-2 通过不同的信号转导通路受到多种细胞因子和生长因子的调控（图 1–13）[37, 38]。

作为人类紧密连接蛋白的遗传病，在家族性高胆固醇血症患者中已发现 ZO-2 的错义突变[39]。在新生儿鱼鳞状硬化性胆管炎（neonatal ichthyosis-sclerosing cholangitis，NISCH）综合征中，claudin-1 突变可能导致胆管上皮细胞之间的细胞旁通透性增加[40]。

HCV 是一种有包膜的正链 RNA 嗜肝病毒。三种宿主细胞分子是 HCV 内化的重要进入因素或受体，即清道夫受体 BI（SR-BI）、四跨膜蛋白 CD81 和 claudin-1[41]。在 HCV 进入过程的后期，CD81 和 claudin-1 充当共受体。肝脏中 claudin-1 的第一个细胞外环对于进入至关重要[42]。据报道，HCV 进入也需要 occludin[43, 44]。紧密连接蛋白 claudin 和 occludin 是 HCV 感染的新发现的关键因素。两者都是抗病毒药物的潜在靶标。

缝隙连接由 12 个亚基（连接蛋白）组成（图 1–14A 和 B），相邻的细胞各提供 6 个，每个细胞提供的六亚基组装体称为连接子或半通道（图 1–14A 和 C）[45]。细胞间通信发生在缝隙连接处，涉及钙离子、第二信使 RNA 和 1～3 区的神经冲动。连接蛋白（connexin，Cx）32 对 cAMP

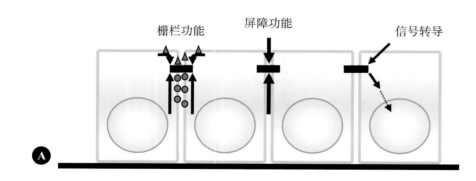

◀ 图 1–10 紧密连接的结构

A. 紧密连接的栅栏或屏障功能及其信号转导；
B. 紧密连接的分子结构；
C. 与肌动蛋白丝相关的细胞膜紧密连接构成

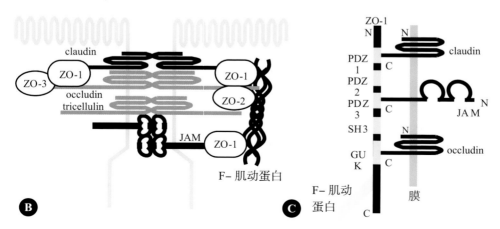

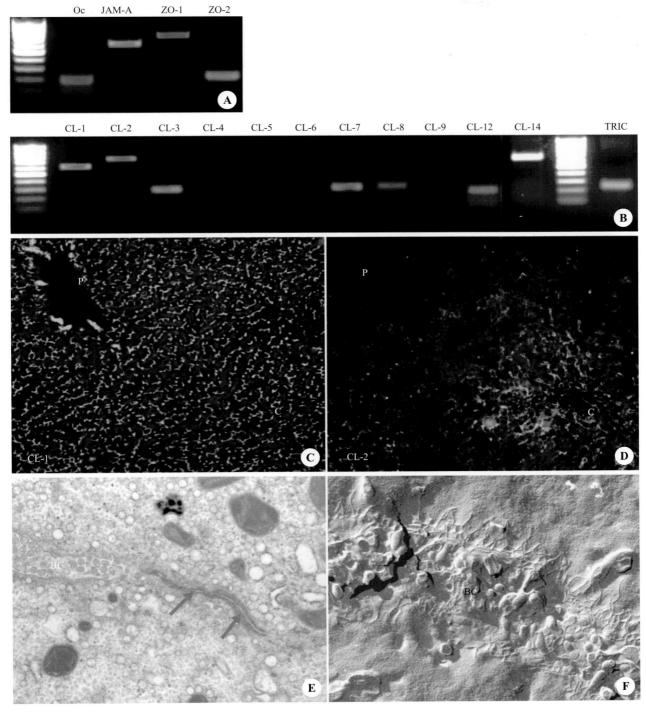

▲ 图 1-11　紧密连接的分子结构

A 和 B. 免疫印迹显示人肝脏中 JAM、ZO-1、ZO-2、CL-1、CL-2、CL3、CL-7、CL-8、CL-12 和 CL-14 的表达；C 和 D. CL-1 和 CL-2 的免疫组织化学，所有肝细胞的毛细胆管上均弥漫可见 CL-1 免疫反应，在汇管区周围区域的肝细胞毛细胆管面上可检测到 CL-2；E 和 F. TEM 和冷冻断裂显示紧密连接结构（箭）。BC. 毛细胆管；TEM. 透射电子显微镜

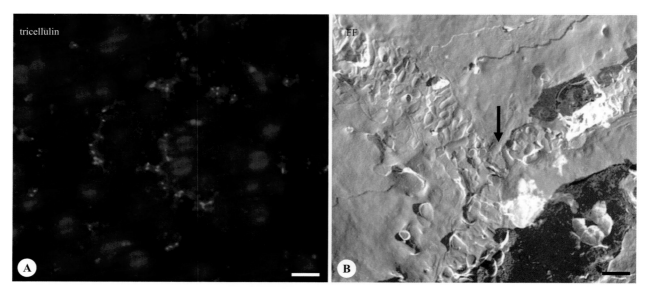

▲ 图 1-12　人类肝脏 tricellulin 的免疫组织化学和冷冻断裂法观察
A. 毛细胆管上可见 tricellulin 免疫荧光阳性；B. 冷冻断裂模型显示紧密连接分支的膜内链

和 cGMP 都是可渗透的，而由 Cx32 和 Cx26 组成的异聚体连接子对 cAMP 没有渗透性，但对 cGMP 有渗透性（图 1-14D）[46]。缝隙连接在肝脏稳态[47]、肝脏发育[48]、癌症[49-52] 和非肿瘤性肝病（肝炎、肝纤维化、肝硬化、胆汁淤积、肝缺血 - 再灌注损伤）中也起着重要作用[47]。连接子或半通道在成人肝脏小叶中央周围区域由 Cx32 组成（图 1-15A），在汇管区周围区域由 Cx32 和 Cx26 混合组成（图 1-15B 和 C）[53]。肝包膜细胞、Ito（储脂）细胞、胆管细胞和内皮细胞表达 Cx43 作为主要的缝隙连接蛋白（图 1-15D）[46]。

在冷冻断裂图像中，肝脏缝隙连接可被识别为 8～9nm 膜内颗粒的斑块，存在于脊椎动物组织的 P 劈裂面中，互补的凹坑则出现于 E 劈裂面上（图 1-16A）。这些斑块通常呈圆形或椭圆形，并且在肝细胞中可能很大。此外，包括肝细胞在内的某些细胞类型中，小缝隙连接斑块与紧密连接链相关（图 1-16B），并且 Cx32 与 occludin 和 claudin-1 部分共定位，形成紧密连接结构[54]。在缺乏内源性 Cx32 和 Cx26 的 Cx32 转染的永生小鼠肝细胞中，可观察到紧密连接链的诱导产生，以及完整的紧密连接蛋白、occludin 和 claudin 蛋白，并且发现转染子中诱导的内源性 occludin 蛋白与外源性表达的 Cx32 蛋白结合[55, 56]。肝细胞中缝隙连接与紧密连接表达密切相关，并且缝隙连接表达可能通过调节紧密连接蛋白在细胞极性的建立中起关键作用。蛋白质相互作用和基因家族的协同 / 从属调节的研究不久有望揭示缝隙连接处细胞间和细胞内信号传递和生长控制的复杂性，以及紧密连接形成的"血胆屏障"的调节机制[57]。

七、再生

正常的肝脏结构和功能取决于细胞死亡和增殖之间的平衡[58]，而且肝脏在手术切除或重度损伤后会转化为可增殖器官，并缓慢恢复其质量，并且术后 6 个月内可恢复其质量的 3/4，但尚不清楚部分肝切除术后的肝脏和受损肝脏中实质细胞在何处或如何增殖。

据报道，蛋白激酶 C（protein kinase C，PKC）α 型在肝脏再生的早期事件中发挥重要作用，不仅使 Raf 和有丝分裂原磷酸化，而且激活了原癌

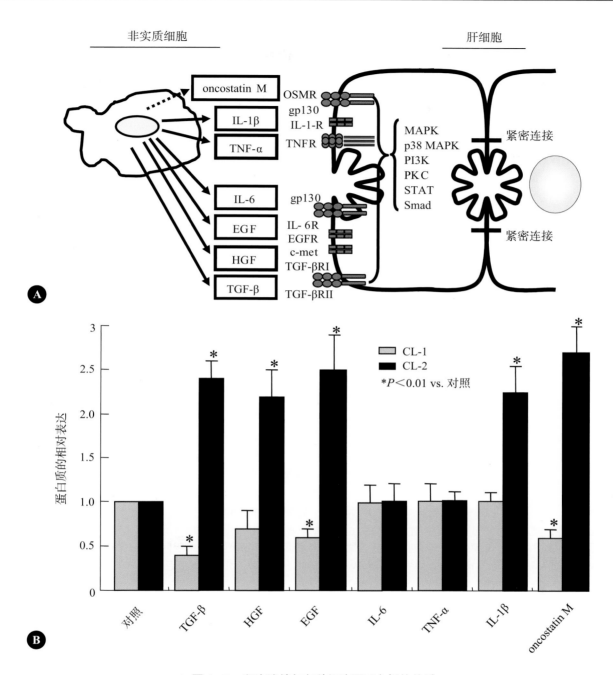

▲ 图 1–13　紧密连接与各种细胞因子之间的关系

A. 紧密连接与非实质细胞产生的 oncostatin、IL-1β、TNF-α、IL-6、EGF、HGF 和 TGF-β 的关联；
B. oncostatin、EGF 和 TGF-β 抑制肝细胞中 claudin-1 的表达，oncostatin、IL-1β、EGF、HGF 和 TGF-β 可诱导 claudin-2 的表达

基因[59]。我们结合对 PKCα 的免疫细胞化学和 ³H– 胸腺嘧啶放射自显影技术的实验研究表明，它在 2/3 肝切除术后 6h 在汇管区周围区域表达，并且在肝细胞增殖的同时出现在汇管区周围，PKCα 表达和肝细胞增殖在 12h 和 48h 达到峰值

（图 1–17A 和 C），之后 PKCα 可能在肝切除术后肝脏再生的早期事件中发挥作用，在 PKCα 刺激之后，汇管区周围区域的肝细胞开始 DNA 合成。汇管区周围的祖细胞或增殖性肝细胞扩散到肝切除术后肝的中心区域（图 1–17B）。

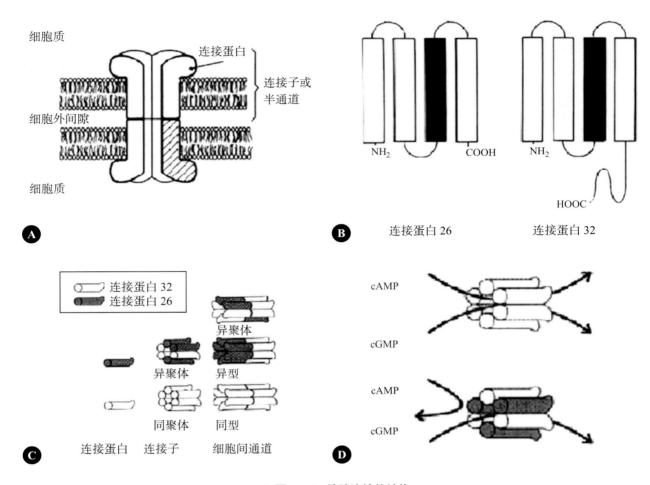

▲ 图 1–14　缝隙连接的结构

A. 缝隙连接的连接子或半通道由连接蛋白的 6 个亚基组成；B. 肝细胞中有两种类型的连接蛋白，Cx26 或 Cx32 是细胞膜中的一种跨膜蛋白；C. 同聚体或异聚体的半通道，同型或异型的细胞间通道；D. Cx32 的同型通道对 cAMP 和 cGMP 都是可渗透的，而异型连接体对 cAMP 没有渗透性，但对 cGMP 有渗透性

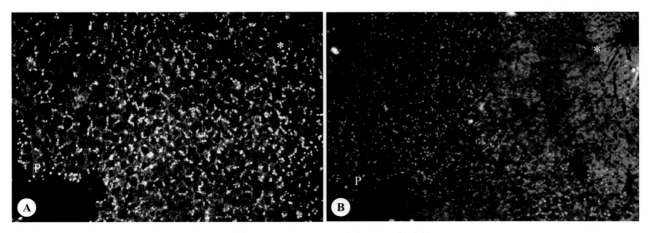

▲ 图 1–15　Cx26、Cx32 和 Cx43 的表达

A. Cx32 的免疫荧光，其阳性荧光可见于所有肝细胞的细胞膜上；B. Cx26 的免疫荧光，其阳性荧光存在于汇管区周围肝细胞的细胞膜上

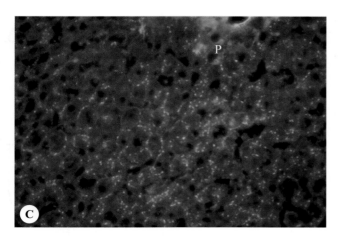

◀ 图 1–15（续） **Cx26、Cx32 和 Cx43 的表达**
C. Cx32 和 Cx26 的双染免疫细胞化学，荧光标记的 Cx32 和罗丹明标记的 Cx26 出现在汇管区周围区域细胞质膜上同时出现的斑点中（橙色），而在中央静脉周围区域可见到 Cx32 的阳性荧光斑点（绿色）（大鼠肝脏）；D. Cx43 在内皮细胞或 Ito 细胞中表达，Cx26 的表达从 2 区至 3 区逐渐降低，Cx32 在小叶中弥漫表达。P. 汇管区；*. 中央静脉周围区域；Cx. 连接蛋白

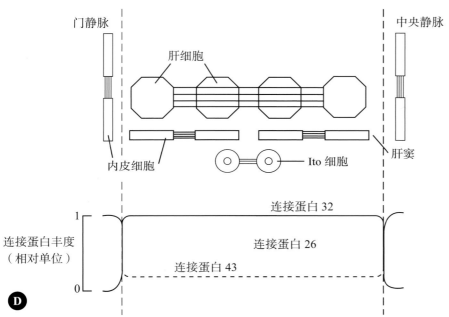

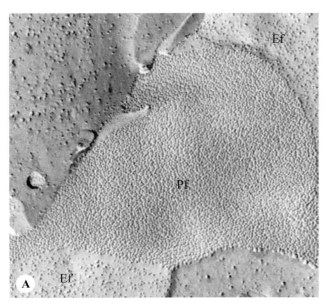

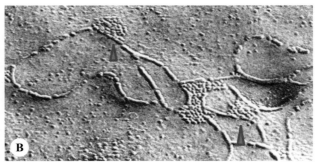

▲ 图 1–16 **冷冻断裂图像**
A. 肝脏缝隙连接可识别为存在于 P 劈裂面（Pf）中 8～9nm 膜内颗粒的斑块，互补的凹坑则出现于 E 劈裂面（Ef）上；B. 小缝隙连接斑块与紧密连接链相关（箭头）

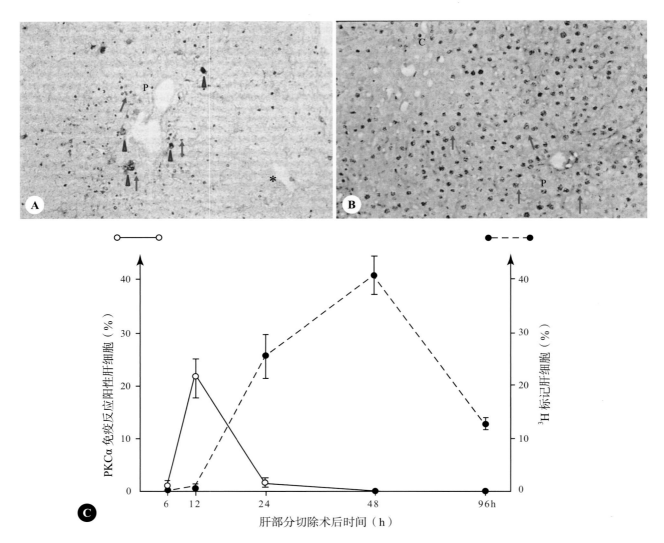

▲ 图 1-17　在肝脏 2/3 部分切除术后大鼠肝脏中 PKCα 的表达与 ³H− 胸腺嘧啶标记肝细胞之间的关系

A. 应用 PKCα 的免疫组织化学和 ³H 胸腺嘧啶放射自显影相结合技术，在肝切除术后 9h，汇管区周围区域表达 PKCα（箭头），³H− 胸腺嘧啶核苷标记肝细胞首先在汇管区周围区域出现（箭）；B. 应用免疫组织化学和放射自显影相结合的技术，PKCα 免疫反应在 48h 内不可见，并且 ³H 标记肝细胞从汇管区周围扩散到中央静脉周围区域；C. 肝切除术后 PKCα 的表达和 ³H 标记的肝细胞，PKCα 表达在 12h 达到峰值，³H 标记肝细胞在 48h 达到峰值。P. 汇管区；*. 中央静脉（经 Japanese Society of Gastroenterology 许可转载，引自 Ishii Y. Expression and significance of PKC alpha in regenerating liver of rats after partial hepatectomy and CCl₄ administration. Jpn J Gastroenterol. 1996;93: 717−24.）

肝损伤后，通过实质细胞和间质细胞的再生，肝脏结构得以恢复。AFP 被认为是一种再生标志物[60-63]，在急性肝损伤大鼠 s-GOT 达到峰值后，血清中 AFP 升高（图 1-18A），并且在中央坏死的周围区域中检测到 AFP 阳性细胞（图 1-18B 和 C）。³H− 胸腺嘧啶标记的实质细胞不仅出现在中央坏死的周围区域，而且也出现在汇管区周围区域（图 1-19），肝脏损伤后实质细胞的修复不仅发生在坏死附近，而且也发生在汇管区周围。

多肽生长因子，如肝细胞生长因子[64]、表皮生长因子[65]、转化生长因子[66]、肝素结合 EGR 样生长因子[67] 和胰岛素样生长因子[68]，能够在再生过程开始时诱导肝细胞复制。肝脏再生需要营养和各种激素，包括胰岛素、胰高血糖素、甲状腺和肾上腺皮质激素、甲状旁腺素、催乳素、血管加压素、前列腺素或儿茶酚胺和性激素[69]。细胞因子 IL-6 和 TNF-α 在肝脏再生的调节中起关键作用。需要进一步研究来回答关于肝再生的其余问题[70-72]，以便我们可以有效治疗急性或慢性肝衰竭患者。损伤或部分肝脏切除术后的肝脏再生中涉及哪些细胞？肝脏在再生过程中如何保留其结构和功能？一旦肝脏被重建，哪些信号负责关闭生长反应？

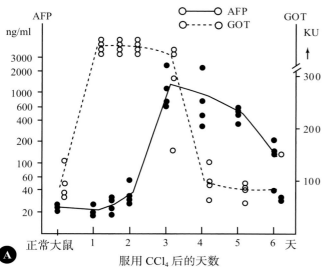

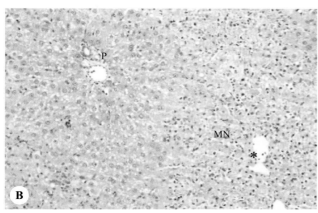

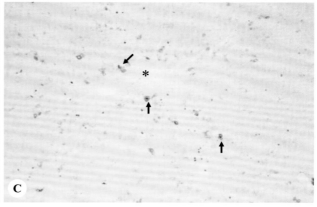

▲ 图 1-18　CCl₄ 诱导的大鼠急性肝损伤
A. 服用 CCl₄ 后血清天冬氨酸氨基转移酶（GOT）和甲胎蛋白（AFP）的变化。GOT 的血清值第 1 天或第 2 天最高，而 AFP 是第 3 天最高。B. 第 1 天中央静脉周围可见大块坏死（MN）。C. 第 3 天 AFP 阳性细胞（箭）分布在中央坏死区域附近。P. 汇管区；*. 中央静脉（A. 经 Japanese Society of Gastroenterology 许可转载引自 Shoukakibyo-Gakkai Zasshi 93: p720.）

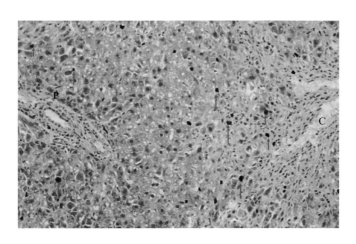

▲ 图 1-19　利用 ³H- 胸腺嘧啶核苷对 CCl₄ 诱导的急性肝损伤中增殖的肝细胞进行放射自显影检查
第 1 天，³H- 胸腺嘧啶核苷标记肝细胞（箭）不仅出现在中央坏死附近，而且也出现在汇管区周围区域。P. 汇管区；C. 中央静脉

参考文献

[1] Le Foie CC. Etudes anatomiques et chirurgicales. Paris: Masson; 1957.

[2] Bismuth H. Surgical anatomy and anatomical surgery of the liver. World J Surg. 1982;6:3–9.

[3] Timmermans JP, Geerts A. Nerves in liver: superfluous structures? A special issue of the anatomical record updating our reviews on hepatic innervation. Anat Rec B New Anat. 2005;282:4.

[4] Nakanuma Y, Katayanagi K, Terada T, Saito K. Intrahepatic peribiliary glands of humans. I. Anatomy, development and presumed functions. J Gastroenterol Hepatol. 1994;9:75–9.

[5] Severn CB. A morphological study of the development of the human liver. 1. Development of the hepatic diverticulum. Am J Anat. 1971;13:133–58.

[6] Strasberg SM. Terminology of liver anatomy and liver resections: coming to grips with hepatic babel. J Am Coll Surg. 1997;184: 413–34.

[7] Haruna Y, Saito K, Spaulding S, et al. Identification of bipotential progenitor cells in human liver development. Hepatology. 1996;23:476–81.

[8] Desmet VJ. Congenital diseases of intrahepatic bile ducts: variations on the theme "ductal plate malformation". Hepatology. 1992;16: 1069–83.

[9] Masyuk T, Masyuk A, LaRusso N. Cholangiociliopathies: genetics, molecular mechanisms and potential therapies. Curr Opin Gastroenterol. 2009;25:265–71.

[10] Rappaport AM. The of normal and pathologic hepatic structure. Beitr Pathol. 1976;157:215–43.

[11] Torre C, Perret C, Colnot S. Transcription dynamics in a physiological process: beta–catenin signaling directs liver metabolic zonation. Int J Biochem Cell Biol. 2011;43:271–8.

[12] Mitic L, Anderson JM. Molecular architecture of tight junctions. Annu Rev Physiol. 1998;60:121–41.

[13] Feldmann G. The cytoskeleton of the hepatocyte. Structure and functions. J Hepatol. 1989;8:380–6.

[14] Wisse E, Braet F, Luo D, et al. Structure and function of sinusoidal lining cells in the liver. Toxicol Pathol. 1996;24:100–11.

[15] Schaffner F, Popper H. Capillarization of hepatic sinusoids in man. Gastroenterology. 1963;44:239–42.

[16] Toth CA, Thomas P. Liver endocytosis and kupffer cells. Hepatology. 1992;24:255–66.

[17] Smedsrod B, LeCouteur D, Ikejima K, et al. Hepatic sinusoidal cells in health and disease: update from the 14th international symposium. Liver Int. 2009;29:490–9.

[18] Mathew J, Geerts A, Burt AD. Pathobiology of hepatic stellate cells. Hepato–Gastroenterology. 1996;43:72–91.

[19] Sakamoto M, Ueno T, Kin M, et al. Ito cell contraction in response to endothelin–1 and substance P. Hepatology. 1993;18:973–83.

[20] Rockey DC, Weisiger RA. Endothelin induced contractility of stellate cells from normal and cirrhotic rat liver: implications for regulation of portal pressure and resistance. Hepatology. 1996;24:233–40.

[21] Skirtic S, Wallenius V, Ekberg S, et al. Insulin–like growth factors stimulate expression of hepatocyte growth factor but not transforming growth factors beta 1 in cultured hepatic stellate cells. Endocrinology. 1997;138:4683–9.

[22] Wisse E, Luo D, Vermijlen D, et al. On the function of pit cells, the liver specific natural killer cells. Semin Liver Dis. 1997;17:265–86.

[23] Alpini G, Prall RT, LaRusso NF. The pathobiology of biliary epithelia. In: Arias IM, Boyer JL, Chisari FV, et al., editors. The liver biology and pathobiology. 4th ed. London: Lippincott Williams & Wilkins; 2001. p. 421–35.

[24] Sugiura H, Nakanuma Y. Secretory components and immunoglobulins in the intrahepatic biliary tree and peribiliary glands in normal livers and hepatolithiasis. Gastroenterol Jpn. 1989;24:308–14.

[25] Ishida F, Terada T, Nakanuma Y. Histologic and scanning electron microscopic observations of intrahepatic peribiliary glands in normal human livers. Lab Investig. 1989;60:260–5.

[26] Hofmann AF, Yeh H–Z, Schteingart CD, et al. The cholehepatic circulation of organic anions: a decade of progress. In: Alvaro D, Benedeti A, Strazzabosco M, editors. Vanishing bile duct syndrome–pathophysiology and treatment. Dordrecht: Kluwer Academic; 1997. p. 90–103.

[27] Gumbiner BM. Breaking through the tight junction barrier. J Cell Biol. 1993;123:1631–3.

[28] Schneeberger EE, Lynch RD. Structure, function, and regulation of cellular tight junctions. Am J Phys. 1992;262:L647–L661.100.

[29] van Meer G, Simon K. The function of tight junctions in maintaining differences in lipid composition between the apical and basolateral cell surface domains of MDCK cells. EMBO J. 1986;5:1455–64.

[30] Cereijido M, Valdés J, Shoshani L, et al. Role of tight junctions in establishing and maintaining cell polarity. Annu Rev Physiol. 1998;60:161–77.

[31] Matter K, Balda MS. Signalling to and from tight junctions. Nat Rev Mol Cell Biol. 2003;4:225–36.

[32] Schneeberger EE, Lynch RD. The tight junction: a multifunctional complex. Am J Physiol Cell Physiol. 2004;286:C1213–28.

[33] Tsukita S, Furuse M, Itoh M. Multifunctional strands in tight junctions. Nat Rev Mol Cell Biol. 2001;4:285–93.

[34] Sawada N, Murata M, Kikuchi K, Osanai M, Tobioka H, Kojima T, Chiba H. Tight junctions and human diseases. Med Electron Microsc. 2003;36:147–56.

[35] Ikenouchi J, Furuse M, Furuse K, Sasaki H, Tsukita S, Tsukita S. Tricellulin constitutes a novel barrier at tricellular contacts of epithelial cells. J Cell Biol. 2005;171:939–45.

[36] Kojima T, Ninomiya T, Konno T, Kohno T, Taniguchi M, Sawada N. Expression of tricellulin in epithelial cells and non–epithelial cells. Histol Histopathol. 2013;28:1383–92.

[37] Kojima T, Sawada N, Yamaguchi H, Fort AG, Spray DC. Gap and tight junctions in liver: composition, regulation, and function. In: Arias IM, et al., editors. The liver: biology and pathobiology. 5th ed. Philadelphia: Lippincott Williams & Wilkins; 2009a. p. 201–20.

[38] Kojima T, Murata M, Yamamoto T, Lan M, Imamura M, Son S, Takano K, Yamaguchi H, Ito T, Tanaka S, Chiba H, Hirata K, Sawada N. Tight junction proteins and signal transduction pathways in hepatocytes. Histol Histopathol. 2009b;24:1463–72.

[39] Carlton VE, Harris BZ, Puffenberger EG, Batta AK, Knisely AS, Robinson DL, Strauss KA, Shneider BL, Lim WA, Salen G, Morton DH, Bull LN. Complex inheritance of familial hypercholanemia with associated mutations in TJP2 and BAAT. Nat Genet. 2003;34:91–6.

[40] Hadj–Rabia S, Baala L, Vabres P, Hamel–Teillac D, Jacquemin E, Fabre M, Lyonnet S, De Prost Y, Munnich A, Hadchouel M, Smahi A. Claudin–1 gene mutations in neonatal sclerosing cholangitis associated with ichthyosis: a tight junction disease. Gastroenterology. 2004;127:1386–90.

[41] Helle F, Dubuisson J. Hepatitis C virus entry into host cells. Cell Mol Life Sci. 2008;65:100–12.

[42] Evans MJ, von Hahn T, Tscherne DM, Syder AJ, Panis M, Wölk B,

Hatziioannou T, McKeating JA, Bieniasz PD, Rice CM. Claudin-1 is a hepatitis C virus co-receptor required for a late step in entry. Nature. 2007;446:801–5.

[43] Benedicto I, Molina-Jiménez F, Barreiro O, Maldonado-Rodríguez A, Prieto J, Moreno-Otero R, Aldabe R, López-Cabrera M, Majano PL. Hepatitis C virus envelope components alter localization of hepatocyte tight junction-associated proteins and promote occludin retention in the endoplasmic reticulum. Hepatology. 2008;48: 1044–53.

[44] Liu S, Yang W, Shen L, Turner JR, Coyne CB, Wang T. Tight junction proteins claudin-1 and occludin control hepatitis C virus entry and are downregulated during infection to prevent superinfection. J Virol. 2009;83:2011–4.

[45] Kumar NM, Gilula NB. The gap junction communication channel. Cell. 1996;84:381–8.

[46] Ayad WA, Locke D, Koreen IV, Harris AL. Heteromeric, but not homomeric, connexin channels are selectively permeable to inositol phosphates. J Biol Chem. 2006;281:16727–39.

[47] Maes M, Cogliati B, Crespo Yanguas S, Willebrords J, Vinken M. Roles of connexin and pannexin in digestive homeostasis. Cell Mol Life Sci. 2015;72:2809–21.

[48] Iwai M, Harada Y, Muramatsu A, Tanaka S, Mori T, Okanoue T, Katoh F, Ohkusa T, Kashima K. Development of gap junctional channels and intercellular communication in rat liver during ontogenesis. J Hepatol. 2000;32:11–8.

[49] Temme A, Buchmann A, Gabriel HD, Nelles E, Schwarz M, Willecke K. High incidence of spontaneous and chemically induced liver tumors in mice deficient for connexin32. Curr Biol. 1997;7:713–6.

[50] Vinken M, De Kock J, Oliveira AG, Menezes GB, Cogliati B, Dagli ML, Vanhaecke T, Rogiers V. Modifications in connexin expression in liver development and cancer. Cell Commun Adhes. 2012;19: 55–62.

[51] Caro JF, Poulos J, Ittoop O, et al. Insulin-like growth factor 1 binding in hepatocytes from human liver, human hepatoma, and normal regenerating and fetal rat liver. J Clin Invest. 1988;81: 976–81.

[52] Muramatsu A, Iwai M, Morikawa T, Tanaka S, Mori T, Harada Y, Okanoue T. Influence of transfection with connexin 26 gene on malignant potential of human hepatoma cells. Carcinogenesis. 2002;23:351–8.

[53] Maes M, Decrock E, Cogliati B, Oliveira AG, Marques PE, Dagli ML, Menezes GB, Mennecier G, Leybaert L, Vanhaecke T, Rogiers V, Vinken M. Connexin and pannexin (hemi) channels in the liver. Front Physiol. 2014;4:405.

[54] Kojima T, Kokai Y, Chiba H, Yamamoto M, Mochizuki Y, Sawada N. Cx32 but not Cx26 is associated with tight junctions in primary cultures of rat hepatocytes. Exp Cell Res. 2001;263(2):193–201.

[55] Kojima T, Sawada N, Chiba H, Kokai Y, Yamamoto M, Urban M, Lee GH, Hertzberg EL, Mochizuki Y, Spray DC. Induction of tight junctions in human connexin 32 (hCx32)-transfected mouse hepatocytes: connexin 32 interacts with occludin. Biochem Biophys Res Commun. 1999;266:222–9.

[56] Kojima T, Spray DC, Kokai Y, Chiba H, Mochizuki Y, Sawada N. Cx32 formation and/or Cx32-mediated intercellular communication induces expression and function of tight junctions in hepatocytic cell line. Exp Cell Res. 2002;276:40–51.

[57] Kojima T, Yamamoto T, Murata M, Chiba H, Kokai Y, Sawada N. Regulation of the blood-biliary barrier: interaction between gap and tight junctions in hepatocytes. Med Electron Microsc. 2003;36: 157–64.

[58] Fausto N. Liver regeneration and repair: hepatocytes, progenitor cells, and stem cells. Hepatology. 2004;39:1477–87.

[59] Angel P, Karin M. The role of Jun, Fos and the AP-1 complex in cell-proliferation and transformation. Biochim Biophys Acta. 1991;1072:129–57.

[60] Kuhlmann WD, Peschke P. Hepatic progenitor cells, stem cells, and AFP expression in models of liver injury. Int J Exp Pathol. 2006;87:343–59.

[61] Kakisaka K, Kataoka K, Onodera M, Suzuki A, Endo K, Tatemichi Y, Kuroda H, Ishida K, Takikawa Y. Alpha-fetoprotein: a biomarker for the recruitment of progenitor cells in the liver in patients with acute liver injury or failure. Hepatol Res. 2015;45:E12–20.

[62] Tournier I, Legrès L, Schoevaert D, Feldmann G, Bernuau D. Cellular analysis of alpha-fetoprotein gene activation during carbon tetrachloride and D-galactosamine-induced acute liver injury in rats. Lab Investig. 1988;59:657–65.

[63] Seo SI, Kim SS, Choi BY, Lee SH, Kim SJ, Park HW, Kim HS, Shin WG, Kim KH, Lee JH, Kim HY, Jang MK. Clinical significance of elevated serum alpha-fetoprotein (AFP) level in acute viral hepatitis a (AHA). Hepato-Gastroenterology. 2013;60:1592–6.

[64] Ueki T, Kaneda Y, Tsutsui H, et al. Hepatocyte growth factor gene therapy of liver cirrhosis in rats. Nat Med. 1999;5:226–30.

[65] Marti U, Burwen SJ, Jones AL. Hepatic sequestration and biliary secretion of epidermal growth factors: evidence for a high-capacity uptake system. Proc Natl Acad Sci U S A. 1983;80:3797–801.

[66] Mead JE, Fausto N. Transforming growth factor alpha may be a physiological regulator of liver regeneration by means of an autocrine mechanism. Proc Natl Acad Sci U S A. 1989;86:4–13.

[67] Kan M, Huang J, Mansson PE, et al. Heparin-binding growth factor type 1(acidic fibroblast growth factor): a potential biphasic autocrine and paracrine regulator of hepatocyte regeneration. Proc Natl Acad Sci U S A. 1989;86:7432–6.

[68] Caro JE, Poulos J, Ittoop O, et al. Insulin-like growth factor 1 binding in hepatocytes from human liver, human hepatoma, and normal regenerating, and fetal rat liver. J Clin Invest. 1988;81: 976–81.

[69] Bucher NLR, Strain AJ. Regulatory mechanisms in hepatic regeneration. In: Millward-Sadler GH, Wright R, Arthur MJP, editors. Wright's liver and biliary disease. London: Saunders; 1992. p. 258–74.

[70] Riehle KJ, Dan YY, Campbell JS, Fausto N. New concepts in liver regeneration. J Gastroenterol Hepatol. 2011;26(Suppl 1):203–12.

[71] Michalpoulos GK. Liver regeneration after partial hepatectomy. Am J Pathol. 2010;176:2–13.

[72] Duncan AW, Dorrell C, Grompe M. Stem cells and liver regeneration. Gastroenterology. 2009;137:466–81.

第 2 章　肝病的实验室检查
Laboratory Tests in Liver Diseases

Yoshio Sumida　Yoshihiro Kamada　Masaki Iwai　Paul Y. Kwo　Masashi Yoneda　著
胡新玉　李　婕　译　　杨　松　校

缩略语

AA	aromatic amino acid	芳香族氨基酸
AASLD	American Association for the Study of Liver Diseases	美国肝病研究协会
ACA	anti-centromere antibodies	抗着丝点抗体
ACG	American College of Gastroenterology	美国胃肠病学会
AFP	α-fetoprotein	甲胎蛋白
AFP-L3	fucosylated AFP	岩藻糖基化甲胎蛋白
AIH	autoimmune hepatitis	自身免疫性肝炎
ALBI	albumin-bilirubin	白蛋白 – 胆红素
ALD	alcoholic liver disease	酒精性肝病
ALP	alkaline phosphatase	碱性磷酸酶
ALT	alanine aminotransferase	丙氨酸氨基转移酶
ANA	antinuclear antibodies	抗核抗体
anti-LKM	antibodies to liver/kidney microsome	肝 / 肾微粒体抗体
APASL	Asian Pacific Association for the Study of the Liver	亚太肝病研究学会
APRI	AST to platelet ratio index	天冬氨酸氨基转移酶和血小板比率指数
ARFI	acoustic radiation force impulse	声辐射力脉冲成像
ASMA	anti-smooth muscle antibodies	抗平滑肌抗体
AST	aspartate aminotransferase	天冬氨酸氨基转移酶
AAR	AST to ALT ratio	天冬氨酸氨基转移酶与丙氨酸氨基转移酶比值

BCAA	branched-chain amino acid	支链氨基酸
BTR	BCAA/tyrosine ratio	支链氨基酸 / 酪氨酸比值
CHB	chronic hepatitis B	慢性乙型肝炎
CHC	chronic hepatitis C	慢性丙型肝炎
CK	creatine kinase	肌酸激酶
CLD	chronic liver disease	慢性肝病
DCP	des-γ-carboxyprothrombin	脱 -γ- 羧基凝血酶原
DIC	disseminated intravascular coagulation	弥散性血管内凝血
DILI	drug-induced liver injury	药物性肝损伤
EASL	European Association for the Study of the Liver	欧洲肝脏研究协会
ECM	extracellular matrix	细胞外基质
ELF score	enhanced liver fibrosis score	增强肝纤维化评分
FIB4 index	fibrosis-4 index	基于 4 因子的纤维化指数
GGT	γ-glutamyl transferase	γ- 谷氨酰转移酶
GPC3	glypican-3	磷脂酰肌醇蛋白聚糖 -3
GPI	glycosylphosphatidylinositol	糖基磷脂酰肌醇
HBV	hepatitis B virus	乙型肝炎病毒
HCC	hepatocellular carcinoma	肝细胞癌
HCV	hepatitis C virus	丙型肝炎病毒
HIV	human immunodeficiency virus	人类免疫缺陷病毒
HPLC	high-performance liquid chromatography	高效液相色谱
HSC	hepatic stellate cell	肝星状细胞
HSPG	heparan sulfate proteoglycan	硫酸乙酰肝素蛋白多糖
ICG	indocyanine green	吲哚菁绿
ICP	intrahepatic cholestasis of pregnancy	妊娠期肝内胆汁淤积症
IFN-γ	interferon-γ	干扰素 -γ
IgA	immunoglobulin A	免疫球蛋白 A
IgE	immunoglobulin E	免疫球蛋白 E
IgG	immunoglobulin G	免疫球蛋白 G

IgM	immunoglobulin M	免疫球蛋白 M
INR	international normalized ratio	国际标准化比值
IL-6	interleukin-6	白介素 –6
JSH	Japanese Society of Hepatology	日本肝病学会
LCA	*Lens culinaris* agglutinin A	小扁豆凝集素
LDH	lactate dehydrogenase	乳酸脱氢酶
LSEC	liver sinusoidal endothelial cell	肝窦内皮细胞
M2BP	Mac-2 binding protein	Mac-2 结合蛋白
M2BPGi	Mac-2 binding protein glycosylation isomer	Mac-2 结合蛋白糖基化异构体
MELD	model for end-stage liver disease	终末期肝病模型
MRE	magnetic resonance elastography	磁共振弹性成像
MRI	magnetic resonance imaging	磁共振成像
NAFLD	nonalcoholic fatty liver disease	非酒精性脂肪性肝病
PⅢNP	procollagen type Ⅲ N-terminal peptide	Ⅲ型前胶原 N 端肽
PBC	primary biliary cholangitis	原发性胆汁性胆管炎
PDD	pulse dye densitometer	脉搏染料光密度法
Pro-C3	N-terminal propeptide of type Ⅲ collagen	Ⅲ 型胶原 N 端前肽
PSC	primary sclerosing cholangitis	原发性硬化性胆管炎
PT	prothrombin time	凝血酶原时间
SRCR	scavenger receptor cysteine-rich domain	富含半胱氨酸结构域的清道夫受体
SVR	sustained virological response	持续病毒学应答
T4C7S	type 4 collagen 7S	Ⅳ型胶原 7S
TIMP-1	tissue inhibitor of matrix metalloprotease-1	基质金属蛋白酶组织抑制物 –1
TIPS	transjugular intrahepatic portosystemic shunt	经颈静脉肝内门体分流术
TNF-α	tumor necrosis factor-α	肿瘤坏死因子 –α
UDP	uridine diphosphate	尿苷二磷酸
WFA	*Wisteria floribunda* agglutinin	紫藤凝集素

一、生物化学指标

（一）氨基转移酶

天冬氨酸氨基转移酶（aspartate aminotransferase，AST）和丙氨酸氨基转移酶（alanine aminotransferase，ALT）是存在于肝细胞内的两种酶，因肝细胞损伤或死亡（肝炎）而被释放到血液中。两者中任意一种酶的升高都是十分常见的肝脏血液检测异常。虽然这两种酶存在于许多不同类型的组织中，但 ALT 被认为更具肝脏特异性，其在非肝组织中浓度较低，与肝脏无关的升高较罕见。AST 在骨骼、心脏和平滑肌中大量存在，因此，在心肌梗死或肌炎患者中可能会有 AST 的升高。尽管 ALT 被认为是肝病更特异的指标，但在酒精性肝病（alcoholic liver disease，ALD）、心力衰竭引起的肝淤血、自身免疫性肝炎（autoimmune hepatitis，AIH）等情况下，AST 的浓度可能是肝损伤的一个更为敏感的指标。肌酸激酶（creatine kinase，CK）测定有助于确定单一 AST 的升高是否是源于潜在的肌肉疾病，如心肌梗死、肌炎和各种肌营养不良。另外，在溶血的患者中 AST 也会升高。全球 ALT 正常值上限为男性 30U/L，女性 19U/L[1]。美国胃肠病学会的临床指南定义了符合健康标准的 ALT 正常值范围，男性为 29～33U/L，女性为 19～25U/L，ALT 水平高于此范围会相应增加肝脏相关死亡风险[2]。ALT 升高程度可能与肝损伤程度相关，但一般不影响预后。AST 和 ALT 不属于肝功能的标志物，应称之为肝脏生化学检测。在急性病毒性肝炎、药物性肝损伤（drug-induced liver injury，DILI）、急性肝衰竭或缺血性肝炎（休克肝）中，AST 水平可能高于 3000U/L，但在对乙酰氨基酚过量和肝脏缺血性损伤中，ALT 水平较高更为常见。在 ALD 患者中，血清 AST 通常不超过正常上限的 2～10 倍，并且 AST/ALT 比值（AST to ALT ratio，AAR）>2。相反，在非酒精性脂肪性肝病（nonalcoholic fatty liver disease，NAFLD）中，ALT 通常高于 AST，直到发展成肝硬化。轻度至中度氨基转移酶升高是慢性病毒性肝炎、AIH、NAFLD、血色病和威尔逊病的典型表现。异常低的氨基转移酶水平可能与尿毒症和透析有关，这类人群患慢性病毒性肝炎后氨基转移酶升高可能不明显。很少有孤立的 AST 升高而其他肝酶没有同时升高的情况，多是由于存在巨分子形式的天冬氨酸氨基转移酶[3]，因为 AST 可以与免疫球蛋白 G（immunoglobulin G，IgG）形成复合物而作为巨分子形式的酶存在，这种情况通常没有临床意义。

（二）胆管酶

碱性磷酸酶（alkaline phosphatase，ALP）[4]主要产生于肝脏（大部分来源于肝细胞小管膜，少量来源于胆管上皮），但其在骨骨骼中也大量存在，少量来源于肠、肾和白细胞。在儿童期会出现与骨骼生长有关的 ALP 生理性升高，而在妊娠期间，由于胎盘可以产生 ALP，也会出现生理性升高。ALP 病理性升高主要发生在骨病（如肿瘤骨转移和骨折）和胆汁淤积性肝病，如原发性胆汁性胆管炎（primary biliary cirrhosis，PBC）、原发性硬化性胆管炎、胆总管梗阻、肝内胆管梗阻和药物性胆汁淤积的情况。此外，右心衰竭继发的肝淤血也可导致胆汁淤积［ALP 水平和（或）胆红素升高］。当 ALP 单独升高时，γ- 谷氨酰转移酶（γ glutamyl-transpeptidase，GGT）的测定可提示 ALP 是肝源性还是非肝源性的。虽然没有关于无症状人群中孤立性 ALP 升高原因的数据，但最常见的原因可能是维生素 D 缺乏或儿童期由于快速生长而出现的正常升高。其他原因包括佩吉特病和肿瘤骨转移。若仍然不能确诊，电泳分离 ALP 的同工酶可以区是否为肝源性 ALP 增加。在 B 型血和 O 型血的人中，脂肪餐后由于来源于肠道的 ALP 增加，可能导致血清 ALP 水平升高[5]。此外，也有关于肠源性 ALP 产生增多引起的良性家族性 ALP 升高的报道。GGT 在肝脏中大量存在，在肾脏、肠道、前列腺和胰腺也存在，但不存在于骨骼中；因此，它可以有助于确认 ALP 升高是源于肝脏而不是骨源性的。GGT 升高通常由肥胖和过量饮酒引起，也可能由苯妥英钠或巴比妥类药物引起。虽然 GGT 升高对肝脏疾病诊断的特异性较低，但它是肝脏死亡率的最佳预测因子之一。由于儿童 ALP 水平对于胆道疾病诊断价值有限，GGT 在儿童患胆道疾病中更有价值。儿童胆汁淤积的主要原因包括先天性胆道异常及影响胆汁合成和排泄的遗传性疾病。妊娠肝内胆汁淤积症（intrahepatic cholestasis of pregnancy，ICP）患者 GGT 水平通常正常。

（三）肝脏合成功能评价

白蛋白是一种仅在肝脏中合成的蛋白质，具有多种生物学作用，其中包括维持渗透压、结合其他物质（如脂肪酸、胆红素、甲状腺激素、脂质与抗氧化等相关代谢产物）。由于白蛋白仅由肝脏产生，血清白蛋白水平通常被认为是肝脏合成功能的标志物。然而，不应过度解读白蛋白水平作为肝脏疾病严重程度的指标。在许多临床情况下会出现白蛋白水平降低，包括脓毒症、全身炎症性疾病、肾病综合征、吸收不良和肠胃蛋白丢失。白蛋白血浆半衰期为 3 周，因此，在肝功能异常的急性期往往血清白蛋白水平改变不明显。

凝血酶原时间（prothrombin time，PT）和国际标准化比值（international normalized ratio，INR）是对凝血功能的评估，由于凝血因子（Ⅱ、Ⅴ、Ⅶ、Ⅸ和Ⅹ）都是在肝脏中产生的，因此也可用于肝功能的评估。如果有严重的肝损伤（通常合成功能丧失超过 70%），就会导致凝血因子的产生减少和随后出现的凝血障碍，表现为 PT 或 INR 延长。虽然 PT/INR 延长可以提示急性或

慢性肝功能不全，但它也可以由维生素 K 缺乏引起，如脂肪吸收不良和慢性胆汁淤积。值得注意的是，华法林、肝素、弥散性血管内凝血（disseminated intravascular coagulation，DIC）和低温也可使 PT 升高。

（四）肝病的严重程度评价

胆红素是血红蛋白的分解产物，95% 的胆红素来源于衰老的红细胞。红细胞在网状内皮系统分解后，血红素被内质网中的血红素加氧酶降解。胆红素的日生成量为 250～350mg。胆红素进入血液，在血液中与白蛋白结合形成非结合胆红素。非结合胆红素是脂溶性的，不被肾小球过滤，也不出现在尿液中。在不到 5min 的时间内，它被肝细胞从血液中迅速清除，然后通过尿苷二磷酸（uridine diphosphate，UDP）-葡萄糖醛酸转移酶与葡萄糖醛酸结合，形成可在胆汁中排出的更具水溶性的化合物。根据它们与重氮染料的反应，结合胆红素和非结合胆红素也分别称为直接胆红素和间接胆红素。如今在临床实践中，大多数临床实验室测量总胆红素和直接胆红素，并计算出相应的间接胆红素。然而，由于该方法检测到的直接胆红素包含了 δ- 胆红素，不能测量出结合胆红素的准确结果。δ- 胆红素在肝脏损伤和胆汁淤积期间与白蛋白共价结合，因此 δ- 胆红素具有与白蛋白类似的半衰期（17～20天）。由于存在 δ- 胆红素的升高，胆道梗阻消除后黄疸的恢复往往较晚（表 2-1）。Gilbert 综合征通常引起与肝损伤无关的非结合型高胆红素血症。溶血［乳酸脱氢酶（lactate dehydrogenase，LDH）升高，结合珠蛋白水平降低］患者也可出现非结合型高胆红素血症。结合型高胆红素血症通常见于肝脏疾病，包括阻塞性和肝细胞性黄疸。

肝硬化患者和已知/疑似肝性脑病伴随精神状态改变或昏迷的患者常需测量血氨水平。尽管

表 2-1　胆红素在高效液相色谱中形成的四个峰（α、β、γ 和 δ）

	高效液相色谱中的胆红素峰			
	α	β	γ	δ
胆红素种类	非结合性胆红素	单葡萄糖醛酸结合胆红素	双葡萄糖醛酸结合胆红素	与白蛋白共价结合的结合胆红素
	总胆红素			
常用实验室试验	间接胆红素（计算）	直接胆红素		
其他要求	非结合性	结合性		δ（计算）

最近的一项指南[6]建议，如果肝硬化患者的血氨水平正常，则应调查导致精神状态变化的其他原因。实际上，血氨水平并不总是与肝病患者的精神状态密切相关，而且诊断肝性脑病也不一定需要血氨水平升高。因此，血氨水平的主要临床用途是肝性脑病患者的治疗监测。

BTR（支链氨基酸 / 酪氨酸比值）

支链氨基酸（branched-chain amino acids，BCAA）与芳香族氨基酸（aromatic amino acids，AA）（酪氨酸 + 苯丙氨酸）的摩尔比即 Fischer 比值，其需要通过常规高效液相色谱法（high-performance liquid chromatography，HPLC）来测定。血浆中游离 BCAA 与酪氨酸的摩尔比即 BTR，可以通过酶学方法进行检测。酶学方法测定的 BTR 与 HPLC 法测定的 Fischer 比值有显著的相关性。临床病程中 BTR 的变化与 Fischer 比值的变化是平行相关的。在临床上可以考虑应用 BTR 作为一种非常简单的方法，有效判断肝病患者肝功能。

吲哚菁绿（indocyanine green，ICG）是一种无毒的水溶性染料，可被肝间质细胞吸收，几乎完全通过胆汁排出而不通过肝外途径或肠肝循环。微创脉搏染料密度法（pulse dye densitometry，PDD）作为 ICG 检测的主要方法，已被广泛用于肝切除前肝功能的定量评价[5]。PDD 已被证明是一种安全、敏感、准确的术后肝衰竭早期预测和诊断的方法[7, 8]。先前研究表明，ICG 检测率对预测移植物和患者的生存率具有重要意义[2, 5, 9]。动态检测 ICG 能够识别早期肝功能障碍和肝功能不全[10, 11]。

二、外周血细胞计数

血小板

血小板减少是慢性肝病患者最常见的血液学异常，也是肝病晚期的表现之一。多种因素可以导致血小板计数降低，包括血小板生成减少、脾脏隔离和破坏增加。血小板生成减少是骨髓抑制的结果，可以由酒精、铁超载、药物、病毒和慢性肝损伤中血小板生成素水平的降低导致。脾脏隔离是由脾功能亢进引起的，是肝硬化患者门静脉高压的结果。在肝硬化患者中，由于剪切应力、纤维蛋白溶解和细菌易位，血小板的非特异性破坏增加，而在自身免疫性肝病的特定原因中，免疫介导产生抗血小板抗体也会导致血小板的破坏。部分评分系统，如 AST 与血小板比率指数（AST to platelet ratio index，APRI）、Forns 指数和 FIB4 指数，其评分算法中使用血小板计数来预测肝纤维化的分期。

三、免疫学检测

在慢性肝病（chronic liver disease，CLD），尤其是肝硬化患者中，常常会出现免疫球蛋白非特异性增加。IgG、IgA 和 IgM 升高分别提示 AIH、ALD 和 PBC 的可能性。在某些伴有重度纤维化的 NASH 病例中，IgA 也升高[12]。在 DILI 病例中，血清 IgE 水平偶尔异常。IgG4 水平升高的患者，应考虑患有 IgG4 相关的肝胆疾病。IgG4 相关肝胆疾病是一种多器官纤维炎性疾病的一部分，称为 IgG4 相关疾病，包括 IgG4 相关硬化性胆管炎（IgG4–SC）、IgG4 相关 AIH 和 IgG4 相关肝病。传统的 AIH 标志物包括抗核抗体（antinuclear antibodies，ANA）、抗平滑肌抗体（antismooth muscle antibodies，ASMA）和肝 / 肾微粒体抗体 1（antibodies to liver/kidney microsome 1，ALKM1）。抗线粒体抗体（antimitochondrial antibody，AMA）是 PBC 的特征性血清学标志，这是一种高度疾病特异性的自身抗体，在 90%～95% 的患者和低于 1% 的正常对照中发现。只有不到 5% 的 PBC 患者为 AMA 阴性[13]。几乎所有的 AMA 阴性的 PBC 患者都有 ANA、ASMA 和（或）抗着丝粒抗体（anticentromere antibodies，ACA）阳性。

四、其他血液检查

胆汁淤积症患者血清铜水平升高；肝豆状核变性患者血清铜水平降低，血清铜蓝蛋白水平降低（＜20mg/dl）。血清铁蛋白在多种肝脏疾病［如血色病、ALD、慢性丙型肝炎（chronic hepatitis C，CHC）和 NASH］中均升高。然而，铁蛋白也是一种急性期反应蛋白，在炎症状态下可能升高。应评估转铁蛋白饱和度（血清铁 / 总铁结合力 ×100）以区分血色病和其他疾病。

五、肝纤维化标志物

肝脏的慢性损伤修复的过程会产生纤维化，并最终导致肝硬化。肝纤维化是由细胞外基质（extracellular matrix，ECM）在肝内的过度沉积造成的[14]。ECM 在肝脏的过度沉积会引发各种终末期肝病的并发症，如腹水、静脉曲张和肝衰竭（包括脑病、合成功能障碍和代谢能力受损）[15-17]。肝活检仍然是肝纤维化的确定性检查手段，但肝活检具有明显的局限性，如疼痛、严重并发症风险、取样误差、成本和患者不愿意接受有创性检查等[18, 19]。因此，尚需要可靠、准确、疾病特异性和无创性的纤维化生物标志物来评估肝纤维化的程度。

新的无创方法［如瞬时弹性成像（FibroScan）、声辐射力脉冲成像（acoustic radiation force impulse，ARFI）和磁共振弹性成像（magnetic resonance elastography，MRE）］和各种评分系统可用于测量慢性肝病患者纤维化的严重程度[20-26]。超声弹性成像对排除重度肝纤维化和肝硬化非常有用。然而，弹性成像方法也存在一些问题。例如，在早期纤维化、中度至重度脂肪变性、腹水或体重指数增加的患者中，瞬时弹性成像有技术难度。MRE 可用于早期和肥胖人群肝纤维化的评估。

多种细胞与肝纤维化病理生理学相关，包括肝细胞、库普弗细胞、肝窦内皮细胞（liver sinusoidal endothelial cells，LSEC）和肝星状细胞（hepatic stellate cells，HSC）。在这些细胞中，HSC 被认为在肝纤维化进展中起着核心作用，并产生各种 ECM 蛋白[14, 27]。HSC 位于肝窦周间隙，其静息状态是肝脏维生素 A 储存的主要细胞[28]。当 HSC 被炎症细胞因子和（或）纤维化细胞因子激活时，HSC 向肝损伤部位迁移和聚集并分泌大量的 ECM[14]。血清 ECM 蛋白水平与肝纤维化进展直接相关，可作为肝纤维化的生物标志物，包括透明质酸、Ⅳ 型胶原 7S（type 4 collagen 7S，T4C7S）、Ⅲ 型前胶原 N 端肽（procollagen type Ⅲ N-terminal peptide，PⅢNP）和 Ⅲ 型胶原 N 端前肽（Pro-C3）。此外，糖生物学的最新进展表明，可以使用一种新的肝纤维化生物标志物 M2BPGi（Mac-2 结合蛋白糖基化异构体），该标志物自 2015 年起已在日本的临床使用[29]。

（一）透明质酸

透明质酸是一种高分子量的糖胺聚糖，大量存在于肝脏 ECM 中[30]。肝脏是合成透明质酸最重要的器官。其中 HSC 合成透明质酸，而 LSEC 参与其降解[31]。透明质酸降解迅速，在血液中半衰期很短（2～5min）[32]。血清透明质酸水平的维持可能依赖于受体介导的肝脏摄取和肝窦内皮细胞的清除功能，健康人的血清透明质酸通常由于清除迅速而保持较低水平[33]。随着肝纤维化的进展，透明质酸清除率逐步降低，因此血清透明质酸水平可作为各种慢性肝病肝纤维化的生物标志物。透明质酸已被纳入增强纤维化评分（enhanced liver fibrosis，ELF）中[34]。

在肝损伤中，炎症细胞因子如白细胞介素 6（interleukin-6，IL-6）和肿瘤坏死因子 –α（tumor necrosis factor-α，TNF-α）刺激 HSC 产生透明质酸[33, 35]。血清透明质酸浓度与 CHC 患者纤维化阶段显著相关，干扰素和利巴韦林治疗 HCV 可降低持续病毒学应答（sustained viral response，SVR）患者血清透明质酸水平[36-38]。在慢性乙型肝炎（chronic hepatitis B，CHB）患者中，透明质酸水平也与肝纤维化阶段有关[39, 40]。恩替卡韦治疗乙型肝炎病毒（hepatitis B virus，HBV）感染可降低 CHB 患者血清透明质酸水平[41]。在非病毒性慢性肝病，如 PBC、PSC、ALD 和 NAFLD 中，血清透明质酸水平也随肝纤维化的进展而升高[33, 42-45]。

（二）Ⅳ型胶原 7S

Ⅳ型胶原（type 4 collagen，T4C）广泛分布于基底膜上[46, 47]。T4C 是一种非纤维胶原蛋白，属于网状胶原[48]。T4C 链（α₁~₆）由 COL4A1-COL4A 基因编码，所有链均具有相似的结构域。α 链可分为三个结构域，即 N 端非胶原 7S 结构域、中间三螺旋胶原结构域和 C 端球状非胶原（non-collagenous，NC）–1 结构域[49]。在肝脏中，T4C 是基底膜的成分之一，由 LSEC、HSC、胆管上皮细胞和成纤维细胞分泌[50, 51]。

随着肝纤维化的进展，T4C 表达水平高度上调，在所有胶原类型中，其相对增加是最高的[52]。与Ⅳ型胶原 7S 结构域（type 4 collagen 7S，T4C7S）相关的抗原已成为评估慢性肝病的生物标志物，如 CHC[53]、CHB[54, 55]、ALD[56, 57] 和 NAFLD[25, 58]。这表明血清 T4C7S 水平的升高可以反映慢性肝病引起的窦周基底膜代谢情况。血清 T4C7S 可能来源于纤维化过程中与 ECM 重塑相关的基底膜的降解。CHC 患者经干扰素治疗后循环中 T4C7S 水平降低[59]。

（三）Pro-C3

PⅢNP 代表着胶原的转换，血清 PⅢNP 水平可以作为肝纤维化的生物标志物[60]。在肝炎患者中 PⅢNP 水平升高，并与血清氨基转移酶水平有关[61]。PⅢNP 水平与慢性肝病的晚期纤维化有关，并被用作 ELF 评分的组分之一[62, 63]。然而，PⅢNP 对肝纤维化来说并不特异，它也可以反映其他器官组织修复后的纤维化和炎症[64]。Pro-C3 由 N 端蛋白酶切割形成，而胶原的沉积完全来源于Ⅲ型胶原的切割。对 Pro-C3 的检测能够评估Ⅲ型胶原的真实合成情况[65]。传统的 PⅢNP 是纤维发生和纤维溶解的标志物，而新的 Pro-C3 是Ⅲ型胶原的纯合成标志物。健康人血清中的 PⅢNP 和 Pro-C3 水平没有相关性[65]。血清 Pro-C3 水平与 CHC 患者的纤维化评分相关，可预测临床过程中的纤维化变化[66]。Pro-C3 测定也可用于 NAFLD 患者的肝纤维化评估[67]。Pro-C3 不仅可以用于判断肝纤维化程度，而且可以用于判断抗纤维化治疗的应答情况[68]。

（四）M2BPGi

Mac-2 结合蛋白（Mac-2bp）是一种高度糖

基化的分泌性糖蛋白，1986 年首次从乳腺癌患者中发现[69]。Mac-2bp 通过糖类特异性相互作用结合半乳糖凝集素 –3（Mac-2）[70]。它与先前描述的人类乳腺癌细胞的培养基中释放的肿瘤相关抗原（90K，以其分子量命名）相同[71]。Mac-2bp 属于富含半胱氨酸结构域的清道夫受体(scavenger receptor cysteine-rich domain，SRCR）蛋白质超家族，参与免疫防御和调节[72]。Mac-2bp 在许多组织中均有表达，其在小鼠巨噬细胞中的表达可通过黏附及炎症细胞因子 TNF-α、干扰素 –γ（interferon-γ，IFN-γ）上调[73]。此外，Mac-2bp 可能通过与细胞基质蛋白（包括 β_1 整合素、胶原和纤维连接蛋白）结合来调节细胞黏附[74]。因此，Mac-2bp 作为一种广为人知的糖蛋白，其生理功能尚不完全清楚。在 NAFLD 患者中血清 Mac-2bp 水平随着肝纤维化阶段的进展而升高[75]。

最近，Kuno 等报道了一种新的 CHC 肝纤维化生物标志物 WFA⁺–M2BP［紫藤凝集素（*Wisteria floribunda* agglutinin，WFA）阳性 Mac-2bp］[29]。他们开发了一个自动测量系统，可以在 20min 内检测到 M2BPGi。WFA⁺-M2BP 具有可以被 WFA 识别的特征性糖聚糖结构。WFA 识别末端的 N– 乙酰半乳糖胺，并与双糖 LacdiNAc（β-D-GalNAc-[1 → 4]-D-GlcNAc，GalNAc N– 乙酰半乳糖胺，GlcNAc N– 乙酰葡萄糖胺）特异性结合[76]。

M2BPGi 定量是基于全自动免疫分析仪（HISCL-2000i，Sysmex Co.，Hyogo，Japan）进行的凝集素抗体夹心免疫分析[29]。结合 WFA 的 WFA⁺–M2BP 测量值使用以下计算公式与获得的值进行索引。

截断指数（C.O.I）= ［（WFA⁺–M2BP）_sample － （WFA⁺–M2BP）_NC］/ ［（WFA⁺–M2BP）_PC － （WFA⁺–M2BP）_NC］

其中（WFA⁺–M2BP）_sample 为血清样本 WFA⁺–

M2BP 计数，PC 为阳性对照，NC 为阴性对照。阳性对照作为校准溶液提供初步标准化以产生 C.O.I. 的 1.0 值[77]。

M2BPGi 作为 CHC 肝纤维化生物标志物对预测 CHC 患者肝细胞癌（hepatocellular carcinoma，HCC）的发生非常有用[78]。日本自 2015 年起已将 M2BPGi 用作一种新的临床肝纤维化生物标志物。M2BPGi 同样也适用于其他慢性肝病（如 NAFLD、CHB、PBC 和 AIH）[29, 79–82]。

（五）评分系统

在常规的实验室检查中，许多血清生物标志物并非肝纤维化特异性的，其他器官的炎症也可以使其升高。最近，一些生物标志物的组合（评分系统）已经被用于肝纤维化的评估。在这些评分系统中，ELF 评分［基于血清透明质酸、PⅢNP 和基质金属蛋白酶组织抑制物 –1（tissue inhibitor of matrix metalloprotease-1，TIMP-1）水平］[60]、FIB4 指数（基于年龄、血小板计数、血清 AST 和 ALT 水平）[83]、AAR[84]、APRI[85] 和 BARD 评分［基于体重指数（body mass index，BMI）、AAR 和糖尿病］[23] 常被用于评估慢性肝病中的肝纤维化（表 2–2）。上述评分系统对于排除晚期肝纤维化和肝硬化尤其重要，但对于早期肝纤维化作用较小[86, 87]。

1. 增强肝纤维化评分

ELF 评分中包含 3 种纤维化的直接标志物的血清浓度（透明质酸、PⅢNP 和 TIMP-1）[60]。使用下列公式可计算 ELF 分数[88]。

ELF 评分 =2.278 + 0.851 × ln（透明质酸）+ 0.751 × ln（PⅢNP）+ 0.394 × ln（TIMP–1）

这 3 种生物标志物的浓度用于计算 ELF 评分。ELF 评分与肝纤维化的组织学分期密切相关[89]，在预测慢性肝病患者的临床预后方面要优于肝活检[90]。ELF 评分在 CHC[91]、CHB[92]、NAFLD[93]

表 2-2　慢性肝病肝纤维化检测的有效评分系统

名　称	计算公式
ELF 评分	$2.278 + 0.851 \times \ln($透明质酸$) + 0.751 \times \ln($PⅢNP$) + 0.394 \times \ln($TIMP-1$)$
AST 与 ALT 比值（AAR）	AST/ALT
AST 与血小板比率指数（APRI）	［AST/ 正常值上限（U/L）］/ 血小板计数（10^9/L）×100
FIB4 指数	年龄 ×AST（U/L）/ 血小板计数（×10^9/L）/ $\sqrt{}$ ALT（U/L）

和 ALD 患者[60] 的肝纤维化诊断中表现良好。然而，ELF 分数会受到性别和年龄的影响[94]。因此，临床实践中需要根据这些影响因素对结果进行适当调整[95]。

2. AAR（AST 与 ALT 比值）

血清 AST 和 ALT 是受损肝细胞中释放出来的氨基转移酶，被用作检测肝损伤的指标。1988 年的报道表明，大多数慢性肝炎患者的 AAR＜1.0，但 AAR 与肝硬化之间有显著的相关性[94]。无肝硬化的患者中 AAR 通常＜0.8，而在病毒和非病毒相关肝病的肝硬化患者中＞1.0[96]。

3. APRI 评分

APRI 最初被提出可以作为 CHC 患者的无创诊断方法[85]。APRI 也是最简单的评分系统之一，能够以可接受的准确度诊断晚期纤维化和肝硬化[97]。它通过以下简单公式计算。

$$APRI 评分 = ［AST/ 正常值上限（U/L）］/ 血小板计数（10^9/L）\times 100$$

APRI 可诊断各种 CLD 的肝纤维化和肝硬化，包括 CHC[85]、CHB[98,99]、ALD[100] 和 NAFLD[10,101]。

4. FIB4 指数

FIB4 指数是一种无创评分系统，用于评估人类免疫缺陷病毒（human immunodeficiency virus，HIV）和丙型肝炎病毒（hepatitis C virus，HCV）合并感染患者的肝纤维化分期[83]。FIB4 指数按以下公式计算。

$$FIB4 指数 = 年龄 \times AST（U/L）/ 血小板计数（\times 10^9/L）/ \sqrt{} ALT（U/L）$$

年龄、AST、ALT 和血小板计数在临床中一般为常规检测项目。FIB4 指数可用于诊断 CHC[7]、CHB[8] 和 NAFLD 患者的晚期纤维化[102]。此外，FIB4 指数在白人[102] 和日本 NAFLD 患者群体[101] 中对于重度纤维化诊断具有很好的效能。

六、肝损伤类型评估

对肝功能异常患者的初步评估包括获得病史以确定肝病的潜在危险因素，并进行体格检查以寻找病因线索和慢性肝病的体征。全面询问病史是评估肝功能异常的关键。病史询问应确定患者是否接触过任何潜在的损肝物质（包括酒精和药物等），是否有病毒性肝炎的风险，是否有与肝病相关的其他疾病，是否有与肝病相关的症状或可能的易感因素。饮酒是肝病的一个常见原因，不过获得准确的病史可能比较困难。美国肝病研究协会（American Association for the Study of Liver Diseases，AASLD）将大量饮酒定义为男性平均饮酒量＞210 克 / 周，女性平均饮酒量＞140 克 / 周，并且至少持续 2 年。关于药物史的询问应明确所有服用过的药物类型、剂量和用药时间。药物使用不仅限于处方药，还包括非处方药、草药、膳食补充剂、违禁药品等。提示药物性肝损伤的特征有服用药物前无病，开始用药后出现临床疾病或生化异常且停药后好转。病毒性肝炎的危险因素包括潜在的血液暴露（如静脉吸毒、1992 年以前曾输血等）、肝炎流行地区旅居史、黄疸患者接触史。乙型和丙型肝炎是通过肠外途径传播的，而甲型和戊型肝炎则是通过粪－口途径（通常是通过受污染的食物）在人群之间传播。有亚洲、非洲、中东或中美洲旅居史的患者应考虑到这种情况。并且由于食用受污染的猪肉和野味，欧洲类似情况的发生也在增加。另外还要询问患者与肝胆疾病相关的一些其他疾病情况，如右心衰竭（提示充血性肝病）、糖尿病、皮肤色素沉着、关节炎、性功能减退、扩张型心肌病（提示血色病）、肥胖（提示非酒精性脂肪性肝病）、妊娠（提示胆结石）、炎症性肠病（提示原发性硬化性胆管炎、胆结石）、早发性肺气肿（提示 α_1－抗胰蛋白酶缺乏症）、乳糜泻和甲状腺疾病。最后，应询问患者是否有职业性或偶然肝毒性物质的暴露史（如蘑菇采摘）。由于接触

肝毒性物质而导致肝炎的例子包括工业化学品氯乙烯，以及含有一种强效肝毒素（鹅膏毒素）的毒鹅膏菌和春生鹅膏菌。表 2-3 列出了各种肝功能异常病因的检查项目。

肝脏酶异常的模式识别是医生在评估肝脏疾病时最常用的认知机制。通常用（ALT/ULN）/（ALP/ULN）定义的 R 值确定肝损伤类型；当 R<2 时，它被标记为"胆汁淤积型"；当 R 介于 2～5 时，它被标记为"混合型"；当 R>5 时，它被标记为"肝细胞损伤型"。

（一）急性肝损伤的评估

急性肝损伤/急性肝病被定义为在没有既往肝病的患者中存在肝脏检查异常，持续时间少于 6 个月。急性肝损伤的评估流程如图 2-1 所示。

（二）慢性肝损伤/慢性肝病的评估

慢性肝损伤/慢性肝病是指 ALT 持续异常

表 2-3　评估急性和慢性肝损伤的实验室检查

病　因		检　查
病毒性肝炎	甲型肝炎病毒	甲型肝炎病毒 IgM 抗体
	乙型肝炎病毒	乙型肝炎病毒表面抗原、乙型肝炎病毒核心抗体 IgM
	丙型肝炎病毒	丙型肝炎病毒抗体、丙型肝炎病毒 RNA
	戊型肝炎病毒	戊型肝炎病毒 IgA 抗体
	其他病毒	巨细胞病毒 IgM 抗体、EB 病毒 VCA IgM 抗体、单纯疱疹病毒 IgM 抗体
免疫疾病	自身免疫性肝炎	IgG、抗核抗体、抗平滑肌抗体、肝/肾微粒体抗体 1
	原发性胆汁性胆管炎	IgM、抗线粒体抗体（M_2 亚型）
	原发性硬化性胆管炎	核周型抗中性粒细胞胞质抗体
	IgG_4 相关疾病	IgG_4
代谢疾病	威尔逊病	血清铜、血浆铜蓝蛋白、24h 尿铜
	血色病	血清铁蛋白、转铁蛋白饱和度、*HFE* 基因突变
	酒精性肝病	IgA、天冬氨酸氨基转移酶线粒体同工酶
	非酒精性脂肪性肝病/非酒精性脂肪性肝炎	胰岛素抵抗指数、肝纤维化标志物（FIB4 指数、Ⅳ型胶原 7S、Mac-2 结合蛋白、Ⅲ型胶原 N 端前肽）

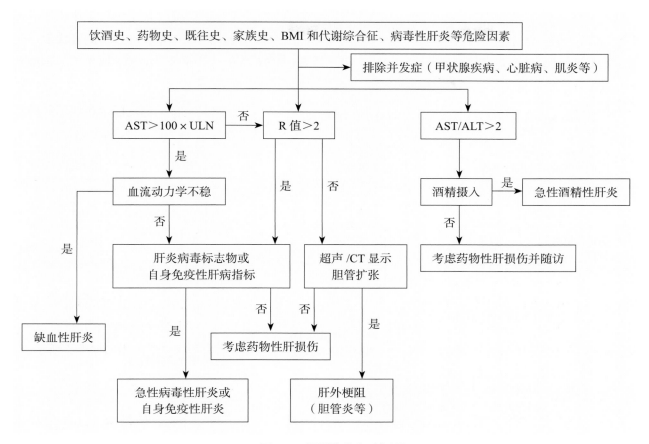

▲ 图 2-1　肝胆酶升高（急性）

BMI. 体重指数；AST. 天冬氨酸氨基转移酶；ALT. 丙氨酸氨基转移酶；ULN. 正常值上限

超过 6 个月或肝组织学上存在慢性肝损伤证据的情况。慢性肝损伤 /CLD 的评估流程如图 2-2 所示。若诊断为 NAFLD，则如图 2-3 所示。越来越多的证据表明，FIB4 指数是排除 NAFLD 严重纤维化最可靠、最简单的指标，也可用于预测 NAFLD 患者的癌变和死亡率。FIB4 指数低（<1.3）、严重纤维化可能性小的 NAFLD 患者可以随访，而中等水平或高水平 FIB4 指数的 NAFLD 患者则不能排除存在严重纤维化。全科医生应将这类患者转诊给肝病专家，肝病专家应进行肝纤维化标志物（Ⅳ型胶原 7S、M2bp 和 Pro-C3）和弹性成像（FibroScan、MRE）检查。怀疑有严重纤维化的 NAFLD 患者应考虑进行肝活检，并筛查肝细胞癌 / 食管静脉曲张（图 2-3）。

七、肝硬化严重程度的评估

（一）Child-Pugh 分级

Child-Pugh 分级（表 2-4）的应用最为广泛，其最初被用于预测门体静脉分流术后的生存率。该评分根据三项实验室检查（凝血酶原时间、胆红素和白蛋白）和两项临床特征（腹水、肝性脑病）将患者分为 A 级、B 级和 C 级。A 级患者的 2 年生存率为 85%，而 B 级和 C 级患者的 2 年生存率分别为 60% 和 35%。

（二）终末期肝病模型评分

终末期肝病模型（Model for End-Stage Liver Disease，MELD）评分（表 2-5）最初是用于预测经颈静脉肝内门体分流术（transjugular

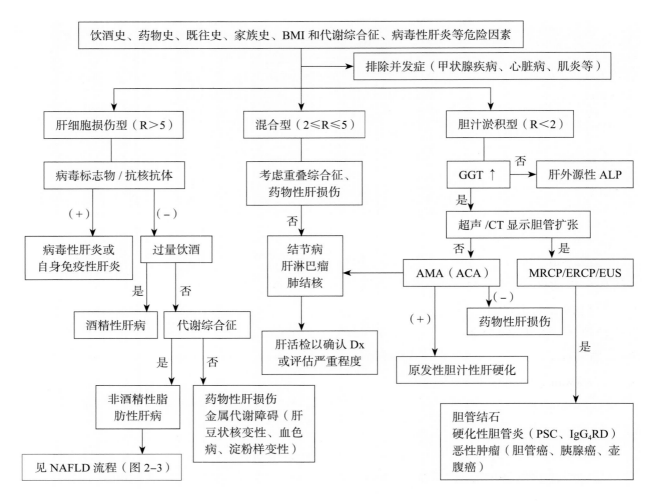

▲ 图 2-2　肝胆酶升高（慢性）

BMI. 体重指数；GGT. γ- 谷氨酰转移酶；ALP. 碱性磷酸酶；AMA. 抗线粒体抗体；ACA. 抗着丝点抗体；MRCP. 磁共振下胰胆管成像；ERCP. 内镜下逆行胰胆管造影；EUS. 增强超声；PSC. 原发性硬化性胆管炎；NAFLD. 非酒精性脂肪性肝病

非酒精性脂肪性肝病

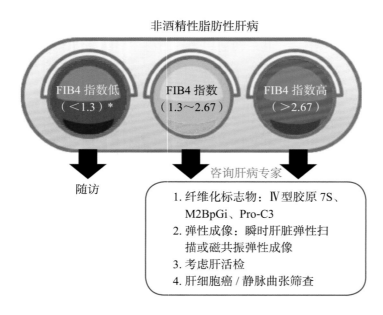

▲ 图 2-3　非酒精性脂肪性肝病流程图
*. 65 岁以上的患者应采用较高的临界值
（FIB4＜2.0）

表 2-4　Child-Pugh 分级

分　值	1 分	2 分	3 分
总胆红素（mg/dl）	<2.0	2.1～3.0	>3.0
血清白蛋白（g/dl）	>3.5	2.8～3.5	<2.8
凝血酶原时间延长秒数（或 INR）	<4.0（<1.7）	4.0～6.0（1.7～2.3）	>6.0（>2.3）
腹水	无	轻度（或用药物可控制）	中度至重度（或难治型）
肝性脑病	无	Ⅰ～Ⅱ级	Ⅲ～Ⅳ级

评分：A 级，5～6 分；B 级，7～9 分；C 级，10～15 分；INR. 国际标准化比值

intrahepatic portosystemic shunt，TIPS）术后 3 个月的死亡率的[7]。现在，MELD 评分是衡量终末期肝病患者死亡风险的可靠参数，并被用于评价疾病严重程度以确定器官分配优先顺序[8]。有几种可用于计算 MELD 分数的在线工具（https://www.mayoclinic.org/medical-professionals/model-end-stage-liver-disease/meld-model）。$MELD=3.8 \times \log_e[$血清胆红素（mg/dl）$]+11.2 \times \log_e(INR)+9.6 \times \log_e[$血清肌酐（mg/dl）$]+6.4$。MELD 评分完全基于客观数据。最近，血清钠加到了 MELD 评分中，即形成了 MELD-Na 评分以改善其评价效能[102, 103]。

表 2-5　终末期肝病模型评分

评　分	3 个月死亡率
<10	2%～8%
10～19	6%～29%
20～29	50%～76%
30～39	62%～83%
>40	100%

（三）白蛋白 – 胆红素分级

Child-Pugh 分级有一些非客观因素（腹水、肝性脑病）。最近，仅由白蛋白和总胆红素组成的白蛋白 – 胆红素（albumin-bilirubin，ALBI）评分 / 分级，被提出并用于评估肝功能。ALBI 评分 =（$\log_{10}$ 胆红素 $\times 0.66$）–（白蛋白 $\times -0.085$），其中胆红素单位为 µmol/L，白蛋白单位为 g/L。ALBI 评分可用于分级：≤–2.60（含）=1 级，–2.60～–1.39（含）=2 级，>–1.39=3 级[9]。ALBI 分级是一种简单、循证、客观、有鉴别意义的肝功能评价方法。这种新的模型消除了传统 Child-Pugh 分级中腹水和脑病对主观变量的需求，并且与 Child-Pugh 评分相比，ALBI 评分对于预后评价效能更佳[11]。

八、肿瘤标志物

在临床随访中，甲胎蛋白（alpha-fetoprotein，AFP）、岩藻糖基化 AFP（AFP-L3）和脱 –γ– 羧基凝血酶原（des-γ-carboxy prothrombin，DCP）是 HCC 的主要肿瘤生物标志物[104]。这些生物标志物不仅可用于 HCC 的筛查，还可用于 HCC 患者随访中的复发监测。然而，大约 30% 的 HCC 患者 AFP 和 DCP 阴性，因此，临床上多种标志物联合使用更为常见，并且许多研究人员仍然在试图研发新的 HCC 生物标志物。表 2-6 列出了 HCC 发生的高危人群和危险因素。在诱发 HCC 的各种危险因素中，HBV 和 HCV 是影响最大的[105-108]，尤其是 HBV/HCV 引起的肝硬化患者是 HCC 的高危人群。每年约有 10% 的病毒相关慢性肝病发展为肝硬化，5%～10% 的肝硬化患者

表 2-6　肝细胞癌发生的高危人群和危险因素

高危人群	• 慢性乙型肝炎（包括肝硬化）患者 • 慢性丙型肝炎（包括肝硬化）患者 • 除乙型肝炎病毒或丙型肝炎病毒外的其他原因引起的肝硬化患者
危险因素	• 乙型肝炎病毒感染 • 丙型肝炎病毒感染 • 肥胖 • 糖尿病 • 高龄 • 男性 • 过量饮酒

发展为 HCC。在 HCC 患者中，肝硬化的预估患病率能达到 85%～95%[109]。然而，NAFLD 相关性 HCC 患者中肝硬化的比例为 50%～60%[110-112]。在日本男性 NAFLD 患者中，半数以上的 HCC 患者处于 F_0～F_3 期[112, 113]。这一发现对 NAFLD 患者 HCC 的临床监测具有重要意义。

近年来，NAFLD 诱发的 HCC 在世界范围内呈上升趋势。患有乙型肝炎或丙型肝炎、肥胖、糖尿病、老年、男性和酗酒等都是慢性肝病患者发生 HCC 的危险因素，含有这些危险因素的门诊患者应进行 HCC 监测。亚太肝病研究协会（Asian Pacific Association for the Study of the Liver，APASL）和欧洲肝脏研究协会（European Association for the Study of the Liver，EASL）的 HCC 治疗指南推荐使用肿瘤生物标志物和腹部超声（ultrasound，US）来监测 HCC[106, 107]。这些指南建议 HCC 高危患者，尤其是病毒相关的肝硬化患者，每 6 个月进行一次 AFP 检测和腹部超声检查。然而，单独监测 AFP 不能完全排除小肝癌[106-108]。2 种或以上的肿瘤生物标志物结合有助于提高诊断敏感性而不降低特异性[104]。在日本，3 种 HCC 生物标志物（AFP、DCP、AFP-L3）被纳入日本国民健康保险的 HCC 临床监测范围。

日本肝病学会（Japanese Society of Hepatology，JSH）建议通过影像检查（US、动态 CT、动态 MRI）联合 AFP、DCP 和（或）AFP-L3 来监测 HCC[105]。相比之下，AASLD 实践指南建议超声检查（无 AFP）应作为主要检查方式成为 HCC 监测的一部分[108]。肝实质回声不均匀的病例（如肝硬化、肥胖）通过超声筛查肝癌是不够的，建议每 6～12 个月使用动态 CT 和（或）动态 MRI 进行定期影像学检查[105]。影像学筛查需要各种检测设备且成本高昂，而肿瘤生物标志物的测量对于 HCC 筛查来说方便且便宜，因此，HCC 监测更需要可靠的生物标志物。

（一）甲胎蛋白

AFP 是 HCC 患者中最常见、最典型的肿瘤标志物，在 HCC 患者的血清中首次被发现[114]。血清 AFP 水平高于 500ng/ml 是 20 世纪 70 年代的诊断标准，当时大多数 HCC 患者到晚期才被确诊[115]。AFP 对小 HCC 的诊断价值有限。人 AFP 基因定位于 4 号染色体（4q11～q13），是类白蛋白基因超家族的一部分，该家族编码多种蛋白质，除 AFP 外还包括白蛋白[116, 117]。AFP 在胎儿早期由卵黄囊合成，随后由胎儿肝脏合成。在正常情况下，成人的血清 AFP 浓度为 5～10μg/L[118]。APASL 和 EASL 建议监测 AFP 的临界值为 200ng/ml[106, 107]。值得注意的是，活动性肝炎、肝硬化、产生 AFP 的消化道肿瘤和卵黄囊肿瘤患者的 AFP 水平升高。血清 AFP 水平升高主要作为 HCC 的肿瘤标志物。

（二）AFP-L3

糖生物学最新发现了寡糖变化参与人类疾病的直接证据[119]。糖蛋白组学作为一个后基因组的研究领域，已成为诊断标志物中的研究热点[120, 121]。特别是以在聚糖中添加岩藻糖为特征的岩藻糖基化，是参与 HCC 发生的最重要的糖基化模型之一[122]。据报道，各种岩藻糖基化蛋白是包括 HCC 在内的人类疾病的生物标志物[123-125]。

AFP-L3 是 AFP 的岩藻糖基化异构体，可与识别 $\alpha_{1\sim6}$ 岩藻糖基化的小扁豆凝集素 A（Lens culinaris agglutinin A，LCA）反应。AFP-L3 是在以 GDP- 岩藻糖为底物的条件下，通过 $\alpha_{1\sim6}$ 岩藻糖基转移酶（Fut8）反应合成的。虽然 Fut8 在 HCC 组织中的酶活性并不高于周围的非肿瘤组织，但作为 Fut8 供体底物的 GDP 岩藻糖在 HCC 组织中显著升高[126]。Breborowicz[127] 和 Taketa[128] 最早描述了 AFP 的凝集素依赖性分离。

慢性肝病活动期患者的 AFP 浓度经常升高，因此 AFP 诊断 HCC 的低特异性一直是一个临床难题。相比之下，AFP-L3 是一种比单独使用 AFP 更为特异的 HCC 标志物[129-131]，其对慢性肝病 HCC 鉴别诊断的特异性更高[129]。AFP-L3 水平升高的肝脏良性疾病包括严重急性肝炎或急性重型肝炎，HCC 中 AFP-L3 水平升高表明预后不良[132]。因此，AFP-L3 被认为比 AFP 更适合作为 HCC 的生物标志物。AFP-L3（%）通常被描述为其与总 AFP 浓度的比值，当 AFP 总浓度 <10ng/ml 时则无法测量。最近一种高灵敏度的测量系统被开发出来，使得 AFP<10ng/ml 的范围内的 AFP-L3 也能被测量[133]。

（三）DCP

DCP 也被称为维生素 K 缺乏或拮抗剂 Ⅱ 诱导的凝血酶原（protein induced by vitamin K absence/antagonist- Ⅱ，PIVKA- Ⅱ）。DCP 是肝脏在血栓形成过程中羧化的一种异常产物，是 HCC 细胞的自体丝裂原[134]。DCP 是一种异常的凝血酶原，1984 年被确定为 HCC 的生物标志物[135]，而 DCP 升高在门静脉侵犯的晚期病例中最为明显[136, 137]。

DCP 已被认为是一种高度特异性的 HCC 生物标志物，也是一种有效的判断 HCC 预后的生物标志物[138, 139]。在 NAFLD 相关 HCC 中，DCP 的阳性率高于 AFP 阳性率[112, 113]。

血清 DCP 水平与 AFP 水平无关，约 30% 的 AFP 阴性的 HCC 患者 DCP 呈阳性[140]。小 HCC 病例建议同时测量 AFP 和 DCP。高水平的 DCP 表明预后不良，HCC 治疗后 DCP 水平升高可能是 HCC 复发的标志[138, 139]。有趣的是，有报道称 DCP 在 HCC 的生长中具有生物学功能，DCP 在自分泌和旁分泌两种方式中都可作为一种生长因子[134]。DCP 还可诱导人脐静脉内皮细胞增殖和迁移[141]。然而，在使用维生素 K 拮抗药（如华法林）的患者中不建议检查 DCP 评价肝癌风险。

（四）磷脂酰肌醇蛋白聚糖 -3

磷脂酰肌醇蛋白聚糖 -3（glypican-3，GPC-3）是硫酸乙酰肝素蛋白聚糖（heparan sulfate proteoglycans，HSPG）的一个家族，通过糖基磷脂酰肌醇（glycosylphosphatidylinositol，GPI）锚与细胞表面相连[142]。GPC3 被确定为在大鼠肠道中发育表达的基因[143]，在细胞生长、分化和迁移中起着关键作用[144, 145]。GPC3 在胎儿器官中高度表达，但在成人组织中几乎不表达[146]。在大多数 HCC 中，GPC3 mRNA 水平和相关蛋白表达与正常肝脏良性病变相比显著升高[146, 147]。此外，HCC 患者血清 GPC3 水平也升高[146]。因此，GPC3 被认为是一个 HCC 生物标志物的良好候选者。GPC3 与 AFP 联合应用可显著提高 HCC 诊断的敏感性[146]。尽管 GPC3 在早期小 HCC 中也有表达，但小 HCC 患者中很难检测到如此低水平的 GPC3。血清 GPC3 对早期 HCC 的诊断准确性仍不理想，主要原因是检测系统尚未建立[148]。目前，GPC3 对 HCC 的诊断只是有一定帮助作用。

参考文献

[1] Prati D, Taioli E, Zanella A, et al. Updated definitions of healthy ranges for serum alanine aminotransferase levels. Ann Intern Med. 2002;137:1–10.

[2] Kwo PY, Cohen SM, Lim JK. ACG Clinical Guideline: evaluation of abnormal liver chemistries. Am J Gastroenterol. 2017;112:18–35.

[3] Litin SC, O'Brien JF, Pruett S, et al. Macroenzyme as a cause of unexplained elevation of aspartate aminotransferase. Mayo Clin Proc. 1987;62:681–7.

[4] Poupon R. Liver alkaline phosphatase: a missing link between choleresis and biliary inflammation. Hepatology. 2015;61(6):2080–90.

[5] Matsushita M, Komoda T. Relationship between the effects of a high-fat meal and blood group in determination of alkaline phosphatase activity. Rinsho Byori. 2011;59:923–9.

[6] Vilstrup H, Amodio P, Bajaj J, et al. Hepatic encephalopathy in chronic liver disease: 2014 Practice Guideline by the American Association for the Study of Liver Diseases and the European Association for the Study of the Liver. Hepatology. 2014;60:715–35.

[7] Kamath PS, Wiesner RH, Malinchoc M, et al. A model to predict survival in patients with end-stage liver disease. Hepatology. 2001;33:464–70.

[8] Wiesner R, Edwards E, Freeman R, et al. Model for end-stage liver disease (MELD) and allocation of donor livers. Gastroenterology. 2003;124:91–6.

[9] Johnson PJ, Berhane S, Kagebayashi C, et al. Assessment of liver function in patients with hepatocellular carcinoma: a new evidence-based approach–the ALBI grade. J Clin Oncol. 2015;33:550–8.

[10] Chalasani NP, Hayashi PH, Bonkovsky HL, et al. ACG Clinical Guideline: the diagnosis and management of idiosyncratic drug-induced liver injury. Am J Gastroenterol. 2014;109:950–66.

[11] Hiraoka A, Kumada T, Michitaka K, et al. Usefulness of albumin-bilirubin grade for evaluation of prognosis of 2584 Japanese patients with hepatocellular carcinoma. J Gastroenterol Hepatol. 2016;31:1031–6.

[12] Maleki I, Aminafshari MR, Taghvaei T, et al. Serum immunoglobulin A concentration is a reliable biomarker for liver fibrosis in non-alcoholic fatty liver disease. World J Gastroenterol. 2014;20: 12566–73.

[13] Oertelt S, Rieger R, Selmi C, et al. A sensitive bead assay for antimitochondrial antibodies: chipping away at AMA-negative primary biliary cirrhosis. Hepatology. 2007;45:659–65.

[14] Bataller R, Brenner DA. Liver fibrosis. J Clin Invest. 2005;115: 209–18.

[15] Svegliati-Baroni G, De Minicis S, Marzioni M. Hepatic fibrogenesis in response to chronic liver injury: novel insights on the role of cell-to-cell interaction and transition. Liver Int. 2008;28:1052–64.

[16] Moller S, Henriksen JH. Cardiovascular complications of cirrhosis. Postgrad Med J. 2009;85:44–54.

[17] Mas VR, Fisher RA, Archer KJ, et al. Proteomics and liver fibrosis: identifying markers of fibrogenesis. Expert Rev Proteomics. 2009;6:421–31.

[18] Piccinino F, Sagnelli E, Pasquale G, et al. Complications following percutaneous liver biopsy. A multicentre retrospective study on 68,276 biopsies. J Hepatol. 1986;2:165–73.

[19] Ratziu V, Charlotte F, Heurtier A, et al. Sampling variability of liver biopsy in nonalcoholic fatty liver disease. Gastroenterology. 2005;128:1898–906.

[20] Yoneda M, Yoneda M, Fujita K, et al. Transient elastography in patients with non-alcoholic fatty liver disease (NAFLD). Gut. 2007;56:1330–1.

[21] Yoneda M, Suzuki K, Kato S, et al. Nonalcoholic fatty liver disease: US-based acoustic radiation force impulse elastography. Radiology. 2010;256:640–7.

[22] Castera L, Forns X, Alberti A. Non-invasive evaluation of liver fibrosis using transient elastography. J Hepatol. 2008;48:835–47.

[23] Harrison SA, Oliver D, Arnold HL, et al. Development and validation of a simple NAFLD clinical scoring system for identifying patients without advanced disease. Gut. 2008;57:1441–7.

[24] Angulo P, Hui JM, Marchesini G, et al. The NAFLD fibrosis score: a noninvasive system that identifies liver fibrosis in patients with NAFLD. Hepatology. 2007;45:846–54.

[25] Sumida Y, Yoneda M, Hyogo H, et al. A simple clinical scoring system using ferritin, fasting insulin, and type IV collagen 7S for predicting steatohepatitis in nonalcoholic fatty liver disease. J Gastroenterol. 2011;46:257–68.

[26] Imajo K, Kessoku T, Honda Y, et al. Magnetic resonance imaging more accurately classifies steatosis and fibrosis in patients with onalcoholic fatty liver disease than transient elastography. Gastroenterology. 2016;150:626–37.

[27] Friedman SL. Molecular regulation of hepatic fibrosis, an integrated cellular response to tissue injury. J Biol Chem. 2000;275:2247–50.

[28] Wake K. Perisinusoidal stellate cells (fat-storing cells, interstitial cells, lipocytes), their related structure in and around the liver sinusoids, and vitamin A-storing cells in extrahepatic organs. Int Rev Cytol. 1980;66:303–53.

[29] Kuno A, Ikehara Y, Tanaka Y, et al. A serum "sweet-doughnut" protein facilitates fibrosis evaluation and therapy assessment in patients with viral hepatitis. Sci Rep. 2013;3:1065.

[30] Neuman MG, Cohen LB, Nanau RM. Hyaluronic acid as a non-invasive biomarker of liver fibrosis. Clin Biochem. 2016;49:302–15.

[31] Guéchot J, Laudat A, Loria A, et al. Diagnostic accuracy of hyaluronan and type III procollagen amino-terminal peptide serum assays as markers of liver fibrosis in chronic viral hepatitis C evaluated by ROC curve analysis. Clin Chem. 1996;42:558–63.

[32] Schanté CE, Zuber G, Herlin C, et al. Chemical modifications of hyaluronic acid for the synthesis of derivatives for a broad range of biomedical applications. Carbohydr Polym. 2011;85:469–89.

[33] Stickel F, Poeschl G, Schuppan D, et al. Serum hyaluronate correlates with histological progression in alcoholic liver disease. Eur J Gastroenterol Hepatol. 2003;15:945–50.

[34] Rosenberg WMC, Voelker M, Thiel R, et al. Serum markers detect the presence of liver fibrosis: a cohort study. Gastroenterology. 2014;127:1704–13.

[35] Toda K, Kumagai N, Kaneko F, et al. Pentoxifylline prevents pig serum-induced rat liver fibrosis by inhibiting interleukin-6 production. J Gastroenterol Hepatol. 2009;24:860–5.

[36] Fontana RJ, Dienstag JL, Bonkovsky HL, et al. Serum fibrosis markers are associated with liver disease progression in non-responder patients with chronic hepatitis C. Gut. 2010;59:1401–9.

[37] Arima Y, Kawabe N, Hashimoto S, et al. Reduction of liver stiffness by interferon treatment in the patients with chronic hepatitis C. Hepatol Res. 2010;40:383–92.

[38] Andersen ES, Moessner BK, Christensen PB, et al. Lower liver stiffness in patients with sustained virological response 4 years after treatment for chronic hepatitis C. Eur J Gastroenterol Hepatol. 2011;23:41–4.

[39] Park SH, Kim CH, Kim DJ, et al. Usefulness of multiple biomarkers for the prediction of significant fibrosis in chronic hepatitis B. J Clin Gastroenterol. 2011;45:361–5.

[40] Chen J, Liu C, Chen H, et al. Study on noninvasive laboratory tests for fibrosis in chronic HBV infection and their evaluation. J Clin Lab Anal. 2013;27:5–11.

[41] Koo JH, Lee MH, Kim SS, et al. Changes in serum histologic surrogate markers and procollagen III N–terminal peptide as independent predictors of HBeAg loss in patients with chronic hepatitis B during entecavir therapy. Clin Biochem. 2012;45:31–6.

[42] Corpechot C, Carrat F, Poujol–Robert A, et al. Noninvasive elastography–based assessment of liver fibrosis progression and prognosis in primary biliary cirrhosis. Hepatology. 2012;56: 198–208.

[43] Corpechot C, Gaouar F, El Naggar A, et al. Baseline values and changes in liver stiffness measured by transient elastography are associated with severity of fibrosis and outcomes of patients with primary sclerosing cholangitis. Gastroenterology. 2014;146:970–9.

[44] Alkhouri N, Carter–Kent C, Lopez R, et al. A combination of the pediatric NAFLD fibrosis index and enhanced liver fibrosis test identifies children with fibrosis. Clin Gastroenterol Hepatol. 2011;9:150–5.

[45] Tomita K, Teratani T, Yokoyama H, et al. Serum immunoglobulin a concentration is an independent predictor of liver fibrosis in nonalcoholic steatohepatitis before the cirrhotic stage. Dig Dis Sci. 2011;56:3648–54.

[46] Martinez–Hernandez A, Amenta PS. The hepatic extracellular matrix. I. Components and distribution in normal liver. Virchows Arch A Pathol Anat Histopathol. 1993;423:1–11.

[47] Kefalides NA, Borel JP. Structural macromolecules: laminins, entactin/nidogen, and proteoglycans (Perlecan, Agrin). Curr Top Membr. 2005;56:147–97.

[48] Birk DE, Brückner P. Collagens, suprastructures, and collagen fibril assembly. In: The extracellular matrix: an overview. Berlin: Springer; 2011. p. 77–115.

[49] Kalluri R. Angiogenesis: basement membranes: structure, assembly and role in tumour angiogenesis. Nat Rev Cancer. 2003;3:422.

[50] Wells RG. Cellular sources of extracellular matrix in hepatic fibrosis. Clin Liver Dis. 2008;12:759–68.

[51] Mak KM, Mei R. Basement membrane type IV collagen and laminin: an overview of their biology and value as fibrosis biomarkers of liver disease. Anat Rec (Hoboken). 2017;300:1371–90.

[52] Rojkind M, Ponce–Noyola P. The extracellular matrix of the liver. Coll Relat Res. 1982;2:151–75.

[53] Murawaki Y, Ikuta Y, Koda M, et al. Comparison of serum 7S fragment of type IV collagen and serum central triple–helix of type IV collagen for assessment of liver fibrosis in patients with chronic viral liver disease. J Hepatol. 1996;24:148–54.

[54] Murawaki Y, Ikuta Y, Nishimura Y, et al. Serum markers for connective tissue turnover in patients with chronic hepatitis B and chronic hepatitis C: a comparative analysis. J Hepatol. 1995;23: 145–52.

[55] Shimamura T, Nakajima Y, Une Y, et al. Serum levels of the type IV collagen 7s domain in patients with chronic viral liver diseases. Int J Oncol. 1996;8:153–7.

[56] Niemela O, Risteli J, Blake JE, et al. Markers of fibrogenesis and basement membrane formation in alcoholic liver disease. Relation to severity, presence of hepatitis, and alcohol intake. Gastroenterology. 1990;98:1612–9.

[57] Hirayama C, Suzuki H, Takada A, et al. Serum type IV collagen in various liver diseases in comparison with serum 7S collagen, laminin, and type III procollagen peptide. J Gastroenterol. 1996;31:242–8.

[58] Yoneda M, Mawatari H, Fujita K, et al. Type IV collagen 7s domain is an independent clinical marker of the severity of fibrosis in patients with nonalcoholic steatohepatitis before the cirrhotic stage.

J Gastroenterol. 2007;42:375–81.

[59] Kojima H, Hongo Y, Harada H, et al. Long–term histological prognosis and serum fibrosis markers in chronic hepatitis C patients treated with interferon. J Gastroenterol Hepatol. 2001;16:1015–21.

[60] Rosenberg WM, Voelker M, Thiel R, et al. Serum markers detect the presence of liver fibrosis: a cohort study. Gastroenterology. 2004;127:1704–13.

[61] Montalto G, Soresi M, Aragona F, et al. Procollagen III and laminin in chronic viral hepatopathies. Presse medicale (Paris, France: 1983). 1996;25:59–62.

[62] Hayasaka A, Schuppan D, Ohnishi K, et al. Serum concentrations of the carboxy terminal cross–linking domain of procollagen type IV (NC1) and the aminoterminal propeptide of procollagen type III (PIIIP) in chronic liver disease. J Hepatol. 1990;10:17–22.

[63] Tanwar S, Trembling PM, Guha IN, et al. Validation of terminal peptide of procollagen III for the detection and assessment of nonalcoholic steatohepatitis in patients with nonalcoholic fatty liver disease. Hepatology. 2013;57:103–11.

[64] Gluba A, Bielecka–Dabrowa A, Mikhailidis DP, et al. An update on biomarkers of heart failure in hypertensive patients. J Hypertens. 2012;30:1681–9.

[65] Nielsen MJ, Nedergaard AF, Sun S, et al. The neo–epitope specific PRO–C3 ELISA measures true formation of type III collagen associated with liver and muscle parameters. Am J Transl Res. 2013;5:303.

[66] Nielsen MJ, Veidal SS, Karsdal MA, et al. Plasma Pro–C3 (N–terminal type III collagen propeptide) predicts fibrosis progression in patients with chronic hepatitis C. Liver Int. 2015;35:429–37.

[67] Daniels S, Nielsen M, Krag A, et al. Serum Pro–C3 combined with clinical parameters is superior to established serological fibrosis tests at identifying patients with advanced fibrosis among patients with non–alcoholic fatty liver disease. J Hepatol. 2017;66:S671.

[68] Karsdal MA, Henriksen K, Nielsen MJ, et al. Fibrogenesis assessed by serological type III collagen formation identifies patients with progressive liver fibrosis and responders to a potential antifibrotic therapy. Am J Physiol Gastrointest Liver Physiol. 2016;311: G1009–17.

[69] Iacobelli S, Arno E, D'Orazio A, et al. Detection of antigens recognized by a novel monoclonal antibody in tissue and serum from patients with breast cancer. Cancer Res. 1986;46:3005–10.

[70] Koths K, Taylor E, Halenbeck R, et al. Cloning and characterization of a human Mac–2–binding protein, a new member of the superfamily defined by the macrophage scavenger receptor cysteine–rich domain. J Biol Chem. 1993;268:14245–9.

[71] Tinari N, Kuwabara I, Huflejt ME, et al. Glycoprotein 90K/MAC–2BP interacts with galectin–1 and mediates galectin–1–induced cell aggregation. Int J Cancer. 2001;91:167–72.

[72] Resnick D, Pearson A, Krieger M. The SRCR superfamily: a family reminiscent of the Ig superfamily. Trends Biochem Sci. 1994;19:5–8.

[73] Trahey M, Weissman IL. Cyclophilin C–associated protein: a normal secreted glycoprotein that down–modulates endotoxin and proinflammatory responses in vivo. Proc Natl Acad Sci U S A. 1999;96:3006–11.

[74] Ochieng J, Leite–Browning ML, Warfield P. Regulation of cellular adhesion to extracellular matrix proteins by galectin–3. Biochem Biophys Res Commun. 1998;246:788–91.

[75] Kamada Y, Ono M, Hyogo H, et al. A novel noninvasive diagnostic method for nonalcoholic steatohepatitis using two glycobiomarkers. Hepatology. 2015;62:1433–43.

[76] Haji–Ghassemi O, Gilbert M, Spence J, et al. Molecular basis for recognition of the cancer glycobiomarker, LacdiNAc (GalNAc[beta1––>4]GlcNAc), by *Wisteria floribunda* Agglutinin. J

Biol Chem. 2016;291:24085–95.

[77] Kuno A, Sato T, Shimazaki H, et al. Reconstruction of a robust glycodiagnostic agent supported by multiple lectin–assisted glycan profiling. Proteomics Clin Appl. 2013;7:642–7.

[78] Yamasaki K, Tateyama M, Abiru S, et al. Elevated serum levels of *Wisteria floribunda* agglutinin–positive human Mac–2 binding protein predict the development of hepatocellular carcinoma in hepatitis C patients. Hepatology. 2014;60:1563–70.

[79] Abe M, Miyake T, Kuno A, et al. Association between *Wisteria floribunda* agglutinin–positive Mac–2 binding protein and the fibrosis stage of non–alcoholic fatty liver disease. J Gastroenterol. 2015;50:776–84.

[80] Zou X, Zhu MY, Yu DM, et al. Serum WFA+ –M2BP levels for evaluation of early stages of liver fibrosis in patients with chronic hepatitis B virus infection. Liver Int. 2017;37:35–44.

[81] Nishikawa H, Enomoto H, Iwata Y, et al. Impact of serum *Wisteria floribunda* agglutinin positive Mac–2–binding protein and serum interferon–gamma–inducible protein–10 in primary biliary cirrhosis. Hepatol Res. 2016;46:575–83.

[82] Nishikawa H, Enomoto H, Iwata Y, et al. Clinical significance of serum *Wisteria floribunda* agglutinin positive Mac–2–binding protein level and high–sensitivity C–reactive protein concentration in autoimmune hepatitis. Hepatol Res. 2016;46:613–21.

[83] Sterling RK, Lissen E, Clumeck N, et al. Development of a simple noninvasive index to predict significant fibrosis in patients with HIV/HCV coinfection. Hepatology. 2006;43:1317–25.

[84] Imperiale TF, Said AT, Cummings OW, et al. Need for validation of clinical decision aids: use of the AST/ALT ratio in predicting cirrhosis in chronic hepatitis C. Am J Gastroenterol. 2000;95:2328–32.

[85] Wai CT, Greenson JK, Fontana RJ, et al. A simple noninvasive index can predict both significant fibrosis and cirrhosis in patients with chronic hepatitis C. Hepatology. 2003;38:518–26.

[86] Bedossa P, Carrat F. Liver biopsy: the best, not the gold standard. J Hepatology. 2009;50:1–3.

[87] Castera L, Pinzani M. Biopsy and non–invasive methods for the diagnosis of liver fibrosis: does it take two to tango? Gut. 2010;59(7):861–6. BMJ Publishing Group.

[88] Kennedy OJ, Parkes J, Tanwar S, et al. The enhanced liver fibrosis (ELF) panel: analyte stability under common sample storage conditions used in clinical practice. J Appl Lab Med. 2017;1:720–8.

[89] Nobili V, Parkes J, Bottazzo G, et al. Performance of ELF serum markers in predicting fibrosis stage in pediatric non–alcoholic fatty liver disease. Gastroenterology. 2009;136:160–7.

[90] Parkes J, Roderick P, Harris S, et al. Enhanced liver fibrosis test can predict clinical outcomes in patients with chronic liver disease. Gut. 2010;59:1245–51.

[91] Sands CJ, Guha IN, Kyriakides M, et al. Metabolic phenotyping for enhanced mechanistic stratification of chronic hepatitis C–induced liver fibrosis. Am J Gastroenterol. 2015;110:159–69.

[92] Gumusay O, Ozenirler S, Atak A, et al. Diagnostic potential of serum direct markers and non–invasive fibrosis models in patients with chronic hepatitis B. Hepatol Res. 2013;43:228–37.

[93] Karlas T, Dietrich A, Peter V, et al. Evaluation of transient elastography, acoustic radiation force impulse imaging (ARFI), and enhanced liver function (ELF) score for detection of fibrosis in morbidly obese patients. PLoS One. 2015;10:e0141649.

[94] Fagan KJ, Pretorius CJ, Horsfall LU, et al. ELF score >/=9.8 indicates advanced hepatic fibrosis and is influenced by age, steatosis and histological activity. Liver Int. 2015;35:1673–81.

[95] Lichtinghagen R, Pietsch D, Bantel H, et al. The enhanced liver fibrosis (ELF) score: normal values, influence factors and proposed cut–off values. J Hepatol. 2013;59:236–42.

[96] Williams AL, Hoofnagle JH. Ratio of serum aspartate to alanine aminotransferase in chronic hepatitis relationship to cirrhosis. Gastroenterology. 1988;95:734–9.

[97] Lurie Y, Webb M, Cytter–Kuint R, et al. Non–invasive diagnosis of liver fibrosis and cirrhosis. World J Gastroenterol. 2015;21:11567.

[98] Zhu X, Wang L–C, Chen E–Q, et al. Prospective evaluation of FibroScan for the diagnosis of hepatic fibrosis compared with liver biopsy/AST platelet ratio index and FIB–4 in patients with chronic HBV infection. Dig Dis Sci. 2001;56:2742–9.

[99] Shin W, Park S, Jang M, et al. Aspartate aminotransferase to platelet ratio index (APRI) can predict liver fibrosis in chronic hepatitis B. Dig Liver Dis. 2008;40:267–74.

[100] Naveau S, Gaudé G, Asnacios A, et al. Diagnostic and prognostic values of noninvasive biomarkers of fibrosis in patients with alcoholic liver disease. Hepatology. 2009;49: 97–105.

[101] Sumida Y, Yoneda M, Hyogo H, et al. Validation of the FIB4 index in a Japanese nonalcoholic fatty liver disease population. BMC Gastroenterol. 2012;12:2.

[102] Biggins SW, Rodriguez HJ, Bacchetti P, et al. Serum sodium predicts mortality in patients listed for liver transplantation. Hepatology. 2005;41:32–9.

[103] Kim WR, Biggins SW, Kremers WK, et al. Hyponatremia and mortality among patients on the liver–transplant waiting list. N Engl J Med. 2008;359:1018–26.

[104] Tateishi R, Yoshida H, Matsuyama Y, et al. Diagnostic accuracy of tumor markers for hepatocellular carcinoma: a systematic review. Hepatol Int. 2018;2:17–30.

[105] Kudo M, Izumi N, Kokudo N, et al. Management of hepatocellular carcinoma in Japan: Consensus–Based Clinical Practice Guidelines proposed by the Japan Society of Hepatology (JSH) 2010 updated version. Dig Dis. 2011;29:339–64.

[106] Omata M, Cheng AL, Kokudo N, et al. Asia–Pacific clinical practice guidelines on the management of hepatocellular carcinoma: a 2017 update. Hepatol Int. 2017;11:317–70.

[107] de Lope CR, Tremosini S, Forner A, et al. Management of HCC. J Hepatol. 2012;56(Suppl 1):S75–87.

[108] Heimbach JK, Kulik LM, Finn RS, et al. AASLD guidelines for the treatment of hepatocellular carcinoma. Hepatology. 2018;67:358–80.

[109] Kanwal F, Hoang T, Kramer JR, et al. Increasing prevalence of HCC and cirrhosis in patients with chronic hepatitis C virus infection. Gastroenterology. 2011;140:1182–1188.e1.

[110] Mittal S, Sada YH, El–Serag HB, et al. Temporal trends of nonalcoholic fatty liver disease–related hepatocellular carcinoma in the veteran affairs population. Clin Gastroenterol Hepatol. 2015;13:594–601.e1.

[111] Ertle J, Dechene A, Sowa JP, et al. Non–alcoholic fatty liver disease progresses to hepatocellular carcinoma in the absence of apparent cirrhosis. Int J Cancer. 2011;128:2436–43.

[112] Tokushige K, Hyogo H, Nakajima T, et al. Hepatocellular carcinoma in Japanese patients with nonalcoholic fatty liver disease and alcoholic liver disease: multicenter survey. J Gastroenterol. 2016;51:586–96.

[113] Yasui K, Hashimoto E, Komorizono Y, et al. Characteristics of patients with nonalcoholic steatohepatitis who develop hepatocellular carcinoma. Clin Gastroenterol Hepatol. 2011;9:428–33.

[114] IuS T. Detection of embryo–specific alpha–globulin in the

blood serum of a patient with primary liver cancer. Vopr Med Khim. 1964;10:90–1.

[115] Kew M. Alpha-fetoprotein. In: Modern trends in gastroenterology, vol. 5; 1975. p. 91.

[116] Koteish A, Thuluvath PJ. Screening for hepatocellular carcinoma. J Vasc Interv Radiol. 2002;13:S185–90.

[117] McLeod JF, Cooke NE. The vitamin D-binding protein, alpha-fetoprotein, albumin multigene family: detection of transcripts in multiple tissues. J Biol Chem. 1989;264: 21760–9.

[118] Ruoslahti E, Seppala M. Studies of carcino-fetal proteins. 3. Development of a radioimmunoassay for –fetoprotein. Demonstration of –fetoprotein in serum of healthy human adults. Int J Cancer. 1971;8:374–833.

[119] Ohtsubo K, Marth JD. Glycosylation in cellular mechanisms of health and disease. Cell. 2006;126:855–67.

[120] Callewaert N, Van Vlierberghe H, Van Hecke A, et al. Noninvasive diagnosis of liver cirrhosis using DNA sequencer-based total serum protein glycomics. Nat Med. 2004;10:429–34.

[121] Ito K, Kuno A, Ikehara Y, et al. LecT-hepa, a glyco-marker derived from multiple lectins, as a predictor of liver fibrosis in chronic hepatitis C patients. Hepatology. 2012;56:1448–56.

[122] Miyoshi E, Moriwaki K, Nakagawa T. Biological function of fucosylation in cancer biology. J Biochem. 2008;143:725–9.

[123] Hashimoto S, Asao T, Takahashi J, et al. alpha1-acid glycoprotein fucosylation as a marker of carcinoma progression and prognosis. Cancer. 2004;101:2825–36.

[124] Wang M, Long RE, Comunale MA, et al. Novel fucosylated biomarkers for the early detection of hepatocellular carcinoma. Cancer Epidemiol Biomark Prev. 2009;18: 1914–21.

[125] Okuyama N, Ide Y, Nakano M, et al. Fucosylated haptoglobin is a novel marker for pancreatic cancer: a detailed analysis of the oligosaccharide structure and a possible mechanism for fucosylation. Int J Cancer. 2006;118:2803–8.

[126] Noda K, Miyoshi E, Gu J, et al. Relationship between elevated FX expression and increased production of GDP-L-fucose, a common donor substrate for fucosylation in human hepatocellular carcinoma and hepatoma cell lines. Cancer Res. 2003;63:6282–9.

[127] Breborowicz J, Mackiewicz A, Breborowicz D. Microheterogeneity of alpha-fetoprotein in patient serum as demonstrated by lectin affino-electrophoresis. Scand J Immunol. 1981;14:15–20.

[128] Taketa K, Izumi M, Ichikawa E. Distinct molecular species of human alpha-fetoprotein due to differential affinities to lectins. Ann N Y Acad Sci. 1983;417:61–8.

[129] Aoyagi Y. Carbohydrate-based measurements on alpha-fetoprotein in the early diagnosis of hepatocellular carcinoma. Glycoconj J. 1995;12:194–9.

[130] Sato Y, Nakata K, Kato Y, et al. Early recognition of hepatocellular carcinoma based on altered profiles of alpha-fetoprotein. N Engl J Med. 1993;328:1802–6.

[131] Taketa K, Endo Y, Sekiya C, et al. A collaborative study for the evaluation of lectin-reactive alpha-fetoproteins in early detection of hepatocellular carcinoma. Cancer Res. 1993;53:5419–23.

[132] Yamashita F, Tanaka M, Satomura S, et al. Prognostic significance of *Lens culinaris* agglutinin A-reactive alpha-fetoprotein in small hepatocellular carcinomas. Gastroenterology. 1996;111:996–1001.

[133] Kagebayashi C, Yamaguchi I, Akinaga A, et al. Automated immunoassay system for AFP-L3% using on-chip electrokinetic reaction and separation by affinity electrophoresis. Anal Biochem. 2009;388:306–11.

[134] Suzuki M, Shiraha H, Fujikawa T, et al. Des-gamma-carboxy prothrombin is a potential autologous growth factor for hepatocellular carcinoma. J Biol Chem. 2005;280:6409–15.

[135] Liebman HA, Furie BC, Tong MJ, et al. Des-γ-carboxy (abnormal) prothrombin as a serum marker of primary hepatocellular carcinoma. N Engl J Med. 1984;310:1427–31.

[136] Koike Y, Shiratori Y, Sato S, et al. Des-γ-carboxy prothrombin as a useful predisposing factor for the development of portal venous invasion in patients with hepatocellular carcinoma. Cancer. 2001;91:561–9.

[137] Hagiwara S, Kudo M, Kawasaki T, et al. Prognostic factors for portal venous invasion in patients with hepatocellular carcinoma. J Gastroenterol. 2006;41:1214–9.

[138] Suehiro T, Sugimachi K, Matsumata T, et al. Protein induced by vitamin K absence or antagonist II as a prognostic marker in hepatocellular carcinoma. Comparison with alpha-fetoprotein. Cancer. 1994;73:2464–71.

[139] Imamura H, Matsuyama Y, Miyagawa Y, et al. Prognostic significance of anatomical resection and des-γ-carboxy prothrombin in patients with hepatocellular carcinoma. Br J Surg. 1999;86:1032–8.

[140] Toyoda H, Kumada T, Kiriyama S, et al. Prognostic significance of simultaneous measurement of three tumor markers in patients with hepatocellular carcinoma. Clin Gastroenterol Hepatol. 2006;4:111–7.

[141] Fujikawa T, Shiraha H, Ueda N, et al. Des-gamma-carboxyl prothrombin-promoted vascular endothelial cell proliferation and migration. J Biol Chem. 2007;282:8741–8.

[142] Filmus J, Selleck SB. Glypicans: proteoglycans with a surprise. J Clin Invest. 2001;108:497–501.

[143] Filmus J, Church JG, Buick RN. Isolation of a cDNA corresponding to a developmentally regulated transcript in rat intestine. Mol Cell Biol. 1988;8:4243–9.

[144] Li M, Choo B, Wong ZM, et al. Expression of OCI-5/glypican 3 during intestinal morphogenesis: regulation by cell shape in intestinal epithelial cells. Exp Cell Res. 1997;235:3–12.

[145] Farooq M, Hwang SY, Park MK, et al. Blocking endogenous glypican-3 expression releases Hep 3B cells from G1 arrest. Mol Cells. 2003;15:356–60.

[146] Capurro M, Wanless IR, Sherman M, et al. Glypican-3: a novel serum and histochemical marker for hepatocellular carcinoma. Gastroenterology. 2003;125:89–97.

[147] Zhu Z, Friess H, Wang L, et al. Enhanced glypican-3 expression differentiates the majority of hepatocellular carcinomas from benign hepatic disorders. Gut. 2001;48: 558–64.

[148] Jia X, Liu J, Gao Y, et al. Diagnosis accuracy of serum glypican-3 in patients with hepatocellular carcinoma: a systematic review with meta-analysis. Arch Med Res. 2014;45:580–8.

第 3 章　急性肝炎

Acute Hepatitis

Yoshinori Harada　Masaki Iwai　著
蔡庆贤　陈军　译　杨松　校

缩略语

CMV	cytomegalovirus	巨细胞病毒
DIC	disseminated intravascular coagulation	弥漫性血管内凝血
EBNA	EBV nuclear antigen	EBV 核抗原
EBV	Epstein-Barr virus	EB 病毒
HAV	hepatitis A virus	甲型肝炎病毒
HBV	hepatitis B virus	乙型肝炎病毒
HCV	hepatitis C virus	丙型肝炎病毒
HDV	hepatitis D virus	丁型肝炎病毒
HEV	hepatitis E virus	戊型肝炎病毒
HSV	herpes simplex virus	单纯疱疹病毒
IgM-HA	anti-HAV IgM antibody	抗 HAV-IgM 抗体
VCA	viral-capsid antigen	病毒衣壳抗原

急性病毒性肝炎是主要由肝炎病毒引起的散发性或地方流行性肝炎。其传播方式包括粪 – 口、输血或血制品、静脉吸毒和性接触途径传播。肝炎病毒是指一类对肝脏有更大的亲和力并能在肝脏产生特征性炎症反应的病毒。目前已明确的肝炎病毒有 5 种，分为甲、乙、丙、丁、戊 5 种类型。甲型肝炎病毒通过粪 – 口途径传播，而乙型、丙型和丁型肝炎病毒通过血源或性接触

途径传播。戊型肝炎病毒主要通过粪 – 口途径传播，但也可通过输血途径传播（表 3–1）。EB病毒（EBV）、巨细胞病毒、疱疹病毒、腺病毒和风疹病毒的全身性感染偶尔也可伴发急性肝炎。EBV 感染伴发急性肝炎一般发生在急性期，由疱疹病毒、巨细胞病毒、腺病毒或风疹病毒引起的急性肝炎主要发生在幼儿或免疫抑制患者。

表 3-1　肝炎病毒

病　毒	类　型	传播途径和疾病
甲型肝炎病毒	RNA 嗜肝病毒	粪–口，急性和暴发性
乙型肝炎病毒	DNA 嗜肝病毒	肠外，急性、暴发性和慢性，肝细胞癌
丙型肝炎病毒	RNA 丙型肝炎病毒	肠外或散发性；急性，更多的是慢性，而很少暴发性；肝细胞癌
丁型肝炎病毒	RNA 丁型肝炎病毒	与乙型肝炎病毒共同引起疾病
戊型肝炎病毒	RNA 戊型肝炎病毒	粪–口和肠外，流行或散发；急性和暴发性；免疫功能低下的宿主可慢性感染

　　肝炎病毒的急性感染通常是无症状的，也可出现非特异性或特征性症状。典型的临床表型包括早期的食欲减退和恶心，随后可出现尿黄和身目黄染的表现，称为"黄疸型"；非黄疸型病例黄疸不存在或不被发现。部分急性肝炎患者可出现门静脉高压和腹水，这些并发症部分是因为肝细胞损伤，以及继发性的肝窦网络崩塌。

　　急性肝炎患者的血生化改变与肝细胞损伤相关，表现为血清氨基转移酶升高，通常在黄疸出现前达到峰值。凝血酶原时间延长是肝衰竭的重要指标，而血清胆红素水平与肝损伤的严重程度相关。此外，多形核白细胞可能是上皮损伤的继发反应，通常见于胆管增生。

　　腹腔镜检查显示，急性病毒性肝炎患者的肝脏增大，表面呈红色；当伴有黄疸时，肝脏呈绿色（图 3-1）。

　　1%～2% 的急性肝炎患者呈暴发性，死亡率升高。因此，在诊断急性肝炎患者时，临床医生除了要明确病因外，还需要判断患者的病情是否已过高峰期。如果有严重或急性重型肝炎的迹象，应立即咨询专科医院。而且，在病毒被完全消除之前必须坚持跟踪随访，以免漏诊慢性肝炎病毒感染。

一、甲型肝炎病毒

　　甲型肝炎病毒（hepatitis A virus，HAV）是急性肝炎的常见病因。它很少引起急性重型肝炎，也与慢性肝炎无关。急性甲型肝炎的致死率极低。甲型肝炎病毒感染通常通过粪–口途径发生。急性甲型肝炎患者会在黄疸发作前 2～3 周和后 1 周于粪便中排出病毒，导致疾病传播[1, 2]。摄入被病毒污染的贝类可发生散发性甲型肝炎感染。在公共卫生条件差的国家，甲型肝炎病毒可引起流行性肝炎。

　　甲型肝炎病毒直径约为 27nm，是一种无包膜的正链 RNA 病毒[3]。病毒本身被认为对肝细胞没有直接毒性作用，T 细胞介导的细胞免疫反应是病毒感染后引起肝细胞损伤的主要因素。急性甲型肝炎的典型病程如图 3-2 所示[1, 2]。出现临床症状时血清中即可出现抗甲型肝炎病毒 IgM 抗体（anti-HAV IgM antibody，IgM-HA）。检测 IgM-HA 是诊断急性甲型肝炎的良好血清学指标。甲型肝炎发病前即有大量病毒进入患者粪便，潜伏期个体也有传播疾病风险；而在疾病刚发病时病毒的释放量最大。人体在感染甲型肝炎病毒后可以产生高滴度的防御性抗体，从而获得永久性免疫。

　　急性甲型肝炎有两大病理特征[4, 5]。第一个特征是汇管区周围的炎症和坏死，很少累及中央静脉周围。在严重的甲型肝炎病例中，病毒感染可引起病毒相关噬血细胞综合征[6]，这时可出现汇管区周围的肝细胞肿胀并形成微泡。第二个特征是中央静脉周围胆汁淤积，很少或没有相关的肝细胞坏死。

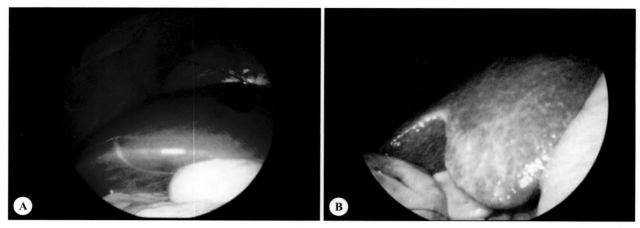

▲ 图 3-1　急性肝炎的腹腔镜表现
A. 肝脏弥漫性肿大，表面发红；B. 肝脏增大，表面光滑，呈绿色

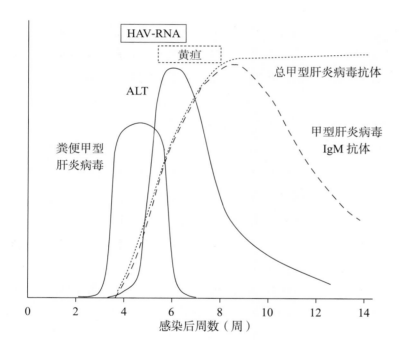

◀ 图 3-2　急性甲型肝炎的临床病程，甲型肝炎的平均潜伏期为 2～4 周
ALT. 丙氨酸氨基转移酶；HAV-RNA. 甲型肝炎核糖核酸

病例 3-1

一名主诉为"普通感冒"的 44 岁男性。实验室检查显示：总胆红素（total bilirubin，TBIL）3.7mg/dl，丙氨酸氨基转移酶 7070U/L，天冬氨酸氨基转移酶 5800U/L，乳酸脱氢酶 4400U/L，碱性磷酸酶 515U/L，谷氨酰转肽酶 365U/L，凝血酶原时间 17.9s，IgM-HA 阳性。发病后 10 天的肝活检显示小梁结构紊乱，单核细胞、中性粒细胞和组织细胞在汇管区浸润（图 3-3）。

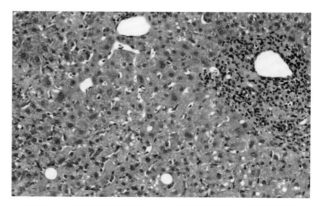

▲ 图 3-3　急性甲型肝炎，小梁结构紊乱，汇管区可见单核细胞、中性粒细胞和组织细胞

病例 3-2

一位主诉为"发热数日，伴恶心、上腹部疼痛"的 40 岁女性，出现黄疸，尿色加深。发病后 1 周肝功能检查显示：TBIL 3.29mg/dl，ALT 1018U/L，AST 702U/L，ALP 16.6 金氏单位（King-Armstrong unit，KAU），亮氨酸氨肽酶（leucine aminopeptidase，LAP）280U/L，GGT 62U/L，麝香草酚浊度试验（turbidity test of thymol，TTT）7.8U，IgM-HA 阳性。发病 3 周后的肝活检显示汇管区桥接坏死，单核细胞浸润和肝窦扩张；汇管区高倍放大显示组织吞噬细胞和淋巴细胞簇，胆管异常排列（图 3-4）。

急性甲型肝炎由一种经肠道传递的 RNA 病毒引起，由于生活卫生条件的改善，主要感染人群已由儿童转移到成人。暴发性病例罕见。甲型肝炎与肝细胞癌的发生没有因果关系，并且无须担心转化成慢性肝炎。急性甲型肝炎的血清学诊断较为容易，血清 IgM-HA 在发病第 1 周升高，并可持续 2～3 个月。

二、乙型肝炎病毒

乙型肝炎病毒是嗜肝 DNA 病毒科的一种部分双链 DNA 病毒，基于全基因核苷酸序列比较，

HBV 可分为 A、B、C、D、E、F、G、H、I、J 共 10 个基因型[7-10]。已知乙型肝炎病毒的各个基因型之间存在不同的地理分布[11]。成人急性 HBV 感染可表现为急性肝炎、重型肝炎、慢性肝炎和无症状携带者状态。60%～65% 的成人 HBV 感染呈亚临床状态，但有 20%～25% 的 HBV 感染患者发展为急性肝炎，其中＜1% 发展为重型肝炎。5%～10% 的成人 HBV 感染发展成慢性肝炎[2]。据报道，HBV 的持续存在与其基因分型有关[12]。当核心区或前核心区的启动子发生终止密码子突变时，乙型肝炎病毒 e 抗原（HBV e antigen，HBeAg）将不能产生，这增加了疾病恶化的风险。也就是说，当怀疑急性乙型肝炎引起急性重型肝炎时，在选择治疗药物前检测终止密码子突变是非常有必要的[12]。

乙型肝炎病毒通过血液或体液传播，主要的感染途径是性接触、输血、不规范医疗操作和母婴传播。急性乙型肝炎的典型病程如图 3-5 所示[2, 11]。急性乙型肝炎潜伏期为 1～4 个月，在发病前 1 个月左右血清中即出现乙型肝炎抗原[2, 11]。抗 HBc-IgM 抗体对急性乙型肝炎的诊断有重要价值；虽然 HBV 携带者发生急性加重时，其抗 HBc-IgM 抗体也可能呈阳性，但一般滴度较低。因此，对于乙型肝炎病毒携带者，有可能区分出

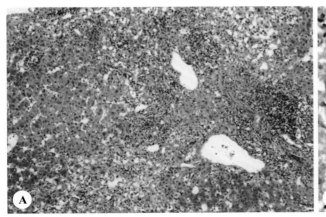
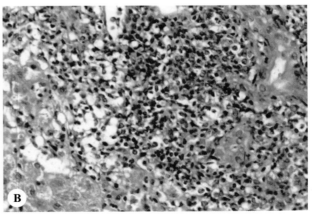

▲ 图 3-4　急性甲型肝炎

A. 汇管区的亚大块坏死，小叶结构紊乱，肝窦扩张；B. 单核细胞、中性粒细胞和组织细胞浸润，伴有汇管区胆管的破坏

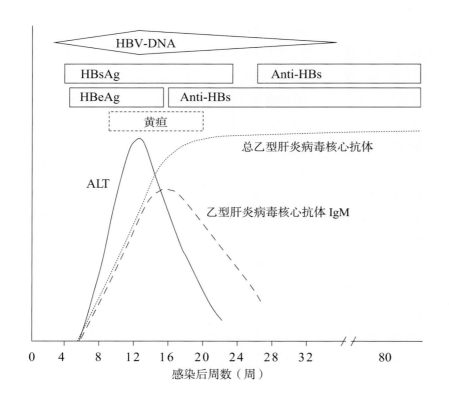

◀ 图 3-5　急性乙型肝炎的临床病
程与转归
乙型肝炎的平均潜伏期为 1~4 个
月。HBV-DNA. 乙型肝炎病毒脱氧
核糖核酸；HBsAg. 乙型肝炎病毒
表面抗原；Anti-HBs. 乙型肝炎病毒
表面抗体；HBeAg. 乙型肝炎病毒 e
抗原；ALT. 丙氨酸氨基转移酶

急性乙型肝炎和 HBV 携带者急性加重。

急性乙型肝炎感染的组织病理学表现与其他型的病毒性肝炎相似，表现为汇管区的炎症、静脉周围融合坏死、嗜酸性小体和肝实质的塌陷。

病例 3-3

一名主诉为"全身不适，感冒样症状，黄疸"的 30 岁男性。肝脏生化指标在发病后 2 周达到峰值：TBIL 9.5mg/dl，ALT 3245U/L，AST 1788U/L，ALP 396U/L，GGT 133U/L，HBcAb-IgM 3.4。发病后 2 个月肝活检显示，汇管区周围有炎症和小叶内坏死；汇管区有单核细胞浸润，可见散在的嗜酸性小体（图 3-6）。

三、丙型肝炎病毒

丙型肝炎病毒是黄病毒科家族成员之一，含有一个单股正链 RNA 分子[13]。HCV 病毒基因组可被翻译成一个由 3000 个氨基酸组成的多聚蛋白。HCV 急性感染的临床表现较 HBV 轻。75%

的急性 HCV 感染病例无症状[14, 15]。仅 1/4 的病例发展为有症状的急性丙型肝炎。对于有症状的急性丙型肝炎患者，HCV 感染的潜伏期通常为 6~12 周[2]。丙型肝炎病毒感染在 25% 的患者中可自发清除，但约 75% 的急性丙型肝炎患者可转变为慢性和持续性。据报道，约 20% 的慢性丙型肝炎病例可发展为肝硬化[2]。

急性丙型肝炎的临床过程如图 3-7 和图 3-8

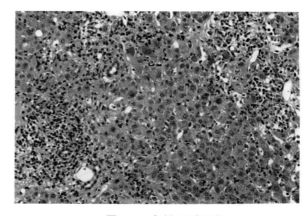

▲ 图 3-6　急性乙型肝炎
汇管区水肿，炎症细胞浸润，小叶内散在嗜酸性小体，中央坏死，淋巴细胞浸润

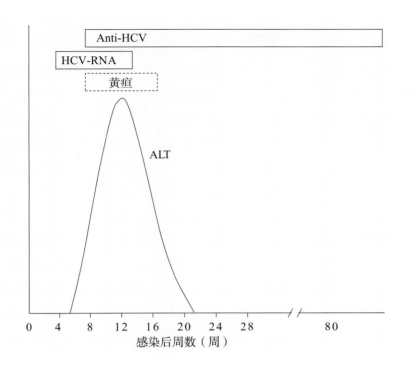

◀ 图 3-7　急性丙型肝炎的临床病程与转归
Anti-HCV. 丙型肝炎病毒抗体；
HCV-RNA. 丙型肝炎核糖核酸；
ALT. 丙氨酸氨基转移酶

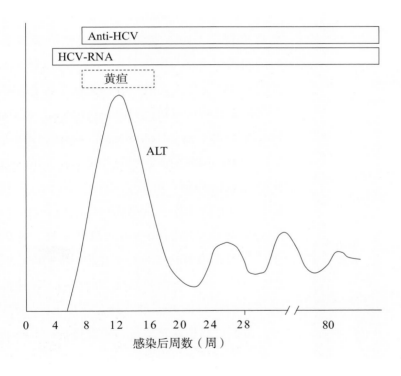

◀ 图 3-8　急性丙型肝炎慢性化的临床病程
Anti-HCV. 丙型肝炎病毒抗体；
HCV-RNA. 丙型肝炎核糖核酸；
ALT. 丙氨酸氨基转移酶

所示 [2, 16]。如前所述，急性丙型肝炎常转变为慢性和持续性感染。急性丙型肝炎的诊断依赖于在先前 HCV 阴性患者血清中检测到 HCV-RNA 的存在，或者抗 HCV 抗体由阴性转化为阳性的血清学转化 [17]。需要注意的是，血清 HCV-RNA 可在接触 HCV 后 1～3 周检测到，而血清转化可能要到接触 HCV 后 4～10 周才发生 [18, 19]。

丙型肝炎病毒感染的组织学特征与急性甲型和乙型肝炎相似，在没有严重肝细胞损伤的情况下，淋巴细胞的浸润沿着肝窦周围分布 [20]。

病例 3-4

一名 17 岁女性由于"手术治疗股骨骨折"接受了输血。输血 10 周后，肝功能检查显示：ALT 260U/L，AST 150U/L。肝炎发作 3 周后肝活检显示，汇管区淋巴细胞浸润，小叶内散在点状坏死，淋巴细胞沿肝窦浸润（图 3-9）。

四、丁型肝炎病毒

丁型肝炎病毒（hepatitis D virus，HDV）感染仅见于 HBV 感染者：要么为 HBV 携带者重叠 HDV 感染，要么与 HBV 同时感染引起急性肝炎。实验室检查显示 HDV 抗体和 HB 抗原均为阳性，急性肝炎后的慢性化率为 2%～7%，发生暴发肝炎的概率为 1%～2%。

五、戊型肝炎病毒

戊型肝炎由戊型肝炎病毒（hepatitis E virus，HEV）感染引起，通常发展为一过性急性肝炎。急性戊型肝炎曾在亚洲引起流行，在非洲和北美也有发现。潜伏期为 15～50 天。临床表现与急性甲型肝炎基本一致，临床表现及症状在 2～3 周内消退。在免疫力正常的患者中，戊型肝炎通

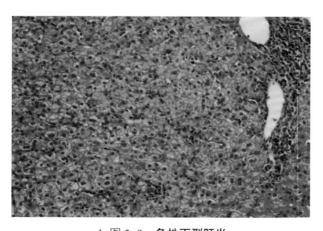

▲ 图 3-9　急性丙型肝炎
汇管区炎症细胞浸润，伴有散在的点状坏死，肝窦淋巴细胞浸润

常不会转为慢性；然而，在免疫力低下的宿主中，HEV 感染可能发展为慢性肝炎[21]。

HEV 是戊型肝炎病毒科家族的唯一成员，包括导致戊型肝炎的 4 种基因型（基因 1～4 型）[22]。其中，基因 1 型和基因 2 型 HEV 仅感染人类，是发展中国家因粪 - 口途径感染引起的流行性和散发性戊型肝炎的病原体。而基因 3 型和基因 4 型 HEV 是从人和动物（如猪、野猪等）中分离出来的人畜共患病病毒。摄入未煮熟的受污染的肉类会导致散发性戊型肝炎[23]，输血传播的戊型肝炎也越来越受到重视。急性戊型肝炎的典型病程如图 3-10 所示。个别较严重的急性戊型肝炎病例可表现为氨基转移酶（可高达 2000U/L 以上）和总胆红素显著升高[24]，急性重型肝炎发生率为 2%～3%。

孕妇是重要的易感人群，晚期妊娠感染者的死亡率较高（10%～25%）[25]。戊型肝炎患者肝脏的组织学表现与甲型肝炎相似，可以观察到胆汁淤积和汇管区或汇管区周围炎症[26]。急性戊型肝炎的诊断指标包括抗 HEV-IgM 抗体、抗 HEV-IgA 抗体和（或）HEV-RNA[27, 28]。抗 HEV-IgM 抗体和 HEV-RNA 在起病时和之后较短的一段时间内可被检测到。抗 HEV-IgA 抗体不仅在急性期，并且在肝炎恢复期后仍可检测到。因此，在肝炎早期如发现抗 HEV-IgA 抗体阳性，临床医生应尽量检测 HEV-RNA 方可进一步明确急性戊型肝炎的诊断。诊断急性戊型肝炎后，还应确定戊型肝炎病毒的基因型。通过明确 HEV 的基因型，医生可以推断感染源、感染途径和具体病例的预后[29]。

病例 3-5

一位在中国工作的 55 岁日本男性，主诉全身不适、黄疸和发热。疑诊为"急性戊型肝炎"。起病后第 2 周肝脏生化检测显示：TBIL 9.7mg/dl，AST 1227U/L，ALT 2003U/L，ALP 811U/L，GGT

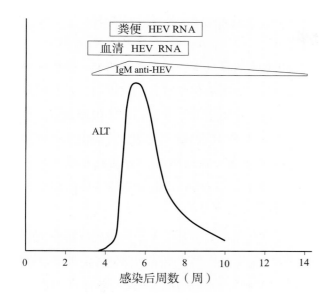

▲ 图 3-10 急性戊型肝炎的临床病程

潜伏期为 15～56 天。HEV-RNA. 粪便戊型肝炎病毒核糖核酸；IgM anti-HEV. 戊型肝炎病毒 IgM 抗体；ALT. 丙氨酸氨基转移酶

180U/L，IgG 2012mg/dl，IgM 261mg/dl，凝血酶原活动度（PTA）73.5%，HEV-RNA 阳性。肝活检见肝小叶结构紊乱，汇管区及汇管区周围有大量炎症细胞浸润，肝腺泡一带见嗜酸性小体或空泡肝细胞浸润，淋巴细胞、中性粒细胞、库普弗细胞浸润，中央静脉周围有点状坏死、多核细胞、许多炎症细胞伴静脉炎（图 3-11）。患者病情逐渐恢复，2 个月后黄疸消失，3 个月后肝脏生化指标恢复正常。

六、EB 病毒相关肝炎

EBV 是一种 DNA 病毒，属于疱疹病毒家族成员，通过唾液传播。EBV 感染在热带儿童中很常见，在发达国家的青少年中也可见到。

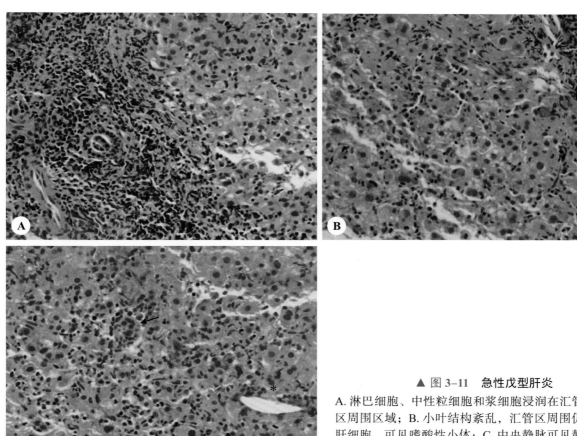

▲ 图 3-11 急性戊型肝炎

A. 淋巴细胞、中性粒细胞和浆细胞浸润在汇管区和汇管区周围区域；B. 小叶结构紊乱，汇管区周围仍有空泡状肝细胞，可见嗜酸性小体；C. 中央静脉可见静脉炎，周围可见局灶性坏死、巨细胞（箭）、大量淋巴细胞和中性粒细胞浸润。*. 中央静脉

EBV 感染可引起传染性单核细胞增多症，这是一种临床综合征，表现为咽痛、发热、脾脏和淋巴结肿大，外周血中检测到异型淋巴细胞[30]。起病早期检测到抗 EBV 病毒衣壳抗原（EBV-VCA）IgM 抗体阳性，而抗 EBV 核抗原（EBV nuclear antigen，EBNA）的 IgG 抗体阴性，可作为传染性单核细胞增多症的诊断依据（图 3-12）[30]。肝脏常可被累及，但胆汁淤积罕见[31, 32]，急性重型肝炎也不常见[33]。EBV 感染时肝脏的常见组织学特征是肝窦内弥漫性淋巴细胞浸润，可发生脂肪变性[34]。有时，EBV 感染会引起病毒相关的噬血细胞综合征[35]。

病例 3-6

一位 29 岁女性，主诉为"持续高热及咽痛"。实验室检查数据显示：TBIL 7.9mg/dl，ALT 295U/L，AST 408U/L，LDH 1595U/L，ALP 4340U/L，WBC 26 700/ml 伴异型淋巴细胞，VCA IgM 阳性。发病 3 周后肝活检显示，汇管区有一簇炎症细胞，肝窦扩张，炎症细胞浸润；高倍镜下汇管区可见淋巴细胞、浆细胞、组织细胞、嗜酸性粒细胞和中性粒细胞浸润，而胆管被淋巴细胞浸润，胆管细胞核空泡化（图 3-13）。

七、巨细胞病毒相关肝炎

巨细胞病毒具有广泛的嗜器官性，持续感染多种器官，如唾液腺和肾脏。它通过乳汁、唾液等排出，成为感染源。肝脏感染的概率很高。巨细胞病毒感染途径包括：经胎盘传播的先天性巨细胞病毒感染，通过唾液、哺乳或血液传播的获得性感染，以及通过器官移植传播的机会性感染[36, 37]。

健康人群中获得性巨细胞病毒感染大多表现为隐匿性感染，但偶尔也会出现传染性单核细胞增多症的症状[38, 39]。主要症状为发热、肝功能不全、颈淋巴结肿大、肝脾大。肝功能异常通常较轻，在 2～3 周内消退，无慢性化，但有胆汁淤积性黄疸和急性重型肝炎的病例报道。机会性感染容易引起全身 CMV 感染并导致死亡。

血清检测 CMV 抗原和 PCR 法检测 CMV-DNA 可用于 CMV 感染的诊断和疗效的判定。在 CMV 抗原测定方法之一的 C7HRP 中，外周血白细胞中 CMV 抗原阳性的细胞可被计数。抗 CMV-IgM 抗体检测也可用于 CMV 急性感染的诊断[40, 41]。

CMV 相关肝炎的组织学表现与 EBV 相关肝炎相似。肝细胞的损伤和坏死是轻微的，但肝窦

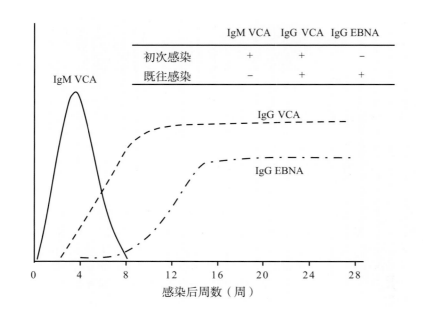

	IgM VCA	IgG VCA	IgG EBNA
初次感染	+	+	−
既往感染	−	+	+

◀ 图 3-12　传染性单核细胞增多症抗体应答序列
IgM VCA. 抗 EB 病毒衣壳抗原抗体 IgM；IgG VCA. 抗 EB 病毒衣壳抗原抗体 IgG；IgG EBNA. 抗 EB 病毒核抗原抗体 IgG

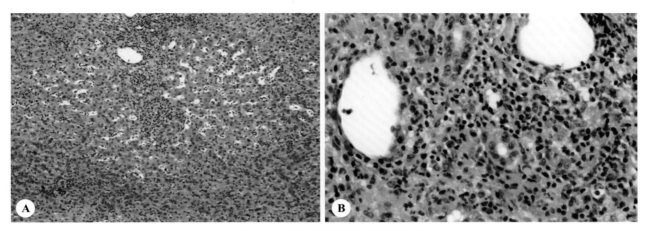

▲ 图 3-13　EB 病毒引起的急性肝损伤

A. 肝小叶结构保留，汇管区被大量炎症细胞浸润，肝窦扩张，单核细胞浸润；B. 汇管区淋巴细胞、多形核或嗜酸性粒细胞浸润，胆管被组织细胞包围和胆管细胞核空泡化

内单核细胞浸润较明显，而汇管区可见中等程度的单核细胞浸润，也可观察到肉芽肿样改变。机会性感染往往导致广泛的肝细胞坏死，但很少有免疫细胞反应，胆管上皮和肝细胞内可见核内包涵体[42, 43]。

八、单纯疱疹病毒相关肝炎

单纯疱疹病毒（herpes simplex virus，HSV）分为 HSV-1 和 HSV-2 两种血清型。HSV-1 主要影响口腔黏膜，而 HSV-2 主要影响生殖器，两者均可引起 HSV 相关肝炎。单纯疱疹病毒主要感染新生儿，以 1—3 岁儿童高发，成人中单纯疱疹病毒抗体阳性率超过 80%。

在健康成人中 HSV 全身性感染很少见，但可见于机会性感染的患者中。据报道，单纯疱疹病毒性相关肝炎的死亡率很高[44]。单纯疱疹病毒相关肝炎患者可表现为发热、轻度黄疸、氨基转移酶升高、凝血功能异常、血小板减少。即使血清氨基转移酶水平很高，患者血清胆红素常仅轻度升高。如果重型肝炎出现发热并伴有弥散性血管内凝血，尤其是在免疫功能低下的个体中，则应该考虑 HSV 相关肝炎。抗 HSV-IgM 抗体对 HSV 相关肝炎有诊断价值。暴发性肝衰竭伴 DIC 在单纯疱疹病毒相关肝炎中很常见，早期诊断对改善预后至关重要[45, 46]。病理上，单纯疱疹病毒相关肝炎表现为随机区域的肝细胞凝固性坏死和肝实质出血。炎症反应一般较轻微，可见磨玻璃样核内包涵体。

其他可引起肝炎的病毒还包括水痘 - 带状疱疹病毒（varicella zoster virus，VZV）、腺病毒、麻疹病毒、风疹病毒、人细小病毒、副黏病毒、柯萨奇病毒、回声病毒、耶氏低热病毒等。

致谢

Kwo 教授是本章第 1 版的合著者。

参 考 文 献

[1] Martin A, Lemon SM. Hepatitis A virus: from discovery to vaccines. Hepatology. 2006;43(S1):S164–72.

[2] Kumar V, Abbas AK, Aster JC. Robbins basic pathology E-book. New York: Elsevier Health Sciences; 2017.

[3] Feinstone SM, Kapikian AZ, Purceli RH. Hepatitis A: detection by immune electron microscopy of a viruslike antigen associated with

acute illness. Science. 1973;182(4116):1026–8.

[4] Abe H, et al. Light microscopic findings of liver biopsy specimens from patients with hepatitis type A and comparison with type B. Gastroenterology. 1982;82(5 Pt 1):938–47.

[5] Teixeira MR, et al. The pathology of hepatitis A in man. Liver. 1982;2(1):53–60.

[6] Watanabe M, et al. Hepatitis A virus infection associated with hemophagocytic syndrome: report of two cases. Intern Med. 2002;41(12):1188–92.

[7] Yuen MF, Lai CL. Hepatitis B virus genotypes: natural history and implications for treatment. Expert Rev Gastroenterol Hepatol. 2007;1(2):321–8.

[8] Kramvis A, Kew M, Francois G. Hepatitis B virus genotypes. Vaccine. 2005;23(19):2409–23.

[9] Yu H, et al. Molecular and phylogenetic analyses suggest an additional hepatitis B virus genotype "I". PLoS One. 2010;5(2):e9297.

[10] Tatematsu K, et al. A genetic variant of hepatitis B virus divergent from known human and ape genotypes isolated from a Japanese patient and provisionally assigned to new genotype J. J Virol. 2009;83(20):10538–47.

[11] Jake LT. Hepatitis B: the virus and disease. Hepatology. 2009;49(S5):S13–21.

[12] Atsushi O, et al. Influence of genotypes and precore mutations on fulminant or chronic outcome of acute hepatitis B virus infection. Hepatology. 2006;44(2):326–34.

[13] De Francesco R. Molecular virology of the hepatitis C virus. J Hepatol. 1999;31:47–53.

[14] Orland JR, Wright TL, Cooper S. Acute hepatitis C. Hepatology. 2001;33(2):321–7.

[15] Blackard JT, et al. Acute hepatitis C virus infection: a chronic problem. Hepatology (Baltimore, MD). 2008;47(1):321–31.

[16] Maheshwari A, Ray S, Thuluvath PJ. Acute hepatitis C. Lancet. 2008;372(9635):321–32.

[17] Santantonio T, Wiegand J, Tilman Gerlach J. Acute hepatitis C: current status and remaining challenges. J Hepatol. 2008;49(4):625–33.

[18] Mondelli MU, Cerino A, Cividini A. Acute hepatitis C: diagnosis and management. J Hepatol. 2005;42(Suppl 1):S108–14.

[19] Jean-Michel P. Use and interpretation of virological tests for hepatitis C. Hepatology. 2002;36(5B):s65–73.

[20] Bamber M, et al. Short incubation non-A, non-B hepatitis transmitted by factor VIII concentrates in patients with congenital coagulation disorders. Gut. 1981;22(10):854–9.

[21] Kamar N, et al. Hepatitis E virus and chronic hepatitis in organ-transplant recipients. N Engl J Med. 2008;358(8):811–7.

[22] Smith DB, et al. Consensus proposals for classification of the family Hepeviridae. J Gen Virol. 2014;95(Pt 10):2223–32.

[23] Tei S, et al. Zoonotic transmission of hepatitis E virus from deer to human beings. Lancet. 2003;362(9381):371–3.

[24] Rakesh A, Krzysztof K. Hepatitis E: an overview and recent advances in clinical and laboratory research. J Gastroenterol Hepatol. 2000;15(1):9–20.

[25] Nanda SK, et al. Etiological role of hepatitis E virus in sporadic fulminant hepatitis. J Med Virol. 1994;42(2):133–7.

[26] Dienes HP, et al. Hepatitis A-like non-A, non-B hepatitis: light and electron microscopic observations of three cases. Virchows Arch A Pathol Anat Histopathol. 1986;409(5):657–67.

[27] Takahashi M, et al. Simultaneous detection of immunoglobulin A (IgA) and IgM antibodies against hepatitis E virus (HEV) is highly specific for diagnosis of acute HEV infection. J Clin Microbiol. 2005;43(1):49–56.

[28] Davern TJ, et al. Acute hepatitis E infection accounts for some cases of suspected drug-induced liver injury. Gastroenterology. 2011;141(5):1665–72.e1–9.

[29] Ankcorn MJ, Tedder RS. Hepatitis E: the current state of play. Transfus Med. 2017;27(2):84–95.

[30] Luzuriaga K, Sullivan JL. Infectious mononucleosis. N Engl J Med. 2010;362(21):1993–2000.

[31] Hinedi TB, Koff RS. Cholestatic hepatitis induced by Epstein-Barr virus infection in an adult. Dig Dis Sci. 2003;48(3):539–41.

[32] Edoute Y, et al. Severe cholestatic jaundice induced by Epstein-Barr virus infection in the elderly. J Gastroenterol Hepatol. 1998;13(8):821–4.

[33] Papatheodoridis GV, et al. Fulminant hepatitis due to Epstein-Barr virus infection. J Hepatol. 1995;23(3):348–50.

[34] Purtilo DT, Sakamoto K. Epstein-Barr virus and human disease: immune responses determine the clinical and pathologic expression. Hum Pathol. 1981;12(8):677–9.

[35] Ohshima K, et al. Clinicopathological findings of virus-associated hemophagocytic syndrome in bone marrow: association with Epstein-Barr virus and apoptosis. Pathol Int. 1999;49(6):533–40.

[36] Marcelin JR, Beam E, Razonable RR. Cytomegalovirus infection in liver transplant recipients: updates on clinical management. World J Gastroenterol. 2014;20(31):10658–67.

[37] Fowler KB, Boppana SB. Congenital cytomegalovirus infection. Semin Perinatol. 2018;42(3):149–54.

[38] Cohen JI, Corey GR. Cytomegalovirus infection in the normal host. Medicine (Baltimore). 1985;64(2):100–14.

[39] Evans AS. Infectious mononucleosis and related syndromes. Am J Med Sci. 1978;276(3):325–39.

[40] Rowshani AT, et al. Clinical and immunologic aspects of cytomegalovirus infection in solid organ transplant recipients. Transplantation. 2005;79(4):381–6.

[41] Revello MG, Gerna G. Diagnosis and management of human cytomegalovirus infection in the mother, fetus, and newborn infant. Clin Microbiol Rev. 2002;15(4):680–715.

[42] Demetris AJ, et al. Pathology of hepatic transplantation: a review of 62 adult allograft recipients immunosuppressed with a cyclosporine/steroid regimen. Am J Pathol. 1985;118(1):151–61.

[43] Colina F, et al. Histological diagnosis of cytomegalovirus hepatitis in liver allografts. J Clin Pathol. 1995;48(4):351–7.

[44] Kaufman B, et al. Herpes simplex virus hepatitis: case report and review. Clin Infect Dis. 1997;24(3):334–8.

[45] Norvell JP, et al. Herpes simplex virus hepatitis: an analysis of the published literature and institutional cases. Liver Transpl. 2007;13(10):1428–34.

[46] Natu A, Iuppa G, Packer CD. Herpes simplex virus hepatitis: a presentation of multi-institutional cases to promote early diagnosis and management of the disease. Case Rep Hepatol. 2017;2017:3180984.

第 4 章　急性肝衰竭
Acute Liver Failure

Seiichi Mawatari　Yoshinori Harada　Masaki Iwai　Paul Y. Kwo　Akio Ido　著

蔡庆贤　陈军　译　　邢卉春　校

缩略语

ALF	acute liver failure	急性肝衰竭
EGF	epidermal growth factor	表皮生长因子
HAV	hepatitis A virus	甲型肝炎病毒
HBV	hepatitis B virus	乙型肝炎病毒
HEV	hepatitis E virus	戊型肝炎病毒
HGF	hepatocyte growth factor	肝细胞生长因子
HVP	high-volume plasmapheresis	大容量血浆置换术
IL	interleukin	白介素
MARS	molecular adsorbent recirculating system	分子吸附剂再循环系统
OLT	orthotopic liver transplantation	原位肝移植
TGF-α	transforming growth factor α	转化生长因子 –α
TNF	tumor necrosis factor	肿瘤坏死因子

一、概述和分类

急性肝衰竭（acute liver failure，ALF）是指严重的肝功能障碍，其特征是原无慢性肝病的患者在短时间内出现凝血酶原时间延长，起病后 8 周内出现肝性脑病，其首发症状为黄疸[1]。根据黄疸和肝性脑病之间的间隔时间，肝衰竭可分为超急性、急性和亚急性 3 种类型。据报道，这 3 种临床类型的患者结局不同[2]。超急性型患者在发病后 7 天内发生肝性脑病，自然生存率为 80%～90%。超急性型的常见病因是甲型肝炎、过量服用对乙酰氨基酚和缺血。急性型从黄疸到肝性脑病的间隔为 7～28 天，自然生存率为 50%～60%。亚急性型从发病到肝性脑病的间隔为 28 天到 2～3 个月[3, 4]，预后比超急性型和急性型差，自然生存率为 15%～20%。急性或亚急性型肝衰竭可由病毒性肝炎、药物、草药、自身免疫性肝炎、肝脏低灌注或缺血、遗传性疾病、肝脏受恶性肿瘤细胞浸润和肝脏线粒体缺陷引起[5]。ALF 的潜在原因如表 4-1[6] 所示。

二、急性肝衰竭与肝再生障碍的发病机制

ALF 的病理特征是大量肝细胞死亡和肝脏再生能力受限[7]。免疫失调导致大量炎症细胞因子产生，包括 TNF-α、IL-1 和 IL-6。炎症细胞因子可激活 Fas 和肿瘤坏死因子（tumor necrosis factor，TNF）受体等死亡受体，进而触发细胞凋亡[8]。线粒体和内质网的氧化应激均可诱导细胞凋亡[8]。此外，肠源性内毒素激活库普弗细胞可引起局部高凝状态进而导致肝细胞死亡[9]。HAV 基因组的 5′ 区非翻译区（5′ NTR）[10]，HBV 的前核心或核心启动子突变[11]，以及 HEV 的基因 4 型[12] 则被认为是导致不良预后的病毒学因素。

当肝细胞死亡超过肝细胞增殖或肝细胞增殖本身受到抑制或不足时，就会导致肝再生障碍。一般来说，TNF-α 和 IL-6 通过与受体结合，参与细胞周期（G_0 到 G_1）的启动[13]。一些生长因子，如肝细胞生长因子（hepatocyte growth factor，HGF）、表皮生长因子（epidermal growth factor，EGF）和转化生长因子 –α（transforming growth factor α，TGF-α）被认为启动了 G_1 到 S 的转变[14, 15]。这些因子通过与相应受体结合来刺激 DNA 复制和有丝分裂[14]。重型肝炎患者血清 HGF 和 TGF-α 水平升高[16, 17]。这被认为是一种试图通过促进肝脏再生来对抗肝细胞广泛死亡的生物学效应。在重型肝炎中，肝细胞上的生长因子受体和下游的信号转导发生改变，导致肝再生受损[18, 19]。

另外，TGF-β 和 IL-1β 等肝细胞增殖的强抑制因子的表达也增强[20, 21]。在急性肝衰竭中，不仅可以观察到成熟肝细胞的增殖，还可以观察到被称为卵圆细胞的祖细胞的增殖，而 Wnt/Notch 信号与该细胞的控制有关[22]。在肝再生缺乏的过程中，肝脏干细胞和祖细胞被认为存在成熟和分化障碍，但其细节不明。

表 4-1　暴发性肝衰竭的病因

病毒性	甲型肝炎病毒、乙型肝炎病毒、丁型肝炎病毒、丙型肝炎病毒、戊型肝炎病毒、巨细胞病毒、单纯疱疹病毒、EB 病毒、水痘 – 带状疱疹病毒、人类疱疹病毒 6、细小病毒 B_{19}、副流感、黄热病等
药物性（剂量依赖性或固有型）	对乙酰氨基酚（扑热息痛）、毒鹅膏菌、异烟肼、四环素、甲氨蝶呤、四氯化碳、苯丙胺
药物性（特异质性）	香豆素、卡马西平、丙戊酸、金诺酮类、卤代烃、甲基多巴、苯妥英、利福平、青霉素、磺胺类等
药物性（协同作用）	乙醇 + 对乙酰氨基酚、巴比妥 + 对乙酰氨基酚、异烟肼 + 利福平
代谢性	威尔逊病、$α_1$- 抗胰蛋白酶缺乏症、半乳糖血症、酪氨酸血症、Reye 综合征、非酒精性脂肪性肝炎
妊娠相关性	妊娠急性脂肪肝、HELLP 综合征
血管源性	布加综合征、静脉阻塞性疾病、休克、心力衰竭
其他	自身免疫性肝炎、恶性肿瘤肝脏浸润、败血症、体温过高

三、症状

ALF 的症状与急性肝炎相似，包括全身不适、食欲减退和黄疸。然而，症状的严重程度却不相同。急性肝炎的症状在黄疸发作后得到改善；但 ALF 患者在黄疸出现后病情加重，出现严重的全身不适和呕吐，甚至肝性脑病和昏迷。

四、肝性脑病

ALF 肝性脑病的发病机制尚未完全阐明。高氨血症被认为是脑水肿和脑疝发展的关键因素[23, 24]。氨抑制 α- 酮戊二酸脱氢酶，导致三羧酸循环受到抑制，葡萄糖代谢受到抑制，乳酸积累，腺苷三磷酸生物合成减少，星形胶质细胞肿胀[25]。

肝性脑病分为四级[26]。ALF 的预后取决于肝性脑病的严重程度。3 级或 4 级肝性脑病患者有发生脑水肿和多器官衰竭的风险[26, 27]。ALF 的并发症有感染、肝肾综合征、消化道出血和弥漫性血管内凝血。感染是 ALF 的常见并发症，细菌和真菌感染在发病初期应被严密监控。

五、临床表现

血清 AST 和 ALT 值一般＞3000U/ml，随着急性肝萎缩的进展，出现腹水和黄疸，血氨升高，白蛋白降低，凝血酶原时间延长，脑电图出现三相波。

六、治疗

影响 ALF 预后最重要的因素是病因、肝性脑病的程度和患者的年龄。除对特定原因的治疗和多器官系统综合支持治疗之外，原位肝移植（orthotopic liver transplantation，OLT）是对 ALF 患者最有效的治疗方法[27]。欧洲肝肠移植学会数据库显示，移植后患者 1 年、5 年和 10 年的生存率分别为 74%、68% 和 63%；移植物 1 年、5 年和 10 年的存活率分别 67%、63% 和 50%[28]。因此，ALF 患者应及时转诊到移植中心，以进一步对患者病情进行综合管理。OLT 的决策取决于肝脏恢复的可能性，而这往往很难预测[29]。选择 OLT 潜在候选人的常用方法是英国伦敦国王学院医院标准（表 4-2）[6, 29]。然而，由于尸体供体短缺，活体供体存在潜在并发症和死亡的风险，肝移植的应用并不普遍。只有不到 10% 的肝移植受者是急性肝衰竭患者[7, 28]。

表 4-2　英国伦敦国王学院医院在暴发性肝衰竭中接受肝移植的标准[6, 29]

对乙酰氨基酚所致患者	动脉血 pH＜7.30（无论肝性脑病分级）或者 3 级或 4 级肝性脑病患者合并凝血酶原时间＞100s 及血清肌酐＞300μmol/L
非对乙酰氨基酚所致患者	凝血酶原时间＞100s（无论肝性脑病分级）或者 满足下列任何三个变量（无论肝性脑病分级） ● 年龄＜10 岁或＞40 岁 ● 病因：非甲非乙型病毒性肝炎、氟烷型肝炎、特异质性药物性肝损伤 ● 肝性脑病开始前黄疸的持续时间超过 7 天 ● 凝血酶原时间＞50s ● 血清胆红素＞300μmol/L

有一些人工肝治疗方法旨在补偿肝脏合成和解毒功能，维持机体代谢环境，争取时间使肝脏获得充分的再生或接受肝移植。然而，尚无一种人工肝治疗能有效替代所有肝脏功能。已有两项关于人工肝治疗在 ALF 中应用的随机对照试验报道了结果。分子吸附再循环系统（molecular adsorbent recirculating system，MARS）是人工

肝治疗方法之一，它可以清除白蛋白结合的毒素[30]。一项关于 MARS 治疗 ALF 的多中心、随机、对照研究显示，该方法不能改善患者生存情况，但 75% 的入组患者在 24h 内接受了肝移植[31]。高流量透析液持续血液透析滤过组患者肝性脑病的恢复率要高于非高流量组，但两组之间的生存率无差异[32]。

高容量血浆置换（high-volume plasmapheresis, HVP）也是一种人工肝治疗方法。在最近的一项研究中，HVP 已被证明能显著提高住院患者的生存率，特别是对于有肝移植禁忌证的患者。与对照组对比，在严重不良事件的发生率上两者相似[33]。

促进肝脏再生的医学技术有望在临床上应用于急性肝衰竭。诱导多能干细胞（induced pluripotent stem cells，iPSc）、间充质干细胞（mesenchymal stem cells，MSC）、肝前生殖细胞（hepatic progenitor cells，HPC）、人羊膜上皮细胞（human amniotic epithelial cells，hAEC）、成纤维细胞等是可用于生成肝细胞的潜在替代细胞来源[34]。此外，在潜在的治疗方法中，抗凋亡或细胞保护药物有望在临床上得到应用。恩利卡生（Emricasan）是一种泛半胱氨酸蛋白酶抑制药[35]；ALF-5755 是重组联合肝癌肠胰腺 / 胰腺炎相关蛋白[36]；重组人肝细胞生长因子（recombinant human hepatocyte growth factor, rh-HGF）[37] 是目前正在进行临床试验的候选药物。

七、病例介绍

病例 4-1：合并克罗恩病的 HBV 携带者

一位 29 岁男性，主诉在"因克罗恩病造成回肠穿孔接受回肠切除及回肠结肠切除术"后 2 个月，出现高热、恶心及全身不适。肝脏相关检查显示：TBIL 17.0mg/dl，ALT 5400U/L，AST 5000U/L，PTA 54%，HBsAg 和 HBeAg 阳性。患者持续高热，1 周内死于肝衰竭。尸检报告：肝小叶大面积坏死出血，网织蛋白纤维弥漫分布，汇管区周围可见胆管增生，肝细胞仅少许存活，汇管区周围可见多形核白细胞、小淋巴细胞、巨噬细胞浸润，伴有导管增生或"卵圆细胞"（图 4-1）。在另一个病例中，尽管存活的胆管结构仍然存在，但大多数肝细胞缺失，并可见出血，肝窦扩张（图 4-2）。

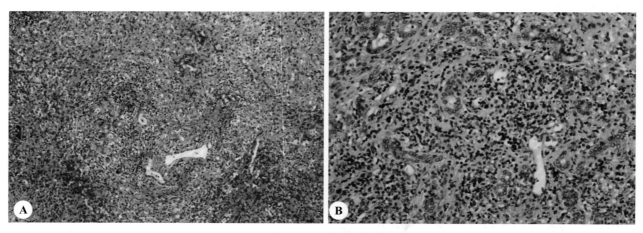

▲ 图 4-1　急性重型肝炎
A. 可见肝细胞亚大块坏死和正常结构塌陷伴肝纤维化，汇管区周围可见散在出血和小胆管增生；B. 汇管区周围可见胆管结构，无成熟胆管，汇管区可见淋巴细胞和多核白细胞浸润，伴小胆管增生

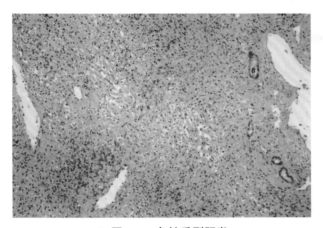

▲ 图 4-2　急性重型肝炎

大多数肝细胞缺失，可见肝窦扩张和出血，汇管区胆管尚存

病例 4-2：解热药致肝损伤

一名患有神经性厌食症的 18 岁女孩，曾服用多种药物自杀未遂，在洗胃数小时后被送往我院。服药后 2 天的肝脏检查显示：ALT 7162U/L，AST 6388U/L，TBIL 3.54mg/dl，PT 无法测量。她在 5 天内昏迷，并被安排接受活体肝移植。CT 平扫显示肝脏密度不均匀减低（图 4-3）。切除的病肝显示，中央静脉周围出血性坏死，汇管区周围未成熟肝细胞假腺形成，汇管区内嗜酸性粒细胞、淋巴细胞、浆细胞和组织细胞浸润（图 4-4）。Roxonin 药物淋巴细胞刺激试验阳性。

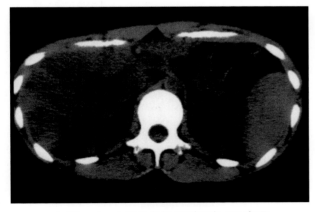

▲ 图 4-3　中毒性急性重型肝炎 CT 表现
CT 平扫显示肝脏密度不均匀

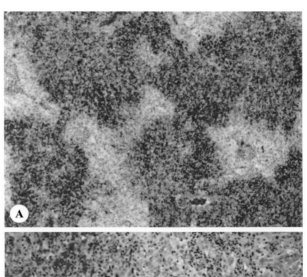

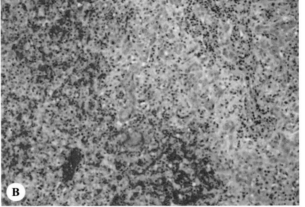

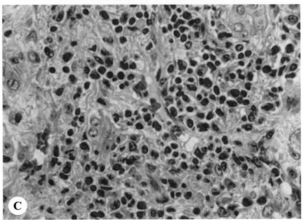

▲ 图 4-4　药物性肝损伤

A. 中央静脉周围可见大量出血性坏死；B. 中央静脉周围可见大量出血性坏死，汇管区周围可见未成熟细胞的假腺结构，提示肝脏再生；C. 汇管区嗜酸性粒细胞、浆细胞和淋巴细胞浸润，未成熟细胞形成假腺结构

病例 4-3：自身免疫性肝炎

一位 43 岁女性主诉全身不适及尿色加深。肝功能检查显示：AST 1015U/ml，ALT 925U/ml。1 个月后 TBIL 达 26mg/dl，出现大量腹水。CT 和 B 超显示肝脏萎缩，结节状，并伴有肝性脑病。症状出现后的肝活检显示汇管区周围坏死和广泛的细胞缺失，伴有中性粒细胞和小淋巴细胞浸润，以及胆管小泡增生和大量巨噬细胞的玫瑰花环形成（图 4-5A）。国际自身免疫性肝炎评分[38]高于确诊标准，患者在血浆置换和糖皮质激素治疗后存活。4 个月后的第 2 次活检显示肝板有 2 个或更多个细胞厚，形成与肝硬化一致的再生结节，间质或炎症细胞数量减少（图 4-5B）。

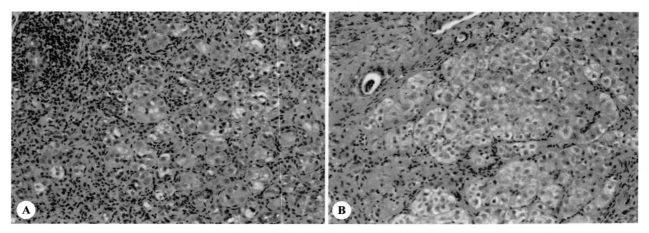

▲ 图 4-5　自身免疫性肝炎所致严重肝损伤
A. 汇管区可见大量炎症细胞和受损的胆管，残余肝细胞呈气球样变和花环状，周围有淋巴细胞、浆细胞和库普弗细胞；B. 糖皮质激素治疗后炎症细胞减少，肝细胞形成 2～3 个细胞厚的肝板，细胞质透明化

参考文献

[1] Trey C, Davidson CS. The management of fulminant hepatic failure. Prog Liver Dis. 1970;3:282–98.

[2] Stravitz RT. Critical management decisions in patients with acute liver failure. Chest. 2008;134:1092–102.

[3] Bernuau J, Rueff B, Benhamou JP. Fulminant and subfulminant liver failure: definitions and causes. Semin Liver Dis. 1986;6:97–106.

[4] Lee WM. Acute liver failure. N Engl J Med. 1993;329:1862–72.

[5] Polson J, Lee WM. AASLD position paper: the management of acute liver failure. Hepatology. 2005;41:1179–97.

[6] Gotthardt D, Riediger C, Weiss KH, Encke J, Schemmer P, Schmidt J, et al. Fulminant hepatic failure: etiology and indications for liver transplantation. Nephrol Dial Transplant. 2007;22(Suppl 8):viii5–8.

[7] Bernal W, Wendon J. Acute liver failure. N Engl J Med. 2013;369:2525–34.

[8] Kaplowitz N. Mechanisms of liver cell injury. J Hepatol. 2000;32:39–47.

[9] Mochida S, Arai M, Ohno A, Yamanobe F, Ishikawa K, Matsui A, et al. Deranged blood coagulation equilibrium as a factor of massive liver necrosis following endotoxin administration in partially hepatectomized rats. Hepatology. 1999;29:1532–40.

[10] Fujiwara K, Yokosuka O, Ehata T, Saisho H, Saotome N, Suzuki K, et al. Association between severity of type A hepatitis and nucleotide variations in the 5′ non–translated region of hepatitis A virus RNA: strains from fulminant hepatitis have fewer nucleotide substitutions. Gut. 2002;51:82–8.

[11] Omata M, Ehata T, Yokosuka O, Hosoda K, Ohto M. Mutations in the precore region of hepatitis B virus DNA in patients with fulminant and severe hepatitis. N Engl J Med. 1991;324:1699–704.

[12] Inoue J, Nishizawa T, Takahashi M, Aikawa T, Mizuo H, Suzuki K, et al. Analysis of the full–length genome of genotype 4 hepatitis E virus isolates from patients with fulminant or acute self–limited hepatitis E. J Med Virol. 2006;78:476–84.

[13] Yamada Y, Kirillova I, Peschon JJ, Fausto N. Initiation of liver growth by tumor necrosis factor: deficient liver regeneration in mice lacking type I tumor necrosis factor receptor. Proc Natl Acad Sci. 1997;94:1441–6.

[14] Michalopoulos GK, DeFrances MC. Liver regeneration. Science. 1997;276:60–6.

[15] Pediaditakis P, Lopez–Talavera JC, Petersen B, Monga SP, Michalopoulos GK. The processing and utilization of hepatocyte growth factor/scatter factor following partial hepatectomy in the rat. Hepatology. 2001;34:688–93.

[16] Tsubouchi H, Niitani Y, Hirono S, Nakayama H, Gohda E, Arakaki N, et al. Levels of the human hepatocyte growth factor in serum of

patients with various liver diseases determined by an enzyme–linked immunosorbent assay. Hepatology. 1991;13:1–5.

[17] Tomiya T, Fujiwara K. Liver regeneration in fulminant hepatitis as evaluated by serum transforming growth factor alpha levels. Hepatology. 1996;23:253–7.

[18] Huh CG, Factor VM, Sanchez A, Uchida K, Conner EA, Thorgeirsson SS. Hepatocyte growth factor/c–met signaling pathway is required for efficient liver regeneration and repair. Proc Natl Acad Sci U S A. 2004;101:4477–82.

[19] Nakamura K, Nonaka H, Saito H, Tanaka M, Miyajima A. Hepatocyte proliferation and tissue remodeling is impaired after liver injury in oncostatin M receptor knockout mice. Hepatology. 2004;39:635–44.

[20] Miwa Y, Harrison PM, Farzaneh F, Langley PG, Williams R, Hughes RD. Plasma levels and hepatic mRNA expression of transforming growth factor–beta1 in patients with fulminant hepatic failure. J Hepatol. 1997;27:780–8.

[21] Ogiso T, Nagaki M, Takai S, Tsukada Y, Mukai T, Kimura K, et al. Granulocyte colony–stimulating factor impairs liver regeneration in mice through the up–regulation of interleukin–1beta. J Hepatol. 2007;47:816–25.

[22] Boulter L, Govaere O, Bird TG, Radulescu S, Ramachandran P, Pellicoro A, et al. Macrophage–derived Wnt opposes Notch signaling to specify hepatic progenitor cell fate in chronic liver disease. Nat Med. 2012;18:572–9.

[23] Bernal W, Hall C, Karvellas CJ, Auzinger G, Sizer E, Wendon J. Arterial ammonia and clinical risk factors for encephalopathy and intracranial hypertension in acute liver failure. Hepatology. 2007;46:1844–52.

[24] Clemmesen JO, Larsen FS, Kondrup J, Hansen BA, Ott P. Cerebral herniation in patients with acute liver failure is correlated with arterial ammonia concentration. Hepatology. 1999;29:648–53.

[25] Haussinger D, Kircheis G, Fischer R, Schliess F, vom Dahl S. Hepatic encephalopathy in chronic liver disease: a clinical manifestation of astrocyte swelling and low–grade cerebral edema? J Hepatol. 2000;32:1035–8.

[26] Caraceni P, Van Thiel DH. Acute liver failure. Lancet. 1995; 345:163–9.

[27] Munoz SJ, Robinson M, Northrup B, Bell R, Moritz M, Jarrell B, et al. Elevated intracranial pressure and computed tomography of the brain in fulminant hepatocellular failure. Hepatology. 1991;13: 209–12.

[28] Germani G, Theocharidou E, Adam R, Karam V, Wendon J, O'Grady J, et al. Liver transplantation for acute liver failure in Europe: outcomes over 20 years from the ELTR database. J Hepatol. 2012;57:288–96.

[29] Cochran JB, Losek JD. Acute liver failure in children. Pediatr Emerg Care. 2007;23:129–35.

[30] Stange J, Mitzner SR, Risler T, Erley CM, Lauchart W, Goehl H, et al. Molecular adsorbent recycling system (MARS): clinical results of a new membrane–based blood purification system for bioartificial liver support. Artif Organs. 1999;23:319–30.

[31] Saliba F, Camus C, Durand F, Mathurin P, Letierce A, Delafosse B, et al. Albumin dialysis with a noncell artificial liver support device in patients with acute liver failure: a randomized, controlled trial. Ann Intern Med. 2013;159:522–31.

[32] Yokoi T, Oda S, Shiga H, Matsuda K, Sadahiro T, Nakamura M, et al. Efficacy of high–flow dialysate continuous hemodiafiltration in the treatment of fulminant hepatic failure. Transfus Apher Sci. 2009;40:61–70.

[33] Larsen FS, Schmidt LE, Bernsmeier C, Rasmussen A, Isoniemi H, Patel VC, et al. High–volume plasma exchange in patients with acute liver failure: an open randomised controlled trial. J Hepatol. 2016;64:69–78.

[34] Lee CA. Hepatocyte transplantation and advancements in alternative cell sources for liver–based regenerative medicine. J Mol Med. 2018;96(6):469–81.

[35] Baskin–Bey ES, Washburn K, Feng S, Oltersdorf T, Shapiro D, Huyghe M, et al. Clinical trial of the Pan–Caspase inhibitor, IDN–6556, in human liver preservation injury. Am J Transplant. 2007;7:218–25.

[36] Nalpas B, Ichai P, Jamot L, Carbonell N, Rudler M, Mathurin P, et al. A proof of concept, phase II randomized European trial, on the efficacy of ALF–5755, a novel extracellular matrix–targeted antioxidant in patients with acute liver diseases. PLoS One. 2016;11:e0150733.

[37] Ido A, Moriuchi A, Numata M, Murayama T, Teramukai S, Marusawa H, et al. Safety and pharmacokinetics of recombinant human hepatocyte growth factor (rh–HGF) in patients with fulminant hepatitis: a phase I/II clinical trial, following preclinical studies to ensure safety. J Transl Med. 2011;9:55.

[38] Alvarez F, Berg PA, Bianchi FB, Bianchi L, Burroughs AK, Cancado EL, et al. International Autoimmune Hepatitis Group Report: review of criteria for diagnosis of autoimmune hepatitis. J Hepatol. 1999;31:929–38.

第 5 章　慢性肝炎
Chronic Hepatitis

Paul Y. Kwo　Nimy John　著

纪 冬 邓 亚 译　邢卉春 校

缩略语

AIH	autoimmune hepatitis	自身免疫性肝炎
ALT	alanine aminotransferase	丙氨酸氨基转移酶
APRI	AST-to-platelet ratio index	AST 与血小板比率指数
DAA	direct-acting antiviral agents	直接作用抗病毒药物
DNA	deoxyribonucleic acid	脱氧核糖核酸
HBcAg	hepatitis B core antigen	乙型肝炎病毒核心抗原
HBsAg	hepatitis B surface antigen	乙型肝炎病毒表面抗原
HBV	hepatitis B virus	乙型肝炎病毒
HCC	hepatocellular carcinoma	肝细胞癌
HCV	hepatitis C virus	丙型肝炎病毒
HDV	hepatitis D virus	丁型肝炎病毒
HIV	human immunodeficiency virus	人类免疫缺陷病毒
RNA	ribonucleic acid	核糖核酸
SVR	sustained viral response	持续性病毒学应答

　　嗜肝病毒（最常见的是乙型或丙型肝炎病毒）急性感染后炎症损伤持续 6 个月或更长的时间即为慢性病毒性肝炎[1]。慢性病毒性肝炎患者可无明显症状，也可表现为疲乏、轻度右侧季肋部疼痛、食欲不振、恶心和乏力等。多数患者是在常规体检时发现肝功能异常（通常表现为血清氨基转移酶水平轻度升高），从而被诊断为慢性病毒性肝炎。有时，患者肝脏中可能会出现肝脏炎症暴发或坏死性炎症活动加剧，尤其是乙型肝炎[2]。慢性病毒性肝炎较少见的原因包括乙型和丙型肝炎病毒合并感染，以及更少见的免疫抑制患者中的慢性戊型肝炎[3, 4]。

尽管肝活检对于评估进展期纤维化、有无合并门静脉高压症及肝细胞癌都至关重要，但慢性病毒肝炎无创检查的不断进展，包括弹性成像、放射影像和纤维化血清学标志物等的进展确实减少了对肝活检的需求。弹性成像是一种使用纵向声波（瞬时弹性成像）或声辐射力来评估肝脏硬度的方法，可作为肝活检的替代方法[5, 6]。弹性成像也可以通过磁共振来进行检测。超声、CT 增强扫描或 MRI 等影像学检查也可以显示门静脉增宽 / 肝脏结节和脾大等肝硬化表现。临床医生还可以使用多种血清学检验方法来评估纤维化，例如使用丙氨酸氨基转移酶、天冬氨酸氨基转移酶和血小板等实验室指标计算的 APRI 或 FIB4 指数。另外还有一些商业化的分析方法可以用来评估肝纤维化。

尽管取得了上述这些进展，多数医生仍将肝活检视为指导慢性病毒性肝炎患者，尤其是慢性乙型肝炎患者治疗的金标准。肝活检除了可以提供慢性病毒性肝炎的分期和分级，还可以提供其他检查无法获得的组织学信息。这种情况常见于合并有脂肪肝、酒精性或铁过载性疾病的患者。细针穿刺或占位性病变的核心活检可以用于肝细胞癌的筛查，尤其是对于那些不符合 HCC 影像学标准的非典型动脉期增强型病变。根据基础疾病的不同，HCC 发展的风险有很大差异。例如，慢性乙型肝炎病毒无论有无肝硬化都可能发生 HCC，而在丙型肝炎病毒感染没有达到肝硬化阶段很少发生 HCC。核苷类似物（以及目前不常使用的干扰素）已被证实能够抑制 HBV-DNA 水平，在预防纤维化和降低 HCC 风险方面是最有效的[7, 8]。直接作用抗病毒药（direct-acting antiviral Agents，DAA）已取代干扰素和利巴韦林的组合，成为慢性丙型肝炎的标准疗法，治愈率高（＞95%），不良反应小[9]。

慢性病毒性肝炎患者的腹腔镜检查通常显示出棕褐色不规则的肝表面，伴或不伴红斑（图 5-1）。慢性病毒性肝炎通常以汇管区炎症、界面性肝炎（以前被称为碎屑性坏死或汇管区周围肝炎）、轻度小叶炎症伴点灶状坏死为特征表现。经过多年持续的炎症，最终可进展至肝纤维化和肝硬化。

汇管区炎症由淋巴细胞和不同程度浸润的浆细胞所组成。在汇管区周围可见轻度的胆管反应，这代表肝祖细胞的活化，并与界面炎和纤维化的程度有关。界面性肝炎是慢性病毒性肝炎的常见特征，其由在界板上的淋巴细胞浸润、汇管区周围肝细胞的坏死或凋亡引起。该过程导致汇管区周围实质破坏，被纤维组织替代，导致汇管区放射状增大，纤维间隔形成。界面炎的程度随疾病的活动而变化，在轻度活动性疾病中通常呈局灶状或不存在。在严重的界面炎中可以看到汇管区周围肝细胞的局灶性气球样变性。慢性病毒性肝炎中的小叶炎症通常在严重程度和分布上是有所差异的。淋巴细胞聚集在受损或凋亡的肝细胞周围，在肝细胞坏死区域，库普弗细胞可能含有吞噬的细胞碎片。肝小叶紊乱、胆汁淤积、显著再生和肝细胞气球样变性，与急性病毒性肝炎中所见相似，但在慢性病毒性肝炎中并不常见，除非由其他病因引起严重恶化或损伤。

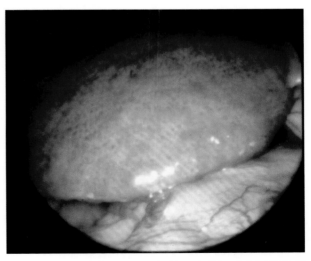

▲ 图 5-1　腹腔镜检查可见慢性肝炎的肝脏表面呈棕褐色不规则样，伴或不伴红斑

上述组织学特征并不是慢性病毒性肝炎特有的，也可表现在其他慢性肝病中，最常见的是自身免疫性肝炎和药物性肝损伤。

一、乙型肝炎病毒

全世界将近 2.4 亿人是慢性 HBV 表面抗原（hepatitis B surface antigen，HBsAg）携带者，并且 HBsAg 流行率地区差异很大[10]。慢性乙型肝炎以各种程度的汇管区慢性炎症、界面炎和小叶性炎症为特征。慢性乙型肝炎最独特的组织学特征是存在磨玻璃样肝细胞（图 5-2），代表的是含有大量 HBsAg 的扩张型光面内质网。磨玻璃样肝细胞仅在慢性肝炎中可见，通常在活检组织中可见，其坏死性炎症反应小，并表明包含丝状和球形 HBsAg 颗粒的光面内质网明显增加。乙型肝炎病毒核心抗原（hepatitis B core antigen，HBcAg）在肝细胞核内的积累会产生磨砂样的核外观。肝内 HBcAg 阳性表示可能伴有较高程度的坏死性活动性炎症[11]。

在慢性乙型肝炎和肝硬化患者的肝活检中，HBcAg 和 HBsAg 的分布、HBsAg 的亚细胞定位可通过免疫组化和超微结构免疫过氧化酶技术进行检测。HBsAg 在肝细胞中的分布类型分为膜型、胞质型、花结型和包涵体型（图 5-3）。胞质型和花结型比膜型更常见。HBsAg 的广泛膜性染色通常与核心抗原的染色一致，并与病毒高复制相关。HBcAg 主要发现于肝细胞核中，在细胞质中分布不显著，电子显微镜显示在细胞核中有 HBV 颗粒簇（图 5-4）。在 HBsAg 阳性的肝细胞中检测到 HBcAg 免疫反应性，并且 HBsAg 的染色类型为花结型和胞质型（图 5-5）。HBsAg 的包涵体型是肝癌合并肝硬化的特征表现，这提示 HBsAg 在慢性肝炎或肝硬化的肝细胞中可以有效合成的，并且 HBV 会存在于 HCC 细胞。

乙型肝炎的治疗取决于 HBeAg 状态、肝损伤程度、HBV-DNA 水平和 ALT 水平。对于 ALT 升高的 HBeAg 阳性患者（ALT 超过上限的 2 倍），HBV 的治疗阈值为 20 000U/ml；对于 ALT 升高的 HBeAg 阴性患者，HBV 的治疗阈值为 2000U/ml。此外，AASLD 指南建议，使用抗病毒疗法来降低 HBsAg 阳性女性（HBV-DNA≥200 000U/ml）发生围产期乙型肝炎传播的风险。被批准用于治疗乙型肝炎的药物包括富马酸替诺福韦酯、丙酚替诺福韦、恩替卡韦、替比夫定、阿德福韦酯和拉米夫定[2, 12, 13]。干扰素疗程有限，与核苷类药物相比，其抑制病毒复制能力较弱，但 HBeAg 清除率和 HBsAg 清除率较高。

丁型肝炎病毒重叠感染需要肝细胞内已存在 HBsAg，这种现象可以用免疫组化染色证实。HDV 感染往往会导致慢乙型肝炎患者出现严重的活动增加。因此，乙型肝炎患者出现病情加重或病程延长时应怀疑 HDV 感染。丁型肝炎确诊需要在 HBsAg 阳性个体中出现抗 HDV 抗体阳性和（或）HDV-RNA 定量或定性检测阳性。尽管可以使用干扰素治疗丁型肝炎，但尚无正式批准专门用于丁型肝炎的治疗药物。

慢性乙型肝炎有一种少见的形式，即纤维淤积性肝炎，可见于合并 HIV 感染或处于免疫抑制

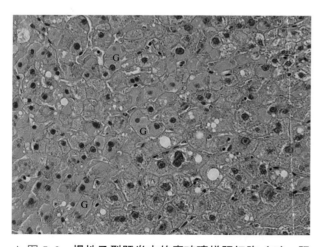

▲ 图 5-2　慢性乙型肝炎中的磨玻璃样肝细胞（G），肝细胞中可见细小颗粒状粉红色包涵体。许多磨玻璃肝细胞的细胞质显示出苍白的染色晕

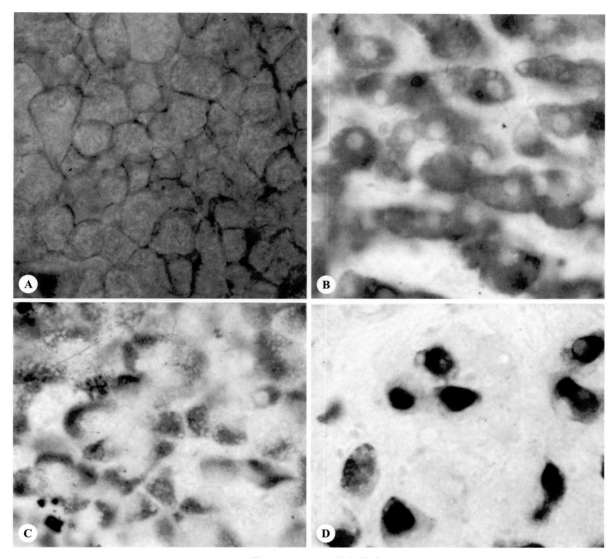

▲ 图 5-3 HBsAg 染色模式

乙型肝炎病毒表面抗原（HBsAg）在肝细胞中的分布类型分为膜型（A）、胞质型（B）、花结型（C）和包涵体型（D）

状态的患者（如肝移植后）[14]。它是由乙型肝炎的直接细胞病变作用引起的，可见肝脏中高水平的 HBV 复制和大量 HBcAg 表达。组织学特征包括在界板上明显的胆管反应性增生、合并有胆管炎和广泛的窦周纤维化。随着核苷（酸）类似物的出现，纤维淤积性肝炎的治疗有效率明显上升。

二、丙型肝炎病毒

估计全球总的 HCV 患病率为 2.5%，约有

7000 万 HCV-RNA 阳性病例[15]。丙型肝炎有 6 种主要的基因型，基因 1b 型是世界范围最常见的基因型，其次是基因 3 型[16]。

多数慢性丙型肝炎病例在肝活检中表现为轻度的炎症坏死。汇管区存在致密淋巴细胞浸润并形成滤泡，小叶内胆管常见淋巴细胞浸润及破裂。小叶可见轻度大泡性脂肪变，尤其是在汇管区周围的肝细胞中（图 5-6）[17, 18]。小叶炎症坏死通常表现为小叶中散在的嗜酸性小体或凋亡小体。

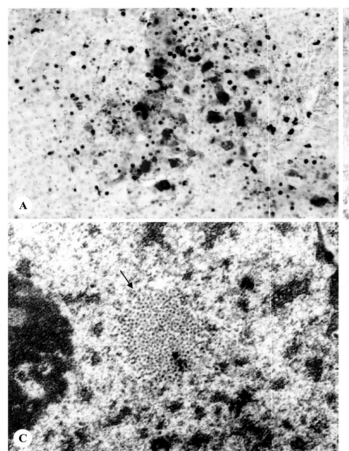

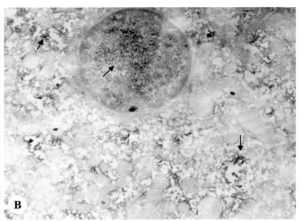

▲ 图 5-4　乙型肝炎病毒核心抗原（HBcAg）

A. HBcAg 免疫反应不仅见于肝细胞核，也见于肝细胞质；B. 免疫电镜可见 HBcAg（箭）存在于细胞核与细胞质；C. 电镜可见一簇 HBV 颗粒（箭）存在于细胞核中

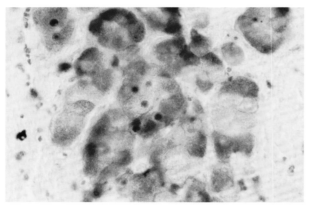

▲ 图 5-5　**HBsAg 和 HBcAg 的共定位**

双重染色显示乙型肝炎病毒核心抗原（HBcAg）（紫色）存在于细胞核与细胞质中，而乙型肝炎病毒表面抗原（HBsAg）（棕褐色）以花结型存在于细胞质中

慢性丙型肝炎的脂肪变性可以发生在汇管区周围，也可以发生在小叶中心区域。肝细胞脂肪变性常发生于基因 3b 型丙型肝炎患者[12]。无论

是在基因 3 型还是在其他类型的丙型肝炎中，小叶中心区出现大量脂肪变性往往提示合并脂肪性肝炎。基因 3 型丙型肝炎也是病情进展最迅速的类型（包括肝纤维化进展与发生 HCC 风险）[19]。

所有慢性 HCV 感染的患者均建议进行抗病毒治疗，除非合并其他疾病致患者生命预期较短，即使抗病毒治疗也不能延长患者的生存期。目前用于丙型肝炎治疗的药物包括利巴韦林和直接作用抗病毒药（DAA）[20, 21]。需根据基因型、肝损害程度和既往治疗情况选择治疗方案。有多种 DAA 可用于治疗，这些药物针对不同的作用靶点，联合使用可达到较高的治愈率，药物有 NS3 蛋白酶抑制药、NS5A 复制复合物抑制药和 NS5B 聚合酶抑制药（索磷布韦）。已在多项试验中证明 DAA 非常有效，即使在基因 3 型中，也能实现持续病毒学应答或治愈超过 95% 的受感染个体。

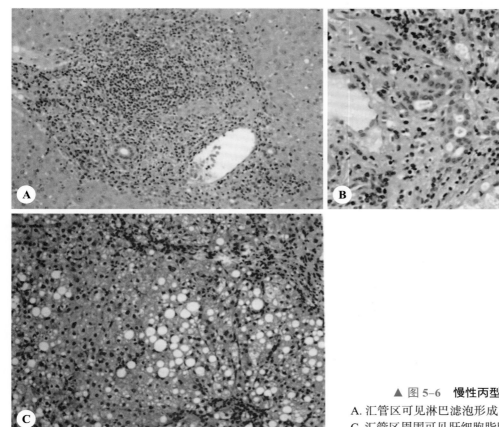

▲ 图 5-6　慢性丙型肝炎的组织学特征
A. 汇管区可见淋巴滤泡形成；B. 汇管区可见胆管破坏；
C. 汇管区周围可见肝细胞脂肪变

丙型肝炎可诱导自身抗体形成，包括抗核抗体和 1 型抗 LKM 抗体，但滴度通常较低。在临床上，这些患者的表现多符合类慢性丙型肝炎而非 AIH 的表现。慢性丙型肝炎患者肝活检标本如果存在明显的炎症，并在界板处有大量浆细胞浸润，往往提示有 HCV 感染本身或干扰素治疗引起的自身免疫反应，但这种情况不一定是合并了自身免疫性肝炎。慢丙型肝炎合并自身免疫性肝炎患者往往 IgG 水平升高，同时患者自身抗体的滴度会更高[22]。对于丙型肝炎合并 AIH 相关抗体阳性的患者诊断 AIH 应慎重。在 DAA 时代，可以先应用 DAA 治疗丙型肝炎，观察丙型肝炎治愈后患者肝功能的恢复情况。如果丙型肝炎治愈后肝功能仍未恢复正常，则要排除 AIH。

在慢性丙型肝炎中，肝硬化进展速度与患者血清 HCV-RNA 水平、肝活检肝脏炎症和纤维化水平相关[23, 24]。其他可能影响疾病进展的因素包括病毒基因型、性别、年龄、饮酒和铁过载。在 DAA 时代，虽然丙型肝炎整体治愈率很高，但基因 3 型可能治疗难度较其他基因型更大一些。男性和老年患者可能纤维化进展更为迅速。饮酒会增加病毒复制和疾病严重程度，铁过载可降低宿主对抗病毒治疗的应答率。

慢性丙型肝炎感染的晚期并发症包括糖尿病、代偿期或失代偿期肝硬化、淋巴瘤、肝细胞癌和较少见的肝内胆管细胞癌[25]。

三、戊型肝炎病毒

全世界估计有 2000 万戊型肝炎病毒感染，有症状的戊型肝炎病例约 330 万[26]。戊型肝炎通常被认为是一种自限性疾病，持续时间为 1～3 个月且自行缓解。然而，最近的研究表明，移植后免疫功能低下的患者出现病毒在体内的持续存在。HEV 基因 3 型和基因 4 型可以导致移植受者和免疫抑制患者的慢性感染。慢性 HEV 感染最早可在感染 2 年后进展为肝功能恶化、肝硬化甚至是肝硬化失代偿[27]。如果免疫受损患者在感染 HEV 后 3 个月内未能清除病毒，建议使用 3 个月的利巴韦林治疗，若 3 个月后病毒载量仍可测，需要延长利巴韦林治疗至 6 个月。若利巴韦林治疗失败可使用聚乙二醇化干扰素治疗 3 个月。

四、病毒合并感染

由于共同的传播方式，HBV 和 HCV 或 HBV/HCV 和 HIV 合并感染并不少见[28]。在乙型和丙型肝炎的合并感染中，丙型肝炎通常占主导地位。如果发生共同复制，则该疾病更可能加重，纤维化进展有可能会进一步加速。

HIV 合并感染对急性和慢性病毒性肝炎的自然病程可产生负面影响，从而增加了慢性化率和肝病进展的风险[29]。此外，与抗逆转录病毒疗法相关的药物性肝损伤可使两种疾病的治疗复杂化，当慢性肝病患者出现"恶化"或表现不典型时应考虑到这种药物性肝损伤的可能性。合并 HIV 感染的病毒性肝炎患者的治疗与单一病毒性肝炎患者相似，但必须考虑药物之间的相互作用，特别是在 HIV/HCV 共感染患者的治疗中。

五、非病毒所致慢性肝炎

多数情况下，慢性肝炎是由 HBV、HCV 和 HBV/HDV 所引起，但也少见的病例是由非嗜肝病毒（EB 病毒和巨细胞病毒）感染、细菌感染和寄生虫感染所引起[30-32]。由代谢综合征引起的脂肪性肝炎可能是全球范围内最常见的非病毒性慢性肝炎[33]。酒精、毒品和化学制剂等有毒物质也会引起慢性肝炎。遗传和代谢性病因相对较少，但也应予以考虑。慢性自身免疫肝病（包括自身免疫性肝炎、原发性胆汁性胆管炎、原发性硬化性胆管炎）患者的重叠综合征的发病率比迄今所认为的更高。

AIH 是由免疫系统紊乱引起的。在免疫学上，它被分为两种类型，其中 1 型（抗核抗体或抗平滑肌抗体阳性）在 AIH 中最常见[34]。所有 AIH 类型均可使用泼尼松龙加或不加免疫调节药治疗，大多数反应良好，少数对泼尼松龙无反应的病例，需要提高激素剂量或联合其他免疫调节药。当 AIH 患者对治疗应答不佳或 AIH 的诊断和治疗延迟时，患者可能会迅速发生肝硬化。AIH 的组织学特征是交界性肝炎伴淋巴浆细胞浸润，急性发作后通常可见小叶性坏死，而在 AIH 的慢性期则可观察到桥接性坏死和纤维化（图 5-7）。

六、慢性肝炎的分级和分期

这些年来，肝组织评价逐渐产生了多个半定量评分系统，包括 1981 年的 Knodell 评分[35]、1991 年的 Scheuer 评分[36]、1995 年的 Ishak 评分[1]、1995 年的 Ludwig 和 Batts 评分[37]、1996 年的 METAVIR 评分[38]。每个系统在临床使用或研究工作中都有其优点和缺点。Ishak 评分系统通常用于临床试验，而较新的评分系统易于理解，并在日常临床实践中具有更高的可重复性。

组织学分级多反映炎症的强度。例如，根据 Ludwig 和 Batts 评分，得分 0 分表示无炎症，1 分表示轻微的汇管区炎症和小叶少数点、灶状坏死，2 分表示轻度或局部界面炎和（或）轻度小叶炎症，3 分表示中度或更广泛的界面炎和（或）中度小叶炎症，4 分表示严重且广泛的界面炎（图 5-8）。

组织学分期是指纤维化的程度，一般是按照 0～4 期来进行半定量计算。其中，0 期表示无纤维化；1 期表示局限于汇管区的纤维化，但无纤维间隔形成；2 期表示汇管区周围纤维化，或者有纤维间隔形成；3 期表示桥接纤维化引起结构性变形（但无明显肝硬化）;4 期表示肝硬化（图 5-9）。

需要强调的是，肝组织活检的报告不能仅要给出分级分期，还要进行显微镜下组织学改变的

描述，同时要明确有无合并其他疾病的情况，如丙型肝炎是否合并脂肪肝，是否合并酒精性肝病表现，是否合并遗传代谢性疾病等，这些描述可能会影响患者的治疗方案。

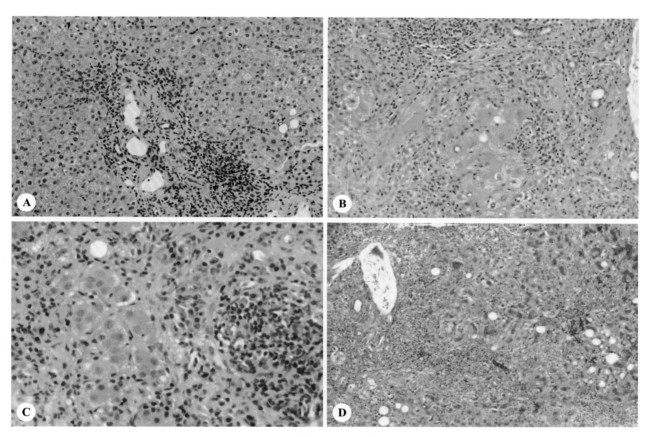

▲ 图 5-7　自身免疫性肝炎（AIH）

A. 可见界面炎与淋巴细胞质细胞浸润；B. AIH 慢性阶段可见桥接样坏死；C. 小叶内坏死灶可见淋巴细胞质细胞聚集，可见肝细胞玫瑰花结样改变；D. 桥接样坏死（Mallory-Azan 染色）（译者注：原书图片有误，已修改）

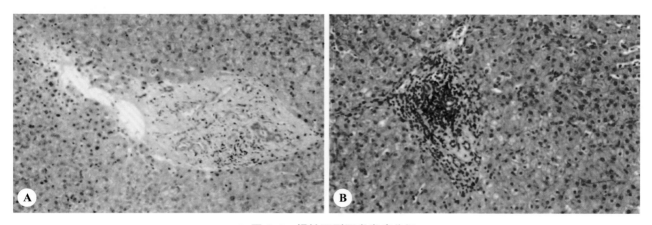

▲ 图 5-8　慢性丙型肝炎炎症分级

A. 汇管区无炎症，小叶内无坏死；B. 汇管区轻度炎症，轻微界面炎（译者注：原书图片有误，已修改）

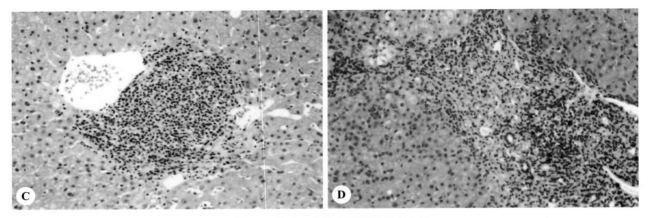

▲ 图 5-8（续） 慢性丙型肝炎炎症分级
C. 轻度界面炎，汇管区可见淋巴滤泡；D. 中度界面炎，桥接样坏死形成（译者注：原书图片有误，已修改）

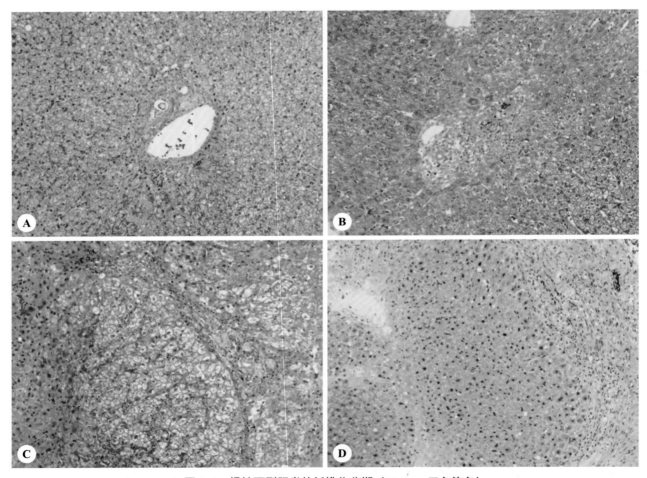

▲ 图 5-9 慢性丙型肝炎的纤维化分期（Masson 三色染色）
A. 1 期为局限在汇管区的纤维化；B. 2 期为突破汇管区范围的纤维化；C. 3 期为纤维化突破了汇管区范围，并可见桥接样坏死，小叶结构紊乱；D. 4 期为假小叶形成（译者注：原书图片有误，已修改）

参考文献

[1] Ishak K, Baptista A, Bianchi L, et al. Histological grading and staging of chronic hepatitis. J Hepatol. 1995;22(6):696–9.

[2] Terrault NA, Bzowej NH, Chang KM, et al. AASLD guidelines for treatment of chronic hepatitis B. Hepatology. 2016;63(1):261–83.

[3] Jacobson IM, Dienstag JL, Werner BG, et al. Epidemiology and clinical impact of hepatitis D virus (delta) infection. Hepatology. 1985;5(2):188–91.

[4] Kamar N, Selves J, Mansuy J–M, et al. Hepatitis E virus and chronic hepatitis in organ–transplant recipients. N Engl J Med. 2008;358(8):811–7.

[5] Tamaki N, Kurosaki M, Matsuda S, et al. Prospective comparison of real–time tissue elastography and serum fibrosis markers for the estimation of liver fibrosis in chronic hepatitis C patients. Hepatol Res. 2014;44(7):720–7.

[6] Afdhal NH, Bacon BR, Patel K, et al. Accuracy of fibroscan, compared with histology, in analysis of liver fibrosis in patients with hepatitis B or C: a United States multicenter study. Clin Gastroenterol Hepatol. 2015;13(4):772–e 1–3.

[7] Tong MJ, Kowdley KV, Pan C, et al. Improvement in liver histology among Asian patients with chronic hepatitis B after long–term treatment with entecavir. Liver Int. 2013;33(4):650–1.

[8] Kuo YH, Lu SN, Chen CH, et al. The changes of liver stiffness and its associated factors for chronic hepatitis B patients with entecavir therapy. PLoS One. 2014;9(3):e93160.

[9] Falade–Nwulia O, Suarez–Cuervo C, Nelson DR, et al. Oral direct–acting agent therapy for hepatitis C virus infection: a systematic review. Ann Intern Med. 2017;166(9):637–48.

[10] Whitford K, Liu B, Micallef J, et al. Long–term impact of infant immunization on hepatitis B prevalence: a systematic review and meta–analysis. Bull World Health Organ. 2018;96(7):484.

[11] Chisari FV, Ferrari C. Hepatitis B virus immunopathology. Semin Immunopathol. 1995;17(2–3):261–81.

[12] Sarin S, Kumar M, Lau G, et al. Asian–Pacific clinical practice guidelines on the management of hepatitis B: a 2015 update. Hepatol Int. 2016;10(1):1–98.

[13] Liver EAFTSOT. EASL 2017 clinical practice guidelines on the management of hepatitis B virus infection. J Hepatol. 2017;67(2):370–98.

[14] Davies SE, Portmann BC, O'Grady JG, et al. Hepatic histological findings after transplantation for chronic hepatitis B virus infection, including a unique pattern of fibrosing cholestatic hepatitis. Hepatology. 1991;13(1):150–7.

[15] Blach S, Zeuzem S, Manns M, et al. Global prevalence and genotype distribution of hepatitis C virus infection in 2015: a modelling study. Lancet Gastroenterol Hepatol. 2017;2(3):161–76.

[16] Gower E, Estes C, Blach S, et al. Global epidemiology and genotype distribution of the hepatitis C virus infection. J Hepatol. 2014;61(1):S45–57.

[17] Freni MA, Artuso D, Gerken G, et al. Focal lymphocytic aggregates in chronic hepatitis C: occurrence, immunohistochemical characterization, and relation to markers of autoimmunity. Hepatology. 1995;22(2):389–94.

[18] Kaji K, Nakanuma Y, Sasaki M, et al. Hepatitic bile duct injuries in chronic hepatitis C: histopathologic and immunohistochemical studies. Mod Pathol. 1994;7(9):937–45.

[19] Bochud PY, Cai T, Overbeck K, et al. Genotype 3 is associated with accelerated fibrosis progression in chronic hepatitis C. J Hepatol. 2009;51(4):655–66.

[20] Panel AIHG, Chung RT, Davis GL, et al. Hepatitis C guidance: AASLD–IDSA recommendations for testing, managing, and treating adults infected with hepatitis C virus. Hepatology. 2015;62(3):932–54.

[21] Pawlotsky J–M, Negro F, Aghemo A, et al. EASL recommendations on treatment of hepatitis C. J Hepatol. 2018.

[22] Clifford BD, Donahue D, Smith L, et al. High prevalence of serological markers of autoimmunity in patients with chronic hepatitis C. Hepatology. 1995;21(3):613–9.

[23] Kobayashi M, Tanaka E, Sodeyama T, et al. The natural course of chronic hepatitis C: a comparison between patients with genotypes 1 and 2 hepatitis C viruses. Hepatology. 1996;23(4):695–9.

[24] Poynard T, Bedossa P, Opolon P. Natural history of liver fibrosis progression in patients with chronic hepatitis C. The OBSVIRC, METAVIR, CLINIVIR, and DOSVIRC groups. Lancet. 1997;349:825–32.

[25] Davis GL, Albright JE, Cook SF, et al. Projecting future complications of chronic hepatitis C in the United States. Liver Transpl. 2003;9(4):331–8.

[26] Kamar N, Dalton HR, Abravanel F, et al. Hepatitis E virus infection. Clin Microbiol Rev. 2014;27(1):116–38.

[27] Sempoux C, Jibara G, Ward SC, et al. Intrahepatic cholangiocarcinoma: new insights in pathology. In: Seminars in liver disease. 20Thieme Medical; 2011.

[28] Shepard CW, Finelli L, Alter MJ. Global epidemiology of hepatitis C virus infection. Lancet Infect Dis. 2005;5(9):558–67.

[29] Di Martino V, Rufat P, Boyer N, et al. The influence of human immunodeficiency virus coinfection on chronic hepatitis C in injection drug users: a long–term retrospective cohort study. Hepatology. 2001;34(6):1193–9.

[30] Drebber U, Kasper HU, Krupacz J, et al. The role of Epsteincohort studyction drug users: a longers: a. J Hepatol. 2006;44(5):879–85.

[31] Tanaka S, Toh Y, Minagawa H, et al. Reactivation of cytomegalovirus in patients with cirrhosis: analysis of 122 cases. Hepatology. 1992;16(6):1409–14.

[32] Larrey D. Bacterial hepatitis. Gastroenterol Clin Biol. 2003;27(5 Suppl):B27–31.

[33] Bellentani S. The epidemiology of non–alcoholic fatty liver disease. Liver Int. 2017;37:81–4.

[34] Vierling JM. Autoimmune hepatitis and overlap syndromes: diagnosis and management. Clin Gastroenterol Hepatol. 2015;13(12):2088–108.

[35] Knodell RG, Ishak KG, Black WC, et al. Formulation and application of a numerical scoring system for assessing histological activity in asymptomatic chronic active hepatitis. Hepatology. 1981;1(5):431–5.

[36] Scheuer PJ. Classification of chronic viral hepatitis: a need for reassessment. J Hepatol. 1991;13(3):372–4.

[37] Batts KP, Ludwig J. Chronic hepatitis. An update on terminology and reporting. Am J Surg Pathol. 1995;19(12):1409–17.

[38] Bedossa P, Poynard T. An algorithm for the grading of activity in chronic hepatitis C. The METAVIR Cooperative Study Group. Hepatology. 1996;24(2):289–93.

第6章 肝硬化
Liver Cirrhosis

Terumi Takahara　Masaki Iwai　Wilson M. S. Tsui　著
纪　冬　邓　亚　译　　邢卉春　校

缩略语

ARFI	acoustic radiation force impulse	声辐射力脉冲成像
DAA	direct-acting antiviral	直接作用抗病毒药物
EVL	endoscopic variceal band ligation	内镜下静脉曲张套扎术
HBV	hepatitis B virus	乙型肝炎病毒
HCC	hepatocellular carcinoma	肝细胞癌
HCV	hepatitis C virus	丙型肝炎病毒
HRS	hepatorenal syndrome	肝肾综合征
HSC	hepatic stellate cell	肝星状细胞
MELD	the model for end-stage liver disease	终末期肝病模型
MMP	matrix metalloproteinase	基质金属蛋白酶
MRE	magnetic resonance elastography	磁共振弹性成像
NA	nucleos（t）ide analogue	核苷类似物
NASH	nonalcoholic steatohepatitis	非酒精性脂肪性肝炎
SBP	spontaneous bacterial peritonitis	自发性细菌性腹膜炎
SWE	shear wave elastography	剪切波弹性成像
TE	tissue elastography	组织弹性成像
TGF	transforming growth factor	转化生长因子
TIMP	tissue inhibitor of matrix metalloproteinase	基质金属蛋白酶组织抑制物

在解剖学上，肝硬化定义为肝脏正常结构的弥漫性破坏，并伴有纤维化和结节形成。这是慢性肝损伤导致纤维化的最终结果。无论病因，肝硬化解剖学结构的改变都是相同的，即持续的炎症或肝细胞损伤导致肝脏纤维化，从小叶中央或汇管区区域开始延伸，最后形成纤维间隔围绕着再生结节。肝硬化的主要特征就是肝细胞功能障碍和门静脉高压。

一、分类

1. 形态分类

WHO 按病理形态分为 3 种结节类型，即大结节型（直径＞3mm）、小结节型（直径＜3mm）和混合型。小结节型是由酒精、胆汁淤积或血色素沉着引起的，大结节型是由病毒感染引起的。然而，结节也是动态变化的，小结节也可演变为大结节（图 6-1）[1]。

2. 功能分类

临床上，肝硬化分为代偿期和失代偿期。在代偿期观察不到明显的症状，因为肝脏保留了蛋白合成和解毒能力。然而，失代偿期会出现以下一种或多种表现：黄疸、腹水、静脉曲张破裂出血或肝性脑病。

Child-Pugh 分级是基于黄疸、腹水、肝性脑病、血清白蛋白水平和凝血酶原时间建立的，在世界范围内使用[2]，根据分数将患者分为 A 级、B 级或 C 级（表 6-1）。

终末期肝病模型评分可用于预测肝硬化失代偿期的预后，该评分基于血清肌酐、凝血酶原时间和血清胆红素。MELD 评分用于肝移植器官分配排队标准，可预测等待肝移植患者的死亡风险；因此现在被广泛用作器官分配的标准[3]。

3. 病因

肝硬化是由多种病因引起的，其发病率在不同国家和遗传背景之间有所不同。在西方国家，酒精和非酒精性脂肪性肝炎（nonalcoholic steatohepatitis，NASH）和病毒性肝硬化，尤其是丙型肝炎肝硬化在增加。在发展中国家，乙型和丙型病毒肝炎是主要病因。在日本的肝硬化患者中，HCV 约占 60%，酒精为 15%，HBV 为 13%（图 6-2）[4]。在中国和韩国，HBV 是最主要

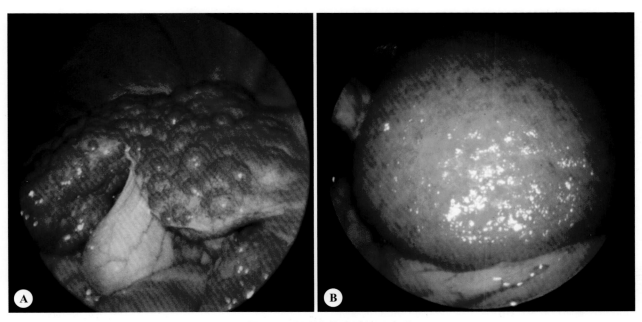

▲ 图 6-1　肝硬化的腹腔镜下表现

表 6-1　**Child-Pugh 分级和 MELD 评分**

		1 分	2 分	3 分
总胆红素	μmol/L	<34	34～50	>50
	mg/dl	<2	2～3	>3
血清白蛋白	g/L	>35	28～35	<28
	INR	<1.7	1.71～2.3	>2.3
	腹水	无	轻度（利尿药控制）	中度至重度（利尿药难治）
	肝性脑病	无	Ⅰ～Ⅱ级（不使用药物）	Ⅲ～Ⅳ级（复发）

Child-Pugh 分级：A 级 5～6 分，B 级 7～9 分，C 级 10～15 分
MELD 评分：MELD=3.78×［血清胆红素（mg/dl）］+11.2×［INR］+9.57×［血清肌酐（mg/dl）］+ 6.43

的。最近，NASH 的发病率在世界范围内呈上升趋势，尤其是在发展中国家。

（一）丙型肝炎

HCV 介导的感染在肝脏中引起轻度、持续性的炎症，当肝细胞变性和再生活动轻微时，肝表面陷凹较小，再生结节低平[5]。

病例 6-1
一名 65 岁的男性持续 HCV 感染，其血清

日本肝硬化病因（2008）

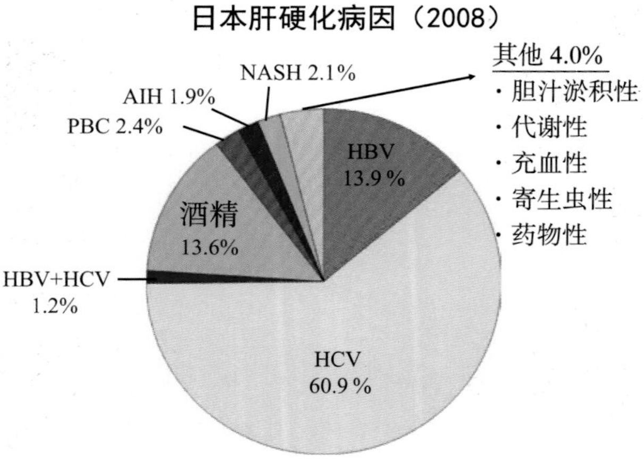

▲ 图 6-2　日本肝硬化的病因以 HCV 为主
AIH. 自身免疫性肝炎；PBC. 原发性胆汁性胆管炎；NASH. 非酒精性脂肪性肝炎；HBV. 乙型肝炎病毒；HCV. 丙型肝炎病毒（引自 Aoyagi et al. 2008 Etiology of Liver Cirrhosis）

HCV-RNA 为 6.0 log 拷贝 / 毫升。肝功能显示：TBIL 1.04mg/dl，AST 71U/L，ALT 48U/L，GGT 353U/L，PLT 7.8×10^4/μl，透明质酸 400ng/ml。腹腔镜检查显示肝脏表面呈白色波浪状，并且周围门静脉扩张，结节不明显。从组织学上看，假小叶形成，每个假小叶的结节大小均不同，假小叶中可见肝细胞脂肪变性、胆管分布杂乱无章（图 6-3）。

（二）原发性胆汁性胆管炎

在原发性胆汁性胆管炎中，小叶间胆管或隔中胆管首先被破坏，并且其破坏是不规则分布的，因此肝脏表面呈波浪的或起伏的。结节可能变大，并且大小不一。纤维化从汇管区扩散，胆管破坏或消失[6]，增生性纤维化可导致假小叶的形成。

病例 6-2
一名 53 岁的女性被怀疑患有腹水和黄疸而就诊。肝功能显示：TBIL 4.6mg/dl，AST 93U/L，ALT 70U/L，ALP 1177U/L，GGT 331U/L，IgG 2350mg/dl，IgM 645mg/dl，抗 M_2 抗体 2980U/ml，ANA×1280，PLT 7.1×10^4/μl。食管胃十二指肠镜检查显示食

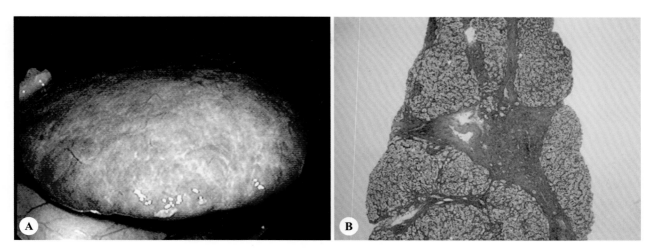

▲ 图 6-3 丙型病毒肝炎所致肝硬化

A.腹膜镜检查显示结节大小规则，低平，结节间间隙狭窄；B.可见假小叶形成，结节大小不一

管静脉曲张。腹腔镜肝活检显示大结节形成，波浪形表面上存在淋巴滤泡，显微镜下可见小叶结构被破坏，假小叶形成，胆管消失（图 6-4）。给予熊去氧胆酸治疗，但患者 TBIL 和 ALP 仍进行性升高，并在 3.5 年后因肝衰竭而死亡。

（三）威尔逊病

在威尔逊病中，存在铜转运 ATP 酶引起的肝胆铜排出的先天性障碍[7]，进一步导致铜沉积在肝脏和大脑中。在显微镜下，某些威尔逊病患者

的肝脏会发生脂肪变性、慢性活动性肝炎、肝硬化改变和亚大规模坏死。慢性肝炎可发展为肝硬化，肝脏表面通常是黄色伴红斑[8]。

病例 6-3

1 例 12 岁男孩的肝功能异常，血清铜蓝蛋白含量低，并且尿铜含量高，考虑为威尔逊病。腹腔镜检查显示黄色肝表面有圆形结节形成。组织学观察到假小叶形成，伴有微泡或大泡性脂肪改变，汇管区可见活跃的炎症表现（图 6-5）。

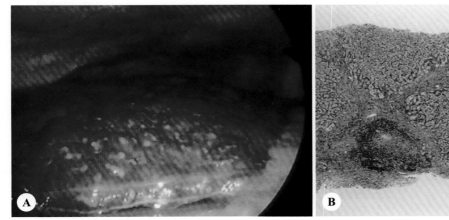

▲ 图 6-4 原发性胆汁性胆管炎

A.腹膜镜检查显示结节大小不规则，低平，肝脏表面可见淋巴小泡；B.淋巴细胞聚集形成假小叶，假小叶大小不一，间隔纤维化广泛

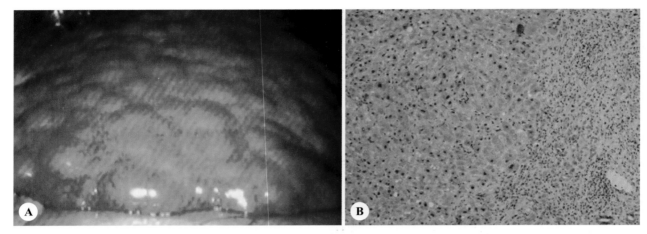

▲ 图 6-5 威尔逊病

A. 腹膜镜检查显示黄色肝脏表面有结节形成，结节是圆形的，大小不一；B. Masson 三色染色显示假小叶形成、汇管区纤维化延伸、微小和巨大骨质疏松

（四）布加综合征

布加综合征（Budd-Chiari syndrome，BCS）的临床表现从无症状到上腹痛、呕血和肝性脑病、下肢水肿、腹壁静脉曲张和腹水等。BCS 分为两种类型，即有或没有下腔静脉膜性阻塞（membranous obstruction of inferior vena cava，MOVC）。慢性阻塞导致肝实质与汇管区或包膜下区域之间的紫癜和出血。肝包膜厚而白，肝细胞坏死持续存在。肝表面为深白色，再生结节直径较小，肝表面可见包膜下出血[9]。

病例 6-4

66 岁男性患者，接受食管胃十二指肠镜检查，发现早期胃癌。上腹部 CT 检查在胃切除术之前进行，并且在下腔静脉中发现了血栓（见第 11 章）。腹腔镜检查可见肝左叶萎缩，包膜较厚，肝波浪形表面可见包膜下出血、假小叶形成，并在包膜下间隙可见出血。组织学上，观察到汇管区之间的桥接纤维化，中央静脉无扩张（图 6-6）。

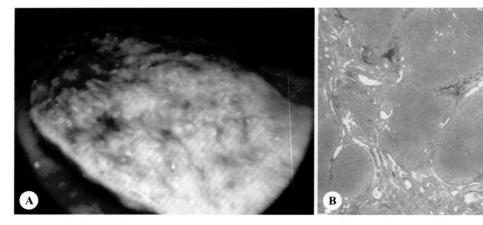

▲ 图 6-6 布加综合征

A. 腹膜镜检查显示波浪形和白色肝脏表面，可见结节状结构，结节间间隙较宽，并观察到包膜下出血；B. 可见囊下或汇管区周围出血，假小叶形成，汇管区之间的桥接纤维化（A. 引自 Iwai M, et al. Clinical features, image analysis, and laparoscopic and histological liver findings in Budd-Chiari syndrome. Hepato-Gastroenterol 1998; 45: 2359-68.）

二、病理学

肝硬化是因为持续的肝损伤及小叶和血管结构变化的愈合过程中，肝脏明显纤维化。

在正常肝脏中，由Ⅳ型胶原蛋白、糖蛋白（纤连蛋白和层粘连蛋白）和蛋白聚糖组成的低密度基底膜位于 Disse 间隙中，该间隙将肝细胞与窦状内皮分离。

肝损伤后，肝细胞外基质增加了 3～8 倍，主要由形成间质纤维的胶原蛋白（Ⅰ型和Ⅲ型）及其他基质组成。另外，肝窦内皮细胞窗孔变小，由高密度Ⅳ型胶原和层粘连蛋白组成的基底膜形成，这种变化被称为肝窦毛细血管化，阻碍了血液与肝细胞之间的代谢交换。

沉积于 Disse 间隙中的活化肝星状细胞（HSC）是参与纤维化的主要细胞。由于肝损伤，HSC 的表型发生改变，称为"激活"，其特征是肌成纤维细胞化。HSC 激活可以分为两个阶段（启动期和维持期）。启动期是由不同的肝损伤因素引起的，具体取决于疾病的病因。激活物质包括氧化应激信号、凋亡小体、脂多糖和来自邻近细胞（如库普弗细胞、肝窦状内皮细胞和肝细胞）的旁分泌刺激物，这些物质会引发 HSC 对宿主生长因子和细胞因子的反应。维持期涉及通过增强细胞因子的表达和反应性来放大激活表型的细胞事件。纤维化通过增强 HSC 的增殖、收缩、移行，促炎性介质分泌，HSC 与免疫系统之间的直接相互作用，以及基质降解而形成。在细胞因子中，TGF-β 是最有效的纤维生成细胞因子（图 6-7）[10]。

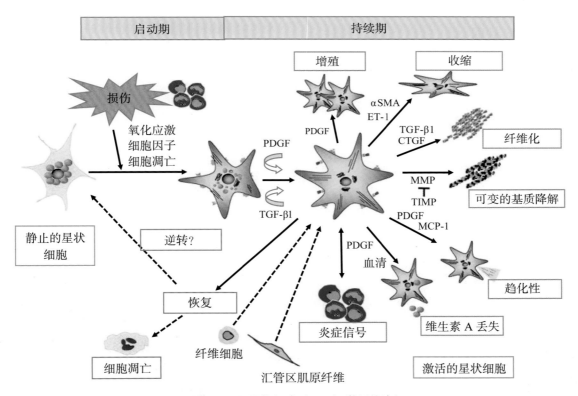

▲ 图 6-7　肝星状细胞（HSC）激活的途径

HSC 激活可分为两个阶段：启动期和持续期。启动是由可溶性刺激物引起的，包括氧化应激信号、来自邻近细胞（如库普弗细胞）的细胞因子和凋亡小体。持续期随后发生，其特征是一系列特定的表型变化，包括增殖、收缩、纤维化、可变的基质降解、趋化性和炎症信号。PDGF. 血小板衍化生长因子；ET-1. 内皮素 -1；αSMA：α- 平滑肌肌动蛋白；TGF-β1：转化生长因子 -β1 蛋白；MMP. 基质金属蛋白酶；CTGF. 结缔组织生长因子；MCP-1. 单核细胞趋化蛋白 -1；TIMP. 基质金属蛋白酶组织抑制物一旦消除了起始损伤信号，HSC 要么恢复为静态表型，要么通过程序性细胞死亡或凋亡而从肝脏中清除。

肝活检是肝硬化诊断的金标准[11]，其结果可能会因标本小和采样误差而受到限制。专门的肝脏组织病理学至关重要。即使仅有少量活检组织，组织病理学专家可以通过识别碎片周围的纤维化边缘、肝实质中缺乏正常的汇管区和肝小静脉（通常伴有网状蛋白结构变宽或结构障碍）来诊断肝硬化。肝活检可通过不同的病理特征来确定病因，例如小结节和细胞周围纤维化提示酒精性肝硬化（图 6-8）、脂肪变性和气球样变提示 NASH、浆细胞浸润提示自身免疫性肝炎等。肝活检并非没有风险，如果有腹水或凝血时间延长等禁忌证，建议采用经颈静脉入路。

三、临床表现

肝硬化的症状是由肝细胞功能丧失和门静脉高压引起的。

肝硬化代偿期可无明显的临床症状，很难与慢性肝炎区分。也可能会出现非特异性症状，如全身乏力、易疲劳、厌食、肌肉痉挛、皮肤瘙痒和性欲减退等。

部分患者也可观察到颈部到前胸的蜘蛛痣、肝掌、男性乳房发育、扑翼样震颤、指甲苍白、色素沉着、营养不良和肌萎缩等。肝右叶萎缩，左叶肥大，因此在上腹部可触及坚硬的肝脏。此外，也可表现为由门静脉高压引起的脾大和被称为"海蛇头"的脐周腹壁静脉曲张（图 6-9）。

四、实验室检查

1. 生化和血细胞计数

肝细胞功能紊乱导致合成功能下降，例如白蛋白、胆固醇和胆碱酯酶水平降低，而胆红素水平升高和凝血酶原时间延长（表 6-2）。与慢性肝炎相比，AST 和 ALT 较低，但 AST 高于 ALT。丙种球蛋白升高，白蛋白/球蛋白比（A/G）降低。肝纤维化标志物，如透明质酸、IV 型胶原蛋白和 M2BPGi 随着纤维化进展而水平升高[12]。高水平的氨提示肝昏迷。较低的 Fisher 比率（BCAA/AAA）表明蛋白质代谢受到干扰。在肝硬化阶段，15min 的吲哚菁绿耐受性试验［ICG（R_{15}）］超过 20%。甲胎蛋白有时因肝细胞再生而升高。门静脉高压引起脾大和全血细胞减少，尤其是白细胞和血小板减少。

2. 影像学分析

由于肝硬化与肝癌高度相关，因此需要使用多种影像学检查。超声检查对肝硬化的诊断虽不

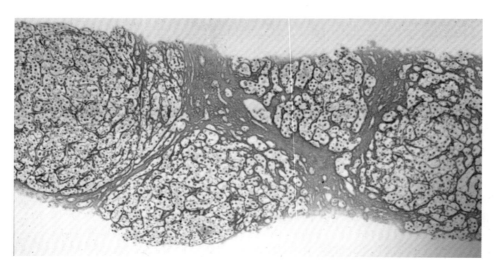

◀ 图 6-8 酒精性肝硬化的病理特征
显微镜显示微结节形成和细胞周围纤维化

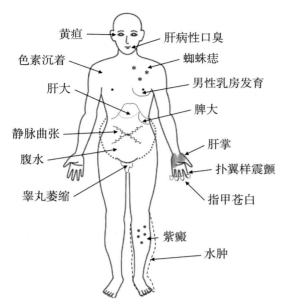

▲ 图 6-9　肝硬化患者的临床表现

可靠，但对筛查肝细胞癌有用。超声显示肝回声增粗，肝表面不规则，边缘暗淡，左叶增大，脾大，也可显示腹水。CT 扫描可以评估肝脏的大小和形状，并识别肝脏结节（图 6-10）。它提供了一个客观记录，用于评估肝脏随时间变化的情况。可以识别出脂肪变性、肝脏局灶性病变、腹水、侧支循环和脾大。MRI 也可用于评估肝结节情况。

3. 肝硬化的非侵入性评估

纤维化的血清标志物可分为直接标志物和间接标志物。直接标志物，如血清透明质酸、IV型胶原蛋白、PⅢNP、基质金属蛋白酶 2（matrix metalloproteinase-2，MMP-2）、TIMP-1 和 TIMP-2，均与肝纤维化有关。纤维化的间接标志物包括标准实验室检验的组合，例如 AST/ALT、GGT、胆红素、凝血参数、血小板计数等。APRI 是一个简单的指标，可以根据常规实验室数据进行计算。它已被证明可有效预测 HCV 患者的肝硬化[13]。FIB4 是另一个简单的可预测肝硬化的间接标志物[14]。

与血清标志物相比，肝硬度检测（liver stiffness measurement，LSM）具有更好的诊断准确性，其优点是具有肝脏特异性，不受肝外炎症

表 6-2　实验室检查

血常规	红细胞	↓
	白细胞	↓
	血小板	↓
	凝血酶原时间	↑
生化	白蛋白	↓
	胆碱酯酶	↓
	总胆固醇	↓
	胆红素	↑
	氨基转移酶	↑
	AST/ALT＞1	
	氨	↑
	ICG（R_{15}）	↑
	Fischer 比率	↓
蛋白分数	G- 球蛋白	↑
	IgG	↑
纤维化标志物	P-Ⅲ-P	↑
	IV型胶原	↑
	透明质酸	↑
	M2BPGi	↑

AST. 丙氨酸转移酶；ALT. 天冬氨酸转移酶；ICG. 吲哚菁绿；IgG. 免疫球蛋白 G；P-Ⅲ-P.Ⅲ型前胶原肽；M2BPGi. Mac-2 结合蛋白甘氨酸异构体

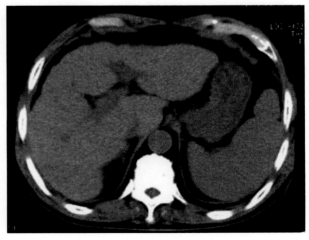

▲ 图 6-10　肝硬化 CT 表现
CT 显示肝脏表面不规则，左叶大，脾大

和瘢痕形成的影响，但是也有一些缺点，如需要专用设备，并且检测者之间和内部的变异性不同于血清标志物。此外，在某些患者（如肥胖或腹水患者）中可能无法进行测量[15]。使用 FibroScan 的瞬时弹性成像（tissue elastography，TE）通过肝脏传播的低频（50Hz）弹性剪切波的速度检测，速度与组织硬度直接相关，称为弹性模量（表示为 E=3pv^2，其中 v 是剪切速度，p 是组织的密度，假定为常数）。组织越硬，剪切波传播得越快，标准 M 探针可检查比标准活检大 100 倍的肝脏，结果以千帕斯卡（kPa）表示，范围为 1.5～75kPa，正常值在 5kPa 左右，超过 17.0kPa 表示肝硬化（图 6-11）。TE 仅需 5～10min 即可检测，并且操作简单、价格便宜、可重复。声辐射力脉冲成像也称为点切波弹性成像（point shear wave elastography，pSWE），是一种基于超声的弹性成像技术，短的声脉冲（约 262μs）会产生剪切波，从而引起肝实质的微位移。剪切波速度以 m/s 为单位。通过 2D 剪切波弹性成像（2D shear wave elastography，2D-SWE）测量的肝硬度是另一种形式，可实时捕获聚焦超声束在肝实质中诱发的瞬时切变波。2D-SWE 的故障率比 TE 低，有人提出 2D-SWE 的性能要优于 TE 和 ARFI/pSWE（图 6-12）。由于磁共振弹性成像技术的费用和时间要求，尚未在常规临床应用中使用，但 MRE 使用改进的相衬成像技术可以很好地量化剪切波的传播。

五、并发症

1. 肝细胞癌

肝硬化最严重的并发症是 HCC，发生 HCC 的风险因肝硬化的病因而异。据报道，丙型肝炎的 HCC 年发生率为 7%～8%[16]。指南建议，对肝硬化患者进行常规影像学检查和肿瘤标志物筛查，如甲胎蛋白和异常凝血酶原（脱 γ- 羧基凝血酶原）。

2. 门静脉高压

门静脉高压可表现为食管胃静脉曲张、门静脉高压性胃病、脾大和肝昏迷。食管胃十二指肠镜检查可显示食管胃底静脉曲张，静脉曲张区域呈现的"红色征"对评估出血的可能性和决定预防性治疗尤其重要（图 6-13）。

3. 腹水

肝硬化腹水为漏出液，呈淡黄色。腹水形成的机制很复杂，门静脉高压和肾脏水钠潴留是常

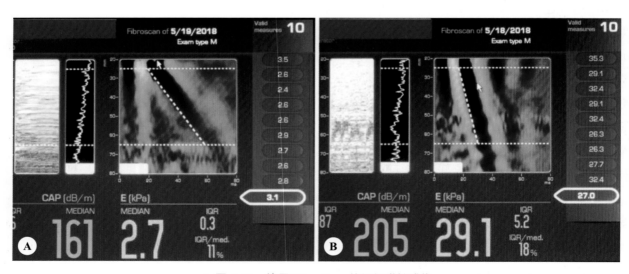

▲ 图 6-11 使用 FibroScan 的组织弹性成像
A. 正常肝脏，弹性波走向平缓，弹性为 2.7kPa；B. 肝硬化，弹性波倾斜陡峭，弹性为 29.1kPa

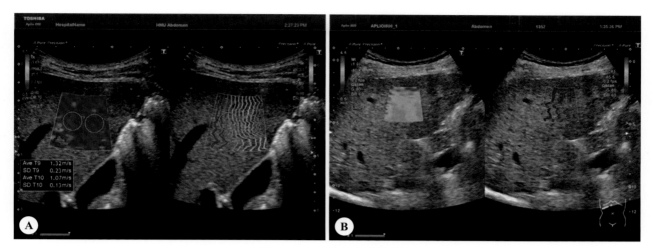

▲ 图 6-12　**2D 剪切波弹性成像**

A. 正常肝脏，剪切波速度慢（蓝色），传播是平行且窄的；B. 肝硬化，横波速度快（红色到黄色），传播范围广

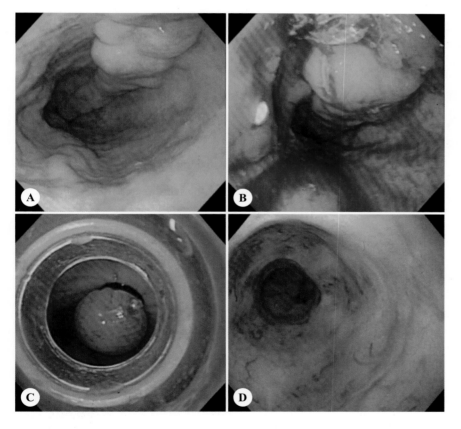

◀ 图 6-13　**胃十二指肠镜检查发现**

A. 食管胃十二指肠镜显示弯曲的蓝色食管静脉曲张；B. 食管静脉曲张出血；C. 对破裂的静脉曲张进行内镜下静脉曲张带结扎术（EVL）；D. EVL 后可见食管瘢痕

见腹水形成的常见原因。肝硬化腹水的自然病程是从利尿药反应性腹水发展到稀释性低钠血症、难治性腹水，最后发展为肝肾综合征。

4. 自发性细菌性腹膜炎

自发性细菌性腹膜炎（spontaneous bacterial peritonitis，SBP）是肝硬化中最常见的细菌感染之一。之所以称为自发性的，因为它是在没有明确的感染源且没有腹腔内炎性病灶的情况下发生的。SBP 的诊断指征是腹水穿刺结果显示白细胞增加超过 750/mm³ 或中性粒细胞增加超过 250/mm³，

SBP 患者中约 50% 的细菌培养为阴性。

5. 肝肾综合征

肝肾综合征（hepatorenal syndrome，HRS）是一种严重的肝硬化并发症，常见于发生于腹水和低钠血症的患者，包括在没有明确肾脏疾病的情况下发生肾衰竭。这是一种功能障碍，肾脏的组织学表现通常是正常的。HRS 是由内脏和周围血管的剧烈扩张，继而肾血管收缩引起的。

6. 肝性脑病

肝性脑病的特征是神经精神异常，范围从轻微认知改变到智力、行为、运动功能和意识明显变化。这种并发症不利于与健康相关的生活质量、安全和生存。肝细胞衰竭和门静脉系统分流是促进这一进展的关键，氨在促使星形胶质细胞肿胀这一病理中起着关键作用，并进一步促进脑水肿、氧化应激、神经胶质 – 神经元沟通障碍和神经元功能障碍的发展。扑翼样震颤是肝性脑病最具特征性的运动异常，部分患者有肝病性口臭，是一种酸的发霉的难闻气味。

六、预后

肝硬化预后不良与凝血酶原时间延长、显著腹水、消化道出血、高胆红素血症、低白蛋白和营养不良有关，肝移植可改善预后。腹水是肝硬化失代偿的首发表现，其次是静脉曲张破裂出血、肝性脑病和黄疸。

七、治疗

肝硬化的治疗包括两个方面，即病因治疗和并发症治疗。

（一）病因治疗

1. 乙型肝炎病毒感染

乙型肝炎病毒感染的肝硬化需进行抗病毒药物治疗。核苷（酸）类似物［nucleos（t）ide analogue，NA］可用于肝硬化的治疗，而不是干扰素，因为与 NA 相比，干扰素具有许多不良反应。替诺福韦制剂和恩替卡韦是一线治疗药物。连续 NA 治疗 3~5 年后，持续病毒抑制的患者可出现纤维化消退和肝硬化逆转[17]。

2. 丙型肝炎病毒感染

近年来丙型肝炎的治疗发生了巨大变化。直接作用抗病毒药物对丙型肝炎的疗效超过 95%，持续的病毒学应答可促进纤维化显著消退，并明显降低肝癌的发生率[18]。

3. 自身免疫性肝炎

自身免疫性肝炎可以使用免疫抑制药治疗，已经研发出两种通用的治疗策略：①泼尼松龙单药治疗；②联合治疗，从发作开始或几周后加入硫唑嘌呤。部分患者可选择布地奈德代替泼尼松龙作为一线治疗药物。

4. 原发性胆汁性胆管炎

PBC 的一线治疗药物是熊去氧胆酸（Ursodeoxycholic acid，UDCA）。目前，欧洲和美国已批准奥贝胆酸（Obeticholic acid，OCA）用于对 UDCA 反应不佳或不耐受的患者。肝移植仍然是终末期患者唯一有效的治疗方法。胆红素水平＞100μmol/L（6mg/dl）是积极考虑肝移植的适应证。

5. 酒精性肝硬化

酒精性肝硬化最重要的措施是确保彻底戒酒。心理和药物治疗可帮助戒酒和预防复发。

6. 威尔逊病

威尔逊病患者需要终身治疗。一线药物是铜螯合剂，例如 D– 青霉胺和曲恩汀。在初始治疗成功后，维持治疗的选择包括减少螯合剂的剂量或用锌代替螯合剂。

7. 血色病

血色病患者每周进行 500ml 放血疗法，直到血清铁蛋白水平降至正常范围，其他终点是贫血和平均细胞体积（mean cellular volume，MCV）减小。

8. NASH

NASH 尚无批准的药物疗法。治疗的主要内容仍然是通过饮食和生活方式的改变以促进减重，但这在某些患者中无法实现或无法维持，因此药物治疗是必要的。首先建议运动，减少热量和减轻体重。目前只有维生素 E 和噻唑烷类药物可以治疗 NASH。

（二）并发症治疗

1. 肝细胞癌

HCC 的治疗策略基于肝功能和肿瘤分期。治疗方法可分为根治性和姑息性，根治性治疗包括肝切除、肝移植和局部消融（主要是射频消融）；姑息性治疗包括肝动脉栓塞、放疗、各种化疗方案，以及近期的靶向药物（如索拉非尼、瑞戈非尼和仑伐替尼）治疗。

2. 门静脉高压

药物治疗旨在降低门静脉压力。传统的非选择性 β 受体阻滞药包括普萘洛尔和那多洛尔，它们通过减少门静脉血流来降低门静脉压力。也可以使用卡维地洛和特利加压素。在内镜治疗中，内镜静脉曲张套扎术（endoscopic variceal band ligation，EVL）比硬化疗法更有效和安全（图 6-13）。介入治疗考虑采用经颈静脉肝内门体分流术和经球囊闭塞的逆行静脉闭塞术（balloon-occluded retrograde transvenous obliteration，BRTO）来构建连接高压门静脉与低压全身静脉的分流器。

3. 腹水

腹水的治疗可减轻临床症状并改善生活质量。治疗干预的范围从限制钠盐摄入到使用利尿药和治疗性穿刺，对于重症患者，可行 TIPS 和肝移植治疗。在利尿药方面，螺内酯单独或在难治性病例中与呋塞米联合使用。如果可行，也可以考虑添加新型血管加压素 V_2 受体拮抗药（如托伐普坦）。最近长期使用白蛋白被证明可通过降低自发性细菌性腹膜炎和肝肾综合征的发生率来延长没有其他并发症的腹水患者的总生存期[19]。

4. 自发性细菌性腹膜炎

在肝硬化并发细菌性腹膜炎的患者中 10%～33% 会在住院期间死亡。死亡率的主要预测指标是肾功能不全的进展，以及对早期经验性抗生素治疗缺乏反应。该病最常见的感染微生物是大肠杆菌和克雷伯菌。初始经验性抗感染治疗，一线药物是第三代头孢菌素，通常是头孢噻肟，经静脉给药。阿莫西林 - 克拉维酸与头孢噻肟一样有效。缺乏反应的原因可能是细菌耐药或继发性细菌性腹膜炎。这种情况下，应将广谱抗生素（卡巴培南、哌拉西林 / 他唑巴坦）用作初始的经验疗法。在一项随机研究中，对头孢噻肟治疗过的 SBP 患者静脉注射白蛋白可显著降低肾功能不全的发生率[20]。

5. 肝肾综合征

肝移植是 HRS 的唯一明确治疗方法，尽管机会有限，但可改善生存率。在药物治疗中，血管收缩药加静脉滴注白蛋白是当前的主流疗法。给予血管收缩药（降压素、特利加压素、去甲肾上腺素）超过 3 天与平均动脉压显著升高和血清肌酐降低有关。最佳证据支持使用特利加压素，这是一种合成的血管加压素类似物。另一种血管收缩疗法是使用去甲肾上腺素静脉输注，已被证明与特利加压素一样有效。

6. 肝性脑病

肝硬化患者无法有效储存糖原，故白天应避免禁食超过 3～6 人。支链氨基酸可促进氨解毒，纠正血浆氨基酸失衡并减少脑内芳香族氨基酸的转入，有益于肝性脑病的治疗。通常也提倡患者夜间加餐。不可吸收的双糖乳果糖或拉克替醇广泛用作肝性脑病的一线治疗，这种双糖具有多种有益作用：通便作用，促进细菌对氨的吸收，减少肠内氨的产生，以及改善肠道微生物菌群。抗生素也可以选择性地用于消除肠道中产生脲酶的细菌，从而减少氨的产生。新霉素和利福昔明是不经肠道吸收的抗生素，可用于治疗肝性脑病。L– 鸟氨酸 –L– 天冬氨酸通过促进肝尿素循环活性和促进谷氨酰胺合成（特别是在骨骼肌中）来增强肝脏对氨的去除。

八、肝硬化的逆转

之前普遍认为肝硬化是不可逆的过程，最终可导致肝衰竭。然而最近的研究发现，在去除病因后，肝硬化可能会逆转，或至少在组织学上有所改善[17, 18]。致密性小结节型肝硬化可以重塑为大结节型，并且纤维间隔减少，然后中断。间隔不全的肝硬化，以前是一个模糊的概念，现在被认为是纤维化消退和肝硬化逆转的指征[21]。组织学逆转的线索包括细的纤维间隔中断、孤立的粗纤维束、汇管区周围纤细的纤维芒刺、汇管区残留、肝静脉残留、微小的再生结节和异位的实质小静脉（所谓的肝修复复合体）（图 6–14）。尽管缺乏明显的纤维化，肝硬化逆转的患者仍可能有

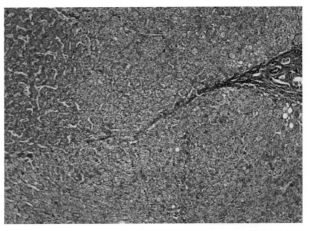

▲ 图 6–14　间隔不完全性肝硬化（肝硬化伴纤维化消退）
三色染色突出显示一个带有穿孔的纤细纤维间隔（箭）

门静脉高压症。有人主张应停止使用"肝硬化"一词，并应根据目前已获得的与临床病理相关的发现，为这些被标记为"晚期慢性肝病"的患者提供治疗和疾病消退的希望[22]。

致谢

著者感谢 Hiroko Iijima 教授提供的 FibroScan 和 2D 剪切波弹性成像数据。

参考文献

[1] Goodman ZD. Chapter 6 Hepatic histopathology. In: Schiff ER, Maddrey WC, Reddy KR, editors. Shiff's disease of the liver. 12th ed. Hoboken: Wiley Balckwell; 2017. p. 135–99.

[2] Infante–Rivard C, Esnaola S, Villeneuve JP. Clinical and statistical validity of conventional prognostic factors in predicting short–term survival among cirrhosis. Hepatology. 1987;7:660–4.

[3] Kamath PS, Weisner RH, Malinchoc M, Kremers W, Therneau TM, Kosberg CL, et al. A model to predict survival in patients with end–stage liver disease. Hepatology. 2001;33:464–70.

[4] Aoyagi Y, Nishiguchi S, Dougyou K, Tokumoto Y, Onji M. Etiology of liver cirrhosis in Japan. In: Onji M, editor. 2008 Etiology of liver cirrhosis. Tokyo: Chugai–igakusha; 2008.

[5] Ohkawa K, Hayashi N, Yuki N, Kasahara A, Oshita M, Mochizuki K, et al. Disease stage of chronic hepatitis C assessed by both peritoneoscopic and histologic findings and its relationship with response to interferon therapy. Gastrointest Endosc. 1997;45:168–75.

[6] Onji M, Yamashita Y, Kato T, Bandou H, Horiike N, Ohta Y. Laparoscopic histopathological analysis of "gentle undulation" findings observed in patients with primary biliary cirrhosis. Endoscopy. 1987;19:17–9.

[7] Petrukhin K, Lutsenko S, Chemov I, Ross BM, Kaplan JH, Gillam TC. Characterization of the Wilson disease gene encoding a P–type copper transporting ATPase: genomic organization, alternative splicing, and structure/function predictions. Hum Mol Genet. 1994;3:1647–56.

[8] Sakaida I, Kawaguchi K, Kimura T, Tamura F, Okita K. D–Penicillamine improved laparoscopic and histological findings of the liver in a patient with Wilson's disease: 3–year follow–up after diagnosis of Coombs–negative hemolytic anemia of Wilson's disease. J Gastroenterol. 2005;40:646–51.

[9] Bhargawa DK, Arova A, Dasarathy AS. Laparoscopic features of the Budd–Chiari syndrome. Endoscopy. 1991;23:259–61.

[10] Bansal MB, Friedman SL. Chapter6. Hepatic fibrogenesis. In: Dooley JS, Lok AS, Garcia–Tsao G, Pinzani M, editors. Sherlock's diseases of the liver and biliary system. 13th ed. Hoboken: Willey Blackwell; 2018. p. 82–92.

[11] McCormick PA, Jalan R. Chapter 8. Hepatic cirrhosis. In: Dooley JS, Lok AS, Garcia–Tsao G, Pinzani M, editors. Sherlock's diseases of the liver and biliary system. 13th ed. Hoboken: Willey Blackwell; 2018. p. 107–26.

[12] Shirabe K, Bekki Y, Gantumur D, Araki K, Ishii N, Kuno A, et al. Mac-2 binding protein glycan isomer (M2BPGi) is a new serum biomarker for assessing liver fibrosis: more than a biomarker of liver fibrosis. J Gastroenterol. 2018;53:819–26.

[13]　Wai CT, Greenson JK, Fontana RJ, et al. A simple noninvasive index can predict both significant fibrosis and cirrhosis in patients with chronic hepatitis C. Hepatology. 2003;38:518–26.

[14]　Sterling RK, Lissen E, Clumeck N, et al. Development of a simple noninvasive index to predict significant fibrosis in patients with HIV/HCV coinfection. Hepatology. 2006;43:1317–25.

[15]　European Association for the Study of the Liver. EASL–ALEH clinical practice guidelines: non–invasive tests for evaluation of liver disease severity and prognosis. J Hepatol. 2015;63:237–64.

[16]　Ikeda K, Saitoh S, Koida I, et al. A multivariate analysis of risk factors for hepatocellular carcinogenesis: a prospective observation of 795 patients with viral and alcoholic cirrhosis. Hepatology. 1993;18:47–53.

[17]　Marcellin P, Gane E, Buti M, et al. Regression of cirrhosis during treatment of with tenofovir disoproxil fumarate for chronic hepatitis B: a–5–year open label follow–up study. Lancet. 2013;381:468–75.

[18]　Akhtar E, Manne V, Saab S. Cirrhosis regression in hepatitis C patients with sustained virological response after antiviral therapy: a meta–analysis. Liver Int. 2015;35:30–6.

[19]　Caraceni P, Riggio O, Angeli P, Alessandria C, et al. Long–term albumin administration in decompensated cirrhosis (ANSWER): an open–label randomized trial. Lancet. 2018;391:2417–29.

[20]　Sort P, Navasa M, Arroyo, et al. Effect of intravenous albumin on renal impairment and mortality in patients with cirrhosis and spontaneous bacterial peritonitis. N Engl J Med. 1999;341:403–9.

[21]　Wanless I, Nakashima E, Sherman M. Regression of human cirrhosis. Morphologic features and the genesis of incomplete septal cirrhosis. Arch Pathol Lab Med. 2000;124:1599–607.

[22]　Hytiroglou P, Snover DC, Alves V, et al. Beyond "cirrhosis": a proposal from the International Liver Pathology Study Group. Am J Clin Pathol. 2012;137:5–9.

第 7 章　酒精性肝病和非酒精性脂肪性肝病 / 非酒精性脂肪性肝炎

Alcoholic Liver Disease and Nonalcoholic Fatty Liver Disease/Nonalcoholic Steatohepatitis

Etsuko Hashimoto　Masaki Iwai　Arief A. Suriawinata　著

黄德良　陈　军　译　邢卉春　校

一、酒精性肝病

酒精性肝病（alcoholic liver disease，ALD）在全世界仍是引起肝病的主要原因之一，患病率为 0%～20%。酒精性肝病包括脂肪肝、酒精性肝炎、酒精性肝纤维化和肝硬化四个阶段。酒精性肝病也可导致肝细胞癌，尤其是肝硬化患者。在病理组织学上，ALD 主要表现为单纯性脂肪变性和脂肪性肝炎，进展为肝硬化。这些临床和组织学特征可重叠发生。

ALD 的诊断基于大量饮酒史和肝病的临床表现，同时有异常的实验室结果支持[1-3]。大量的总酒精摄入量和每天酒精摄入量是发生酒精性肝病的最重要危险因素。此外，饮酒的类型、饮酒方式（酗酒）、性别、种族和基础疾病，如慢性病毒性肝炎、肥胖症和铁过载，对 ALD 的发生也可能有影响。流行病学研究表明，当女性酒精摄入量超过 20g/d，男性超过 30g/d 时，就会发生 ALD。每天饮酒量超过 60g，约有 90% 会发生酒精性脂肪肝。饮酒量 >40g/d 且超过 5 年的酒精性肝病患者，发生酒精性肝纤维化、肝硬化或酒精性肝炎的风险显著增加，而饮酒量 >60g/d 者发生风险更高。

目前对于 ALD 没有特异性检测手段。ALD 实验室检查表现为氨基转移酶升高，AST/ALT≥2，乙醇肝损伤导致的 GGT 升高。平均红细胞体积 >100fl 的巨红细胞症，由于酒精对骨髓的直接作用或营养不良时叶酸缺乏。嗜中性粒细胞增加可能是因酒精性肝炎的细胞因子升高所致。ALD 影像学检查表现为脂肪变、轻度至重度肝大，有或无肝硬化。假如临床特征不典型，应进行肝活检，以排除其他慢性肝病。肝硬化患者应每 4 个月进行一次甲胎蛋白、PIVKA-Ⅱ 诱导蛋白水平检测和肝脏超声检查，以筛查肝细胞癌。没有肝细胞癌的 ALD 患者，由于营养不良或长期胆汁淤积导致维生素 K 缺乏，其 PIVKA-Ⅱ 水平可能升高。

酒精性脂肪肝会导致肝细胞内的甘油三酯蓄积。酒精性脂肪肝患者没有临床症状，在戒酒 2～6 周后肝脏脂肪变性可消失。持续大量饮酒会增高进展为酒精性肝炎、酒精性纤维化和肝硬化的风险。连续数天的严重酗酒，酒精性肝病患者可能会发生酒精性肝炎。酒精性肝炎的严重程度从轻度到危及生命不等，同时进展为肝硬化的风险高。酒精性肝炎的临床症状可能包括发热、乏力、右上腹痛、腹胀和黄疸。在戒酒情况下，轻症者病情可以自限，但严重者可进展为肝衰竭、弥漫性血管内凝血和脓毒症，死亡风险非常高。重症者应积极进行肠内营养治疗，并可考虑类固醇或抗细胞因子治疗。肝硬化失代偿期患者有全身乏力、黄疸、肝性脑病，以及有门静脉高压表现特征，如腹水、水肿、食管胃底静脉曲张等。

ALD 的肝组织学特征为大泡性脂肪变、中性粒细胞浸润、气球样变性、巨线粒体、Mallory-Denk 小体、小静脉周围纤维化、细胞周围纤维化、中央玻璃样变硬化和汇管区星状纤维化[4-6]。没有脂肪变性，而有其他特征，也不能排除 ALD 的诊断。

酒精性泡沫变性主要表现为小泡性脂肪变性，少量炎症，以往曾在严重肝损伤中有描述。然而，其在预后良好的患者中也有报道。这一特征可能只是一个纯粹的脂肪变性过程。Mallory-Denk 小体或酒精性透明变是酒精性肝炎的特征。Mallory-Denk 小体是由细胞角蛋白 8、细胞角蛋白 18、泛素和 p62 阳性的肝细胞骨架中间丝形成的束或链。含有 Mallory-Denk 小体的肝细胞通常有中性粒细胞围绕。Mallory-Denk 小体[4] 可在酗酒者的肝活检组织中发现，戒酒后会消失。

酒精性肝病早期纤维化表现为细胞周围或窦周纤维化，通常称为"鸡笼状"纤维化，始于小叶中心区（3 区）。随着纤维化的进展，肝中央小静脉出现闭塞，称为中央玻璃样变硬化。伴有中央玻璃样变硬化的患者在无肝硬化的情况下可出现门静脉高压症的临床特征。汇管区星状纤维化和汇管区周围纤维化在疾病进展的后期发生，随后是从中央到中央、中央到汇管区、汇管区到汇管区的薄桥接样纤维化。中央玻璃样变硬化并不是非酒精性脂肪性肝炎的组织学特征。在饮酒活跃的患者中，肝硬化通常是小结节型，细胞周围或窦周纤维化会随着纤维化的扩大和肝实质丢失的增加而逐渐消失。由于肠道吸收增加、转铁蛋

白受体上调、溶血或含铁酒精饮料摄入，ALD 患者常常有轻度至中度铁沉积表现。

病例 7-1

32 岁家庭主妇，因腹胀入院。否认酗酒，但经家人证实，她连续 3 年每天喝半瓶威士忌（700ml）。实验室指标显示：TBIL 2.0mg/dl，DBIL 1.2mg/dl，AST 340U/L，ALT 99U/L，GGT 2415U/L，WBC 10 200/mm³，PLT $22.4 \times 10^4/\mu l$，PT 12.1s，CRP 升高。腹部超声提示肝脏体积增大，回声增强，肝肾对比度增高，深度回声衰减，血管模糊（图 7-1）。CT 增强前后显示肝脏增大，肝密度降低，肝/脾衰减比降低（图 7-2）。腹腔镜检查见肝脏增大、表面光滑、淡黄色，腺泡模糊，门静脉周围扩张（图 7-3）。肝活检显示广泛的中央性纤维化、中央玻璃样变硬化、窦周纤维化和大泡性脂肪变（图 7-4）。电镜下可见大量脂滴、光滑内质网表面泡状、线粒体嵴扭曲，细胞核被脂滴挤压至肝细胞边缘，同时可见巨线粒体和光滑内质网扩张，在受损肝细胞附近可见中性粒细胞浸润（图 7-4）。在 6 个月内第二次

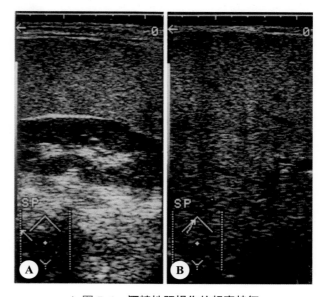

▲ 图 7-1　酒精性肝损伤的超声特征

A. 肝肾回声不同，肝脏回声亮；B. 肝内血管模糊（经许可转载，引自 Iwai M, et al. Alcoholic hepatitis in a kitchen drinker. J Kyoto Pref Univ Med 1991; 100: 149-157.）

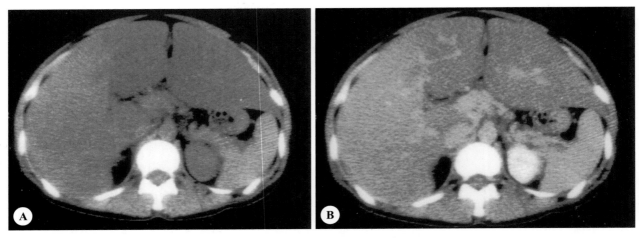

▲ 图 7-2　酒精性肝损伤 CT 表现

A. CT 平扫显示肝脏密度不均匀，肝脏密度低于脾脏；B. CT 增强扫描可见肝左、右叶内低密度影，肝内门静脉强化（经许可转载，引自 Iwai M, et al. Alcoholic hepatitis in a kitchen drinker. J Kyoto Pref Univ Med 1991; 100: 149–157.）

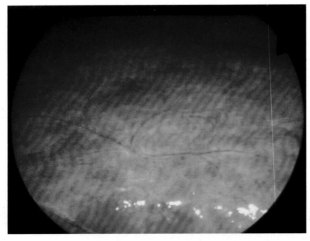

▲ 图 7-3　酒精性肝损伤的腹腔镜检查

腹腔镜检查可见肝大、黄色，肝表面的腺泡模糊，门静脉周围扩张（经许可转载，引自 Iwai M, et al. Alcoholic hepatitis in a kitchen drinker. J Kyoto Pref Univ Med 1991; 100: 149–157.）

入院时重复肝活检显示中央性透明肝硬化。在反复饮酒后第三次入院时，患者出现肝衰竭。众所周知，酒精性肝炎伴有组织学上的透明硬化进展为肝硬化非常迅速。酒精性肝病患者否认酗酒非常普遍，特别是女性患者。对内科医生来说，意识到酒精的其他损伤也很重要，如抑郁症、心肌病、慢性胰腺炎和酒精性神经毒性。必须建议严格戒酒，只有戒酒才能改善 ALD 的结局。

病例 7-2

45 岁男性，氨基转移酶和 GGT 升高 3 年余。有 25 年酗酒史。因腹胀、黄疸、恶心和腹泻至诊所就诊。实验室指标显示：TBIL 14.15mg/dl，AST 234U/L，ALT 55U/L，ALP 295U/L，GGT 119U/L，WBC 13 000/mm^3，PLT $6.2 \times 10^4/\mu l$，PT19.1s，IgA 1139mg/dl。腹腔镜检查可见腹水，肝脏黄绿色相间，有微结节形成（图 7-5）。肝活检显示结节形成，伴细胞周围纤维化和中性粒细胞浸润，残余肝细胞气球样变性。随着戒酒、腹水和黄疸的消退，肝功能在 6 个月后逐渐恢复正常。然而，15 年后，他因食管静脉曲张破裂出血后死于肝衰竭。这例患者因 20—45 岁时长期饮酒导致肝硬化。尽管诊断为肝硬化后停止饮酒，ALT、AST 恢复正常，但门静脉高压逐渐恶化，并伴有反复食管静脉曲张破裂出血，最终导致死于肝衰竭。

对于 ALD 患者而言，戒酒是唯一的干预措施。然而，当肝硬化形成时，可能已经太晚而无法完全恢复。

病例 7-3

52 岁酗酒者伴有水肿、腹胀。实验室检查显

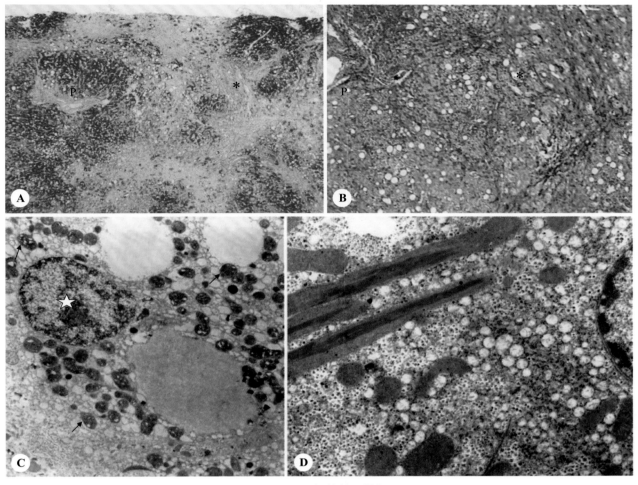

▲ 图 7-4 酒精性肝损伤

A. 肝组织 PAS 染色可见中央区广泛塌陷，残留肝细胞内有大泡脂滴；B. Masson 三色染色可见广泛纤维化伴中央静脉闭塞（中央玻璃样变硬化）和肝细胞周围纤维化，汇管内可见星状纤维化；C 和 D. 电镜下表现。P. 汇管区；*. 中央静脉（A. 经许可转载，引自 Iwai M, et al. Alcoholic hepatitis in a kitchen drinker. J Kyoto Pref Univ Med 1991; 100: 149–157.）

示：TBIL 5.3mg/dl，AST 201U/L，ALT 91U/L，GGT 284U/L，CRP 10.8mg/dl，WBC 19 800/mm³。腹腔镜检查见黄色肿大的肝脏，门静脉扩张。肝活检可见含有 Mallory-Denk 小体的肿胀肝细胞伴有细胞周围纤维化（图 7-6 和图 7-7）。戒酒 6 个月后，患者又开始饮酒，后来进展为肝硬化。

戒酒是 ALD 患者的唯一治疗方法。临床医生、心理学家、护士、心理治疗师和家属均应提供适当的治疗。

二、非酒精性脂肪性肝病／非酒精性脂肪性肝炎

饮食和生活方式的改变导致全球肥胖和代谢综合征急剧增长。非酒精性脂肪性肝病是代谢综合征中的一种肝脏表现，也是代谢综合征的病因之一。非酒精性脂肪肝是目前最常见的慢性肝病。Younossi 等 [7] 进行的一项大样本（来自 22 个国家的 8 515 431 名受试者）的数据 Meta 分析结果显示，全球 NAFLD 患病率为 25.24%（95%CI 22.10～28.65），其中中东患病率最高，其次是南

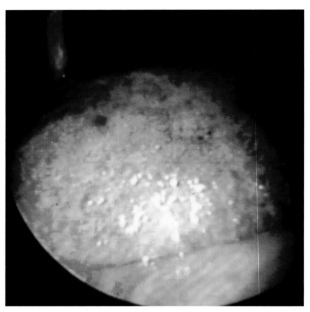

▲ 图 7-5　肝脏腹腔镜检查
腹腔镜下可见肝脏绿黄色相间，伴微结节形成

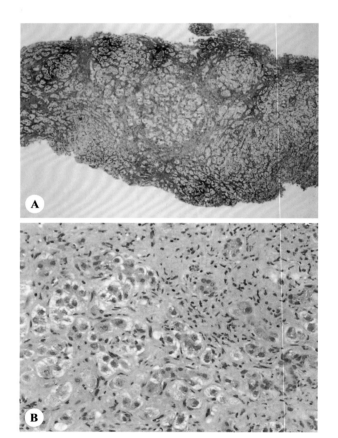

▲ 图 7-6　酒精性肝损伤
A. 网状纤维染色可见假小叶形成伴明显细胞周围纤维化；B. 气球样变的肝细胞被纤维化包绕，有中性粒细胞浸润（HE 染色）

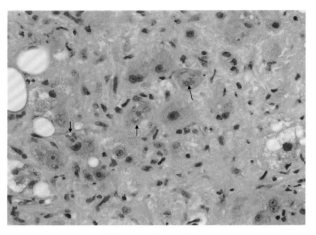

▲ 图 7-7　酒精性肝损伤
肿胀的肝细胞内含有 Mallory-Denk 小体（箭），部分肝细胞含有脂肪滴，可见散在中性粒细胞（HE 染色）

美洲和亚洲。这些地理区域的 NAFLD 患病率较高，归因于肥胖症患病率高和遗传因素。Patatin 样磷脂酶 3 rs738409（PNPLA3）的单核苷酸基因多态性是已知的 NAFLD 发生和发展的最重要危险等位基因，G 等位基因是其危险因素[8]。PNPLA3 风险等位基因在西班牙裔中最为常见，他们对 NAFLD 最为易感，其次是亚洲人。

　　NAFLD 包含两个疾病，即非酒精性脂肪肝（nonalcoholic fatty liver，NAFL）和非酒精性脂肪性肝炎（NASH）[9-12]。NAFL 通常是一种良性的非进展性疾病，而 NASH 可进展为肝硬化甚至肝细胞癌。10%～20% 的 NAFLD 患者会发生 NASH。NAFLD 的诊断依据如下：①非酒精性，女性每天饮酒量超过 20g 或男性超过 30g 时会发生酒精性肝病（因此，"非酒精性"表示酒精摄入量低于这些阈值）；②组织学或影像学诊断为肝脏脂肪变性；③适当排除其他肝病。NASH 已为一个独特的临床病理概念，但由于缺乏做出诊断的替代标志物，组织学仍被认为是确诊 NASH 的"金标准"。NASH 的定义是肝脂肪变性、炎症和肝细胞损伤（气球样变性），伴或不伴纤维化（图 7-8 和图 7-9）。非酒精性脂肪肝包括单纯性脂肪变性或伴有炎症的脂肪变性。对于 NAFLD 的诊断和管

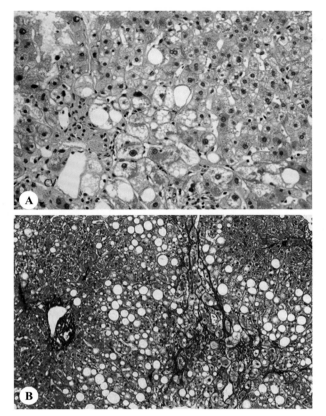

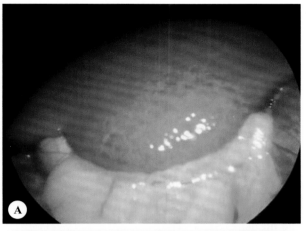

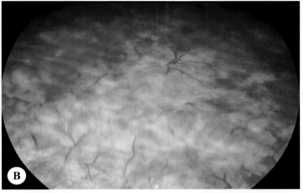

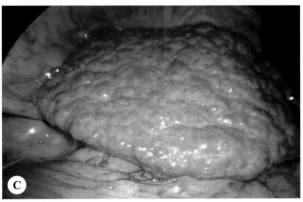

▲ 图 7-8　A. 肝活检可见大泡性脂肪变性，炎症浸润，气球样变，右上角肝细胞大小正常，左侧肝细胞肿胀，提示坏死改变（HE 染色）；B. Mallory 染色 3 区有明显的细胞周围纤维化，而汇管区纤维化较轻，在非酒精性脂肪性肝炎中，纤维化从中央静脉周围延伸

▲ 图 7-9　A 和 B. 腹腔镜检查见肝大、黄色、表面光滑，脂肪肝；C. 肝硬化期肝表面可见小结节形成

理，大多数临床指南建议，NAFLD 应只用于定义基于胰岛素抵抗的肝脏脂肪疾病，同时排除其他导致肝脏脂肪变性 / 脂肪性肝炎的病因，如威尔逊病、饥饿、肠外营养和药物性肝损伤等。目前超声检查仍然是诊断肝脏脂肪变的首选一线诊断手段。

　　NAFLD 的定义目前仍然存在疑问。由于对于酒精的敏感性各有不同，因而，对于界定"非酒精性"的酒精摄入量阈值并没有达成一致的明确共识。此外，酒精的确切摄入量很难确定，同时我们还要考虑饮酒的方式，包括酗酒。肥胖和过量饮酒也常常同时存在。脂肪变性的诊断定义和脂肪变性程度判断在肝脏病理和影像学检查上是有所不同的。5% 的肝细胞含有脂肪小滴是组织学诊断脂肪变性的最低阈值，然而，在影像学中超过 10% 的肝细胞中含有脂肪滴时才能确认为脂肪变性。肝组织活检采样有误差也是不可避免的。目前对于 NASH 的组织学定义还没有明确的共识，对组织学的解释是具有主观性的。随着肝硬化的进展，NASH 的病理特征会消失（即耗竭型 NASH）。最后，与当前的理念相反，近来有研究报道称，相当大比例的 NAFL 患者会进展为 NASH[13]。据此，Dufour 发表了"在肝病领域，NASH 是最糟糕的命名，是时候丢弃 NASH？"的编辑评论[14]。

NAFLD/NASH 有以下重要的病理分类：Matteoni 分级，Brunt 分级，NAFLD 活动评分（NAFLD activity score，NAS），脂肪肝进展阻断组织学评分系统（fatty liver inhibition of progression，FLIP），脂肪变性、活动性和纤维化（steatosis, activity, and fibrosis，SAF）评分[15-21]。

1999 年，Matteoni 等[17] 描述了一种基于组织学特征与患者结局之间的关系以区分 NASH 和非 NASH 的分类方法。根据分类，1 型（单纯脂肪变性）和 2 型（脂肪变性伴小叶炎症）被认为是非 NASH，3 型（脂肪变性伴气球变性）和 4 型（3 型叠加 Mallory-Denk 小体或纤维化）被归类为 NASH。Brunt 等[18] 提出了 NASH 的半定量分级分期体系，分级包括脂肪变性、炎症和气球样变性，而分期则是基于纤维化，这种分类仅适用于 NASH。2005 年，NASH 临床研究网络病理学会基于 Brunt 分类制订并验证了一项 NAFLD 的组织学评分系统[19]，NAFLD 活动评分涵盖了 NAFLD 的全部范畴，适用于成人和儿童。分数取决于脂肪变性（0～3 分）、小叶炎症（0～3 分）和气球变性（0～2 分）的未加权总和。≥5 分诊断为 NASH，<3 分为非 NASH，3 分或 4 分为临界范围。关于纤维化分级，1 级为 3 区（静脉周围区域）的窦周纤维化，纤维化稀疏者为 1A 级，纤维化致密者为 1B 级，有汇管区纤维化而无窦周纤维化为 1C 级（儿童和病态肥胖患者的一个非典型特征）；2 级以肝窦周围和汇管区 / 汇管区周围纤维化为特征；3 级为桥接性纤维化；4 级为肝硬化。著者建议 NAS 评分系统可用于研究，而不作为 NASH 的诊断工具。最近报道的 FLIP 评分和 SAF 评分增加了病理阅片者的一致性[20, 21]。FLIP 评分系统是基于对脂肪变性、肝细胞气球变和小叶炎症的评估来区分正常肝脏、NAFLD 和 NASH。SAF 评分是半定量评估脂肪变性（S）、活动度（A）和纤维化（F）。活动度评分包括气球样变性和小叶炎症。值得注意的是，脂肪变性不包括在活动度评分中，而是在 SAF 评分中单独报告，因为脂肪变性程度不是持续性肝损伤（坏死性炎性改变）的组织学标志。纤维化分期主要依赖于 Kleiner 分类[19]。儿童 NASH 组织学特征较为特殊，目前已有一种专门针对儿童 NASH 的诊断评分系统，即儿童 NAFLD 组织学评分（Pediatric NAFLD Histological Score，PNHS）。

NAFLD/NASH 患者通常没有症状，直至肝硬化失代偿期。血液生化提示氨基转移酶轻度升高，但相当数量的患者氨基转移酶水平是正常的。用于诊断 NASH 或纤维化阶段的生化标志物和评分系统的开发引起了广泛的兴趣。目前还没有可用于诊断 NASH 的实用替代标志物，然而，纤维化评分系统、NAFLD 纤维化评分系统、FIB4 指数和瞬时弹性成像作为评估肝纤维化分期的非侵入性方法，都是目前可以运用的方法。纤维化是 NAFLD/NASH 最重要的预后因素，与肝脏相关结局和死亡率密切相关[22]。

与普通人群相比，NAFLD 与标准化死亡率增加有关，因为肝脏和心血管相关的死亡增加。NAFLD 患者最常见死亡原因是心血管疾病或恶性肿瘤。总体而言，NAFLD 进展缓慢，与肝脏相关的发病和死亡会在少数患者中发生。尽管肝细胞癌发生率非常低（5 年发生率为 10%，5 年生存率为 70%～80%），然而，NAFLD/NASH 肝硬化患者的生存率与丙型肝炎病毒所致肝硬化的生存率相近[23-25]。NAFLD/NASH 肝硬化患者均应筛查胃食管静脉曲张和肝细胞癌的发生。

限制饮食和运动是防治 NAFLD/NASH 的主要手段。体重减轻 3%～5% 可以改善肝脏脂肪变性，体重减轻 5%～7% 是减少肝脏炎症所必需的，体重减轻 7%～10% 可能实现 NAFLD/NASH 的缓解和纤维化的消退[26]。然而，仅有 30%～40% 的 NAFLD/NASH 患者可以成功减肥。目前，维生素 E 和噻唑烷二酮衍生物是最有循证证据的治疗选择，尽管长期疗效和安全性的临床证据有限。对于不能减肥的病态肥胖 NASH 患者，可以考虑进行减重手术。终末期肝硬化是 NAFLD/NASH 患者肝移植的适应证。NAFLD/NASH 患者的心血管并发症和糖尿病的发病率高，临床医生应该警惕到这些并发症。

病例 7-4

67 岁女性，BMI 为 21.6kg/m²，因食管静脉曲张破裂出现呕血[27]。无饮酒史和生活方式相关疾病史。实验室检查显示：TBIL 1.0mg/dl，AST 34U/L，ALT 29U/L，GGT 29U/L，HbA1c 6.0%，Hb 12.0g/dl，PLT 5.9×10^4/mm³，PTA 71.8%。HBsAg 和 HCVAb 阴性。行紧急内镜静脉硬化抢救治疗。腹腔镜检查可见肝大、黄色、表面不规则。肝脏活检显示中度脂肪变性、炎症和气球样变。诊断为 NASH（图 7-10A 和 B）。2 年后经影像学诊断为肝细胞癌，经反复治疗，4 年后死于多发性肝细胞癌。尸检提示耗竭型 NASH 和中分化型肝细胞癌（图 7-10C 至 F）。NAFLD/NASH

肝硬化应进行肝细胞癌筛查。

病例 7-5

32 岁男性，病态肥胖，因易疲劳入院。患者 6 岁开始肥胖，无饮酒史和生活方式相关疾病的并发症[28]。实验室检查显示：TBIL 1.9mg/dl，AST 64U/L，ALT 35U/L，ALP 316U/L，GGT 38U/L，Hb 13.4g/dl，PLT 10.9×10^4/mm³，PTA 72.4%。HBsAg 和 HCVAb 阴性。肝脏活检显示中度大泡性脂肪变性、气球样变、Mallory-Denk 小体和细胞周围纤维化肝硬化（图 7-11A）。这些为 NASH 的诊断特征。2 年后，患者死于肝衰竭。尸检提示增大的小结节型肝硬化（图 7-11B）。值得注意的是，病态肥胖是 NASH 最重要的危险因素，而且进展隐匿。

病例 7-6

59 岁肥胖女性，患有糖尿病 10 余年，无饮酒史。实验室检查显示：TBIL 0.3mg/dl，AST 51U/L，ALT 48U/L，ALP 250U/L，GGT 56U/L，白蛋白 4.2g/dl，HbA1c 6.8%，Hb 12.4g/dl，PLT 16.2×10^4/mm³，PTA 100%。HBsAg 和 HCVAb 均为阴性。腹腔镜检查发现肝大，表面有细小结节。肝活检显示严重的大泡性脂肪变性、炎症浸润、肝细胞肿胀、肝硬化（图 7-12）。这些是诊

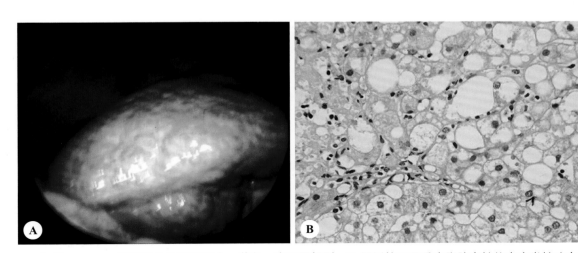

▲ 图 7-10　**A.** 腹腔镜检查可见肝大、黄色、表面不规则；**B.** 肝活检可见重度脂肪变性伴中度炎性改变和气球样变性（**HE** 染色）

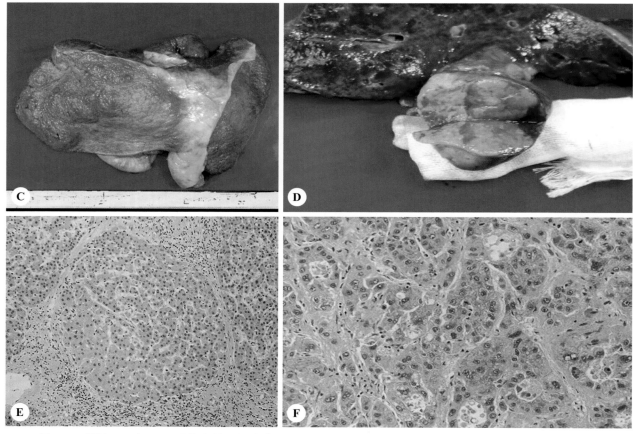

▲ 图 7-10（续） **C 和 D.**肝硬化合并肝细胞癌（尸检）；**E.**非癌性病变表现为肝硬化，无脂肪变性，耗竭型非酒精性脂肪性肝炎（HE 染色）；**F.**中分化肝细胞癌，呈小梁型（HE 染色）

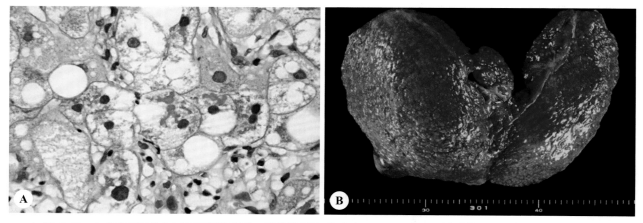

▲ 图 7-11 **A.**肝活检可见大泡状脂肪变性，肿胀的肝细胞含有 **Mallory-Denk** 透明物（HE 染色）；**B.**肿大的肝脏表现为小结节型肝硬化（尸检）

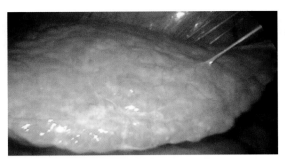

▲ 图 7-12　患者肝脏呈黄色，有小结节形成，处于肝硬化期

断 NASH 的特征。服用维生素 E 和吡格列酮治疗后，实验室检查稍有改善。值得注意的是，相当部分肝硬化 NASH 患者的肝功能正常或仅有氨基转移酶轻度升高。在众多的 NAFLD 患者里，诊断出肥胖型肝硬化 NASH 并非易事。

致谢

感谢 Paul Y. Kwo 教授在这一章的贡献。

参考文献

[1] O'Shea RS, Dasarathy S, McCullough AJ, et al. AASLD practice Guildelines; alcoholic liver disease. Hepatology. 2010;51:307–28.

[2] Singal AK, Bataller R, Ahn J, et al. ACG clinical guideline: alcoholic liver disease. Am J Gastroenterol. 2018;113:175–94.

[3] European Association for the Study of the Liver. EASL clinical practical guidelines: management of alcoholic liver disease. J Hepatol. 2012;57:399–420.

[4] Nakano M, Worner TM, Lieber CS. Perivenular fibrosis in alcoholic liver injury: ultrastructural and histologic progression. Gastroenterology. 1982;83:777–85.

[5] Goodman ZD, Ishak KG. Occlusive venous lesions in alcoholic liver disease. A study of 200 cases. Gastroenterology. 1982;83:786–96.

[6] Jensen K, Gluud C. The Mallory body: morphological, clinical and experimental studies (part 1 of a literature survey). Hepatology. 1994;20:1061–77.

[7] Younossi ZM, Koenig AB, Abdelatif D, et al. Global epidemiology of nonalcoholic fatty liver disease—meta–analytic assessment of prevalence, incidence, and outcomes. Hepatology. 2016;64:73–84.

[8] Sookoian S, Pirola CJ. Meta–analysis of the influence of I148M variant of Patatin–like phospholipase domain containing 3 gene (PNPLA3) on the susceptibility and histological severity of nonalcoholic fatty liver disease. Hepatology. 2011;53:1883–94.

[9] Watanabe S, Hashimoto E, Ikejima K, et al. Evidence–based clinical practice guidelines for nonalcoholic fatty liver disease/nonalcoholic steatohepatitis. J Gastroenterol. 2015;50:364–77.

[10] easloffice@easloffice.eu EAftSotLEEa, (EASD) EAftSoD, (EASO) EAftSoO. EASL–EASD–EASO clinical practice guidelines for the management of non–alcoholic fatty liver disease. J Hepatol. 2016;64:1388–402.

[11] Wong VW, Chan WK, Hashimoto E, et al. The Asia–Pacific working party on nonalcoholic fatty liver disease guidelines 2017 part 1: definition, risk factors and assessment. J Gastroenterol Hepatol. 2018;33(1):70–85.

[12] Chalasani N, Younossi Z, Lavine JE, et al. The diagnosis and Management of Nonalcoholic Fatty Liver Disease: practice guidance from the American Association for the Study of Liver Diseases. Hepatology. 2017;67:328. https://doi.org/10.1002/hep.29367.

[13] McPherson S, Hardy T, Henderson E, et al. Evidence of NAFLD progression from steatosis to fibrosing–steatohepatitis using paired biopsies: implications for prognosis and clinical management. J Hepatol. 2015;62:1148–55.

[14] Dufour JF. Time to abandon NASH? Hepatology. 2016;63:9–10.

[15] Ludwig J, Viggiano TR, McGill DB, et al. Nonalcoholic steatohepatitis. Mayo Clinic experiences with a hitherto unnamed disease. Mayo Clinic proc. 1980;55:434–8.

[16] Hashimoto E, Tokushige K, Ludwig J. Diagnosis and classification of non–alcoholic fatty liver disease and non–alcoholic steatohepatitis: current concepts and remaining challenges. Hepatol Res. 2014:1–9.

[17] Matteoni CA, Younossi ZM, Gramlich T, et al. Nonalcoholic fatty liver disease: a spectrum of clinical and pathological severity. Gastroenterology. 1999;116:1413–9.

[18] Brunt EM, Janney CG, DiBisceglie AM, et al. Nonalcoholic steatohepatitis: a proposal for grading and staging the histological lesions. Am J Gastroenterol. 1999;94:2467–74.

[19] Kleiner DE, Brunt EM, Van Natta M, et al. Design and validation of a histological scoring system for nonalcoholic fatty liver disease. Hepatology. 2005;41:1313–21.

[20] Bedossa P, Poitou C, Veyrie N, et al. Histopathological algorithm and scoring system for evaluation of liver lesions in morbidly obese patients. Hepatology. 2012;56:1751–9.

[21] Bedossa P. FLIP pathology consortium. Utility and appropriateness of the fatty liver inhibition of progression (FLIP) algorithm and steatosis, activity, and fibrosis (SAF) score in the evaluation of biopsies of nonalcoholic fatty liver disease. Hepatology. 2014;60:565–75.

[22] Angulo P, Kleiner DE, Dam–Larsen S, et al. Liver fibrosis, but no other histologic features is associated with long–term outcomes of patients with nonalcoholic fatty liver disease. Gastroenterology. 2015;149:389–97.

[23] Yatsuji S, Hashimoto E, Tobari M, Taniai M, Tokushige K, Shiratori K. Clinical features and outcomes of cirrhosis due to non–alcoholic steatohepatitis compared with cirrhosis caused by chronic hepatitis C. J Gastroenterol Hepatol. 2009;24:248–54.

[24] Ascha MS, Hanouneh IA, Lopez R, Tamimi TA, Feldstein AF, Zein NN. The incidence and risk factors of hepatocellular carcinoma in patients with nonalcoholic steatohepatitis. Hepatology. 2010;51:1972–8.

[25] Hashimoto E, Tokushige K. Hepatocellular carcinoma in non–alcoholic steatohepatitis: growing evidence of an epidemic? Hepatol Res. 2012;42:1–14.

[26] Hannah WN, Harrison SA. Noninvasive imaging methods to determine severity of nonalcoholic fatty liver disease and nonalcoholic steatohepatitis. Hepatology. 2016;64:2234–43.

[27] Yoshioka Y, Hashimoto E, Yatsuji S, et al. Nonalcoholic steatohepatitis: cirrhosis, hepatocellular carcinoma, and burnt–out NASH. J Gastroenterol. 2004;39(12):1215–8.

[28] Suzuki D, Hashimoto E, Kaneda H, et al. Liver failure caused by non–alcoholic steatohepatitis in an obese young male. J Gastroenterol Hepatol. 2005;20:327–9.

第8章 药物性肝损伤
Drug-Induced Liver Injury

Bing Ren　Arief A. Suriawinata　Masaki Iwai　著

欧鹏程　陈军　译　　陈效友　校

缩略语

AIH	autoimmune hepatitis	自身免疫性肝炎
ALP	alkaline phosphatase	碱性磷酸酶
ALT	alanine aminotransferase	丙氨酸氨基转移酶
AST	aspartate aminotransferase	天冬氨酸氨基转移酶
DAIH	drug-induced autoimmune hepatitis	药物性自身免疫性肝炎
DILI	drug-induced liver injury	药物性肝损伤
DILIN	Drug-Induced Liver Injury Network	药物性肝损伤网络
GGT	gamma-glutamyltransferase	γ- 谷氨酰转移酶
HDS	herbal and dietary supplements	中草药和膳食补充剂
TBIL	total bilirubin	总胆红素
ULN	upper limit of normal	正常值上限

概述

肝脏在药物代谢中起着重要的作用，肝脏通过吸收、生物转化、细胞转运和胆汁排泄的方式，清除体内药物，终止其药理作用和防止有毒代谢产物的聚积等。这些过程是高度调控的，据调查发现，尽管处方药和非处方药大量应用，但药物不良反应并不常见。处方药的药物性肝损伤的年发病率为每 10 000～100 000 人中有 10～15 人[1]。DILI 约占美国所有急性肝炎的 10%，也是急性肝衰竭最常见的原因。DILI 是药品退出市场的最常见原因，甚至在得到美国食品药品管理局（Food and Drug Administration，FDA）批准上市后的最初几个月到几年内，这种情况也并不少见。

一、发病机制

DILI 的分类方法有几种（表 8-1）。根据药

表 8-1　药物性肝损伤的分类

分类类型	模　式	表　现
肝毒性机制	直接 / 固有型	可预测，剂量依赖性
	特异质型	不可预测，非剂量依赖性
	免疫型	免疫介导的过敏反应：发热、皮疹、肉芽肿和嗜酸性粒细胞增多
	代谢型	缺乏过敏的证据
临床实验室检查	肝细胞型	ALT≥（2～5）×ULN 和（或）R≥5
	胆汁淤积型	ALP≥3×ULN 和（或）R≤2
	混合型	ALT≥（2～5）×ULN 和 ALP≥3×ULN 和（或）2<R<5
组织学损伤常见类型	带状凝固性坏死	3 个区中有 1 个区出现凝固性肝细胞坏死，无明显炎症（3 区最常见）
	亚大块至大块坏死	弥漫性坏死伴不同程度炎症
	急性肝炎	主要是小叶炎症和损伤，无胆汁淤积或纤维化
	慢性肝炎	主要是汇管区炎症伴不同程度的小叶炎症和汇管区纤维化，无胆汁淤积
	急性胆汁淤积	肝细胞和（或）小管胆汁淤积伴轻微炎症
	慢性胆汁淤积	汇管区周围胆汁淤积、汇管区周围纤维化、铜聚积、胆管损伤（胆管增生或胆管减少）
	胆汁淤胆性肝炎	同时出现急性或慢性肝炎和胆汁淤积
组织学表现模式	大泡性脂肪变性	大泡性脂肪变性为主，无明显炎症或胆汁淤积
	微泡性脂肪变性	微泡性脂肪变性为主，无明显炎症或胆汁淤积
	脂肪性肝炎	脂肪变性伴肝细胞气球样变、不同程度的炎症和纤维化
	肉芽肿性炎	非坏死性上皮样肉芽肿
	肝窦阻塞综合征 / 静脉阻塞性疾病	中央静脉阻塞或丧失，血栓形成，伴有或不伴有中央出血和坏死
	门静脉性肝硬化	门静脉消失
	结节性再生	弥漫性结节形成，伴或不伴炎症和窦周纤维化
	肝窦扩张 / 糜烂	窦性扩张和充血，伴或不伴小叶轻度炎症、窦性纤维化
	糖原贮积	弥漫性肝细胞肿胀，胞质呈蓝灰色
	磨玻璃样改变	滑面内质网诱导的弥漫性肝细胞胞质均质化
	肝细胞包涵体（多聚葡萄糖样体）	离散的细胞质内 PAS 染色多变

ALT. 丙氨酸氨基转移酶；ALP. 碱性磷酸酶；ULN. 正常值上限；R.（ALT/ULN）/（ALP/ULN）

物损伤的机制，DILI 可分为两类，即固有型药物相关性肝损伤（可预测和剂量依赖模式）和特异质性药物相关性肝损伤（不可预测和非剂量依赖模式）。严格的试验通常有助于判断潜在的肝毒性药物。相反，特异质性毒性大多不可预测且非剂量依赖性，个体遗传易感性基因、代谢差异和环境因素等均与特异质性肝毒性相关。对于大多特异质性肝毒性病例，目前还没有特异性检测来预测或证实药物性肝损伤的发生。因此，临床医生只能依靠间接证据和排除其他常见病因来诊断。在这方面，重要的突破可能来自药物基因组学。

在美国，引起严重固有型 DILI 最常见的典型药物是对乙酰氨基酚。只要剂量足够大，所有服药者都会发生肝损伤。经常饮酒（毒性代谢途径的上调）或潜在的肝病（功能储备减少）可能会增加对乙酰氨基酚的毒性。因此，部分人每天只能耐受 1～1.5g，而有些人能耐受几克或更多。因对乙酰氨基酚过量而导致死亡是可以预防的。如果在摄入后 8h 内服用解毒剂 N- 乙酰半胱氨酸，可以治疗急性过量乙酰氨基酚导致的肝损伤[2]。对乙酰氨基酚代谢产生的反应性代谢物为 N- 乙酰基 -p- 苯醌亚胺(N-acetyl-p-benzoquinone imine，NAPQI)，NAPQI 在肝细胞内的积聚能降低谷胱甘肽的含量，从而导致许多细胞内结构的共价修饰，引起肝小叶 3 区小叶中心肝细胞坏死。N- 乙酰半胱氨酸通过促进谷胱甘肽的再生而起作用，减少累积的 NAPQI 的毒性作用。对乙酰氨基酚导致的肝损伤具有与剂量相关的特征，对这种广泛使用的药物的安全性须特别进行提醒，FDA 建议每天最大剂量为 3250mg，并鼓励生产商将对乙酰氨基酚的剂量减少到每剂 325mg，并在药品标签上强调可能存在严重的肝毒性。

特异质性药物反应发生率可能只有 1/(10 000～1 000 000)。预测药物的特异质性反应几乎是不可能的，这就需要在药物上市后继续密切监测，因为临床试验并没有进行如此大规模的研究。在美国，抗生素（阿莫西 - 林克拉维酸盐、呋喃妥因、磺胺甲恶唑甲氧苄啶、环丙沙星、异烟肼）[3]、抗癌药物（如酪氨酸激酶抑制药和替莫唑胺）、免疫调节药［如肿瘤坏死因子 -α 抑制药和抗细胞毒性 T 淋巴细胞抗原 -4（cytotoxic T-lymphocyte antigen-4，CTLA-4）］等均可引起特异质性 DILI。大多数特异质性 DILI 都是轻微的，在明确其肝损伤之后立即停药，这种自限性损伤是可以完全逆转的。在美国，特异质性 DILI 占急性 / 暴发性肝衰竭所致死亡中的 13%～16% [4]。这也是 FDA 从市场上撤下药物的常见原因。特异质性 DILI 可大致分为超敏（也称免疫）性损伤和代谢性肝损伤。超敏型损伤占所有特异质性 DILI 的 23%～37%，其特征是发热、皮疹、肉芽肿和外周血或组织活检样本中嗜酸性粒细胞明显增多[5]。其余特异质性 DILI 病例被归为代谢性肝损伤，原因是其缺乏过敏的证据。

几乎所有关于 DILI 的早期信息都是来自个案报道或一个至几个机构收集的较小病例队列。因此，它们的影响会因为特异质性药物反应发生的数量少而受到限制。建立大型的国家登记和注册系统，统一集中管理和标准化分析，可更全面地了解各种药物的肝损伤。在美国，由美国国立卫生研究院资助的药物性肝损伤网络（Drug-Induced Liver Injury Network，DILIN）于 2004 年开始在 12 个参与点收集招募患者，进行前瞻性队列研究。

DILI 的进展与多个危险因素有关[6]。年龄是 DILI 发病和疾病进展的一个独立危险因素。成人发生 DILI 的风险常比儿童高，但丙戊酸钠和阿司匹林在儿童中发生肝毒性的风险更高。在特异质性 DILI 中，女性比男性更容易发展为急性 / 暴发性肝衰竭。个体遗传因素与特定化合物的代谢和损伤模式有关。与抗原识别和免疫功能有关的人类白细胞抗原（human leukocyte antigen，HLA）等位基因，被认为在特异质性 DILI 中发挥重要作用。尽管 HLA 的基因型与种族等因素相关，但是在阿莫西林－克拉维酸导致的 DILI 中，具有 *HLA-DRB1*15* 和 *HLADRB1*06* 等位基因更常见发生 DILI[7]。药物代谢酶的多态性已被证实与 DILI 的发生有关，如细胞色素 P_{450}、N-乙酰转移酶 2、UDP-葡萄糖醛酸转移酶和谷胱甘肽 S-转移酶[8]。线粒体 DNA 聚合酶 γ 基因（*POLG*）的特定遗传变异已被证明与丙戊酸钠引起的肝毒性有关[9]。尽管特异质性 DILI 不与药物剂量直接相关，但研究表明，每天服用 50mg 或以上的药物占所有特异质性 DILI 药物的 77%[10]。此外，有报道显示，将药物剂量降至 50mg 以下，可明显缓解 DILI 的临床症状[11]。

二、生化学特征

在临床实践中，DILI 最初是根据临床表现（如生化检测结果）进行分类的，如果可以进行肝活检，则可以根据组织学检查结果进一步分类。根据损伤的生化检查结果，DILI 可分为肝细胞型、胆汁淤积型或混合型，主要是根据血清丙氨酸氨基转移酶水平升高与血清碱性磷酸酶水平升高的比率决定［R 值，定义为（ALT/ALT ULN）/（ALP/ALP ULN）］（表 8-1）。肝细胞型 DILI 定义为 ALT≥正常值上限（upper limit of normal，ULN）的 2～5 倍和（或）R 值≥5；胆汁淤积型 DILI 定义为 ALP≥ULN 的 3 倍和（或）R 值≤2；肝细胞型／胆汁淤积型混合型 DILI 定义为 ALT 升高≥ULN 的 2～5 倍和 ALP 升高≥ULN 的 3 倍和（或）R 值介于 2～5[12]。在黄疸（血清胆红素＞2 倍 ULN）和 ALT 升高（＞3 倍于 ULN）的 DILI 中，其预后更差[13]。具有自身免疫相关症状的患者，自身抗体的血清学标志物可能为阳性（如抗核抗体阳性）。肝功能异常不到 3 个月的 DILI 为急性，超过 3 个月则为慢性。

大多数 DILI 患者无症状或仅有轻微的实验室检查异常。部分急性 DILI 患者可能有乏力、低热、厌食、恶心、呕吐、腹痛、黄疸、大便颜色变浅和尿色加深。胆汁淤积的患者可能有瘙痒。急性重型肝损伤可伴凝血功能障碍和肝性脑病等表现。慢性 DILI 患者可能出现肝纤维化或肝硬化，并伴有肝硬化或肝脏失代偿相关症状。DILI 患者可能有发热、皮疹等过敏反应症状，也可能有单核细胞增多症的表现，有些患者还可能有其他器官中毒的表现。

为了将药物毒性的因果关系统一客观标准，研究者开发了许多量表，包括国际医学科学组织理事会（Council for International Organizations of Medical Sciences，CIOMS）/ Roussel-Uclaf 因果关系评估方法（Roussel Uclaf Causality Assessment Method，RUCAM）量表和 Maria & Victorino（MV）临床量表。然而，它们并没有涵盖所有高危因素，在临床实践中也没有被常规使用[14]。美国 DILIN 因果关系评分系统对参与其前瞻性临床试验的患者进行药物性损伤的因果关系判定，但其主要依赖于专家的意见，不是一个临床切实可行的工具。

三、诊断

DILI 的诊断比较难，因为没有特异的血清生物标志物或特征性组织学特征，因此很难确定药物是肝损伤的原因。详细询问及记录病史是非常有重要的，应该包括过去几个月服用的所有药物和膳食补充剂。患者往往忘记或漏说他们使用过药物或膳食补充剂，例如最近服用过一个疗程的抗生素等，此时药房的病历和信息最能提示相关问题。

药物的暴露与症状出现之间的潜伏期从几天到几个月不等。同时应排除病毒性肝炎、酗酒、肝外胆道梗阻、自身免疫性肝炎和其他导致肝脏检查异常的原因，对于没有明确原因的肝脏疾病的患者，应当要考虑药物引起肝损伤的可能。如果肝损伤的其他原因检测结果为阴性，并且患者有使用明确可导致肝损伤的相关药物史，一般不推荐进行肝活检。在诊断不明确或有慢性肝病基础的情况下，肝活检则是有必要的。在诊断 DILI 之前，需要考虑几个关键因素：患者可能正在服用多种药物，因此很难识别出某种单一药物的肝损伤；此外，患者可能有潜在的肝脏疾病，这可能导致慢性肝病的急性加重。

四、组织学特点

肝活检不是 DILI 临床诊断和评估病情的必要检查，临床上也只有不到 50% 的疑似病例进行了肝活检。肝活检可以鉴别出肝损伤的性质、严重程度、可能的发病机制、预期的临床结果，甚至为治疗提供准确而有价值的信息。虽然组织学检查结果不能判断出 DILI 的特定原因，但组织学损伤模式将有助于缩小鉴别诊断的范围，如可考虑到引起 DILI 的罕见原因，并可排除其他非 DILI 原因（如肝豆状核变性和血色病）[15]。美国 DILIN 分辨出了 18 种不同的组织学损伤类型（表 8-1），其中包括 7 种常见模式（带状凝固性坏死、亚大块坏死、急性肝炎、慢性肝炎、急性胆汁淤积、慢性胆汁淤积和胆汁淤积性肝炎）和 11 种不常见模式 [大泡性脂肪变性、微泡性脂肪变性、脂肪性肝炎、肉芽肿性肝炎、肝窦阻塞综合征 / 静脉阻塞性疾病、门静脉性肝硬化、结节性再生增生、肝窦扩张 / 糜烂、糖原贮积、磨玻璃样改变和肝细胞包涵体（多聚葡萄糖样体）][16]。其中急慢性肝炎型、急慢性胆汁淤积型、混合型肝炎胆汁淤积型最为常见。

DILI 导致急性肝细胞损伤约占 90% 的中毒性临床病例 [17]。内源性毒素引起的肝细胞损伤通常呈带状分布，而特异质性肝损伤通常呈非带状分布。因此，汇管区周围（1 区）、中间带（2 区）或中央静脉周围（3 区）的带状坏死通常是内源性毒素所致。中央静脉周围（3 区）坏死是最常见的带状坏死类型，典型的代表药物有四氯化碳和对乙酰氨基酚。特异质性肝损伤的表现更像急性肝炎的表现，其特征是弥漫性小叶间淋巴细胞浸润伴散在凋亡肝细胞，肝细胞气球样变性、再生伴花环形成和有丝分裂，有时伴有嗜酸性粒细胞的浸润。如果病情较严重，小叶炎症可继发出现带状坏死。许多明确可引起急性肝炎样损伤的药物也可引起慢性肝炎样损伤，其主要特征是汇管区和周围坏死性炎症浸润和相对轻微的小叶炎症。

药物诱导的慢性肝损伤可能表现为自身免疫性肝炎相似的特征，并伴有高丙种球蛋白血症、抗核抗体或抗平滑肌抗体。以 CD8 细胞毒性 T 细胞为主的炎症细胞浸润表明宿主免疫反应的激活，提示药物或其代谢物在肝内产生了新抗原。这类药物主要包括氯美辛、英夫利昔单抗和其他肿瘤坏死因子 –α 阻滞药、甲基多巴、米诺环素和呋喃妥因。大样本回顾性研究提示 9%（24/216）的自身免疫性肝炎与使用药物有关 [18]。大多数与米诺环素和呋喃妥因相关的 AIH 患者血清学相关自身抗体呈阳性，而水杨酸和甲基多巴相关的 AIH 患者只有约一半血清学抗体呈阳性 [19]。怀疑药物引起的 AIH 病例中，若出现胆汁淤积，则提示药物很可能是引起疾病的病因 [20]。

5%～10% 的急性肝细胞型 DILI 可以发展为慢性损伤，这种损伤在组织学上类似其他慢性肝病表现，如自身免疫性肝炎、病毒性肝炎或酒精性肝病。与慢性 DILI 相关的药物有阿莫西林 – 克拉维酸钾、苯他西泮、阿托伐他汀、甲氨蝶呤、维生素 A、氯乙烯、海洛因、草药制品和膳食补充剂 [17, 21]。可导致药物性肝硬化的药物常包括草药制品、膳食补充剂、甲氨蝶呤、异烟肼、替卡利萘芬、胺碘酮、依那普利和丙戊酸钠 [17]。

部分药物主要是胆汁淤积性损伤而不是肝细

胞性损伤。在单纯性胆汁淤积症中，肝细胞和小管内出现胆汁积聚（3 区突出），肝细胞损伤或炎症较小。这种类型的损伤常见于使用合成代谢类固醇或口服避孕药，通过胆盐排泄蛋白（bile salt excretory protein，BSEP）干扰肝细胞分泌胆汁[22]。这类应与其他原因引起的胆汁淤积区分，如其他引起汇管区改变的大胆管梗阻，包括明显的汇管区水肿和胆管反应。引起 3 区胆汁淤积性损伤的典型代表药物有氯丙嗪、β- 内酰胺类抗生素和红霉素（大环内酯类抗生素）。当急性胆汁淤积症伴有胆管损伤（胆管炎）时，可导致慢性胆管损伤和胆管消失（胆管减少或胆管消失综合征）。在极少数情况下，会发展为肝硬化，最终导致肝衰竭。与胆管减少症相关的药物有阿莫西林 – 克拉维酸、氟氯西林、血管紧张素转换酶抑制药和特比萘芬[23]。

混合型肝损伤是指急性肝细胞损伤和肝内胆汁淤积同时存在。胆汁淤积性肝炎的特点是汇管区炎症、显著的胆汁淤积和肝细胞损伤，并可见胆管的增生，而肝细胞损伤也通常局限在胆汁淤积区。与这类损伤相关的药物包括红霉素、阿莫西林 – 克拉维酸、中草药制品和血管紧张素转换酶（angiotensin-converting enzyme，ACE）抑制药。

药物可以引起各种其他类型的肝损伤，如脂肪变性、脂肪性肝炎、肉芽肿性炎症和肝血管病变。这些药物通过破坏线粒体脂质 β 氧化和氧化能量代谢的方式导致脂肪变性。药物诱导的微泡性脂肪变一般是急性损伤的表现，其特征是肝细胞胞质中存在主要成分为甘油三酯的小脂肪滴。引起微泡性脂肪变的主要药物有四环素、丙戊酸钠、水杨酸盐和胺碘酮[23]。药物引起的慢性脂肪变性主要是大泡性的，可能与炎症（脂肪性肝炎）有关。脂肪性肝炎的组织学特征包括脂肪变性、小叶炎症（主要是中性粒细胞浸润）和肝细胞损伤（气球样变）[23]。嗜酸性小体、Mallory 小体和细胞周围纤维化也可能同时存在。药物诱导的

大泡性脂肪变性和脂肪性肝炎的主要药物有胺碘酮、糖皮质激素、甲氨蝶呤、柳氮磺胺吡啶、螺内酯、磷、鞣酸、砷、美托洛尔、非甾体抗炎药（nonsteroidal anti-inflammatory drugs，NSAID）、三苯氧胺和全肠外营养物质[17]。如果长期服用，其中一些药物可能会导致肝纤维化和肝硬化。

肉芽肿性炎症常伴有嗜酸性粒细胞增多，可能与药物引起的其他类型肝损伤有关，如胆汁淤积和脂肪变性。药物引起的肉芽肿通常是非坏死性的，与胆管损伤无关。值得注意的是，系统性肉芽肿性疾病（如结节病）并不排除药物诱发肉芽肿的可能性。

药物诱导的内皮损伤可导致血管损伤的表现，包括肝静脉、小静脉或肝窦血栓形成或闭塞、肝窦周纤维化、汇管区硬化、肝窦扩张和肝纤维化。这些病变引起的异常血流常导致结节性再生。雄激素、类固醇类避孕药物和化疗药物可导致肝纤维化。

某些药物的肝损伤可能有多种表现。如硫唑嘌呤，可能是单纯肝内（小管）胆汁淤积[24]；但是在有自身免疫性肝炎（不受控制的自身免疫性疾病与肝毒性）或伴有严重水肿的静脉闭塞性基础疾病（如失代偿期肝硬化或右心衰）的情况下，可能会导致难以鉴别的肝炎特征[25, 26]。

五、中草药和膳食补充剂的肝损伤

临床上，除了处方药和非处方药，中草药和膳食补充剂（herbals and dietary supplements，HDS）也会引起 DILI。HDS 包括多种制剂，包括维生素和矿物质补充剂、鱼油、植物提取物、传统药物和商业性专利产品等。在美国，超过 50% 的人为了保持健康或治疗疾病而服用膳食补充剂[27]。一项来自美国 DILIN 队列的研究中，15%（136/839）的病例是由 HDS 引起的[28]。在这项研究中，HDS 被分为健身组和非健身组。结

果发现，非健身组相比健身组或服用 HDS 更易发生急性肝衰竭或需要肝移植。导致非健身组严重肝损伤的 HDS 药物较多，如减肥和能量增强剂、亚洲草药和多种维生素。据报道，急性肝炎和肝衰竭与 HDS 的混合物有关，如康宝莱[29]和 OxyELITE Pro（由于肝毒性，FDA 于 2013 年将其撤出市场）[30]。健身药物有时含有合成代谢类固醇，与急性胆汁淤积症或胆汁淤积性肝炎[31]、肝窦扩张和肝纤维化[32, 33]有关。这些也与肝细胞腺瘤有关。

六、免疫调节药的肝损伤

免疫调节药包括甲泼尼龙、抗肿瘤坏死因子药物英夫利昔单抗和阿达木单抗、抗细胞毒性 T 淋巴细胞抗原 –4 药物伊普利单抗和抗 α₄ 整合素抗体那他利珠单抗，最近有文献报道可引起药物性自身免疫性肝炎（drug-induced autoimmune hepatitis，DAIH）。甲泼尼龙也被证实可引起（急性）带状坏死性肝炎，并在治疗数周后可能发生自身免疫性肝炎[34]。抗肿瘤坏死因子药物英夫利昔单抗、阿达木单抗和依那西普作为单克隆抗体抗炎药，以结合和阻断肿瘤坏死因子 –α 受体的可溶性形式，可导致严重的急性肝损伤，还可导致乙型肝炎的再激活[35, 36]。在所有报道的抗肿瘤坏死因子诱导的 DILI 病例中，英夫利昔单抗是最多的。英夫利昔单抗 DILI 最常见的组织学类型是急性或慢性肝炎，并且具有自身免疫性肝炎的特征，可检测出抗核抗体的滴度升高。除 DAIH 外，这些药物一起引起急性胆汁淤积症和轻度反应性肝炎也有报道。伊普利单抗和特雷利单抗是针对 CTLA-4 的单克隆抗体制剂，通过抑制细胞毒性 T 淋巴细胞的活化并导致这些免疫细胞的持续活化，与多种自身免疫反应有关，少数病例表现为泛小叶性肝炎和中央静脉内皮炎症[37]。大约一半的病例有明显的浆细胞浸润。值得注意的是，另一种免疫检查点抑制药纳武单抗在某些情况下被用作联合治疗。在与 AIH 和抗 TNF 药物性肝损伤相比，免疫检查点抑制药相关肝损伤患者的自身免疫性抗体基本呈阴性。那他珠单抗能阻止淋巴细胞向炎症区域迁移，用于治疗多发性硬化症和炎症性肠病，可引起自身免疫样肝炎和 3 区肝细胞坏死。部分病例检测到低滴度的抗平滑肌抗体和抗 F– 肌动蛋白[38]。

七、替莫唑胺与胆管损伤

替莫唑胺是一种治疗胶质瘤的烷化剂，可引起淤胆型损伤，包括急性淤胆、淤胆性肝炎和慢性淤胆伴胆管减少[39]。替莫唑胺主要表现为胆管损伤伴胆管消失。胆管消失综合征（vanishing bile duct syndrome，VBDS）与疾病预后不佳明显相关。与其他类型的肝损伤相比，肝功能的氨基转移酶持续异常 1 年以上的患者更可能出现慢性胆汁淤积伴或不伴胆管减少[40]。

八、治疗

药物性肝损伤治疗的研究不多，很少有对照研究。轻微的氨基转移酶升高，如异烟肼引起的异常往往会自发好转，而轻微的胆汁淤积往往不会导致严重的表现。被广泛使用的他汀类药物常引起氨基转移酶的升高，但很少导致严重的肝脏疾病。如何识别高危因素（如异烟肼治疗后氨基转移酶迅速升高到超过 5 倍 ULN）和监测应咨询相关肝病专家。

在某些患者中，停药后可能需要数周甚至 1～2 年，肝脏损伤和（或）肝功能才能完全恢复，例如大环内酯类抗生素引起的肝损伤。除了对乙酰氨基酚引起的肝损伤及时给予乙酰半胱氨酸，以及丙戊酸钠过量给予左旋肉碱外，几乎没有特异性解毒剂[41, 42]。出现自身免疫性肝炎表现的

DILI 时，应考虑使用类固醇药物和免疫调节药；一直备受争议的是此类治疗的使用持续时间。而在严重的药物性胆汁淤积症时，可使用熊去氧胆酸和多种止痒药。

药物性肝损伤的准确上报和监测仍然面临诸多挑战。对于本身就存在多个脏器疾病和并发症的患者来说，如果出现了肝损伤很难界定是否由药物导致，以及由何种药物导致了 DILI。包括 DILIN 在内的多个机构都在努力加强和改进 DILI 的报告系统，但应该有大量的 DILI 并没有被报告。对于已经上市的药物来说，其是否有肝损伤风险的评价往往需要数年的时间，在没有研究提示这些药物的肝损伤风险时，如果服用了这些药物后出现了肝损伤也很有可能不会被上报。

九、病理学家在诊断中的作用

病理学家可协助识别疑似 DILI 病例的肝损伤模式。组织学检查结果有助于确认或排除药物作用，或者提出肝损伤的其他可能原因。损伤的组织学类型和损伤的严重程度都应记录在病理报告中，因为这些信息在临床决策上可提供非常有价值的参考信息。随着密切的临床随访，询问出新的临床相关信息可能会进一步提供诊断的线索。作为肝脏病理学中非常有挑战性的领域，除了病史之外，仔细检查和准确解读肝活检，在临床疑似 DILI 病例中尤为重要。

十、典型病例

病例 8-1：甲基多巴的肝损伤

甲基多巴是一种几乎已被淘汰的降压药物，其肝损伤的临床和组织学特征通常与病毒性肝炎难以鉴别。临床表现为食欲不振、乏力和黄疸后发热。病理组织学上，可以出现不同程度的急性肝炎伴桥接坏死、慢性肝炎伴纤维化和中重度脂肪变性[24-26]，炎症浸润集中在汇管区和汇管区周围，显著的浆细胞浸润可出现在慢性肝损伤和自身免疫性肝炎样表现案例中。

一位 50 岁男性高血压患者，在每天服用 250mg 的 α- 甲基多巴 3 个月后，出现了厌食和全身不适等重型肝炎的表现。肝功能检查提示：TBIL 3.8mg/dl，ALT 1850U/L，AST 650U/L，ALP 14.5KAU，LAP 640U/L，GGT 380U/L，红斑狼疮和类风湿关节炎相关抗体检测均阴性。α- 甲基多巴在体外诱导淋巴细胞幼稚化检查呈阳性。肝活检显示汇管区周围有亚大块状肝坏死伴脂肪变性，电镜检查显示粗面内质网和溶酶体破坏附近有脂肪滴（图 8-1）。在停药 3 个月后，肝功能一般能恢复正常。

甲基多巴相关的肝损伤可表现为轻度肝炎，肝细胞片状坏死，甚至重型肝炎。有时会表现出类似于免疫性溶血性贫血、抗核抗体阳性和红斑狼疮相关的自身免疫性肝炎[26]。临床上常与病毒性肝炎相似。值得注意的是，当肝损伤恢复时，自身免疫相关抗体也呈阴性。

病例 8-2：抗肿瘤药物性肝损伤

他莫昔芬用于治疗乳腺癌，是通过抑制电子传递链[44]影响线粒体功能，从而导致肝损伤[23, 43]，表现类似非酒精性脂肪性肝炎，并可能发生肝硬化。

一位 51 岁的女性患者在 11 年前因乳腺癌接受了乳房切除术。当发现骨转移时，服用了三苯氧胺 3 年，逐步出现腹胀伴腹水和下肢水肿。

腹部 CT 显示腹水，肝大且密度不均匀。实验室检查显示：TBIL 2.5mg/dl，AST 108U/L，ALT 41U/L，LDH 493U/L，ChE 2030U/L，总蛋白 5.8g/dl，白蛋白 2.9g/dl，NH_3 106μg/dl，PLT 6.3×10^4/μl，HPT 27%。腹腔镜检查显示肝脏呈黄色肿大，边缘无光泽，表面不规则。肝活检显示非酒精性脂肪性肝炎（图 8-2）。

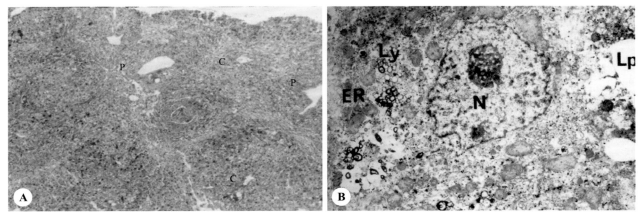

▲ 图 8-1　甲基多巴肝损伤

A. Masson 三色染色显示亚大块状坏死。C. 中央静脉，P. 汇管区。B. 电子显微镜显示在粗面内质网（ER）附近溶酶体（Ly）和脂肪滴（Lp）明显增多（引自 Iwai M, et al. Fatty metamorphosis of liver due to alpha-methyldopa. J Kyoto Pref Univ Med 1983; 92: 1427–1432.）

病例 8-3：营养补充剂肝损伤

营养补充剂应用非常广泛，常常会导致肝损伤[45]。患者是在食用被枯草芽孢杆菌污染的康宝莱产品后导致的严重肝损伤[46]。

一位 28 岁女性患者在服用减肥剂 3 个月后出现黄疸。肝功能检查显示：TBIL 18.57mg/dl，AST 1563U/L，ALT 1205U/L，ALP 454U/L，IgM HA-Ab、HBsAg、HCV-RNA、ANA 阴性。肝活检显示汇管区小梁结构紊乱，炎症细胞增多。汇管区周围肝细胞花环化和中间带至小叶中心区的肝细胞气球样变，汇管区有混合性炎症浸润，包括淋巴细胞、中性粒细胞和分散的嗜酸性粒细胞、气球样肝细胞和嗜酸性小体（图 8-3）。在停止服用补充剂 4 个月后，肝功能恢复正常。

病例 8-4：氯丙嗪肝损伤

氯丙嗪可导致典型的淤胆损伤，可引起肝小管淤胆。常在服用几周后出现黄疸[47, 48]。

一位 77 岁男性患者在接受氯丙嗪治疗 6 个月后出现黄疸。肝功能显示：TBIL 24.03mg/dl，ALT 60U/L，AST 35U/L，GGT 36U/L，LAP 294U/L，WBC 7100/mm^3，嗜酸性粒细胞 7%。肝活检显示肝小梁结构紊乱，汇管区周围肝细胞肿胀、中心实质和小管胆汁淤积，并伴有散在的嗜酸性小体（图 8-4）。

病例 8-5：硫普罗宁肝损伤

硫普罗宁是一种用于预防与胱氨酸尿相关肾结石的药物，初次服药的患者在 1 个月后可能会引起严重的胆汁淤积，而且这种不良反应持续时间较长[49]。据报道，人类白细胞抗原与硫普罗宁诱导的肝损伤中的严重胆汁淤积有关[50]。值得注意的是，该药引起的损伤可能需要很长时间才能恢复。

一位 41 岁男性患者服用 6 个月的硫普罗宁来预防胆结石，后出现低热，3 个月后出现黄疸。肝功能检查显示：TBIL 17.3mg/dl，ALT 38U/L，AST 42U/L，ALP 1022U/L，GGT 526U/L。腹腔镜检查显示肝脏呈绿色伴白色包膜，镜下可见肝小叶结构紊乱伴小叶中心、实质损害和小胆管胆汁淤积；小叶中心区窦周可见无定形物质（图 8-5）。

病例 8-6：抗生素药物性肝损伤

抗生素可引起肝细胞损伤、肝内胆汁淤积、混合性肝炎、慢性肝炎或微泡性脂肪变性。头孢菌素及其代谢产物可导致肝内胆汁淤积，并伴有

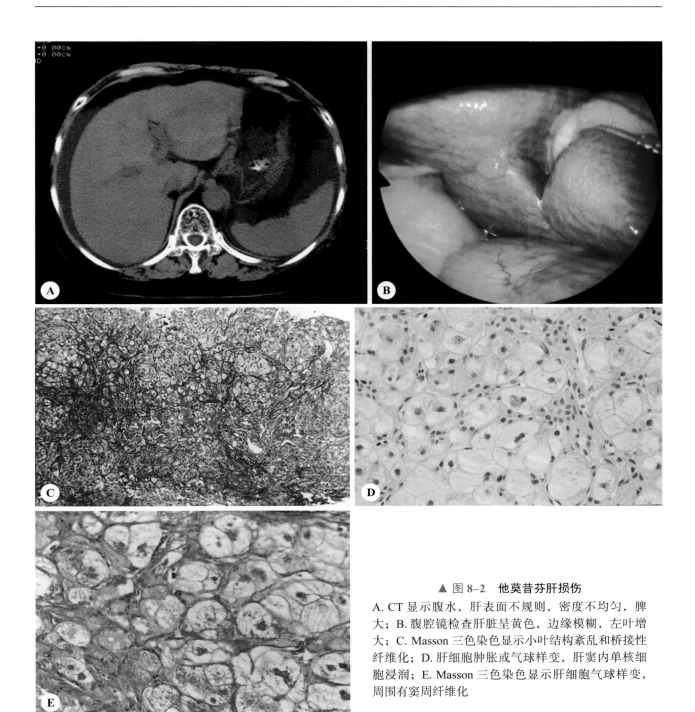

▲ 图 8-2 他莫昔芬肝损伤

A. CT 显示腹水，肝表面不规则，密度不均匀，脾大；B. 腹腔镜检查肝脏呈黄色，边缘模糊，左叶增大；C. Masson 三色染色显示小叶结构紊乱和桥接性纤维化；D. 肝细胞肿胀或气球样变，肝窦内单核细胞浸润；E. Masson 三色染色显示肝细胞气球样变，周围有窦周纤维化

胆管损伤和微泡性脂肪变性[51]。

　　一位 64 岁男性患者在服用头孢美唑治疗咽炎后出现水样便、尿色加深和黄疸表现。实验室检查显示：TBIL 30.89mg/dl，AST 199U/L，ALT 210U/L，ALP 2106U/L，GGT 3539U/L，总胆固醇 709mg/dl。在黄疸高峰期 2 周后的腹腔镜检查显示肝脏呈绿色，无胆管渗漏和散在的胆汁淤积性腺泡；肝活检显示汇管区扩张伴水肿和胆管增生；肝细胞内可见胆汁淤积，汇管区周围有微泡样脂肪变（图 8-6）。

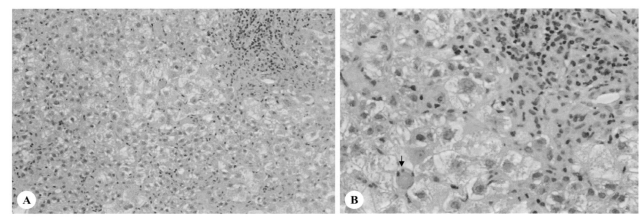

▲ 图 8-3　营养补充剂肝损伤

A. 肝小梁结构紊乱伴肝细胞花环形成，汇管区炎症细胞浸润；B. 肝细胞气球样变，可见嗜酸性小体（箭），汇管区淋巴细胞、浆细胞和嗜酸性粒细胞混合浸润伴界面性肝炎

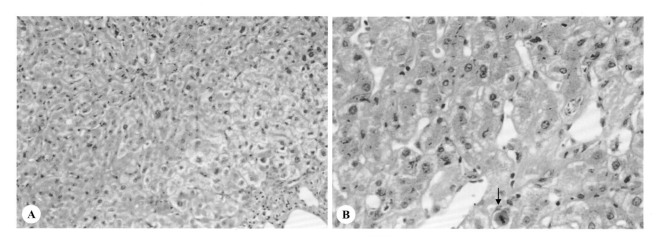

▲ 图 8-4　氯丙嗪肝损伤

A. 汇管区轻度炎症，小梁结构紊乱，汇管区周围肝细胞大部分肿胀；B. 小叶中心区可见胆汁淤积，胆管内可见胆色素，可见嗜酸性小体（箭）

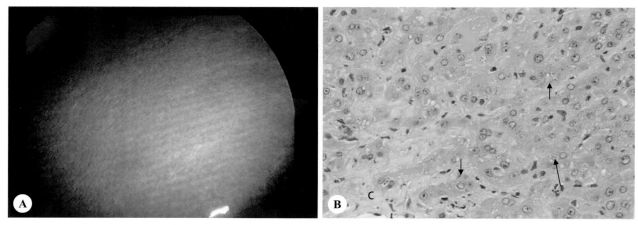

▲ 图 8-5　硫普罗宁肝损伤

A. 腹腔镜检查显示肝实质呈绿色，包膜呈白色；B. 在中心区（C）可以看到胆汁淤积，在胆管中可以看到胆栓形成（箭）

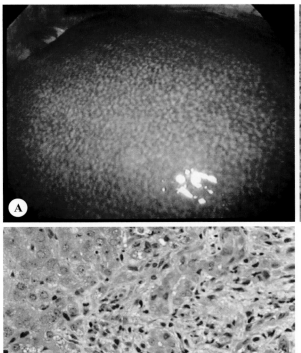

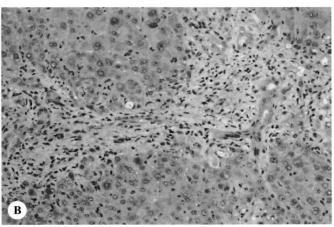

▲ 图 8-6　抗生素肝损伤

A. 腹腔镜可见明显突出的绿色腺泡；B. 汇管区水肿伴胆管增生；C. 汇管区伴胆管反应和轻度炎症细胞浸润，汇管区周围肝细胞内可见胆汁淤积和微泡性脂肪变

参考文献

[1] Chalasani N, Fontana RJ, Bonkovsky HL, Watkins PB, Davern T, Serrano J, Yang H, Rochon J: Causes, clinical features, and outcomes from a prospective study of drug-induced liver injury in the United States. Gastroenterology 2008, 135:1924–34, 34.e1–4.

[2] Williamson K, Wahl MS, Mycyk MB. Direct comparison of 20-hour IV, 36-hour oral, and 72-hour oral acetylcysteine for treatment of acute acetaminophen poisoning. Am J Ther. 2013;20:37–40.

[3] Kleiner DE, Chalasani NP, Lee WM, Fontana RJ, Bonkovsky HL, Watkins PB, Hayashi PH, Davern TJ, Navarro V, Reddy R, Talwalkar JA, Stolz A, Gu J, Barnhart H, Hoofnagle JH. Hepatic histological findings in suspected drug-induced liver injury: systematic evaluation and clinical associations. Hepatology (Baltimore, MD). 2014;59: 661–70.

[4] Bower WA, Johns M, Margolis HS, Williams IT, Bell BP. Population-based surveillance for acute liver failure. Am J Gastroenterol. 2007;102:2459–63.

[5] Bjornsson E, Kalaitzakis E, Olsson R. The impact of eosinophilia and hepatic necrosis on prognosis in patients with drug-induced liver injury. Aliment Pharmacol Ther. 2007;25:1411–21.

[6] Yamashita YI, Imai K, Mima K, Nakagawa S, Hashimoto D, Chikamoto A, Baba H. Idiosyncratic drug-induced liver injury: a short review. Hepatol Commun. 2017;1:494–500.

[7] Stephens C, Lopez-Nevot MA, Ruiz-Cabello F, Ulzurrun E, Soriano G, Romero-Gomez M, Moreno-Casares A, Lucena MI, Andrade RJ. HLA alleles influence the clinical signature of amoxicillin-clavulanate

hepatotoxicity. PLoS One. 2013;8:e68111.

[8] Daly AK, Day CP. Genetic association studies in drug-induced liver injury. Drug Metab Rev. 2012;44:116–26.

[9] Stewart JD, Horvath R, Baruffini E, Ferrero I, Bulst S, Watkins PB, Fontana RJ, Day CP, Chinnery PF. Polymerase gamma gene POLG determines the risk of sodium valproate-induced liver toxicity. Hepatology (Baltimore, MD). 2010;52:1791–6.

[10] Lammert C, Einarsson S, Saha C, Niklasson A, Bjornsson E, Chalasani N. Relationship between daily dose of oral medications and idiosyncratic drug-induced liver injury: search for signals. Hepatology (Baltimore, MD). 2008;47:2003–9.

[11] Chalasani N, Bjornsson E. Risk factors for idiosyncratic drug-induced liver injury. Gastroenterology. 2010;138:2246–59.

[12] Sundaram V, Bjornsson ES. Drug-induced cholestasis. Hepatol Commun. 2017;1:726–35.

[13] Bjornsson E. Drug-induced liver injury: Hy's rule revisited. Clin Pharmacol Ther. 2006;79:521–8.

[14] Lucena MI, Camargo R, Andrade RJ, Perez-Sanchez CJ. Sanchez De La cuesta F: comparison of two clinical scales for causality assessment in hepatotoxicity. Hepatology (Baltimore, MD). 2001;33:123–30.

[15] Kleiner DE. Drug-induced liver injury: the hepatic Pathologist's approach. Gastroenterol Clin N Am. 2017;46:273–96.

[16] Kleiner DE. Recent advances in the histopathology of drug-induced liver injury. Surg Pathol Clin. 2018;11:297–311.

[17] Zhang X, Ouyang J, Thung SN. Histopathologic manifestations of drug–induced hepatotoxicity. Clin Liver Dis. 2013;17:547–64.. vii–viii

[18] de Boer YS, Kosinski AS, Urban TJ, Zhao Z, Long N, Chalasani N, Kleiner DE, Hoofnagle JH. Features of autoimmune hepatitis in patients with drug–induced liver injury. Clin Gastroenterol Hepatol. 2017;15:103–12.. e2

[19] Bjornsson E, Talwalkar J, Treeprasertsuk S, Kamath PS, Takahashi N, Sanderson S, Neuhauser M, Lindor K. Drug–induced autoimmune hepatitis: clinical characteristics and prognosis. Hepatology (Baltimore, MD). 2010;51:2040–8.

[20] Suzuki A, Brunt EM, Kleiner DE, Miquel R, Smyrk TC, Andrade RJ, Lucena MI, Castiella A, Lindor K, Bjornsson E. The use of liver biopsy evaluation in discrimination of idiopathic autoimmune hepatitis versus drug–induced liver injury. Hepatology (Baltimore, MD). 2011;54:931–9.

[21] Andrade RJ, Lucena MI, Kaplowitz N, Garcia–Munoz B, Borraz Y, Pachkoria K, Garcia–Cortes M, Fernandez MC, Pelaez G, Rodrigo L, Duran JA, Costa J, Planas R, Barriocanal A, Guarner C, Romero–Gomez M, Munoz–Yague T, Salmeron J, Hidalgo R. Outcome of acute idiosyncratic drug–induced liver injury: Long–term follow–up in a hepatotoxicity registry. Hepatology (Baltimore, MD). 2006;44:1581–8.

[22] Stieger B, Fattinger K, Madon J, Kullak–Ublick GA, Meier PJ. Drug– and estrogen–induced cholestasis through inhibition of the hepatocellular bile salt export pump (Bsep) of rat liver. Gastroenterology. 2000;118:422–30.

[23] Ramachandran R, Kakar S. Histological patterns in drug–induced liver disease. J Clin Pathol. 2009;62:481–92.

[24] Arranto AJ, Sotaniemi EA. Histologic follow–up of alpha–methyldopa– induced liver injury. Scand J Gastroenterol. 1981;16:865–72.

[25] Rodman JS, Deutsch DJ, Gutman SI. Methyldopa hepatitis. A report of six cases and review of the literature. Am J Med. 1976;60: 941–8.

[26] Toghill PJ, Smith PG, Benton P, Brown RC, Matthews HL. Methyldopa liver damage. Br Med J. 1974;3:545–8.

[27] Timbo BB, Ross MP, McCarthy PV, Lin CT. Dietary supplements in a national survey: prevalence of use and reports of adverse events. J Am Diet Assoc. 2006;106:1966–74.

[28] Navarro VJ, Barnhart H, Bonkovsky HL, Davern T, Fontana RJ, Grant L, Reddy KR, Seeff LB, Serrano J, Sherker AH, Stolz A, Talwalkar J, Vega M, Vuppalanchi R. Liver injury from herbals and dietary supplements in the U.S. drug–induced liver injury network. Hepatology (Baltimore, MD). 2014;60:1399–408.

[29] Rios FF, Rodrigues de Freitas LA, Codes L, Santos Junior GO, Schinoni MI, Parana R. Hepatoportal sclerosis related to the use of herbals and nutritional supplements. Causality or coincidence? Ann Hepatol. 2016;15:932–8.

[30] Heidemann LA, Navarro VJ, Ahmad J, Hayashi PH, Stolz A, Kleiner DE, Fontana RJ. Severe acute hepatocellular injury attributed to OxyELITE pro: a case series. Dig Dis Sci. 2016;61: 2741–8.

[31] Elsharkawy AM, McPherson S, Masson S, Burt AD, Dawson RT, Hudson M. Cholestasis secondary to anabolic steroid use in young men. BMJ (Clinical Res ed). 2012;344:e468.

[32] Brazeau MJ, Castaneda JL, Huitron SS, Wang J. A case report of supplement–induced hepatitis in an active duty service member. Mil Med. 2015;180:e844–6.

[33] Kou T, Watanabe M, Yazumi S. Hepatic failure during anabolic steroid therapy. Gastroenterology. 2012;143:e11–2.

[34] Davidov Y, Har–Noy O, Pappo O, Achiron A, Dolev M, Ben–Ari Z. Methylprednisolone–induced liver injury: case report and literature review. J Dig Dis. 2016;17:55–62.

[35] Ghabril M, Bonkovsky HL, Kum C, Davern T, Hayashi PH, Kleiner DE, Serrano J, Rochon J, Fontana RJ, Bonacini M. Liver injury from tumor necrosis factor–alpha antagonists: analysis of thirty–four cases. Clin Gastroenterol Hepatol. 2013;11:558–64.. e3

[36] Bjornsson ES, Gunnarsson BI, Grondal G, Jonasson JG, Einarsdottir R, Ludviksson BR, Gudbjornsson B, Olafsson S. Risk of drug–induced liver injury from tumor necrosis factor antagonists. Clin Gastroenterol Hepatol. 2015;13:602–8.

[37] Johncilla M, Misdraji J, Pratt DS, Agoston AT, Lauwers GY, Srivastava A, Doyle LA. Ipilimumab–associated hepatitis: Clinicopathologic characterization in a series of 11 cases. Am J Surg Pathol. 2015;39:1075–84.

[38] Antezana A, Sigal S, Herbert J, Kister I. Natalizumab–induced hepatic injury: a case report and review of literature. Mult Scler Relat Disord. 2015;4:495–8.

[39] Grant LM, Kleiner DE, Conjeevaram HS, Vuppalanchi R, Lee WM. Clinical and histological features of idiosyncratic acute liver injury caused by temozolomide. Dig Dis Sci. 2013;58:1415–21.

[40] Fontana RJ, Hayashi PH, Barnhart H, Kleiner DE, Reddy KR, Chalasani N, Lee WM, Stolz A, Phillips T, Serrano J, Watkins PB. Persistent liver biochemistry abnormalities are more common in older patients and those with cholestatic drug induced liver injury. Am J Gastroenterol. 2015;110:1450–9.

[41] Polson J, Lee WM. AASLD position paper: the management of acute liver failure. Hepatology (Baltimore, MD). 2005;41: 1179–97.

[42] Bohan TP, Helton E, McDonald I, Konig S, Gazitt S, Sugimoto T, Scheffner D, Cusmano L, Li S, Koch G. Effect of L–carnitine treatment for valproate–induced hepatotoxicity. Neurology. 2001;56:1405–9.

[43] Saphner T, Triest–Robertson S, Li H, Holzman P. The association of nonalcoholic steatohepatitis and tamoxifen in patients with breast cancer. Cancer. 2009;115:3189–95.

[44] Begriche K, Igoudjil A, Pessayre D, Fromenty B. Mitochondrial dysfunction in NASH: causes, consequences and possible means to prevent it. Mitochondrion. 2006;6:1–28.

[45] Takikawa H, Murata Y, Horiike N, Fukui H, Onji M. Drug–induced liver injury in Japan: an analysis of 1676 cases between 1997 and 2006. Hepatol Res. 2009;39:427–31.

[46] Stickel F, Droz S, Patsenker E, Bogli–Stuber K, Aebi B, Leib SL. Severe hepatotoxicity following ingestion of Herbalife nutritional supplements contaminated with Bacillus subtilis. J Hepatol. 2009;50:111–7.

[47] Hollister LE. Allergy to chlorpromazine manifested by jaundice. Am J Med. 1957;23:870–9.

[48] Ishak KG, Irey NS. Hepatic injury associated with the phenothiazines. Clinicopathologic and follow–up study of 36 patients. Arch Pathol. 1972;93:283–304.

[49] Chitturi S, Farrell GC. Drug–induced cholestasis. Semin Gastrointest Dis. 2001;12:113–24.

[50] Watanabe N, Takashimizu S, Kojima S, Kagawa T, Nishizaki Y, Mine T, Matsuzaki S. Clinical and pathological features of a prolonged type of acute intrahepatic cholestasis. Hepatol Res. 2007;37:598–607.

[51] Westphal JF, Vetter D, Brogard JM. Hepatic side–effects of antibiotics. J Antimicrob Chemother. 1994;33:387–401.

第 9 章　自身免疫性肝病
Autoimmune Liver Disease

Mikio Zeniya　Masaki Iwai　Arief A. Suriawinata　著

荣义辉　周光德　译　　陈效友　校

缩略语

AIH	autoimmune hepatitis	自身免疫性肝炎
ALP	alkaline phosphatase	碱性磷酸酶
AMA	anti-mitochondrial antibody	抗线粒体抗体
ANA	antinuclear antibody	抗核抗体
ASMA	anti-smooth muscle antibody	抗平滑肌抗体
CNSDC	chronic nonsuppurative destructive cholangitis	慢性非化脓性破坏性胆管炎
ERCP	endoscopic retrograde cholangiopancreatography	内镜下逆行胰胆管造影
GGTP	gamma-glutamyltranspeptidase	γ- 谷氨酰转肽酶
GOT	glutamic oxaloacetic transaminase	天冬氨酸氨基转移酶
GPT	glutamic pyruvic transaminase	丙氨酸氨基转移酶
GVHD	graft-versus-host disease	移植物抗宿主病
HLA	human leucocyte antigen	人类白细胞抗原
Ig	immunoglobulin	免疫球蛋白
MRCP	magnetic resonance cholangiopancreatography	磁共振下胰胆管成像
PBC	primary biliary cholangitis	原发性胆汁性胆管炎
PSC	primary sclerosing cholangitis	原发性硬化性胆管炎

概述

肝细胞及胆管细胞都可以成为人体自身免疫攻击的对象。以肝细胞为影响对象的自身免疫性疾病（常伴随肝细胞酶学指标的升高，如 AST、ALT）称为自身免疫性肝炎，经典的以小胆管为影响对象的自身免疫性疾病（常伴随胆汁淤积性酶学指标的升高，如 ALP、GGT 等）称为原发性胆汁性胆管炎。尽管近年研究显示，原发性硬化性胆管炎的一种亚型的致病机制是由 IgG_4 介导的胆管损伤，但是自身免疫在以大胆管为影响对象的 PSC 致病机制中的作用并不清楚。最后，如果 AIH 和 PBC 或 PSC 的特征都出现时，就称之为重叠综合征。

一、自身免疫性肝炎

自身免疫性肝炎是一种慢性持续进展性的炎症性疾病，女性多见，可发生于所有年龄和种族。AIH 可以急性肝炎起病，并可能导致肝硬化、肝癌、肝移植或死亡。尽管遗传和环境因素都可能与 AIH 相关，但 AIH 的病因尚不清楚。肝脏损伤的启动和延续目前认为是以肝脏自身抗原为靶点的免疫反应。HLA-DRB1 基因与 AIH 有着强烈的相关性。在欧洲和北美，HLA-DR3（DRB1/0301）和 HLA-DR4（DRB1/0401）分子与 AIH1 型患者的易感性相关，而在日本则是 HLA-DR4[1]。在英国和巴西，HLA-DR3 和 HLA-DR7 与 AIH2 型患者的易感性相关[2]。

自身免疫性肝炎的诊断标准是不断发展的。国际自身免疫性肝炎组[3] 最早对这一疾病做出了定义并随后进行了验证性研究，在研究基础上重新制定了广泛评分系统[4]。最近又制定了简化标准[5]，最近 EASL 发表了一篇综述，对此进行了良好的总结[6]。

AIH 事实上是一种综合征，诊断需要依靠：具有肝病的临床特征但排除了其他原因所致肝病，存在自身免疫标志物（ANA、SMA、IgG），肝组织病理活检存在典型特征。自身抗体通常通过间接免疫荧光法在啮齿类动物的肾脏、肝脏和胃的基质上进行检测。

严重的肝损伤在 AIH 中的反复发作，肝实质被不断的破坏直至消失，最终导致肝衰竭。因此，一旦确诊为 AIH，应立即给予糖皮质激素治疗，可以联合或不联合其他免疫抑制药，如硫唑嘌呤或环孢霉素[7, 8]，以促进血清氨基转移酶和免疫球蛋白 G 水平恢复正常。当治疗过晚或无效时，可能需要肝移植[9]。

AIH 确诊条件：①缺乏提示活动性病毒性肝炎的标志物、戒酒、近期未输血、近期未服用肝毒性药物；②存在自身免疫标志物和丙种球蛋白升高；③相应的肝损伤组织学类型[1, 3-5]。AIH 的组织学包括界面炎和全小叶性炎、淋巴浆细胞浸润、汇管区周围肝细胞玫瑰花环形成，不伴有胆管损伤。界面炎是汇管区间质和肝小叶交界处的炎症，被认为是慢性特征；然而，在一些急性发作的患者中，却较少看见这种界面炎，反而多表现为小叶中心坏死[10, 11]。由于肝脏是典型的免疫耐受器官，因此自身免疫相关疾病导致肝脏损伤的确切机制尚未阐明[12, 13]。临床上，AIH 依据有无急性发作，分为急性和慢性两类。小叶中央坏死伴浆细胞浸润常见于 AIH 的“急性”期或急性加重期[14, 15]，严重的 AIH 有时可见融合性巨细胞[16-19]。但所谓的“急性”起病的 AIH 却常常表现为自身抗体阴性和血清免疫球蛋白升高，导致诊断非常困难[20]。AIH 的组织学变化取决于活检的病程时间。需要理解的是，单纯肝组织病理活检不能确诊 AIH，活检的重点是排除其他疾病。AIH 与其他自身免疫性疾病也有多种重叠形式，包括原发性胆汁性肝硬化、原发性硬化性胆管炎，和特殊表现的自身免疫性肝病、自身免疫性胆管炎[1]，伴有胆管损伤的 AIH[21, 22]。尤其在儿童中，AIH 与 PSC 的鉴别比较困难，所以提示儿童病例应行 MRCP 检查。对于这种所谓的重叠综合征，主要诊断非常重要，应诊断为 AIH 伴胆管损伤或 PBC 伴肝损伤，而不是诊断为重叠综合征。

疾病程度评估是重要的，特别是初诊[23]。腹腔镜显示急性 AIH 肝脏红肿伴细纹状凹陷，而慢性 AIH 则表现为肝脏增大，表面红色斑块状，杂以门静脉分支扩张形成的裂隙样白色凹陷（图 9-1）。

病例 9-1

男性，59 岁，主诉全身不适、关节痛、黄疸和尿黄。肝功能检查显示：ALT 144U/L，AST 121U/L，GGT 76U/L，IgG 2322mg/dl，ANA 1∶160，ASMA 1∶20，AMA 阴性。肝活检显示重度界面炎和汇管区明显炎症细胞浸润，主要为

浆细胞、淋巴细胞，嗜酸性粒细胞罕见（图 9-2）。给予泼尼松龙 30mg/d，关节痛改善，肝功能恢复正常。AIH 常伴有多种并发症，常见多关节痛、甲状腺炎和溃疡性结肠炎等，应用糖皮质激素治疗通常能减轻症状和体征。

病例 9-2

女性，74 岁，主诉全身不适 6 个月。肝功能检查显示：ALT 673U/L，AST 756U/L，ALP 281U/L，GGT 420U/L，IgG 1361mg/dl，ANA 1∶40，AMA 阴性。肝活检显示严重的界面炎，

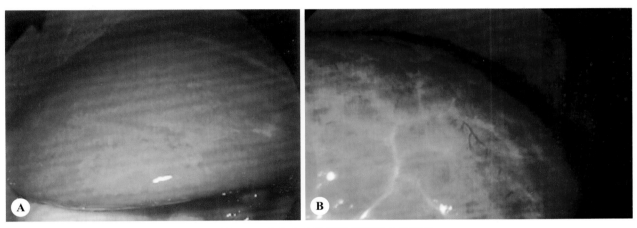

▲ 图 9-1　自身免疫性肝炎肝脏的大体表现

A. 腹腔镜检查显示 1 例急性自身免疫性肝炎患者肝脏红肿并有红色纹理；B. 1 例慢性自身免疫性肝炎患者的腹腔镜检查显示，增大的肝脏表面有裂隙样凹陷，伴有红色斑点和外周门静脉扩张所致的白色斑点

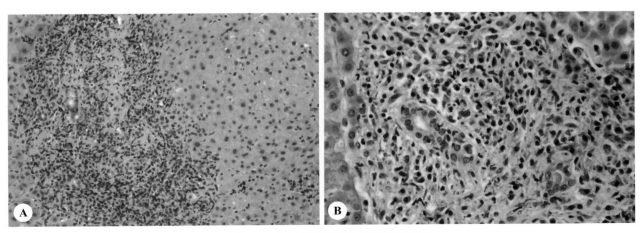

▲ 图 9-2　自身免疫性肝炎的组织学表现

A. 汇管区周围界面炎，汇管区或其周围多量炎症细胞浸润；B. 汇管区浸润炎症细胞包括浆细胞、淋巴细胞和嗜酸性粒细胞，胆管受损

小叶中心性坏死伴浆细胞浸润（图 9-3A）。应用泼尼松龙后肝功能也得到了改善。如本例所见，通常在 AIH 急性期可见中央坏死伴浆细胞浸润[14, 15, 24]。

病例 9-3

女性，15 岁，主诉全身不适伴黄疸。肝功能检查显示：TBIL 11.5mg/dl，AST 1185U/L，ALT 1297U/L。TBIL 在 1 个月内达到峰值 36.4mg/dl，PTA 为 55%。肝活检显示小叶中心区可见合体巨细胞，汇管区周围肝细胞玫瑰花环排列，汇管区内中性粒细胞和浆细胞浸润（图 9-3B）。同时给予泼尼松龙 30mg/d 和硫唑嘌呤 50mg/d，3 个月后肝功能恢复正常。虽然巨细胞肝炎是新生儿肝损伤的常见类型，但在 AIH 中也可以观察到多核的合体巨细胞。它们的出现与 AIH 的严重肝损伤有关[18]。

病例 9-4

男性，51 岁。健康查体发现：TBIL 0.89mg/dl，AST 95U/L，ALT 128U/L，ALP 394U/L，IgG 3800mg/dl，ANA 1∶1280，PLT 74×10⁹/L。腹腔镜下肝活检显示结节形成，肝表面可呈淋巴结样突起伴红色斑点。肝脏组织学可见假小叶形成，大小不规则，大量坏死，宽纤维间隔，纤维组织

内可见大量淋巴浆细胞浸润（图 9-4）。如果 AIH 初诊时即为肝硬化，除非及时给予泼尼松龙治疗，否则预后极差[25]。该患者接受了 30mg 泼尼松龙治疗，肝功能得到改善[26]。

病例 9-5

男性，56 岁，主诉腹部不适伴尿黄。肝功能测定显示：TBIL 8.5mg/dl，AST 1173U/L，ALT 2236U/L，PTA 65%，血小板 10.4×10⁴/μl，ANA×40。1 个月后复查肝功能未见改善。超声引导下的肝活检显示肝小叶紊乱，汇管区和中央坏死区大量炎症细胞浸润，高倍镜下显示界面炎，单个核细胞浸润，其中含有 CD138 阳性浆细胞（图 9-5）。4 个月后给予泼尼松龙并再次血浆置换后肝衰竭未改善。与入院时相比，上腹部 CT 显示肝脏缩小，伴有意识障碍。治疗 5 个月后，他接受了肝移植。移植肝呈亚大块坏死，伴有明显的胆管反应，坏死区肝细胞呈玫瑰花环状排列（图 9-6）。AIH 导致的急性肝衰竭为肝移植适应证，该患者在肝移植术后存活 4.5 年。

下面这个病例为 SLE 合并汇管区周围炎及浆细胞浸润，旨在讨论 SLE 相关肝炎与 AIH 的组织学鉴别诊断。系统性红斑狼疮（systemic lupus erythematosus，SLE）是一种以多器官损伤

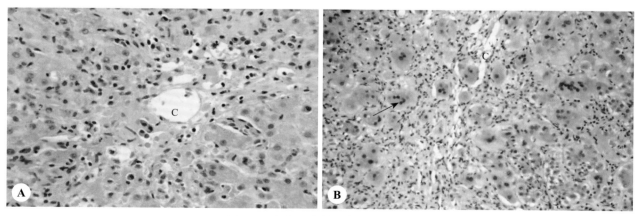

▲ 图 9-3　自身免疫性肝炎的组织学表现

A. 小叶中心坏死伴浆细胞浸润。B. 中央静脉周围有多核巨细胞（箭），其周围有浆细胞和中性粒细胞浸润。汇管区周围区域小肝细胞呈玫瑰花环样排列。C. 中央静脉

为特点的自身免疫性疾病，其靶器官也包括肝脏[27, 28]。8%～23% 的 SLE 会出现肝脏受累[28, 29]。SLE 患者肝脏受累后常见的病理改变是肝脏脂肪变或淤血[30]，但同时发生 AIH 和 SLE 是相当罕见的[31, 32]。此外，SLE 相关肝炎和 AIH 的在临床上很难鉴别诊断[33, 34]。

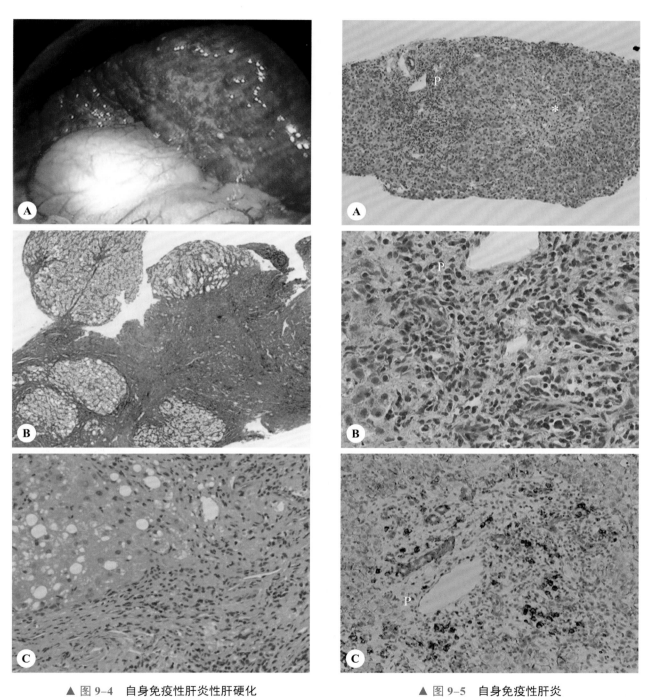

▲ 图 9-4 自身免疫性肝炎性肝硬化

A. 腹腔镜检查显示肝表面有大小不规则的结节，间以大的凹陷；B. 残余肝实质结节（假小叶）被广泛塌陷性纤维间隔分割；C. 宽纤维间隔内淋巴浆细胞浸润

▲ 图 9-5 自身免疫性肝炎

A. 入院时的肝脏组织学显示肝小叶结构紊乱，汇管区内大量炎症细胞，小叶中心坏死；B. 可见多种炎症细胞，包括浆细胞和淋巴细胞；C. 浆细胞 CD138 阳性。*. 中央静脉；P. 汇管区

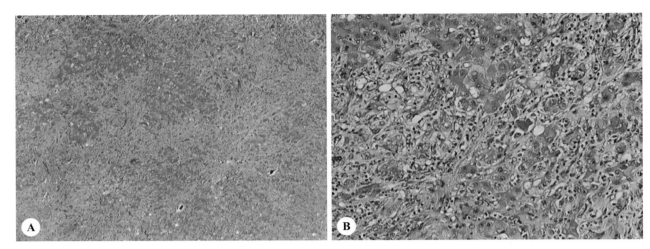

▲ 图 9-6　自身免疫性肝炎
A. 受体肝脏出现亚大块坏死；B. 汇管区周围可见卵圆细胞或小肝细胞

病例 9-6

女性，60 岁，主诉发热和乏力，随后进展为蛋白尿和多关节痛。肝功能检查显示 AST 和 ALT 轻度升高，根据美国风湿病学会的诊断标准确定为 SLE。她接受小剂量泼尼松龙治疗 6 个月，4 年无症状。随后，她再次出现多关节痛、疲劳和肌痛，并出现尿色加深和黄疸。该患者无吸毒、酗酒或静脉注射血液制品史。入院时，她的肝功能检查显示：TBIL 3.28mg/dl，DBIL 2.11mg/dl，AST 192U/L，ALT 231U/L，ALP 1063U/L，GGT 332U/L，LDH 253U/L。免疫学检查显示：ANA 1∶640，IgG 2130mg/dl，IgM 148mg/dl，红斑狼疮细胞试验、抗双链 DNA、抗单链 DNA 阳性，HLA 分型为 DR4，抗核糖体 P 抗体阴性。抗平滑肌抗体、抗线粒体抗体、抗 LKM-1 抗体均为阴性。HBsAg、IgM-HA 抗体和 HCV-RNA 均为阴性。嗜肝病毒、巨细胞病毒和 EB 病毒的血清学检测也呈阴性。腹腔镜检查显示肝脏表面有轻度凹陷，有弥漫性白色斑点，但无任何红色斑点。肝活检显示肝细胞脂肪变性，汇管区纤维化，但无桥接纤维化；轻度界面炎伴淋巴浆细胞浸润，肝细胞无玫瑰花结样排列（图 9-7）。入院后 ALT 和 AST 分别升高至 422U/L

和 347U/L。出现大量蛋白尿（11g/d）、发热、大量胸腔积液和心包积液。口服泼尼松龙初始剂量为 40mg/d，在 3 个月内逐渐减少至 10mg 的维持剂量。随后，心包炎、胸膜炎、蛋白尿消失，肝功能恢复正常。血清红斑狼疮试验由阳性转为阴性，血清补体恢复正常水平。血清 IgG 和 ANA 滴度降低。治疗前 AIH 评分 19 分，治疗后 AIH 评分 21 分。心包炎和胸膜炎在给予泼尼松龙后得到缓解，肝功能检查在 4 年内恢复正常。SLE 有时并发肝损伤，并且 SLE 所致的慢性肝炎和 AIH 很难区分 [34, 35]，因为 SLE 与 AIH 的组织学表现均会出现伴有淋巴浆细胞浸润的界面性炎 [36]。

二、原发性胆汁性胆管炎

原发性胆汁性肝硬化通常被认为是一种自身免疫性疾病，最近更名为原发性胆汁性胆管炎，英文缩写仍为 PBC。PBC 在组织学上表现为慢性非化脓性破坏性胆管炎 [37]。与主要影响大胆管的硬化性胆管炎相比，本病主要影响小胆管（小叶间或间隔胆管）。血清抗线粒体抗体是 PBC 的主要标志物，90% 的 PBC 患者都呈阳性 [38]。该

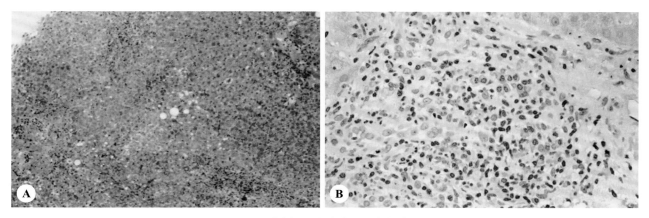

▲ 图 9-7 系统性红斑狼疮的自身免疫性肝炎

A. Mallory-Azan 染色显示汇管区扩大，伴汇管区纤维化。无桥接纤维化，无假小叶形成，肝细胞可见脂肪变性。
B. HE 染色显示汇管区内有大量浆细胞和淋巴细胞浸润，胆管上皮形态不规则（经 Springer 许可转载，引自 Iwai M, et al. Autoimmune hepatitis in a patient with systemic lupus erythematous. Clin Rheumatol 2003; 22: 234–6.）

病通常影响中老年女性，发病高峰在 40—60 岁。PBC 在临床上分为无症状 PBC（asymptomatic PBC，a-PBC）、食管静脉曲张 PBC（PBC with esophageal varices，v-PBC）[39] 和有症状 PBC（symptomatic PBC，s-PBC）。随着越来越多的体检，包括实验室检查，PBC 现在经常在早期和完全无症状阶段即可被确诊。大多数 a-PBC 患者会在很长一段时间内保持稳定，但有些可能逐渐发展为 s-PBC。s-PBC 的表现特征是剧烈瘙痒、嗜睡、皮肤色素沉着和胆汁淤积性黄疸，偶可进展为肝衰竭，一些患者常合并干燥综合征，可伴发或不伴发 CREST 综合征（钙质沉着症、雷诺现象、食管功能障碍、硬化性指关节炎和毛细血管扩张）[40]。

组织学分期[37] 如下。

• 1 期：炎症和非化脓性破坏性胆管炎（旺炽性胆管病变）。

• 2 期：实质界板破坏，胆管不同程度的增生，有早期短放射状间隔。

• 3 期：汇管区纤维化扩展，纤维间隔形成，包括汇管区至汇管区桥接间隔（胆汁性纤维化）。

• 4 期：进展为完全的胆汁性肝硬化。

最近虽然出现了更多的分期和分级的临床评分系统，但该评分对于评估 PBC 还是十分有效，并具有非常大的实用性[41]。

熊去氧胆酸是治疗早期 PBC 的首选药物[42]。UDCA 的单药治疗即可改善胆红素、碱性磷酸酶、GGT、胆固醇和血清 IgM 的水平[43, 44]，同时可减缓肝硬化的组织学进展[45]。对 UDCA 无应答的患者，奥贝胆酸和苯扎贝特两种可能通过激活核受体发挥作用的药物具备治疗前景[46, 47]。据报道，UDCA 与苯扎贝特联合治疗对 UDCA 有部分反应的 PBC 患者可改善其生化结果[48]。

病例 9-7

女性，73 岁。健康体检发现：AST 25U/L，ALT 14U/L，ALP 358U/L，GGT 73U/L。进一步检查显示：IgG 1113mg/dl，IgM 205mg/dl，AMA 1：40，ANA 1：1280。腹腔镜下肝活检显示，肝表面有小而散在的凹陷，肝被膜变白增厚，汇管区炎症细胞浸润，胆管增生伴淋巴细胞和浆细胞等大量炎症细胞浸润（图 9-8）。

给予 UDCA600mg/d，2 个月后 ALP 和 GGT 恢复正常。肝功能长期维持在正常范围内，证明了 UDCA 治疗 a-PBC 的有效性。

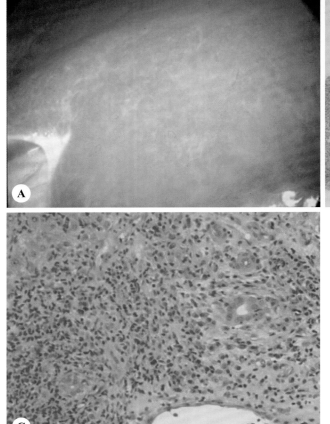

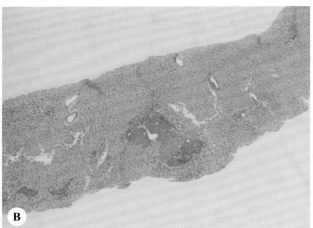

▲ 图 9-8 原发性胆汁性胆管炎

A. 腹腔镜检查显示肝表面有小凹陷，肝被膜变白；B. 肝组织银染显示汇管区扩张；C. 扩大的汇管区内可见增生的胆管和大量淋巴细胞及浆细胞浸润

PBC 患者常并发干燥综合征，同时 PBC 也是原发性干燥综合征肝脏损伤的主要病因[49]。

病例 9-8

女性，45 岁，在寒冷季节常主诉眼睛或口腔干燥及雷诺现象。体格检查显示：AST 55U/L，ALT 62U/L，ALP 525U/L，GGT 198U/L。详细检查显示：AMA 1 : 1280，ANA 1 : 1280，甲状腺试验 1 : 6400，微粒体试验 1 : 100，SS-A 抗体阴性，SS-B 抗体阴性，HLA-DR2 阳性。腹腔镜下肝活检显示肝表面呈豹纹马赛克样，伴腺样斑点，组织学上可见汇管区扩大伴炎症细胞浸润，中心区无炎症细胞浸润和坏死。汇管区内胆管破坏，胆管上皮变性，淋巴浆细胞浸润（图 9-9）。300mg/d 或 600mg/d 的 UDCA 治疗 3 年后，血清 ALP/GGT 恢复正常，AST/ALT 恢复正常。

伴有或不伴有干燥综合征的 PBC 的临床表现和组织学特征无明显差异，1 期 PBC 被认为是原发性干燥综合征患者的首要腺外表现之一[49]，因此 PBC 与干燥综合征的关系有待进一步研究。

病例 9-9

女性，34 岁，主诉全身不适和瘙痒 2 年。在生下第二个孩子后，症状加重[50]。分娩后，她的肝功能测试恢复正常，但后来再次升高。肝脏功能显示：TBIL 0.74mg/dl，AST 89U/L，ALT 131U/L，ALP 416U/L，GGT 177U/L，IgM 689mg/dl，AMA 1 : 320。腹腔镜检查显示，肝表面呈斑片状，肝活检显示汇管区扩大、纤维化；胆管破坏、增生伴大量淋巴细胞和浆细胞浸润（图 9-10）。熊去氧胆酸 600mg/d 有效，ALP、ALT、AST、GGT

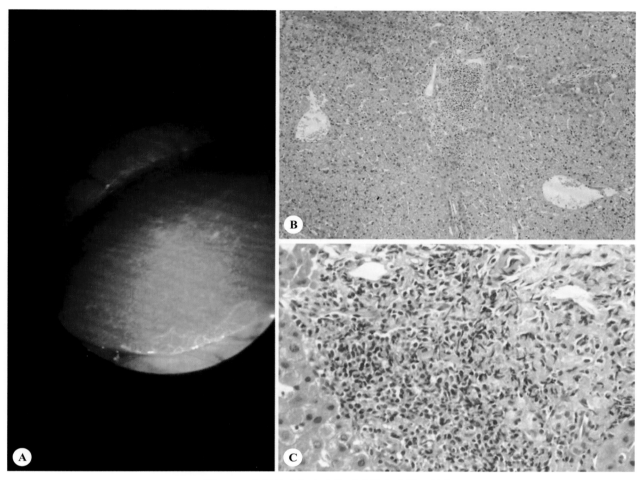

▲ 图 9–9　干燥综合征患者的原发性胆汁性胆管炎

A. 腹腔镜检查显示肝脏表面有白色斑点及网状纹路；B. 镜下可见汇管区扩大，炎症细胞浸润，坏死少；C. 汇管区内淋巴浆细胞浸润，胆管被破坏，胆管上皮细胞变性

水平均有不同程度的降低。

病例 9–10

女性，62 岁，主诉关节痛伴肝功能异常 10 年。检验结果显示：TBIL 0.96mg/dl，AST 164U/L，ALT 196U/L，ALP 483U/L，GGT 422U/L，IgM 345mg/dl，AMA 1∶320。腹腔镜肝活检显示肝脏早期结节形成，肝活检显示桥接纤维化，胆管消失，界面和小叶内炎（图 9–11）。肝活检结果符合 PBC 分期 3 期。口服熊去氧胆酸单药及联合苯扎贝特双药治疗，肝功无改善。6 年后出现腹水和下肢水肿，随后出现肝衰竭。此例 a-PBC 患者血清 ALP、ALT、AST 和 GGT 水平较高，UDCA

无法改善肝功能。

第 6 章（病例 6–2）展示了 1 例 s-PBC 患者的临床表现、肝脏组织学检查、腹腔镜检查结果。该患者在首次发病后 3.5 年死于肝衰竭伴脑病。

PBC-AIH 重叠综合征的定义就是指同一患者同时或相继出现 PBC 和 AIH[51]。已有某些综合评分用于部分病例评估，以便确诊其是否为重叠综合征。同时，疑似 AIH 的病例，也会采用国际自身免疫性肝炎组的改良评分系统和胆汁淤积的相应生化指标并结合血清 AMA 阳性结果来判定是否为重叠综合征[51]。其他研究表明，在怀疑有重叠综合征的患者中，诊断需要 AIH 和

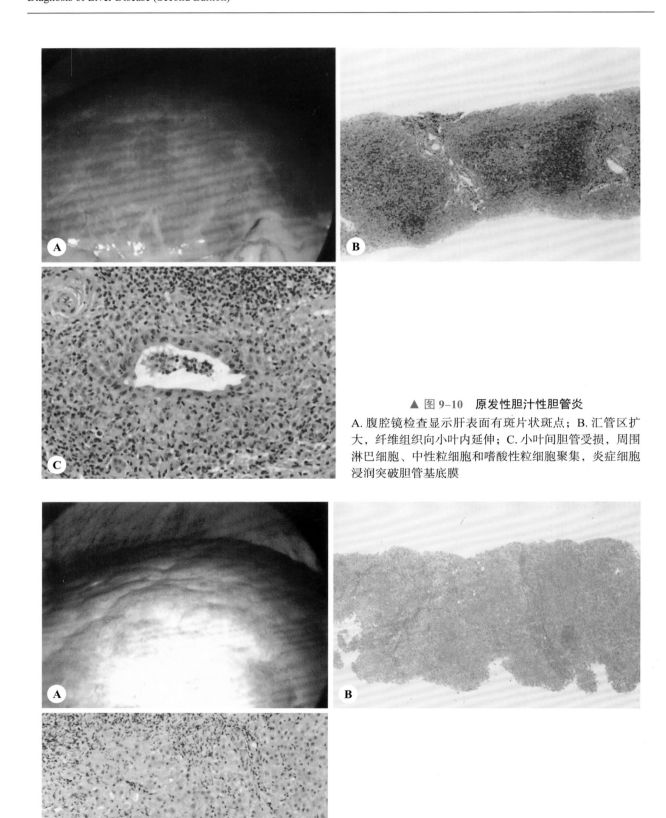

▲ 图 9–10 原发性胆汁性胆管炎

A. 腹腔镜检查显示肝表面有斑片状斑点；B. 汇管区扩大，纤维组织向小叶内延伸；C. 小叶间胆管受损，周围淋巴细胞、中性粒细胞和嗜酸性粒细胞聚集，炎症细胞浸润突破胆管基底膜

▲ 图 9–11 原发性胆汁性胆管炎

A. 腹腔镜检查显示肝表面有早期结节形成和裂隙状凹陷；B. Masson 三色染色肝活检显示桥接纤维化，汇管区扩大；C. 可见界面炎或小叶内炎

PBC 的三个诊断标准之中的至少两个诊断标准（表 9-1）[52]，大约 10% 的 AIH 和 PBC 属于重叠类别[53]。组织学特征包括胆管和肝细胞的多种炎症细胞浸润，并发 AIH 可导致病情迅速发展为肝硬化和肝衰竭[54]。

表 9-1　重叠综合征诊断标准（Paris 标准）

AIH	• ALT>5 倍正常值上限 • IgG>2 倍正常值上限，或 SMA 抗体阳性 • 肝脏病理显示为慢性肝炎肝损伤
PBC	• 碱性磷酸酶>2 倍正常值上限 • AMA 阳性 • 肝脏病理显示为旺炽性胆管病变

AIH. 自身免疫性肝炎；PBC. 原发性胆汁性肝炎

病例 9-11

男性，67 岁。实验室检查显示：AST 447U/L，ALT 712U/L，ALP 266U/L，GGT 247U/L，ANA 1∶1280，AMA1∶40。腹腔镜显示肝脏表面不规则，伴有红色斑点，大结节形成，淋巴管扩张，肝活检显示结节形成，肝实质被宽纤维间隔分开，汇管区淋巴浆细胞浸润，但胆管数量减少（图 9-12）。熊去氧胆酸可暂时降低 ALP、ALT、AST 和 GGT 水平，但氨基转移酶再次反弹。泼尼松龙和熊去氧胆酸联合治疗后，ALT/AST 和 ALP/GGT 恢复到接近正常值，ANA 滴度下降。熊去氧胆酸和小剂量的泼尼松龙长期维持肝功能正常。

三、原发性硬化性胆管炎

原发性硬化性胆管炎是一种慢性胆汁淤积性肝病，因慢性炎症破坏肝内或肝外胆管（大胆管）所导致，常伴有炎症性肠病，通常为慢性溃疡性结肠炎[55]。许多患者诊断时年龄<50 岁，男性多见，男女比例为 3∶1。有种特殊的 PSC 称作小胆管 PSC，胆管造影研究结果显示正常[56]，PSC 的另一个特殊类型是 PSC 与 AIH 重叠的重叠综合征[57]。

遗传和环境因素参与了 PSC 的发病机制，全基因组关联研究发现 HLA 抗原 -B 位点的基因组区域对其发育最为重要，其他几个基因组区域可能与 PSC 的免疫自我识别和适应性免疫障碍有关[58]。从肠道进入门静脉循环的微生物组分可能导致胆道炎症[59]。此外，在 PSC 发生过程中，肠源性活化 T 淋巴细胞向肝脏归巢[60]，胆管细胞在各种细胞因子的影响下发生细胞衰老现象[61]，

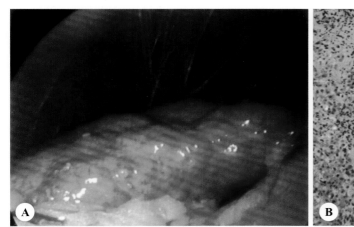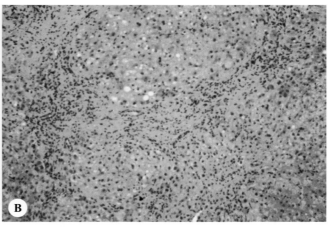

▲ 图 9-12　原发性胆汁性胆管炎和自身免疫性肝炎重叠综合征的肉眼和显微镜下肝脏表现

A. 腹腔镜检查显示肝表面与腹膜粘连，肝脏表面呈波浪状，可见大小不规则的大结节，有红色斑点；B. 肝组织学显示宽纤维间隔，汇管区内炎症细胞浸润

也参与了 PSC 的发病过程[62]。

在早期阶段，一些 PSC 患者是无症状的，其中 5%～25% 是由于血清碱性磷酸酶升高而发现的。在某些情况下，疾病出现进展，胆汁性肝硬化加重，最终导致肝衰竭[63]。

随访研究显示，PSC 在临床过程中变化相当大。PSC 的诊断基于临床、实验室和形态学检查、内镜下逆行胰胆管造影（endoscopic retrograde cholangiopancreatography，ERCP）。血清胆酶升高，原生质染色抗中性粒细胞胞质抗体阳性。ERCP 或磁共振胰胆管造影（magnetic resonance cholangiopancreatography，MRCP）[64] 显示肝内外胆管壁轮廓不规则伴狭窄，以及狭窄前胆管扩张。除非问题一直存在，否则这些患者很少进行肝组织活检。组织学特征分为四个阶段。在第 1 阶段，病变局限于汇管区，伴淋巴细胞、浆细胞和中性粒细胞浸润。淋巴滤泡或聚集偶尔出现。小胆管退变，汇管区间质水肿。在第 2 阶段，汇管区水肿，界板破坏和胆管炎。胆管性界面炎伴局部胆管增生。在第 3 阶段，随着汇管区 – 汇管区纤维间隔的形成，纤维化进展。在第 4 阶段，发展为胆汁性肝硬化。PSC 的自然病程随组织学分期而不同，其与自身免疫性疾病的关系远小于 PBC。并发症为胆囊结石、胆总管结石、胆管癌。然而，大约 25% 的患者在移植后会复发[65]。

治疗方法从使用熊去氧胆酸的保守治疗[66]到使用球囊和支架插入的侵入性治疗，以减少肝内或肝外胆管的孤立狭窄[67]。肝移植是晚期 PSC 的首选治疗方法[68]，可能在胆管癌的治疗中发挥作用。

病例 9–12

男性，20 岁，主诉上腹部疼痛、发热、便血于我院就诊。化验检查显示：TBIL 0.32mg/dl，ALT 32U/L，AST 23U/L，ALP 587U/L，GGT

130U/L，IgG 2270mg/dl，ANA 1∶40，AMA 阴性。ERCP 显示肝内胆管不规则狭窄和扩张（图 9–13）。腹腔镜检查显示肝表面因外周门静脉扩张而呈白色斑点状，肝活检显示小胆管周围洋葱皮样纤维化（图 9–14）。口服熊去氧胆酸。同时经结肠镜确诊为溃疡性结肠炎。

病例 9–13

女性，66 岁的无症状患者。化验检查显示：TBIL 0.93mg/dl，ALT 55U/L，AST 40U/L，ALP 674U/L，GGT 390U/L。ERCP 显示肝内外胆管变细或狭窄（图 9–15）。腹腔镜检查发现左肝边缘有一个宽大的沟痕，肝脏被膜增厚伴有白色斑点（图 9–16A）。给予熊去氧胆酸治疗。7 年后发现肝脏表面的沟痕呈广泛分布，白色斑纹增多

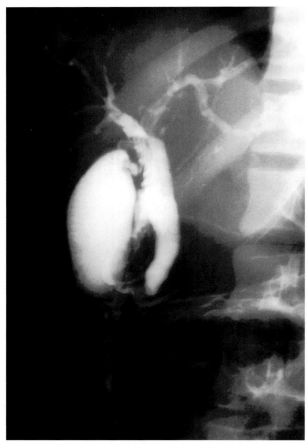

▲ 图 9–13　早期原发性硬化性胆管炎
内镜逆行胰胆管造影显示肝内胆管狭窄和扩张

（图 9-16B）。第一次腹腔镜检查的肝活检显示汇管区胆管增生，伴有淋巴细胞和嗜酸性粒细胞浸润（图 9-17）。

为了研究 PSC 肝纤维化的发生，我们检测了 4 例组织学分类在 2～3 期的典型 PSC 患者损伤胆管中干细胞因子（stem cell factor，SCF）的表达。SCF 是 c-kit 配体。用抗人肥大细胞胰蛋白酶（human mast cell tryptase，HMCT）和抗 c-kit 抗体对肥大细胞进行免疫组化鉴定，探讨其与汇管区纤维化和胆管破坏的关系。PSC 患者的大多数胆管上皮中，可以检测到 SCF，汇管区内许多 HMCT 和 c-kit 阳性的肥大细胞（图 9-18）。图像分析显示，PSC 平均汇管区内 c-kit 阳性肥大细胞数明显多于慢性丙型肝炎，由 2 期进展至 3 期时，这种变化可更加明显。汇管区内 SCF 阳性破

坏胆管的 c-kit 阳性细胞浸润，提示 c-kit 肥大细胞与 PSC 肝纤维化密切相关[69-73]。原发性硬化性胆管炎与 AIH 重叠综合征的定义是：符合疑似或确定的 AIH 标准，有 PSC 的胆管造影证据，其特征是 ANA 或 SMA 血清阳性，界面炎和高丙种球蛋白血症，并伴有血清碱性磷酸酶的胆汁淤积性改变、炎症性肠病和纤维闭塞性胆管炎的发生。PSC 与 AIH 重叠综合征一般对皮质类固醇耐药。

四、IgG₄ 相关硬化性胆管炎

IgG$_4$ 相关硬化性胆管炎是指 IgG$_4$ 相关系统性疾病的胆道表现[74]，是一种与自身免疫性胰腺炎相关的自身免疫性炎症[75]。这种硬化性胆管炎

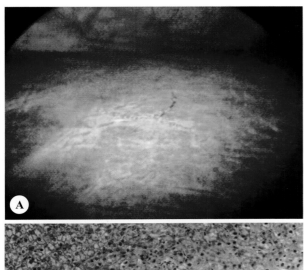
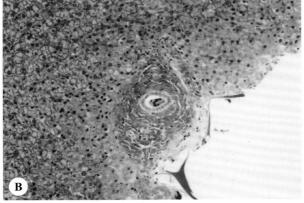

▲ 图 9-14　早期原发性硬化性胆管炎

A. 腹腔镜检查显示肝脏增大，肝脏表面光滑有白色斑点；
B. Masson 三色染色显示汇管区内洋葱皮样纤维化

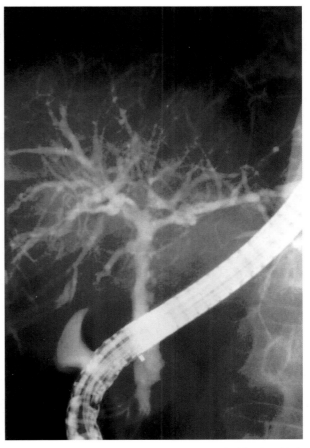

▲ 图 9-15　晚期原发性硬化性胆管炎内镜逆行胰胆管造影显示肝内外胆管壁不规则狭窄

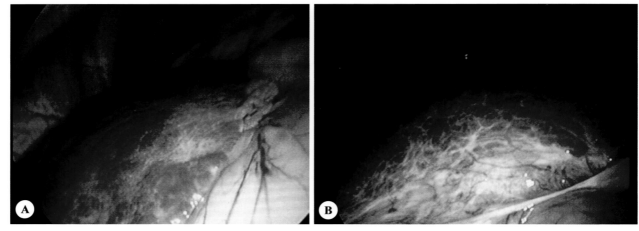

▲ 图 9-16　晚期原发性硬化性胆管炎的腹腔镜检查结果

A. 腹腔镜检查显示肝左叶边缘有大的凹陷，表面有明显的白色斑点；B. 复查腹腔镜检查显示肝左叶凹陷广泛进展，肝表面更加不规则，肝被膜变厚

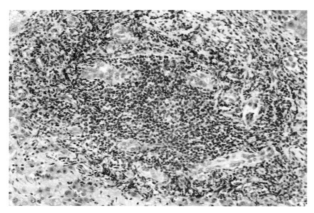

▲ 图 9-17　第一次腹腔镜检查的肝脏组织学

汇管区内大量淋巴细胞浸润和淋巴滤泡形成，可见胆管增生和胆管受损

累及肝外胆管，以 IgG4 阳性的淋巴浆细胞浸润为特征，对类固醇治疗有反应[76]。应将其与 PSC 区分开来（表 9-2）[77]。

IgG4 相关性硬化性胆管炎的临床表现与 PSC 不同。糖尿病、肺或胰腺假性肿瘤[78, 79]、多灶性纤维硬化通常先于或继发于 IgG4 相关的硬化性胆管炎，而自身免疫性肝炎很少出现上述疾病[80, 81]。IgG4 相关硬化性胆管炎和自身免疫性胰腺炎的肝内或肝外胆管和胰腺的典型影像学表现[82]，以及自身免疫性胰腺炎的组织学表现，已得到相当广泛的认可。但其发病机制尚不清楚。

糖皮质激素治疗可减少 IgG4 阳性浆细胞浸润[80]，对 IgG4 相关硬化性胆管炎的治疗已达成共识：建议初始剂量为 30～40mg/d 的泼尼松龙，需长期服用[83]。硫唑嘌呤对泼尼松龙有部分应答的患者有用[84]。IgG4 相关的自身免疫性肝炎[85]，应区别于经典的自身免疫性肝炎。对这种新的疾病还需要进一步的研究。

病例 9-14

男性，77 岁。患有慢性胰腺炎，主诉厌食。

血清检查显示：TBIL 1.92mg/dl，DBIL 1.58mg/dl，AST 137U/L，ALT 186U/L，ALP 2227U/L，GGT 871U/L，P-amy 54U/L，CA19-9 185U/ml，IgG 2124.8mg/dl，IgG4 471mg/dl。超声和 CT 显示胰腺增大，胆总管和肝内胆管扩张，胆囊增大（图 9-19）。MRCP 和 ERCP 表现为胆总管中段扩张，下段狭窄，胰管不规则扩张。ERCP 检测到乳头壶腹部增大（图 9-20）。乳头壶腹部组织切片显示柱状上皮排列正常，黏膜下水肿，炎症细胞浸润。高倍镜下显示黏膜下区域有丰富的浆细胞和嗜酸性粒细胞，许多浆细胞 IgG4 表达阳性（图 9-21）。

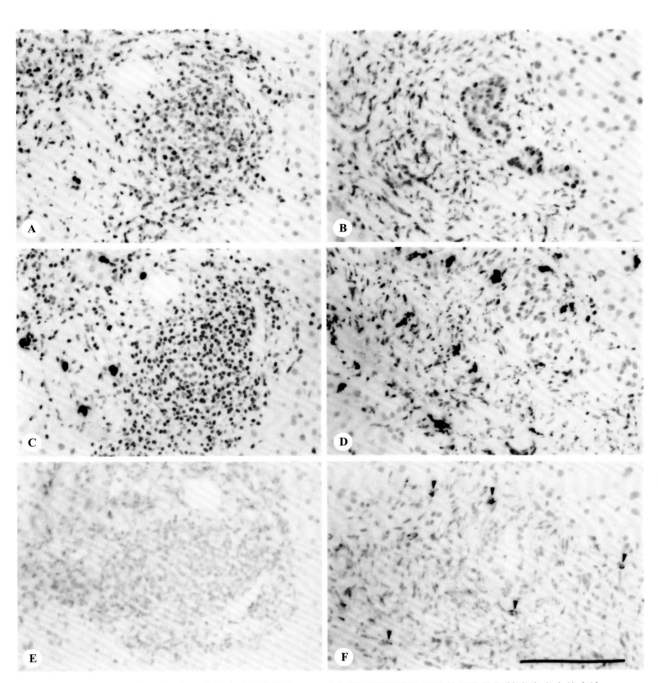

▲ 图 9–18　干细胞因子、人肥大细胞胰蛋白酶和 **c-kit** 在慢性丙型肝炎和原发性硬化性胆管炎患者中的表达

A. 慢性丙型肝炎汇管区胆管上皮细胞干细胞因子弱阳性表达；B. 原发性硬化性胆管炎大多数胆管上皮细胞干细胞因子阳性表达；C. 慢性丙型肝炎汇管区内可见少数肥大细胞；D. 原发性硬化性胆管炎汇管区内可见较多肥大细胞；E. 慢性丙型肝炎患者的汇管区内可见个别 c-kit 阳性细胞；F. 原发性硬化性胆管炎的汇管区内可见较多 c-kit 阳性细胞（箭头）。比例尺 =100μm（经 Wiley 许可转载，引自 Ishii M, et al. A role of mast cells for hepatic fibrosis in primary sclerosing cholangitis. Hepatol Res 2005; 31: 127–31.）

病例 9–15

男性，65 岁。有梗阻性黄疸，腹部超声怀疑为胆管癌。经皮肝穿刺胆道引流术和内镜逆行胆道引流术降低黄疸，一般情况稳定 1.5 年。MRCP 显示胰腺尾部缩小，肝功能显示：TBIL 1.39mg/dl，AST 99U/L，ALT 77U/L，ALP

表 9-2　IgG₄ 相关性硬化性胆管炎与原发性硬化性胆管炎的临床病理差异

项　目	IgG₄ 相关性硬化性胆管炎	原发性硬化性胆管炎
年龄	老人	青年和老人
性别	男性多于女性	男女相同
肝功能	黄疸	肝功能障碍
血清 IgG₄ 水平	高	正常
并发症	糖尿病、胰腺炎、多灶性纤维硬化、间质性肺炎	肠易激综合征
治疗	糖皮质激素	肝移植
预后	好	差
IgG₄ 阳性细胞	阳性	
闭塞性静脉炎	阳性	阴性
洋葱皮样纤维化	很少	阳性
分期（Ludwig 标准）	Ⅰ～Ⅱ	Ⅰ～Ⅳ

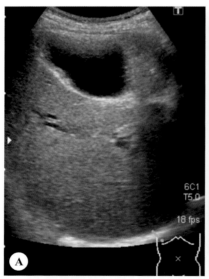 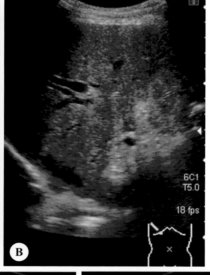

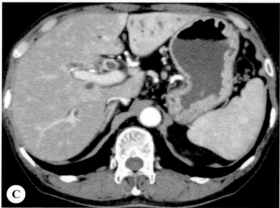 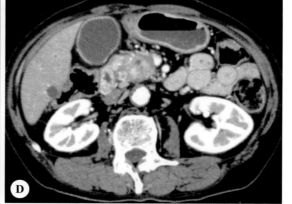

◀ 图 9–19　A 和 B. 超声显示胆囊增大伴结石影和胆管扩张；C 和 D. CT 表现为胆囊壁增厚，胆总管和肝内胆管扩张，胰头肿大

B 至 D. 经 Jpn Soc Gastroenterol Endosc 许可转载，引自 Douhara A, et al. Gastroenterol Endosc 2011; 53: 1617–25.

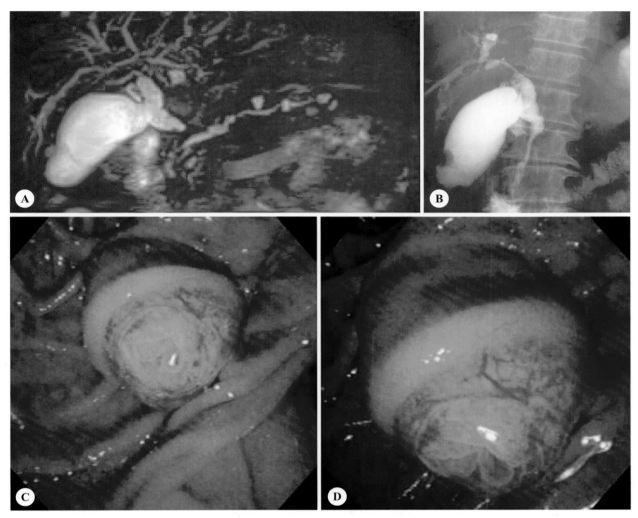

▲ 图 9–20　**A** 和 **B. MRCP** 和 **ERCP** 显示上半部胆管和肝内胆管扩张，胰管不规则扩张；**C** 和 **D. ERCP** 显示乳头壶腹部充血和增大

A、B 和 D. 经 Jpn Soc Gastroenterol Endosc 许可转载，引自 Douhara A, et al. Gastroenterol Endosc 2011; 53: 1617–25.

1135U/L，GGT 737U/L，IgG 2307mg/dl，IgG$_4$ 165mg/dl。ERCP 显示肝内胆管狭窄和扩张。胆总管下部变窄，肝活检显示汇管区扩大，胆管增生，浆细胞和淋巴细胞聚集（图 9–22）。泼尼松龙 20mg/d，逐渐减少剂量，34 个月后停药，肝功能恢复正常。

病例 9–16

男性，81 岁。主诉食欲减退、体重减轻和全身不适。肝功能显示：AST 63U/L，ALT 54U/L，ALP 583U/L，GGT 373U/L，IgG 2437mg/dl，

IgG$_4$ 487mg/dl。ERCP 显示肝内胆管狭窄或扩张，胆总管下段狭窄伴胰管大小不规则，肝组织显示汇管区扩大伴炎症，纤维间隔形成，中性粒细胞、嗜酸性粒细胞和淋巴浆细胞浸润（图 9–23）。泼尼松龙 25mg/d，剂量逐渐减少，5 个月后停药，肝功能恢复正常。

致谢

Dirk J.van Leeuwen 教授是本章第 1 版的合著者之一。

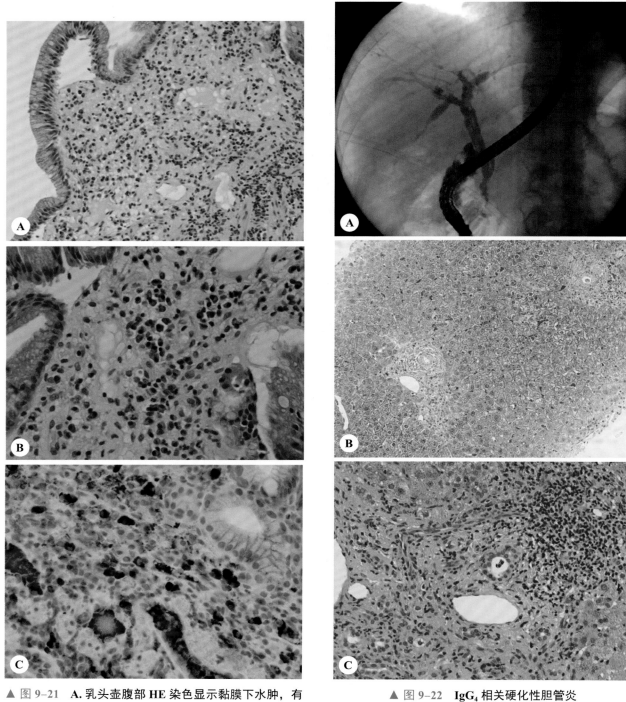

▲ 图 9-21　**A.** 乳头壶腹部 HE 染色显示黏膜下水肿，有大量炎症细胞浸润；**B.** 放大图显示浆细胞和嗜酸性粒细胞浸润；**C.** 免疫组化显示 IgG₄ 阳性浆细胞

经 Jpn Soc Gastroenterol Endosc 许可转载，引自 Douhara A, et al. Gastroenterol Endosc 2011; 53: 1617–25.

▲ 图 9-22　**IgG₄ 相关硬化性胆管炎**

A. 内镜逆行胰胆管造影显示肝内胆管不规则狭窄，胆总管下部可见狭窄；B. 肝组织经 Masson 三色染色显示汇管区纤维性扩大；C. 汇管区纤维性扩大，胆管增生，淋巴细胞簇状聚集，散在浆细胞浸润

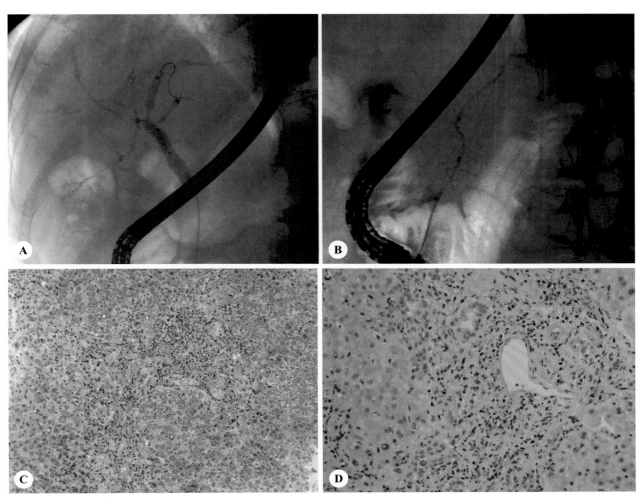

▲ 图 9–23　**IgG₄ 相关硬化性胆管炎**

A. 内镜逆行胰胆管造影显示肝内胆管不规则狭窄；B. 内镜逆行胰胆管造影显示胰管不规则狭窄；C. Masson 三色染色显示肝组织内汇管区纤维性扩大，纤维组织内炎症细胞浸润；D. 可见界面炎、胆管上皮受损、淋巴浆细胞和嗜酸性粒细胞浸润

参考文献

[1] Zeniya M, Watanabe F, Aizawa Y, Toda G. Genetic background of autoimmune hepatitis in Japan. In: Nishioka M, Toda G, Zeniya M, editors. Autoimmune hepatitis. Amsterdam: Elsevier Science Publishers B.V.; 1994. p. 267–79.

[2] DjilaliSaiah I, Fakhfakh A, Louafi H, CaillatZucman S, Debray D, Alvarez F. HLA class II influences humoral autoimmunity in patients with type 2 autoimmune hepatitis. J Hepatol. 2006;45:844–50.

[3] Johnson PJ, McFarlane IG. Meeting report: international autoimmune hepatitis group. Hepatology. 1993;18:998–1005.

[4] Alvarez F, Berg PA, Bianchi FB, Bianchi L, Burroughs AK, Cancado EL, et al. International autoimmune hepatitis group report: review of criteria for diagnosis of autoimmune hepatitis. J Hepatol. 1999;31:929–38.

[5] Hennes EM, Zeniya M, Czaja AJ, Parés A, Dalekos GN, Krawitt EL, et al. Simplified criteria for the diagnosis of autoimmune hepatitis. Hepatology. 2008;48:169–76.

[6] Journal of Hepatology 2015 vol. 62 j S100–S111.

[7] Krawitt EL. Autoimmune hepatitis. N Engl J Med. 2006;354:54–66.

[8] Sherman KE, Narkewicz M, Pinto PC. Cyclosporine in the management of corticosteroid–resistant type 1 autoimmune chronic active hepatitis. J Hepatol. 1994;21:1040–7.

[9] Reich DJ, Fiel I, Guarrera JV, Emre S, Guy SR, Schwartz ME, et al. Liver transplantation for autoimmune hepatitis. Hepatology. 2000;32:693–700.

[10] Stravits RT, Lelfkowitch JH, Fontana RJ, Gershwin ER, Leung PS, Steerling RK, Manns MP, Norman GL, Lee WM, Acute Liver failure Study Group. Autoimmune acute liver failure: Proposed clinical and histological criteria. Hepatology. 2011;53:517–26.

[11] Canh HN, Harada K, Ouchi H, Sato Y, Tsuneyama K, Kage M, Nakano M, Yoshizawa K, Takahashi A, Abe M, Kang J–H, Koike K, Inui A, Fujisawa T, Takaki A, Arinaga–Hino T, Torimura T, Suzuki Y, Fujiwara K, Zeniya M, Ohira H, Tanaka A, Takikawa H,

Intractable Liver and Biliary Diseases, Study Group of Japan. Acute presentation of autoimmune hepatitis: a multicentre study with detailed histological evaluation in a large cohort of patients. J Clin Pathol. 2017;70:961–9.

[12] Crispe IN. The liver as a lymphoid organ. Annu Rev Immunol. 2009;27:147–63.

[13] Kubes P, Jenne C. Immune responses in the liver. Annu Rev Immunol. 2018;36:247–77.

[14] Te HS, Koukoulis G, Ganger DR. Autoimmune hepatitis: a histological variant associated with prominent centrilobular necrosis. Gut. 1997;41:269–71.

[15] Canh HN, Harada K, Ouchi H, et al. Acute presentation of autoimmune hepatitis: a multicentre study with detailed histological evaluation in a large cohort of patients. J Clin Pathol. 2017;70: 961–9699.

[16] Devaney K, Goodman ZD, Ishak KG. Postinfantile giant–cell transformation in hepatitis. Hepatology. 1992;16:327–33.

[17] Lau JYN, Koukoulis G, Mieli–Vergani G, Portman BC. Syncytial giant–cell hepatitis—a specific disease entity? J Hepatol. 1992;15:216–9.

[18] Philips MJ, Blendis LM, Poucell S, Patterson J, Petric M, Roberts E, et al. Sporadic giant–cell hepatitis with distinctive pathological features, a severe clinical course, and paramyxoviral features. N Engl J Med. 1991;324:455–60.

[19] Hicks J, Barrish J, Zhu SH. Neonatal syncytial giant cell hepatitis with paramyxoviral–like inclusions. Ultrastruct Pathol. 2001;25: 65–71.

[20] Joshita S, Yoshizawa K, Umemura T, et al. Clinical features of autoimmune hepatitis with acute presentation: a Japanese nationwide survey. J Gastroenterol. 2018;53:1079–88.

[21] Lacerda MA, Ludwig J, Dickson ER, Jorgensen RA, Lindor KD. Antimitochondria antibody–negative primary biliary cirrhosis. Am J Gastroenterol. 1995;90:247–9.

[22] Czaja AJ, Carpenter H. Autoimmune hepatitis with incidental histologic features of bile duct injury. Hepatology. 2001;34: 659–65.

[23] Onji M, Zeniya M, Yamamoto K, Tsubouchi H. Autoimmune hepatitis: diagnosis and treatment guide in Japan, 2013. Hep Res. 2014;44:368–70.

[24] Misdraji J, Thiim M, Graeme–Cook FM. Autoimmune hepatitis with centrilobular necrosis. Am J Surg Pathol. 2004;28:471–8.

[25] Schvarcz R, Glaumann H, Weiland O. Survival and histological resolution of fibrosis in patients with autoimmune chronic active hepatitis. J Hepatol. 1993;18:15–23.

[26] Kogan J, Safadi R, Ashur Y, Shouval D, Ilan Y. Prognosis of symptomatic versus asymptomatic autoimmune hepatitis: a study of 68 patients. J Clin Gastroenterol. 2002;35:75–81.

[27] Tan EM, Cohen AS, Fries JF, Masi AT, McShane DJ, Rothfield NF, et al. The revised criteria for the classification of systemic lupus erythematous. Arthritis Rheum. 1982;25:1271–7.

[28] Miller AH, Urowitz MB, Gladman DD, Blendis LM. The liver in systemic lupus erythematosus. Q J Med. 1984;53:401–9.

[29] van Hoek B. The spectrum of liver disease in systemic lupus erythematous. Nether J Med. 1996;46:244–53.

[30] Matsumoto T, Yoshimine T, Shimouchi K, Shiotsu H, Kuwabara N, Fukuda Y, et al. The liver in systemic lupus erythematosus: pathologic analysis of 52 cases and review of Japanese autopsy registry data. Human Pathol. 1992;23:1151–8.

[31] Moriwaki Y, Maebo A, Yamada W, Yamamoto T, Amuro Y, Hada T, et al. Autoimmune hepatitis or hepatic involvement in SLE? A case report. Gastroenterol Jpn. 1987;22:222–7.

[32] Kooy A, de Heide LJM, Engelkens HJH, Mulder AH, van Hagen M, Schalm SW. Hepatitis in a patient with SLE: is it autoimmune hepatitis? Nether J Med. 1996;48:128–32.

[33] Leggett B, Collins R, Pentice R, Powell LW. CAH or SLE? Hepatology. 1986;6:341–2.

[34] Kooy A, de Heide Loek JM, Engelkens HJK, Mulder AH, van Hagen M, Schalm SW. How to diagnose autoimmune hepatitis in systemic lupus erythematosus? Hepatology. 1995;23:936–8.

[35] Kojima H, Uemura M, Sakurai S, Ann T, Ishii Y, Imazu H, et al. Clinical features of liver disturbance in rheumatoid diseases: clinicopathological study with special reference to the cause of liver disturbance. J Gastroenterol. 2002;37:617–25.

[36] Runyon BA, LaBreque DR, Anuras S. The spectrum of liver disease in systemic lupus erythematosus. Report of 33 histologically–proved cases and review of the literature. Am J Med. 1980;69:187–94.

[37] Rubin E, Schaffner F, Popper H. Primary biliary cirrhosis. Chronic non–suppurative destructive cholangitis. Am J Pathol. 1965;46: 387–407.

[38] Leung PSC, Coppel RL, Anari A, Munoz S, Gershwin ME. Antimitochondria antibodies in primary biliary cirrhosis. Semin Liver Dis. 1997;17:61–9.

[39] Nurata Y, Abe M, Furukawa S, Kuamagai T, Matsui H, Matsuura K, et al. Clinical features of symptomatic primary biliary cirrhosis initially complicated with esophageal varices. Hepatol Res. 2006;12:1220–6.

[40] Heathcote J. Primary biliary cirrhosis. Clin Perspect Gastroenterol. 2001;1:39–46.

[41] Nakanuma Y, Zen Y, Harada K, et al. Application of a new histological staging and grading system for primary biliary cirrhosis to liver biopsy specimens: Interobserver agreement. Pathol Int. 2010;60:167–74.

[42] Corpechot C, Carrat F, Bahr A, Chretien Y, Poupon RE, Poupon R. The effect of ursodeoxycholic acid therapy on the natural course of primary biliary cirrhosis. Gastroenterology. 2005;128:297–303.

[43] Lindor KD, Dickson ER, Baldus WP, Jorgensen RA, Ludwig J, Murtaugh PA, et al. Ursodeoxycholic acid in the treatment of primary biliary cirrhosis. Gastroenterology. 1994;106:1284–90.

[44] Heathcote EJ, Cauch–Dudek K, Walker V, Bailey RJ, Blendis LM, Ghent CN, et al. The Canadian multicenter double–blind randomized controlled trial of ursodeoxycholic acid in primary biliary cirrhosis. Hepatology. 1994;19:1149–56.

[45] Corprechot C, Carrat F, Bonnand AM, Poupon RE, Poupon R. The effect of ursodeoxycholic acid therapy on liver fibrosis progression in primary biliary cirrhosis. Hepatology. 2000;32:1196–9.

[46] Corprechot C. Promary biliary cirrhosis and bile acids. Clin Res Hepatol Gastroenterol. 2012;36(suppl 1):S12–20.

[47] Lens S, Leoz M, Nazal L, Bruguera M, Pares A. Bezafibrate normalizes alkaline phosphatase in primary biliar cirrhosis patients with incomplete response to ursodeoxycholic acid. Liver Int. 2014;34:197–203.

[48] Iwasaki S, Ohira H, Nishiguchi S, Zeniya M, Kaneko S, Onji M, et al. The efficacy of ursodeoxycholic acid and bezafibrate combination therapy for primary biliary cirrhosis: a prospective, multicenter study. Hepatol Res. 2008;38:557–64.

[49] Zeron PB, Retamozo S, Bove A, Kostov BA, Siso A, Ramos–Casais M. Diagnosis of liver involvement in primary Sjogren syndrome. J Clin Trans Hepatol. 2013;1:94–102.

[50] Rabinovitz M, Appasamy R, Finkelstein S. Primary biliary cirrhosis diagnosed during pregnancy. Does it have a different outcome? Dig Dis Sci. 1995;40:571–4.

[51] Czaja AJ. Frequency and nature of the variant syndrome of autoimmune liver disease. Hapatology. 1998;28:360–5.

[52] Chazouilleres O, Wendum D, Serfatty L, et al. Primary biliary cirrhosis–autoimmune hepatitis overlap syndrome: clinical features and response to therapy. Hepatology. 1998;28:296–301.

[53] Heurgue A, Vitry F, Diebold MD, et al. Overlap syndrome of

primary biliary cirrhosis and autoimmune hepatitis: a retrospective study of 115 cases of autoimmune liver disease. Gastroenterol Clin Biol. 2007;31:17–25.

[54] Poupon R, Chauzouilleres O, Corpechot C, Chretien Y. Development of autoimmune hepatitis in patients with typical primary biliary cirrhosis. Hepatology. 2006;44:85–90.

[55] Chapman R, Fevery J, Kalloo A, et al. Diagnosis and management of primary sclerosing cholangitis. Hepatology. 2010;51:660–78.

[56] Bjornsson E. Small–duct primary sclerosing cholangitis. Curr Gastroenterol Rep. 2009;11:l37–41.

[57] Floreani A, Rizzotto ER, Ferrara F, et al. Clinical course and outcome of autoimmune hepatitis/primary sclerosing cholangitis overlap syndrome. Am J Gastroenterol. 2005;100:1516–22.

[58] Melum E, Franke A, Schramm C, et al. Genome–wide association analysis in primary sclerosing cholangitis identifies two non–HLA susceptibility loci. Nat Genet. 2011;43:17–9.

[59] O'Mahony CA, Vierling JM. Etiopathogenesis of primary sclerosing cholangitis. Semin Liver Dis. 2006;26:3–21.

[60] Grant AJ, Lalor PF, Salmi M, Jalkanen S, Adams DH. Homing of mucosal lymphocytes to the liver in the pathogenesis of hepatic complications of inflammatory bowel disease. Lancet. 2002;359:150–7.

[61] Roder F, Coppe JP, Patil CK, et al. Persistent DNA damage signaling triggers senescence–associated inflammatory cytokine secretion. Nat Cell Biol. 2009;11:973–9.

[62] Tabibian JH, O'Hara SP, Splinter PL, Trussoni CE, LaRusso NF. Cholangiocyte senescence by way of N–ras activation is a characteristic of primary sclerosing cholangitis. Hepatology. 2014;59:2263–75.

[63] Eaton JE, Talwalker JA, Lazaridis KN, Gores GJ, Lindor KD. Pathogenesis of primary sclerosing cholangitis and advances in diagnosis and management. Gastroenterology. 2013;145:521–36.

[64] Colle I, Van Vlierberghe H. Diagnosis and therapeutic problems of primary sclerosing cholangitis. Acta Gastroenterol Belg. 2003;66:155–9.

[65] Fosby B, Karlsen TH, Melum E. Recurrence and rejection in liver transplantation for primary sclerosing cholangitis. World J Gastroenterol. 2012;18:1–15.

[66] Mitchell SA, Bansi DS, Hunt N, Von Bergmann K, Fleming KA, Chapman RW. A preliminary trial of high–dose ursodeoxycholic acid in primary sclerosing cholangitis. Gastroenterology. 2001;121:900–7.

[67] Wagner S, Gebel M, Meier P, Trautwein C, Bleck J, Nashan B, et al. Endoscopic management of biliary tract strictures in primary sclerosing cholangitis. Endoscopy. 1996;28:546–51.

[68] Chapman WC. Primary sclerosing cholangitis: role of liver transplantation. J Gastrointest Surg. 2008;12:426–8.

[69] Yamashiro M, Kouda W, Kono N, Tsuneyama K, Matsui O, Nakanuma Y. Distribution of intrahepatic mast cells in various hepatobiliary disorders. An immunohistochemical study. Virchows Arch. 1998;433:471–9.

[70] Farell DJ, Hines JE, Walls AF, Kelly PJ, Bennett MK, Burt AD. Intrahepatic mast cells in chronic liver diseases. Hepatology. 1995;22:1175–81.

[71] Armbrust T, Batusic D, Ringe B, Ramadori G. Mast cells distribution in human liver disease and experimental rat liver fibrosis. Indications for mast cell participation in development of liver fibrosis. J Hepatol. 1997;26:1042–54.

[72] Nakamura A, Yamazaki K, Suzuki K, Sato S. Increased portal tract infiltration of mast cells and eosinophils in primary biliary cirrhosis. Am J Gastroenterol. 1997;92:2245–9.

[73] Matsunaga Y, Kawasaki H, Terada T. Stromal mast cells and nerve fibers in various chronic liver diseases: relevance to hepatic fibrosis. Am J Gastroenterol. 1999;94:1923–32.

[74] Bjomsson E, Chari ST, Smyrk TC, et al. IgG4 associated cholangitis: description of an emerging clinical entity based on review of the literature. Hepatology. 2007;45:1547–54.

[75] Kamisawa T, Okamoto A, Funata N. Clinicopathological features of autoimmune pancreatitis in relation to elevation of serum IgG4. Pancreas. 2005;31:23–31.

[76] Bjornsson E, Chari ST, Smyrk TC, Lindor K. Immunoglobulin G4–associated cholangitis: description of an emerging clinical entity based on review of the literature. Hepatology. 2007;45: 1547–54.

[77] Kumagi T, Alswat K, Hirschfield GM, Heathcote J. New insights into autoimmune liver diseases. Hepatol Res. 2008;38:745–61.

[78] Kamisawa T, Funata N, Hayashi Y, Eishi Y, Koike M, Tsuruta K, et al. A new clinicopathological entity of IgG4–related autoimmune disease. J Gastroenterol. 2003;38:982–4.

[79] Deheragoda MG, Church NI, Rodriguez–Justo M, Munson P, Sandanayake N, Seward EW, et al. The use of immunoglobulin g4 immunostaining in diagnosing pancreatic and extrapancreatic involvement in autoimmune pancreatitis. Clin Gastroenterol Hepatol. 2007;5:1229–34.

[80] Umemura T, Zen Y, Hamano H, Kawa S, Nakanuma Y, Kiyosawa K. Immunoglobulin G4 hepatopathy: association of immunoglobulin G4–bearing plasma cells in liver with autoimmune pancreatitis. Hepatology. 2007;46:463–71.

[81] Chung H, Watanabe T, Kudo M, Maenishi O, Chiba T. Identification and characterization of IgG4–associated autoimmune hepatitis. Liver Int. 2010;30:222–31.

[82] Nakazawa T, Ohara H, Sano H, et al. Cholangiography can discriminate sclerosing cholangitis with autoimmune pancreatitis from primary sclerosing cholangitis. Gastroinetst Endosc. 2004;60:937–44.

[83] Ito T, Nishimori I, Inoue N, Kawabe K, Gibo J, Arita Y, et al. Treatment for autoimmune pancreatitis: consensus on the treatment for patients with autoimmune pancreatitis in Japan. J Gastroenterol. 2007;42(Suppl 18):50–8.

[84] Hirano K, Tada M, Isayama H, Yagioka H, Sasaki T, Kogure H, et al. Long–term prognosis of autoimmune pancreatitis with and without corticosteroid treatment. Gut. 2007;56:1719–24.

[85] Umemura T, Zen Y, Hamano H, Ichijyo T, Kawa S, Nakanuma Y, Kiyosawa K. IgG4 associated autoimmune hepatitis: a differential diagnosis for classical autoimmune hepatitis. Gut. 2007;56:1471–2.

Masaki Iwai　Takahiro Mori　Wilson M. S. Tsui　著

白　洁　汤　珊　译　　郑素军　校

缩略语

ADPKD	autosomal dominant polycystic kidney disease	常染色体显性遗传性多囊性肾病
ADPLD	autosomal dominant polycystic liver disease	常染色体显性遗传性多囊性肝病
ARPKD	autosomal recessive polycystic kidney disease	常染色体隐性遗传性多囊性肾病
CHF	congenital hepatic fibrosis	先天性肝纤维化
Erb-B2	erythroblastic oncogene B2	促红细胞生成癌基因 B2
Gd-EOB-DTPA-MRI	gadolinium ethoxybenzyl diethylenetriaminepentaacetic acid magnetic resonance imaging	钆乙氧基苄基二亚乙基三胺五乙酸磁共振成像
MEK	MAP（Mitogen-Activated Protein）/ERK（Extracellular Signal-Regulated Kinase）kinase	MAP（丝裂原活化蛋白）/ERK（细胞外信号调节激酶）激酶
mTOR	mechanistic target of rapamycin	雷帕霉素靶蛋白
SOL	space-occupying lesion	占位性病变
Srk kinase	S-receptor kinase	激酶 S 受体激酶

肝外胆道闭锁、肝内胆管缺如、病毒性肝炎和胆管畸形是新生儿胆汁淤积的主要原因。胆道闭锁是由于在宫内和围产期时肝外胆管系统的炎症及破坏所致。胆管畸形与胚胎胆管板的异常重塑有关，继而发展为纤维囊性病变。纤维囊性病变会增加胆管癌的风险，包括先天性肝纤维化[1]、Caroli 病[2]、微错构瘤[3] 和胆总管囊肿。与其他囊性病变不同，成人偶然发现的来源于胚胎前肠的纤毛性肝囊肿，应与胆管病变区分开[4]。婴儿和成人的遗传性多囊性疾病会导致肾衰竭，而肝衰竭很少见[5, 6]。

一、胆道闭锁

胆道闭锁可累及整个肝外胆管或胆管近端或远端[7, 8]。肝内胆管在疾病早期很少受到影响，但由于长期的胆道梗阻，可逐渐纤维化。如果未明确诊断和治疗，胆道闭锁患儿会在早期出现胆汁淤积性肝硬化，中位死亡年龄为 1 岁[9]。胆道闭锁分为两类：早期（胚胎 / 胎儿期）占 15%～35%，晚期（围产期）占 65%～85%。约 20% 的病例会伴发心血管或消化系统和脾脏的先天性异常[10]。患儿出生时无明显黄疸，出生后几周内出现黄疸，伴尿色加深和白陶土色大便。肝大、变硬，实验室检查提示血清胆红素、碱性磷酸酶和 γ- 谷氨酰转移酶均升高。

据推测，产前或产后病毒感染可导致胆管细胞凋亡并触发辅助性 T 细胞的免疫反应，从而加剧胆管损伤、炎症和纤维化[11]。调节性 T 细胞和遗传因素在胆道闭锁引发的自身免疫机制中起一定作用[12, 13]。

肝外胆管的组织学改变分为三种类型：①胆道闭锁、结缔组织周围无炎症细胞浸润；②裂隙状腔内衬立方上皮；③胆管结构改变，柱状上皮不完全内衬。肝脏的病理特征包括胆汁淤积、汇管区周围细胆管增生，以及胆管和小叶间胆管内胆栓形成。

肝门肠吻合术（Kasai 手术）[14]是胆道闭锁的首选治疗方法，但应在出生后 30～45 天内进行，以防疾病恶化[15]。即使接受 Kasai 手术，超过 70% 的患者仍会发展为肝硬化，成年后需进行肝移植[11]。

病例 10-1

1 月龄的女孩，表现为黄疸、大便颜色变浅。肝功能显示：TBIL 11.9mg/dl，DBIL 8.78mg/dl，ALT 42U/L，AST 80U/L，ALP 1441U/L，GGT 395U/L。CT 增强扫描未提示肝内及肝外胆管扩张。经皮肝穿刺胆管造影显示肝内胆管细小，未见肝外胆管（图 10-1）。Kasai 术中肝脏楔形活检显示汇管区纤维化和桥接纤维化。汇管区细胆管增生、上皮细胞退化，汇管区充血、纤维化，中性粒细胞和淋巴细胞浸润（图 10-2）。

二、纤维囊性疾病

纤维囊性疾病包括先天性肝纤维化、Caroli 病、胆管错构瘤（von Meyenburg 综合征）、胆总管囊肿，以及婴儿和成人的多囊性疾病。这是一系列与胚胎胆管板异常重塑有关的先天性疾病[16]。

（一）von Meyenburg 综合征

通常，Caroli 病和 von Meyenburg 综合征难以

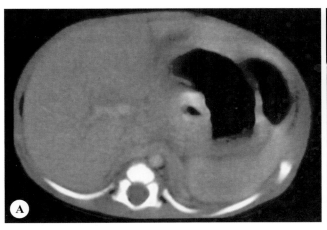
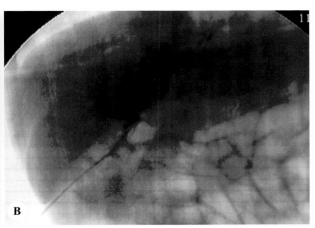

▲ 图 10-1　**胆道闭锁**
A. CT 增强扫描未显示肝内或肝外胆管扩张；B. 经皮肝胆管造影显示肝内胆管细小，未见肝外胆管

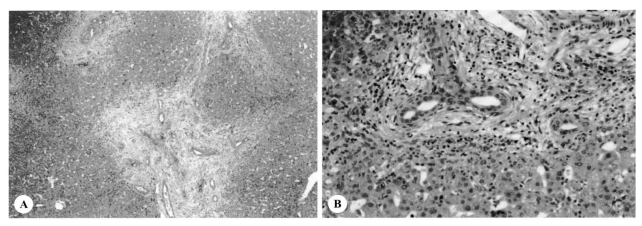

▲ 图 10–2　胆道闭锁

A. 汇管区周围纤维化，汇管区之间桥接纤维化；B. 细胆管增生伴纤维化，汇管区充血，淋巴细胞或中性粒细胞浸润

区别。Caroli 病的囊性畸形会影响肝内胆管树的各个部分，可伴或不伴周围纤维化；von Meyenburg 综合征影响汇管区胆管。von Meyenburg 综合征与先天性肝纤维化不同，通常是多发的。CT 显示肝内多发低密度病灶，MRI 显示多个高信号小病灶，腹腔镜检查显示肝脏表面散布多个带有小囊样病变的白斑（图 10–3A 至 C）。病理提示管腔内可见胆汁浓缩的小结节，汇管区为主的病变包括纤维基质中有成角、扩张的分支胆管，胆管内衬柱状或立方上皮，内含无定形粉红色物质或浓缩的胆汁（图 10–3D）。

（二）Caroli 病

Caroli 病是一种常染色体隐性遗传疾病，主要特征为胆管呈节段性或肝叶囊状扩张[17]，囊肿呈圆形或尖状。发生胆石症时，患者往往出现发热及疼痛。患者肝功能检查一般是正常的，胆管阻塞时，胆管酶升高。CT[18, 19] 或腹部超声显示囊腔内纤维血管桥呈中心点征，内镜逆行胆管造影显示囊性病变与胆管相通（图 10–4）。Caroli 病的肝脏肉眼可见囊性扩张的胆管被纤维血管桥穿过。显微镜下可见管腔内暗色胆红素结石，扩张的胆管排列在中央血管周围（胆管板畸形），胆管内衬分泌黏蛋白的柱状上皮（图 10–5）。

由于异常扩张的胆管与肠道相通，Caroli 病常并发胆管炎和胆石症[2]，治疗方法包括胆道引流、应用抗生素、外科手术和肝移植。

病例 10–2

患者女性，26 岁，主诉为右下腹疼痛伴呕吐。12 年前曾患胆道感染。肝功能结果显示：ALT 6U/L，AST 13U/L，ALP 187U/L，GGT 48U/L，超声显示肝内多个低回声病灶与胆管相通，MRI 显示囊性病变呈高信号，腹部 CT 显示肝内胆管囊性扩张（图 10–6）。除碱性磷酸酶升高外，其他肝功能指标均无异常。腹腔镜检查显示肝脏表面有深蓝色病变和大小不一的白色斑点（图 10–7）。组织学显示胆管形态不规则，周围有宽阔的纤维带，胆管柱状上皮变平，脱落至胆管腔，符合胆管板畸形表现（图 10–8）。

三、纤毛性肝前肠囊肿

囊肿通常是在影像学检查或手术中偶然发现的，多见于男性，常见于左叶内侧段。囊肿起源于食管或支气管区的芽胞，脱落、迁移后被肝脏包裹[20]。多为单发，直径约为 3cm。本病应与孤立性胆管囊肿、肝胆囊腺瘤或包虫病鉴别。部分

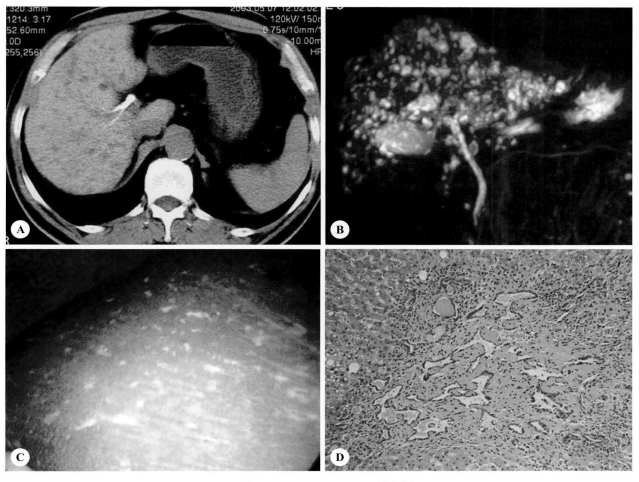

▲ 图 10-3　von Meyenburg 综合征

A. CT 图像显示肝右叶有多个低密度区；B. 胰胆管 MRI 显示肝内多个高信号小病灶；C. 腹腔镜检查显示肝脏表面有小囊样病变的白斑；D. 汇管区病变包括纤维基质中有成角、扩张的分支胆管，胆管内衬柱状或立方上皮，内含无定形粉红色物质或浓缩的胆汁

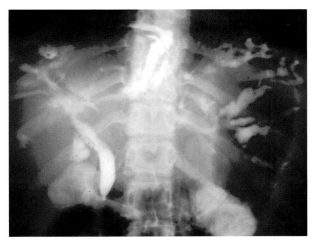

▲ 图 10-4　Caroli 病的内镜逆行胆管造影术
肝内胆管呈囊状不规则扩张

报道认为纤毛性肝前肠囊肿可引起鳞状细胞癌[21]。

病例 10-3

一名患有晚期胃癌的 80 岁男性住院接受术前检查。腹部超声显示左叶 S_4 段有一隆起性占位性病变，周围为低回声，内部为等回声（图 10-9A）。多普勒超声未见血流信号（图 10-9B）。实验室检查显示，HBsAg、抗 HCV 均为阴性，CEA、CA19-9 和 AFP 都在正常范围内。CT 平扫表现为高密度区（图 10-9C），CT 增强扫描早期显示为低密度区（图 10-9D）。MRI T_1 加权像显示肿瘤呈高信号（图 10-10A），T_2 加权像显

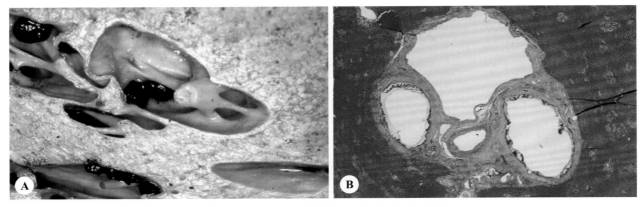

▲ 图 10-5　Caroli 病肝脏的肉眼表现和镜下表现

A. 囊性扩张的胆管被纤维血管桥穿过，胆管腔内可见暗色胆红素结石；B. 扩张的胆管排列在中央血管周围（导管板畸形），胆管内衬分泌黏蛋白的柱状上皮

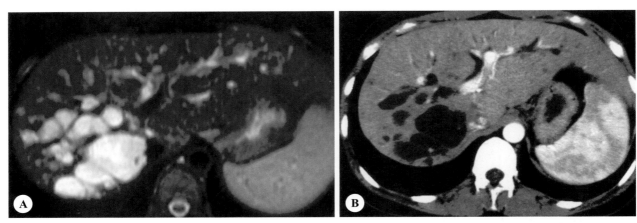

▲ 图 10-6　Caroli 病

A. 肝脏磁共振 T_2 加权像可见多个高信号病灶；B. CT 增强扫描显示肝内胆管多发囊性扩张

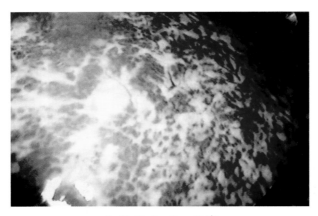

▲ 图 10-7　Caroli 病

腹腔镜检查显示深蓝色病变与大小不一的白色斑点混合，周围门静脉扩张

示肿瘤低信号及周围高信号（图 10-10B），肝细胞期 Gd-EOB-DTPA-MRI 表现为肿瘤区较非肿瘤区呈略高信号，周围信号更高（图 10-10C）。肝部分切除的肿瘤显示，囊性病变内含大量透明黄色黏液（图 10-11A）。在组织学上，肿瘤为囊性结构，周围有厚厚的包膜，由结缔组织、肌肉结构和小动脉组成（图 10-11B）。内表面有纤毛复层上皮，结缔组织壁内有炎症细胞和肌束（图 10-11C）。复层柱状上皮与结缔组织之间有淋巴细胞和浆细胞浸润（图 10-11D）。术后肿瘤无复发。

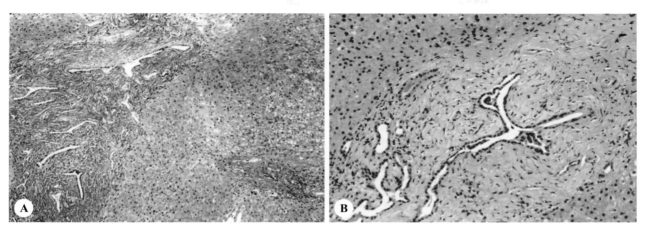

▲ 图 10-8 **Caroli 病的汇管区**

A. Masson 三色染色显示汇管区有宽阔的纤维带和不规则的胆管结构；B. 肝纤维化发生在汇管区，胆管结构不规则，柱状上皮变平，脱落至管腔

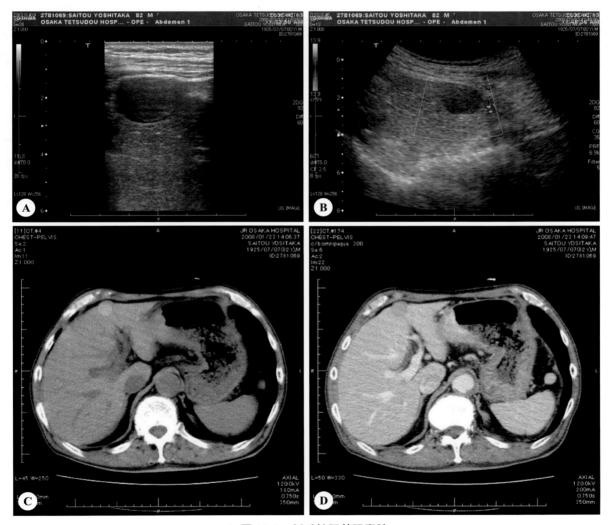

▲ 图 10-9 **纤毛性肝前肠囊肿**

A. 超声显示左叶 S_4 段有一隆起性占位性病变（SOL），周围为低回声，内部为等回声；B. 多普勒超声未见血流信号；C. CT 平扫显示肿瘤内高密度；D. CT 增强扫描早期显示低密度

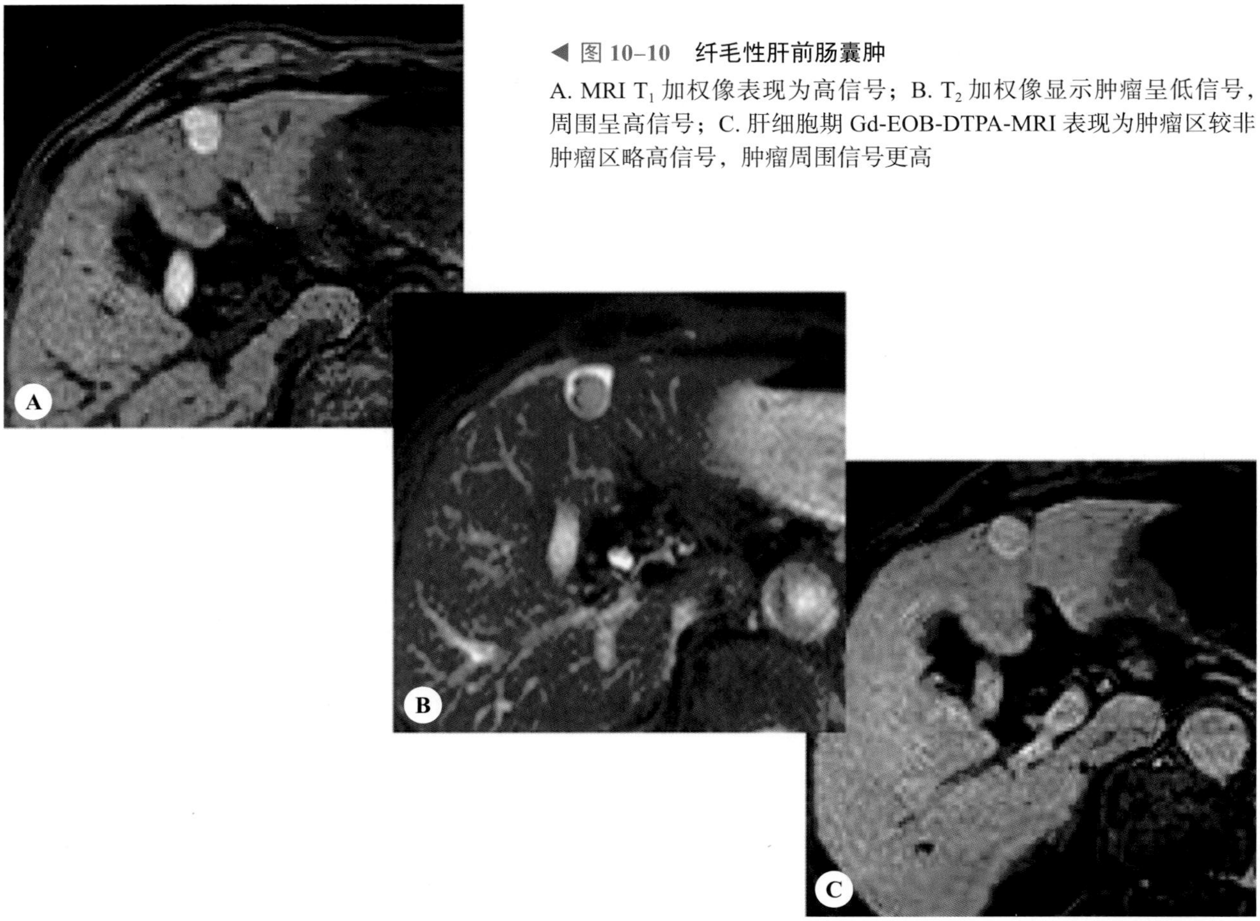

◀ 图 10-10　纤毛性肝前肠囊肿
A. MRI T_1 加权像表现为高信号；B. T_2 加权像显示肿瘤呈低信号，周围呈高信号；C. 肝细胞期 Gd-EOB-DTPA-MRI 表现为肿瘤区较非肿瘤区略高信号，肿瘤周围信号更高

四、多囊肾

多囊肾（ARPKD 和 ADPKD）是常染色体隐性或显性遗传病，可发生在儿童[5]和成人[6]。ARPKD 的基因 - 多囊肾肝病基因（PKHD1）定位于染色体 6p21.2～p12 上，该基因编码一个由 4074 个氨基酸组成的纤维囊蛋白[22]。分为围产期、新生儿期、婴儿期和幼年期四种类型。肝脏没有明显的囊性病变。腺泡内延伸的汇管区胆管数量明显增多，相应起支持作用的结缔组织间质较少。扩大的汇管区内含环状排列的胆管（胆管板畸形）。息肉样的纤维血管突入囊状扩张的胆管（图 10-12）。汇管区纤维化加重即演变为先天性肝纤维化（congenital hepatic fibrosis，CHF）。

ADPKD 与 PKD1 或 PKD2 突变相关。基因分别位于 16 号染色体（16p13）或 4 号染色体（4q21）上，编码多囊蛋白 1 和多囊蛋白 2[23]。常染色体显性遗传性多囊肝病（autosomal dominant polycystic liver disease，ADPLD）可以只累及肝脏而无肾脏疾病[24]。特征为肝内可见大小不一的多发性囊性病变，囊性胆管扩张，内覆胆管上皮（图 10-13）。大囊肿破裂可导致急腹症。巨大的囊肿会导致门静脉高压、胆汁淤积[25]和下肢水肿。多发囊肿引起肾功能不全是一种危险的并发症[26]。治疗方式包括腹腔镜或外科开窗术[27]，注射盐酸米诺环素[28]或酒精[29]，以及手术[30]。药物治疗多囊性疾病的作用尚不明确，但已有研究表明，生长抑素类似物、血管加压素、维生素 K_3、mTOR 抑制药、Erb-B2 酪氨酸激酶抑制药、SRK 激酶和 MEK 抑制药可缩小囊肿，减轻症状。

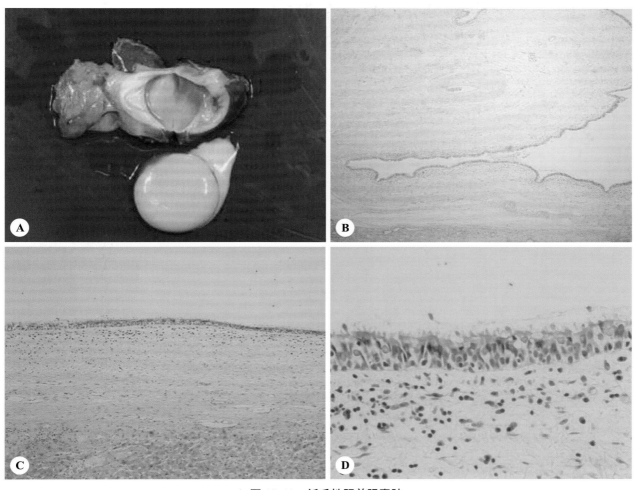

▲ 图 10-11　纤毛性肝前肠囊肿

A. 肝部分切除的肿瘤呈囊性病变，内含透明黄色黏液；B. 肿瘤是囊性的，周围有厚厚的包膜，由结缔组织、肌肉结构和小动脉组成；C. 内表面为纤毛复层上皮，结缔组织壁内有炎症细胞和肌束；D. 复层状柱状上皮与结缔组织之间有淋巴细胞和浆细胞浸润

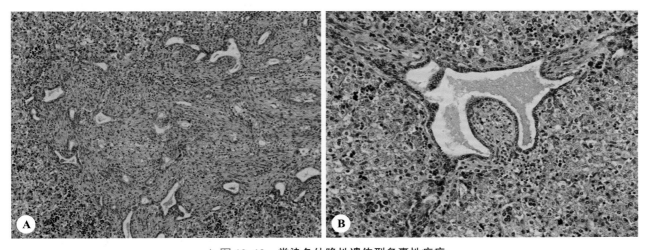

▲ 图 10-12　常染色体隐性遗传型多囊性疾病

A. 扩大的汇管区内含有数量增多的环状排列的胆管（胆管板畸形）；B. 纤维血管突入囊状扩张的胆管

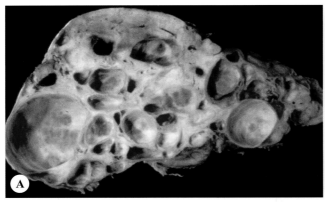 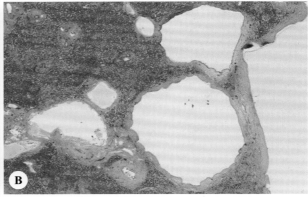

▲ 图 10-13 常染色体显性遗传型多囊性疾病

A. 整个肝脏存在许多大小不一的囊肿；B. 多个大小不一的囊肿内表面为扁平上皮

参 考 文 献

[1] De Vos BF, CuveLier C. Congenital hepatic fibrosis. J Hepatol. 1988;6:222–8.

[2] Dagli U, Atalay F, Sasmaz N, Bostanoglu S, Temucin G, Sahin B. Caroli's disease: 1977–1995 experiences. Eur J Gastroenterol Hepatol. 1998;10:109–12.

[3] Thommesen N. Biliary hamartomas (von Meyenburg complexes) in liver needle biopsies. Acta Pathol Microbiol Sacd Sect A. 1978;86: 93–9.

[4] Vick DJ, Goodman ZD, Deavers MT, et al. Ciliated foregut cyst. A study of six cases and review of the literature. Am J Surg Pathol. 1999;23:671–7.

[5] Everson GT, Taylor MR, Doctor RB. Polycystic disease of the liver. Hepatology. 2004;40:774–82.

[6] Krohn PS, Hillingso JG, Kirkegaard P. Liver transplantation in polycystic liver disease: a relevant treatment modality for adults? Scad J Gastroenterol. 2008;43:89–94.

[7] Lefkowitch JH. Biliary atresia. Mayo Clin Proc. 1998;73:90–5.

[8] Balistreri WF, Grand R, Hoofnagle JH, Suchy FJ, Ryckman FC, Perlmutter DH, et al. Biliary atresia: current concepts and research directions. Summary of a symposium. Hepatology. 1996;23:1682–92.

[9] Adelman S. Prognosis of uncorrected biliary atresia: an update. J Pediatr Surg. 1978;13:389–91.

[10] Carmi R, Magee CA, NEILL CA, Karrer FM. Extrahepatic biliary atresia and associated anomalies: etiologic heterogeneity suggested by distinctive patterns of associations. Am J Med Genet. 1993;45:683–93.

[11] Petersen C, Davenport M. Aetiology of biliary atresia: what is actually known? Orphanet J Rare Dis. 2013;8(1):128.

[12] Brindley SM, Lanham AM, Karrer FM, Tucker RM, Fontenor AP, Mack CI. Cytomegalovirus–specific T–cell reactivity in biliary atresia at the time of diagnosis is associated with deficits in regulatory T cells. Hepatology. 2012;55:1130–8.

[13] Miethke AG, Sexena V, Shivakumar P, Sabla GE, Simmons J, Chougnet CA. Post–natal paucity of regulatory T cells and control of NK cell activation in experimental biliary atresia. J Hepatol. 2010;52:718–26.

[14] Kasai M, Suzuki H, Ohashi E, et al. Technique and results of operative management of biliary atresia. World J Surg. 1978;2:571–9.

[15] Mack CL, Feldman AG, Sokol RJ. Clues to the etiology of bile duct injury in biliary atresia. Semin Liver Dis. 2012;32:307–16.

[16] Summerfield J, Nagafuchi Y, Sherlock S, et al. Hepatobiliary fibro-polycystic diseases. A clinical and histological review of 51 patients. J Hepatol. 1986;2:141–56.

[17] Caroli J. Diseases of the intrahepatic biliary tree. Clin Gastroenterol. 1973;2:147–61.

[18] Choi BI, Mo–Yeon K, Kim SH, Han MC. Caroli disease: central dot sign in CT. Radiology. 1990;174:161–3.

[19] Brancatelli G, Federle MP, Vilgrain V, Vullierme MP, Marin D, Lagalla R. Polycystic liver disease: CT and MRI imaging findings. Radiographics. 2005;25:659–70.

[20] Wheeler DA, Edmondson HA. Ciliated hepatic foregut cyst. Am J Surg Pathol. 1984;8:467–70.

[21] Farlanetto A, Dei Tos AP. Squamous cell carcinoma arising in a ciliated hepatic foregut cyst. Virchows Arch. 2002;441:296–8.

[22] Ward CJ, Hogan MC, Rossetti S, et al. The gene mutated in autosomal recessive polycystic kidney disease encodes a large, receptor–like protein. Nat Genet. 2002;30:259–69.

[23] Torres VE, Harris PC, Pirson Y. Autosomal dominant polycystic kidney disease. Lancet. 2007;369:1287–301.

[24] Pirson Y, Lannoy N, Peters D, et al. Isolated polycystic liver disease as a distinct genetic disease, unlinked to polycystic kidney disease 1 and polycystic kidney disease 2. Hepatology. 1996;23: 249–52.

[25] Dmitrewski J, Olliff S, Buckels JA. Obstructive jaundice associated with polycystic liver disease. HPB Surg. 1996;10:117–20.

[26] Cowles RA, Mulholland MW. Solitary hepatic cysts. J Am Coll Surg. 2000;191:311–21.

[27] Garcea G, Pattenden CJ, Stephenson J, Dannison AR, Berry DP. Nine–year single–center experience with non–parasitic liver cysts: diagnosis and management. Dig Dis Sci. 2007;52:185–91.

[28] Yoshida H, Onda M, Tajiri T, Arima Y, Mamada Y, Taniai N, et al. Long–term results of multiple minocycline hydrochloride injections for the treatment of symptomatic solitary hepatic cyst. J Gastroenterol Hepatol. 2003;18:595–8.

[29] Okano A, Hajiro K, Takakuwa H, Nishio A. Alcohol sclerotherapy of hepatic cysts: its effect in relation to ethanol concentration. Hepatol Res. 2000;17:179–84.

[30] Russell RT, Pinson CW. Surgical management of polycystic liver disease. World J Gastroenterol. 2007;13:5052–9.

第 11 章 肝脏血管疾病
Vascular Disorders in the Liver

Masahiko Koda   Tomomitsu Matono   Makiko Taniai   Masaki Iwai   著

何福亮 译   杨松 校

缩略语

APF	arterioportal fistula	动脉 – 门静脉瘘
AVM	arteriovenous malformations	动静脉畸形
BCS	Budd-Chiari syndrome	布加综合征
CDUS	color Doppler ultrasonography	彩色多普勒超声
CV	central vein	中央静脉
EHPVO	extrahepatic portal venous obstruction	肝外门静脉阻塞
FALD	Fontan-associated liver disease	Fontan 手术相关肝病
FNH	focal nodular hyperplasia	局灶性结节增生
HA	hepatic artery	肝动脉
HCC	hepatocellular carcinoma	肝细胞癌
HHT	hereditary hemorrhagic telangiectasia	遗传性出血性毛细血管扩张症
HSCT	hematopoietic stem cell transplantation	造血干细胞移植
HV	hepatic vein	肝静脉
INCPH	idiopathic non-cirrhotic portal hypertension	特发性非肝硬化性门静脉高压
IVC	inferior vena cava	下腔静脉
MOVC	idiopathic membranous obstruction of IVC	特发性下腔静脉膜性梗阻
PV	portal vein	门静脉
PVT	portal vein thrombosis	门静脉血栓形成
RA	right atrium	右心房
SMAV	superior mesenteric arteriovenous fistula	肠系膜上动静脉瘘

SMV	superior mesenteric vein	肠系膜上静脉
SV	splenic vein	脾静脉
TIPS	transjugular intrahepatic portosystemic shunt	经颈静脉肝内门体分流术

概述

肝脏具有双重血供，60%～70% 来自门静脉，30%～40% 来自肝动脉。门静脉和肝动脉的混合血液经肝门流入肝窦，代谢后经三支肝静脉经下腔静脉流入右心房。肝脏血管疾病可分为 3 类，影响血液流入肝脏（肝前性）、通过肝脏（肝内性）、流出肝脏（肝后性）（表 11-1 和图 11-1）。心血管系统疾病（急性或慢性心力衰竭）、肝静脉 / 肝动脉 / 门静脉 / 肝窦血管病变都可能会导致肝脏血流紊乱，与急慢性肝病的发生密切相关。因此，本章介绍由肝动脉、门静脉、肝静脉、肝窦等不同部位的血流异常或阻塞引起的肝脏疾病。

一、肝静脉

肝窦的血液经终末肝静脉，流入肝静脉分支，再汇入三支肝静脉主干经下腔静脉回流至右心房。影响肝静脉血液回流的疾病，包括充血性心力衰竭、下腔静脉狭窄或阻塞、肝静脉血栓形成、闭塞和静脉炎等，均可导致急慢性肝病及肝硬化。

二、布加综合征

布加综合征 [1-4] 是一种由肝静脉及下腔静脉阻塞引起肝脏血液回流障碍的罕见疾病，发病率约为 1/100 000 [5]。原发性 BCS 是由血管内血栓或隔膜引起，而继发性 BCS 由血管外肿瘤、脓肿或囊肿等压迫血管导致。三支肝静脉有 1 支血管

表 11-1　肝脏血管疾病分类

肝后性病变

- 心脏疾病
  - 充血性心力衰竭
  - 结构性心包炎
  - 心内肿瘤
  - Fontan 手术相关肝病
- 布加综合征
  - 肝静脉阻塞
  - 肝段下腔静脉阻塞（闭塞性肝病）

肝内性病变

- 窦前病变
  - 非肝硬化性门静脉纤维化（特发性门静脉高压）
  - 肝动静脉瘘
  - 肝动脉 – 门静脉瘘
  - 血吸虫病
  - 结节性增生
  - Caroli 病（肝胆管异常）
- 肝窦病变
  - 肝硬化
  - 肝紫癜症
  - 遗传性出血性毛细血管扩张症（Osler-weber-Rendu 病）
- 窦后病变
  - 肝窦阻塞综合征（肝小静脉闭塞症）

肝前性病变

- 门静脉
  - 门静脉血栓形成
  - 门静脉癌栓
  - 门静脉炎
  - 先天性门静脉闭锁
  - 门静脉瘤样扩张
- 肝动脉
  - 结节性多动脉炎
  - 肝动脉瘤
- 门静脉与肝动脉
  - 肝缺血

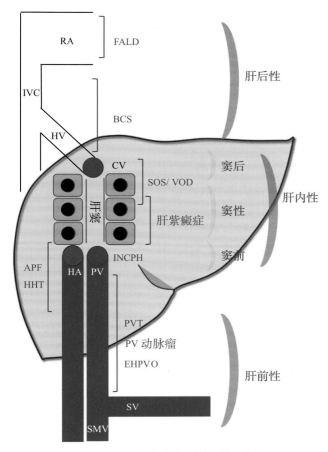

▲ 图 11-1　肝血管疾病解剖分类示意图

肝血管疾病可分为肝前性病变、肝内性病变（窦前病变、窦性病变、窦后病变）和肝后性病变。APF. 动脉 - 门静脉瘘；BCS. 布加综合征；CV. 中央静脉；EHPVO. 肝外门静脉阻塞；FALD. Fontan 手术相关肝病；HA. 肝动脉；HHT. 遗传性出血性毛细血管扩张症；HV. 肝静脉；INCPH. 特发性非肝硬化性门静脉高压；IVC. 下腔静脉；PV. 门静脉；PVT. 门静脉血栓形成；RA. 右心房；SMV. 肠系膜上静脉；SV. 脾静脉；SOS/VOD. 肝窦阻塞综合征 / 肝小静脉闭塞症

阻塞通常不引起临床症状，而 2～3 支血管阻塞可导致临床症状出现并损害患者肝功能。根据血管阻塞部位将 BCS 分为三类，即肝静脉型 BCS、下腔静脉型 BCS、混合型 BCS。BCS 临床表现包括腹痛、下肢肿胀、腹水、黄疸、肝大、肝性脑病、食管胃底静脉曲张破裂出血、腹壁静脉曲张等。急性、亚急性和慢性 BCS 临床表现不尽相同[6]。

BCS 的发病与凝血 V 因子、蛋白 C/S 相关的高凝状态与血栓形成相关[7]。妊娠或服用雌激素

的患者存在血栓形成的风险，可诱发 BCS。继发性 BCS 病因为肿瘤侵犯或压迫下腔静脉，如化脓性感染、阿米巴原虫病、包虫病、良性恶性肿瘤等。特发性下腔静脉膜性梗阻多见于南非[8]、印度[9]、尼泊尔[10]、日本[11]。

BCS 可根据影像学检查进行准确的临床诊断。无创性检查包括彩色多普勒超声（color Doppler ultrasonography，CDUS）、腹部计算机断层扫描（computed tomography，CT）、磁共振成像（magnetic resonance imaging，MRI）等。CDUS 对 BCS 的诊断具有高度的敏感性和特异性[12]。超声典型的表现是肝静脉无血流或无血流波形，约 80% 的患者可见肝内或肝包膜下的细小纤曲侧支。CT 和 MR 也是诊断 BCS 的有效手段。CT 静脉期见肝静脉不显影，肝实质延迟强化[13]。MRI 可清晰显示下腔静脉及肝内侧支血流，对鉴别急性 / 慢性 BCS 非常有帮助[13]。急性 BCS，增强 MR 表现为显示 T_1 信号强度减弱，T_2 信号强度不均匀增强。慢性 BCS 常合并肝纤维化，平扫 MR 的 T_1 及 T_2 信号强度均减弱。多数 BCS 病例可由无创检查诊断，当诊断不明时，应行静脉造影及肝活检。静脉造影可明确血管阻塞的部位、长度，并可测得静脉压力[13]。

肝活检对 BCS 的诊断及严重程度分级作用有限，但对鉴别其他血管闭塞性疾病有显著意义。如前文[14-16]所示，BCS 早期组织学检查仅可见 3 区充血扩张。慢性 BCS 的小叶中心纤维化和结节性增生可随时间发展而导致肝硬化。

腹腔镜检查是诊断 BCS 的一个有意义的工具，但目前描述腹腔镜下 BCS 表现的文献较少[17]。我们的一项研究描述了腹腔镜下 BCS 的组织学特征。

BCS 的治疗取决于疾病病因、血管阻塞位置 / 长度和肝功能。BCS 治疗的主要目的是缓解肝静脉流出道阻塞，改善肝脏灌注，保护功能正

常的肝细胞并恢复肝功能。治疗手段包括药物治疗，如抗凝和溶栓药物治疗；介入治疗，如血管成形术和经颈内静脉肝内门体静脉分流术；外科手术，如原位或活体肝移植。BCS 应分步升级治疗[18, 19]。一线治疗为抗凝药、维生素 K 拮抗药等。二线治疗为经皮腔内血管成形术，治疗下腔静脉和肝静脉短段闭塞。三线治疗为 TIPS，适用于药物治疗无效，无法行血管成形术或血管成形术后再狭窄的患者。应用覆膜支架的 TIPS 术在大多数患者中疗效满意[20]。最后一步治疗手段为肝移植，5 年生存率可达 80%[21]。

我们在本章提供了 4 例 BCS 病例，包括急性 BCS（病例 11-1）、亚急性 BCS（病例 11-2）和慢性 BCS（病例 11-3 和病例 11-4）的临床表现、影像学表现、病理结果、腹腔镜检查表现，以期提供 BCS 正确的诊断方式。BCS 患者的临床症状和体征可能由大肝静脉急性阻塞或者门静脉高压所致。病毒学阴性的慢性肝硬化患者需要行超声、CT、MR 等排除下腔静脉 / 肝静脉阻塞。亚急性 BCS 会出现肝窦胶原化，肝细胞萎缩消失。慢性 BCS 可表现为同三支肝静脉相连的小肝静脉消失伴肝硬化，又称为分叶状肝硬化或肝静脉型肝硬化。

急性 BCS 的发病与恶性肿瘤、骨髓增生性疾病、感染、妊娠、口服避孕药、白塞病、高凝状态有关。病例 11-1 的患者有白细胞增多，氨基转移酶水平增高，凝血酶原时间延长等，迅速进展为肝衰竭。氨基转移酶水平增高提示急性 BCS 预后不良，而高凝状态可导致下腔静脉、肝静脉、肺动脉血栓形成，导致呼吸衰竭和肝衰竭。该患者尸检发现 2 区和 3 区大面积出血坏死。

病例 11-1

44 岁男性患者，颈椎间盘突出术后卧床休息 1 周，站立时突发眩晕、休克。患者无自身免疫性疾病、骨髓增生、传染病病史，也无服用激素类药物史。化验检查显示：TBIL 2.1mg/dl，SGOT 1250KU，SGPT 1130KU，PTA 13%，PLT $5.7 \times 10^4/\mu l$，总胆固醇 169mg/dl，WBC 30 600/mm^3，血肌酐 3.8mg/dl。患者迅速进展为肝衰竭并转入 ICU，腹部超声提示下腔静脉血栓（图 11-2），腹部 CT 提示下腔静脉及下腔静脉开口处高密度影（图 11-3），诊断为急性 BCS。予患者抗凝、血浆置换、血液透析治疗，而患者仍死于高凝状态引起的多器官衰竭。尸检发现 2 区和 3 区大面积出血

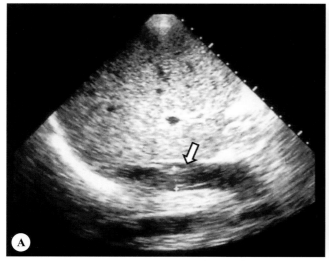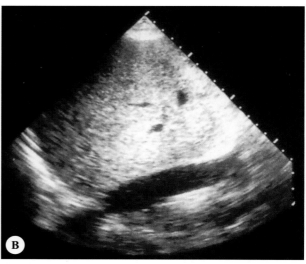

▲ 图 11-2　无下腔静脉膜性阻塞的急性布加综合征的超声表现
A. 下腔静脉血栓（箭）；B. 膈下下腔静脉未见血栓

坏死，而 1 区肝细胞未见破坏（图 11-4）。肺动脉内见血栓，伴邻近小动脉内微血栓和周围组织出血。

病例 11-2

37 岁男性患者，主诉为下肢肿胀伴胃痛及褐色尿 6 个月。入院化验显示：TBIL 2.1mg/dl，SGOT32U/L，SGPT 37U/L，ALP 13.9KAU，总胆固醇 138mg/dl，PLT $11.1 \times 10^4/\mu l$，ICG（R_{15}）38.5%。腹部增强 CT 显示下腔静脉不显影，下腔静脉血栓形成，侧支循环建立，肝尾状叶增大（图 11-5）。上下腔静脉造影显示肝中、肝右静脉开

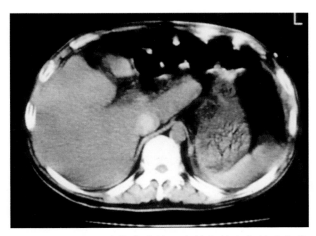

▲ 图 11-3　无下腔静脉膜性阻塞的急性布加综合征的 CT 表现
下腔静脉见高密度血栓影

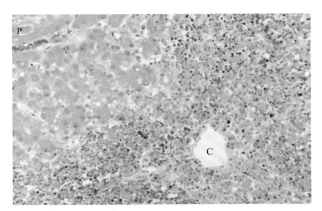

▲ 图 11-4　急性布加综合征患者尸检的肝脏组织学表现
2 区和 3 区可见大量出血性坏死，但 1 区肝细胞保持完整，汇管区（P）未见明显改变。C. 中央静脉

口处下腔静脉完全阻塞（图 11-6）。腹腔镜检查显示肝大，呈暗绿色，表面可见蓝色斑点和白色斑点；腹腔内见大量肿大淋巴结及少量腹水；肝活检显示门静脉扩张、汇管区纤维化，伴中央静脉周围出血（图 11-7）。

病例 11-3

42 岁无症状男性患者，胸部 X 线片显示右侧气管旁可见扩张的奇静脉影（图 11-8）。化验检查显示：TBIL 1.0mg/dl，SGOT 19U/L，SGPT 19U/L，ALP 9.4KAU，总胆固醇 123mg/dl，PLT $11.0 \times 10^4/\mu l$，ICG（R_{15}）23.5%。初诊为 BCS。上下腔静脉造影显示下腔静脉及肝右静脉血流梗阻。腹部增强 CT 可见三条肝静脉，肝右静脉与下腔静脉相通，但肝左静脉、肝中静脉与下腔静脉连接显示不清；肝静脉开口处下腔静脉闭塞，闭塞段下方下腔静脉扩张，伴侧支静脉开放（图 11-9）。腹腔镜检查显示肝脏增大，呈紫色，表面有白色斑点。肝脏周围门静脉扩张，肝活检显示肝包膜增厚及包膜下出血，被膜下肝窦扩张充血（图 11-10）。胸部 X 线片同样显示奇静脉扩张影，这可能是诊断 BCS 的一个有价值的工具[16]。

病例 11-4

男性患者，66 岁，3 年肝硬化病史，腹部增强 CT 显示下腔静脉肝段血栓，诊断 BCS 可能。腹部矢状位 MRI 显示下腔静脉及肝右静脉连接处阻塞，肝静脉口有高密度血栓形成；增强 MRI 显示下腔静脉狭窄，伴与股静脉相连的侧支静脉开放（图 11-11）。上下腔静脉造影显示肝静脉开口处阻塞，与右心房相连的下腔静脉及肝右静脉呈线样变细。腹腔镜检查显示肝脏萎缩，多发结节形成，包膜增厚，多发淋巴结肿大；结节直径较小，结节间间隙增宽，可见散在的包膜下出血（图 4-9）。肝活检显示假小叶形成，包膜及被膜增厚，包膜下出血；门静脉扩张伴周围出血明显，纤维增多（图 11-12）。

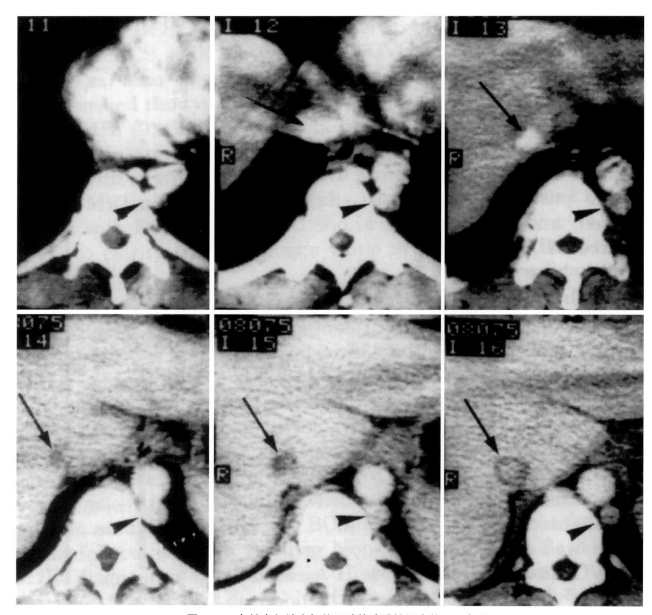

▲ 图 11–5　急性布加综合征伴下腔静脉膜性阻塞的 CT 表现

CT 增强扫描显示下腔静脉（箭）低密度或高密度血栓影。胸主动脉、腹主动脉旁可见侧支静脉（箭头）（引自 Iwai M, et al. Clinical features, image analysis, and laparoscopic and histological liver findings in Budd-Chiari syndrome, Hepato-Gastroenterol 1998; 45: 2359–68.）

三、Fontan 手术相关肝病

1971 年，Fontan 和 Baudet 发表了治疗三尖瓣闭锁的姑息性手术，即 Fontan 手术。这是目前治疗单心室心内畸形或不能行双心室修复时最有效的外科手术。随着围术期管理水平的提高，Fontan 手术的疗效得到了有效改善，使患者取得了长期生存。然而，Fontan 手术术后的循环特典型循环改变为心输出量减少，静脉充血及静脉压力升高，Fontan 手术术后患者常合并充血性肝病[22]。因此，Fontan 手术相关肝病（Fontan-associated liver disease，FALD）可定义为 Fontan 术后循环改变引起的肝脏结构和功能异常。主要病理特征是广泛的肝窦扩张、小叶中心和（或）

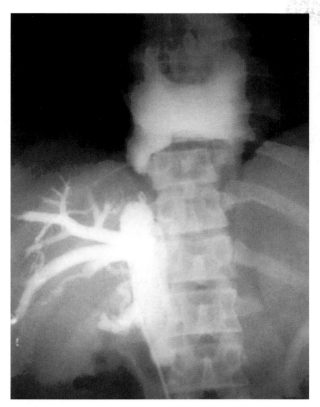

▲ 图 11-6 上下腔静脉同时造影，见与心房连接的下腔静脉梗阻，肝右静脉和肝中静脉可回流入下腔静脉

引自 Iwai M, et al. Clinical features, image analysis, and laparoscopic and histological liver findings in Budd-Chiari syndrome, Hepato-Gastroenterol 1998; 45: 2359–68.

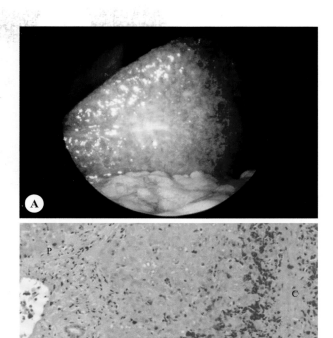

▲ 图 11-7 亚急性布加综合征伴下腔静脉膜性阻塞肝的大体表现和组织学表现

A. 肝大，呈绿色，可见白色和蓝色斑点，肝表面可见大量淋巴滤泡；B. HE 染色见中央静脉周围充血，汇管区扩张。C. 中央静脉；P. 汇管区

肝窦纤维化及肝硬化[23]。

Fontan 循环引起的肝内升高可能会降低门静脉血流，激发肝动脉缓冲效应，增加肝动脉血流占比，进一步降低门静脉氧饱和度，从而促进继发于动脉高灌注的局灶性结节增生（focal nodular hyperplasia，FNH）。最近，有文献报道了 Fontan 术后的肝细胞癌的病例[24]：FNH 的一个亚组具有恶性潜能，并可能进展为 HCC，影响 FALD 手术的远期疗效。

无创影像学检查可用于 FALD 的检查[25]。超声可以发现肝实质病变（肝实质不均一及肝表面不规则）、肝硬化（肝脾大及腹水）和肝肿瘤。腹部 CT 和 MRI 可显示下腔静脉充血、肝静脉扩张和富血供肿瘤。肝脏瞬时弹性成像是评估肝

纤维化和肝脏充血的一种无创工具。由于无法排除肝充血对肝纤维化实际程度的影响，因此需注意，弹性成像可能会高估肝纤维化水平。中央静脉压升高已被证明与接受了 Fontan 手术的患者的肝脏疾病发病率和死亡率升高相关。所有 Fontan 术后患者均应接受 FALD 和 HCC 的定期监测。

病例 11-5

31 岁男性，为评估超声发现的肝脏结节转入我们中心。患者在 10 岁时行第二次先心病手术，即单心室的 Fontan 手术，并植入了一个永久性起搏器用于治疗病态窦房结综合征。患者 29 岁时诊断肝硬化和食管静脉曲张时，正在接受利尿药、抗心律不齐药物和抗血栓形成药物的治疗，其心脏状态为 NYHA 分级 Ⅲ 级。患者入院

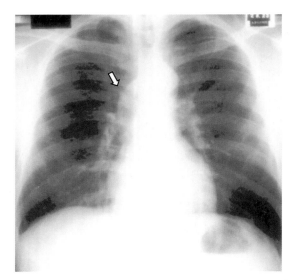

▲ 图 11-8　1 例无症状布加综合征患者的胸部 X 线片

气管旁可见奇静脉扩张影（箭）（引自 Iwai M, et al. Clinical features, image analysis, and laparoscopic and histological liver findings in Budd-Chiari syndrome, Hepato-Gastroenterol 1998; 45: 2359-68.）

表现为发绀、生长发育不良、运动能力下降，伴有中度腹腔积液和胸腔积液。实验室检查显示：HGB 11.7g/dl，PLT 13.2 × 10 000/μl，AST 38U/L，ALT 21U/L，TBIL 1.8mg/dl，ALB 3.3mg/dl，AFP 4.0ng/ml。超声表现为肝硬化，伴多个大小为10～35mm 的结节，考虑为再生结节或 FNH。CT 显示肝实质弥漫性斑片状强化，以及 10～35mm 大小的富血供结节（图 11-13A）。多数结节在动脉期增强，在门静脉期对比剂留滞，这是与 FNH 一致的特征。然而，在 S_2 段有一个 23mm 大小的环形增强的马赛克状结节，CT 显示动脉期早期强化，门静脉不强化，怀疑为 HCC（图 11-13B）。患者由于腹水和抗凝治疗未能行经皮肝活。1 年半后，随访影像显示该疑似 HCC 的结节直径从 23mm 增大到 35mm，而其他结节的大小没有变

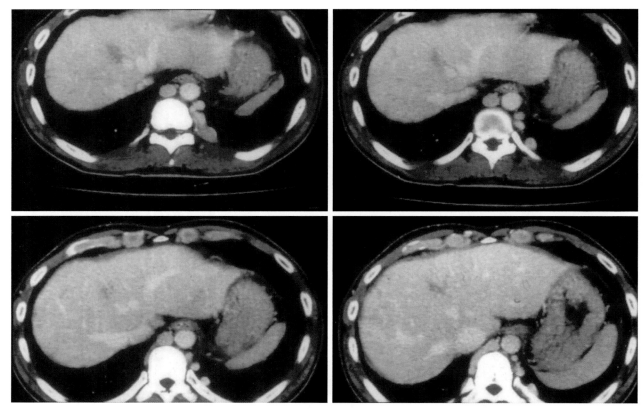

▲ 图 11-9　1 例布加综合征患者的 CT 增强扫描表现

肝静脉开口处下腔静脉狭窄，肝中、左静脉显影，与下腔静脉不相连，肝右静脉汇入下腔静脉。下腔静脉闭塞处远端扩张。奇静脉扩张并可见其他侧支静脉（引自 Iwai M, et al. Clinical features, image analysis, and laparoscopic and histological liver findings in Budd-Chiari syndrome, Hepato-Gastroenterol 1998; 45: 2359-68.）

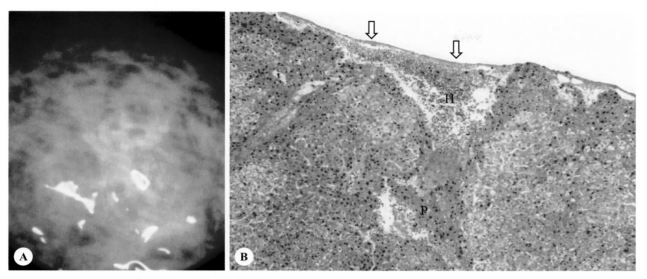

▲ 图 11–10　无症状布加综合征患者肝脏的肉眼表现和组织学表现

A. 肝脏肿胀表面呈紫红色，有白色斑点，门静脉扩张；B. 组织学表现为肝包膜增厚（箭），可见包膜下出血（H），Mallory-Azan 染色显示与包膜下出血交汇的紫斑（P）（A. 引自 Iwai M, et al. Clinical features, image analysis, and laparoscopic and histological liver findings in Budd-Chiari syndrome, Hepato-Gastroenterol 1998; 45: 2359–68）

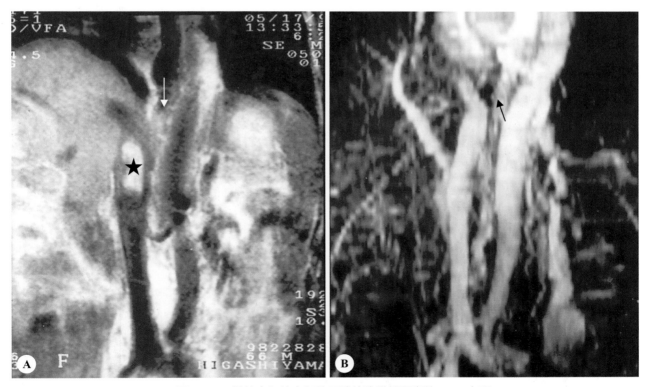

▲ 图 11–11　慢性布加综合征伴下腔静脉膜性阻塞的 MRI 表现

A. 矢状位 MRI 显示下腔静脉阻塞（箭），肝右静脉可回流入下腔静脉，肝静脉口高密度血栓（星）；B. MRI 血管重建显示肝静脉开口处及下腔静脉阻塞（箭），侧支循环形成（引自 Iwai M, et al. Clinical features, image analysis, and laparoscopic and histological liver findings in Budd-Chiari syndrome, Hepato-Gastroenterol 1998; 45: 2359–68.）

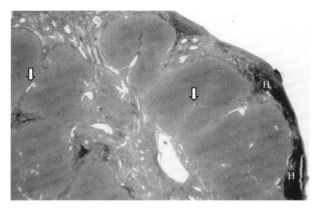

▲ 图 11–12 慢性布加综合征患者肝脏 Mallory-Azan 染色

可见包膜增厚及包膜下出血，汇管区周围也可见出血。假小叶形成，再生结节间间隔增宽。门静脉扩张，中央静脉管腔狭窄（箭）（引自 Iwai M, et al. Clinical features, image analysis, and laparoscopic and histological liver findings in Budd-Chiari syndrome, Hepato-Gastroenterol 1998; 45: 2359–68.）

化。患者血清 AFP 水平一直在正常范围。该患者最终死于心力衰竭和肝衰竭。

四、肝窦阻塞综合征

肝窦阻塞综合征（sinusoidal obstruction syndrome，SOS）又称肝小静脉闭塞症（veno-occlusive disease，VOD），是一种以肝窦内皮细胞毒性破坏伴末梢肝静脉闭塞为特征的疾病。最初 VOD 被认识是化学物质或放射照射引起的肝脏疾病，在 20 世纪 70 年代，有文献报道了骨髓移植后的患者出现肝脏 VOD（hepatic VOD，HVOD）。目前已知大量药物和毒物与 SOS/VOD 发病相关，包括造血干细胞移植、继发性肝恶性肿瘤术后辅助或新辅助化疗、放射治疗（全身或肝脏）、化疗治疗急性白血病、肝移植、使用草药、免疫缺陷等。SOS/VOD 的临床表现与 BCS 相似，急性 SOS 表现为肝大、腹水和肝衰竭，慢性 SOS 可出现肝硬化和门静脉高压伴食管静脉曲张。肝活检显示，急性期 SOS 肝静脉周围有明显的小叶中心充血伴肝细胞坏死（图 11–14）。

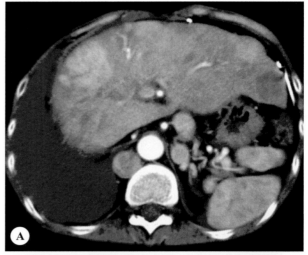

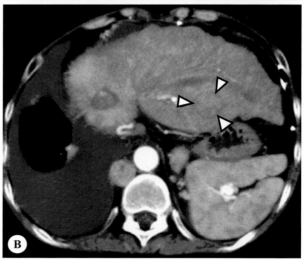

▲ 图 11–13 Fontan 手术相关肝病合并肝细胞癌的患者的 CT 表现

A. 肝实质弥漫性斑片状强化，多发 10～35mm 大小的富血管结节；B. S₂ 段可见一个 23mm 大小的环形增强的马赛克状结节，CT 显示动脉期早期强化，门静脉不强化，怀疑为肝细胞癌（箭头）

末梢肝静脉内膜下水肿，无明显纤维沉积或血栓形成。同时可见红细胞破坏进入窦周间隙，以及末梢静脉细胞碎片聚集。亚急性 SOS 为末梢肝小静脉及其周围胶原沉积，导致小静脉进行性闭塞。慢性 SOS 可见静脉周围大量纤维化并疝入肝实质[26]。目前，除了停用致病病因（通常是药物）外，尚无有效治疗 SOS 的方法。DEF 是临床实验中发现的疗效最好的药物，治疗后 32% 的造血干细胞移植（hematopoietic stem cell

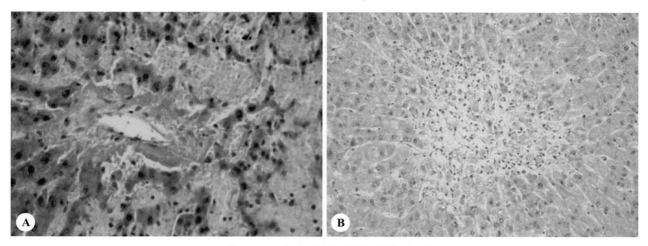

▲ 图 11-14　肝窦阻塞综合征的组织学表现

A. PAS 染色显示 3 区肝细胞被血细胞取代，小静脉内可见巨噬细胞和纤维组织；B. HE 染色显示肝静脉周围肝细胞丢失（图片由 Professor Michael A Kern 提供）

transplantation，HSCT）所致的 SOS 患者病情完全缓解[27]。大剂量甲泼尼龙也在临床治疗中被使用。如果评估术后预后良好，也可以行肝移植治疗[28]。SOS 的高危患者应予预防性治疗，例如 HSCT 的患者可使用熊去氧胆酸或低剂量肝素，配合积极的补液治疗。

五、肝动脉

肝脏 40%～50% 的需氧量和 35% 的血容量由肝动脉供应。肝总动脉分为肝固有动脉，再分为肝左、右动脉。肝动脉的临床疾病有肝动脉瘤[25]、肝动脉闭塞或梗死[26]、动静脉瘘等[27, 28]。部分疾病应通过超声、CT 和血管造影等方法及时诊断，以防止循环功能不全和肝衰竭。

六、动脉 - 门静脉瘘

动脉 - 门静脉瘘（arterioportal fistulas，APF）是肝动脉和门静脉之间的瘘，是一种少见的引起窦前性门静脉高压的疾病。它们可以是继发的，也可以是原发的。继发性 APF 可由肝外伤、介入性手术（肝活检、经皮肝穿刺胆管插管、射频消融等）、动脉瘤和肝肿瘤（肝细胞癌等）引起。许多 APF 患者无症状，症状通常由门静脉高压引起，取决于 APF 的位置和分流的血液量。常见临床表现包括消化道出血、腹水、充血性心力衰竭、腹泻等。早期 APF 的病理特点是肝窦和门静脉分支扩张，门静脉内膜增生，门静脉分支动脉化，可称为持续性门静脉高压后的肝门静脉硬化。多普勒超声是诊断或筛查 APF 的首选工具，表现门静脉系统动脉搏动化，伴或不伴离肝血流。CT 增强扫描表现为动脉期门静脉早期显影，以及楔形、短暂的周围强化区。肝动脉造影表现为腹腔或肝动脉对比剂注射后门静脉系统的早期显影。肠系膜上动静脉瘘（superior mesenteric arteriovenous fistulas，SMAVF）通常由医源性损伤或外伤引起，但也有少数先天性病例报道[29, 30]。瘘管形成于手术中缝合时贯穿了动脉与静脉或行肠系膜结扎术[31, 32]。一些 SMAVF 患者可出现心力衰竭或肝衰竭[33, 34]。动静脉瘘的治疗的指征为阻断门静脉高压症的进展。肝外 APF 不能自发闭合，应予以治疗。动脉栓塞治疗单发或少量 APF 是有效的。另一个治疗方案是外科手术，如肝动脉结扎或瘘切除术。对于瘘口广泛的患者，尤其是先天性多发性 APF，肝移植可能是最后的治疗手段。

我们提供 1 例小肠切除治疗肠梗阻后出现 SMAVF 的病例。

病例 11-6

38 岁女性，因水样和血性腹泻及腹胀数周入院。6 年前患者做了小肠广泛切除术以缓解肠梗阻。体格检查发现大量腹水，脐周有杂音，心率 98 次 / 分，血压 110/70mmHg。化验检查显示：HGB 10.6g/dl，HCT 33.2%，TBIL 0.6mg/dl，GOT 34U/L，GPT 34U/L，TP 6.7g/dl，丙种球蛋白 11.5%。超声检查显示大量腹水，肝内外门静脉扩张，肠系膜上静脉与其他血管呈"兔尾"状连接（图 11-15）。CT 增强扫描显示与肠系膜上动脉平行的门静脉扩张，肠壁强化（图 11-16），考虑门静脉和肠系膜上动脉之间存在交通。肠系膜上动脉造影发现扩张的肠系膜上静脉瘘及其动脉，位于第 4 腰椎水平（图 11-17）。患者频繁便血，并发生食管静脉曲张破裂出血。采用同位素稀释法测定心输出量，心脏指数为 7.78L/（mm·m²）。患者出现心力衰竭，血尿素氮和肌酐分别升高到 85mg/dl 和 4.7mg/dl。紧急行肠系膜上动静脉瘘结扎术，结扎前后肠系膜上静脉压力分别为 56mmHg 和 47mmHg。术中肝脏表面未见再生结节。肝脏楔形活检显示门静脉动脉化，伴周围纤维化（图 11-18），未见分隔或假小叶形成。

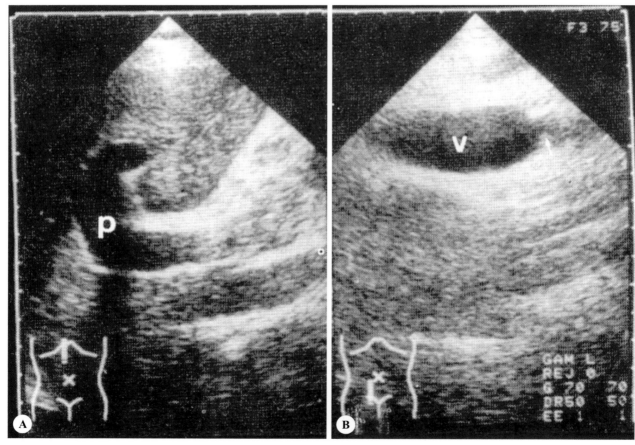

▲ 图 11-15　肠系膜上动静脉瘘的超声检查

A. 肝内外门静脉扩张；B. 肠系膜上静脉（V）扩张，与狭窄段呈"兔尾状"连接（经 Wiley 许可转载，引自 Iwai M, et al. Iatrogenic superior mesenteric arteriovenous fistula: Ultrasonographic, CT and angiographic features and histological findings of the liver biopsy. J Gastroenterol Hepatol 1990; 5: 586–9.）

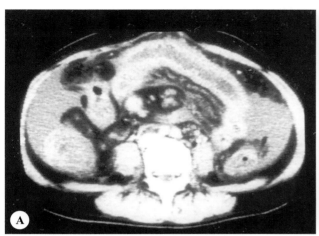
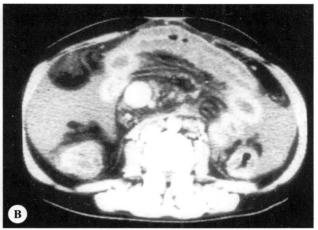

▲ 图 11-16　肠系膜上动静脉瘘的 CT 增强扫描
扩张的肠系膜上静脉与肠系膜上动脉血流相通相连（A），形成动静脉瘘（B），小肠强化显影（经 Wiley 许可转载，引自 Iwai M, et al. Iatrogenic superior mesenteric arteriovenous fistula: Ultrasonographic, CT and angiographic features and histological findings of the liver biopsy. J Gastroenterol Hepatol 1990; 5: 586–9）

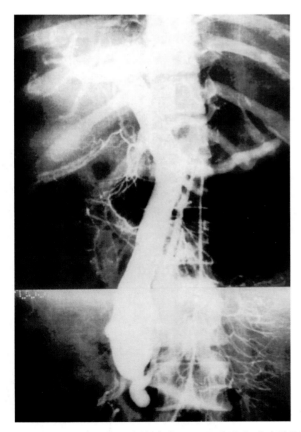

▲ 图 11-17　肠系膜上动静脉瘘，经肠系膜上动脉造影见扩张的静脉，通过瘘与动脉相通
经 Wiley 许可转载，引自 Iwai M, et al. Iatrogenic superior mesenteric arteriovenous fistula: Ultrasonographic, CT and angiographic features and histological findings of the liver biopsy. J Gastroenterol Hepatol 1990; 5: 586–9.

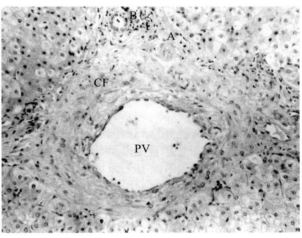

▲ 图 11-18　肠系膜上动静脉瘘，肝组织学检查显示门静脉（PV）周围胶原纤维（CF）沉积
A. 动脉；B. 胆管（经 Wiley 许可转载，引自 Iwai M, et al. Iatrogenic superior mesenteric arteriovenous fistula: Ultrasonographic, CT and angiographic features and histological findings of the liver biopsy. J Gastroenterol Hepatol 1990; 5: 586–9.）

七、门静脉

门静脉由胃静脉、幽门静脉、肠系膜上静脉、肠系膜下静脉和脾静脉组成。门静脉分为左、右支，再分为门静脉二级分支，进而分为汇入肝窦的门静脉小支。

原发性或继发性门静脉疾病可致门静脉高压。门静脉高压症是由门静脉入肝血流受阻引起的，分为窦前性或窦后性门静脉高压。先天性门静脉异常、门体分流或动脉 – 门静脉瘘均可引起门静脉高压症，而后天性门静脉疾病（特发性门静脉高压症）可导致伴有或不伴有肝硬化的肝功能异常。

八、特发性非肝硬化性门静脉高压

特发性非肝硬化性门静脉高压（idiopathic non-cirrhotic portal hypertension，INCPH）是近期被提出的取代肝门静脉硬化症、特发性静脉高压症等疾病的统一名称[35]。INCPH 为一种病因不明的肝外门静脉和肝静脉通畅的非肝硬化性门静脉高压症。常见症状主要有贫血、血小板减少、食管或胃静脉曲张、脾大等。INCPH 的诊断应行肝活检。病理特征为：①门静脉闭塞性病变；②无炎症性门静脉扩张；③门静脉旁分流；④门静脉分支扩张；⑤门静脉分支数量增加[36, 37]。

INCPH 患者的门静脉和肝静脉通畅，肝脏合成能力通常较好，因此肝损害的原因不清楚。影像学检查的灵敏度和特异性较差，检查显示门静脉高压症，如脾大、侧支分流和尾状叶增大等。

超声显示门静脉增宽，肝脏大小正常，肝脏回声结构正常。

静脉曲张破裂出血是 INCPH 最致命的并发症[38]，药物和内镜联合治疗可有效控制急性出血[39]。内镜下套扎[40]和经颈静脉肝内门体分流术[41]可用于预防再出血，经静脉逆行球囊封堵术可用于预防胃静脉曲张破裂出血[42]。INCPH 的自然病程良好，但胃肠道出血不受控制。根除食管胃底静脉曲张后的长期生存率接近 100%[43]。肝脏储备通常保持完好，但 20% 的患者出现实质性萎缩并随后失代偿。

病例 11-7

58 岁女性患者，主诉黑粪伴有贫血。化验检查显示：AST 23U/L，ALT 18U/L，ALP 495U/L，GGT 73U/L，PLT $11.7 \times 10^4/\mu l$。上腹部 CT 显示静脉期食管静脉曲张、脾大、胃底静脉曲张（图 11-19）。胃镜显示食管静脉曲张伴红色征。CT 三维成像显示食管静脉曲张、胃底静脉曲张和脾大（图 11-20）。肝活检未见肝硬化，汇管区内可见胆管和肝动脉，可见门静脉疝（图 11-21）。门静脉高压的症状包括血小板减少、贫血、呕血、黑粪，其组织学检查显示无肝硬化，门静脉管腔狭窄或破坏及门静脉疝。

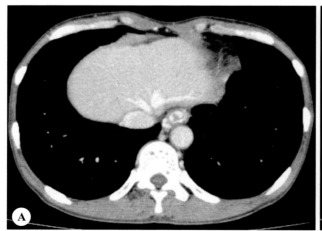
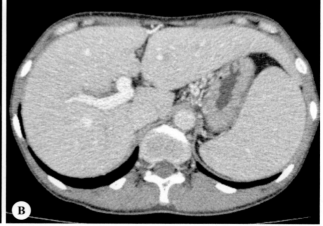

▲ 图 11-19　特发性非肝硬化性门静脉高压症的 CT 增强扫描
A. 静脉期食管静脉曲张和食管旁静脉显影；B. 脾大和胃底静脉曲张

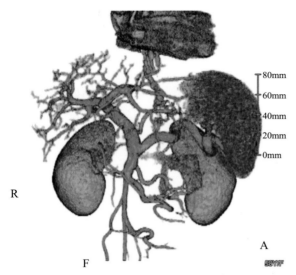

▲ 图 11-20　腹部 CT 三维重建，显示食管静脉曲张、胃底静脉曲张和脾大

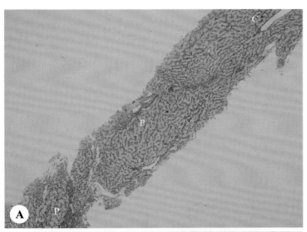

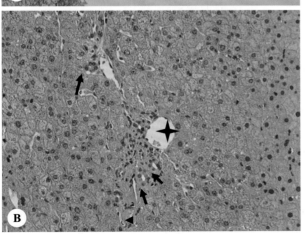

▲ 图 11-21　特发性非肝硬化性门静脉高压
A. 银染色显示非硬化性肝脏伴汇管区轻度纤维化。P. 汇管区；C. 中央静脉。B. 胆管（箭）和动脉（箭头）结构完整，门静脉（星）从汇管区疝出

病例 11-8

53 岁女性患者，诊断为食管静脉曲张。化验检查显示：ALT 14U/L，AST 21U/L，LDH 303U/L，丙种球蛋白 23.3%，ICG（R_{15}）9.8%。HBsAg 和 HCV 抗体均阴性，PLT $6.1 \times 10^4/\mu l$。超声显示脾大伴侧支静脉形成。MRI 显示门静脉主干扩张，肝内门静脉变细。腹腔镜检查显示肝表面增生结节，无肝硬化结节。肝活检显示门静脉硬化，外周门静脉扩张，门静脉疝（图 11-22）。患者行脾切除术以缓解门静脉高压症状。

九、门静脉血栓

门静脉血栓（portal vein thrombosis，PVT）是指门静脉主干（包括其左右分支）内出现并延伸至脾静脉或肠系膜上静脉的血栓形成[44]。PVT 的发病机制是门静脉血流减少、高凝状态与血管内皮损伤，其病因包括肝硬化、原发性 / 继发性肝恶性肿瘤、腹腔感染（包括胰腺炎和胆管炎）、骨髓增生性疾病。首先，肝内血管阻力增加及门静脉狭窄可导致静脉淤血及肝硬化。其次，肝硬化患者促凝血因子和抗凝因子水平均降低，但常表现为高凝状态。最后，肝硬化患者菌群易位和内毒素血症可导致门静脉内皮损伤，并激活凝血级联反应。由于这三种病理生理状态，肝硬化患者更易出现 PVT。

超声是 PVT 诊断的首选方法[45]。PVT 的超声表现为门静脉低回声（新发血栓）、等回声或高回声（陈旧血栓），血栓占门静脉全部或部分管腔。彩色多普勒超声和超声造影可以通过血流情况来评估血管阻塞情况，例如通过纡曲的花瓣样侧枝血管来诊断门静脉海绵样变。CT 增强扫描显示门静脉血栓为无强化的低密度影。CT 和 MRI 可以获取更多血栓的信息，如血栓的范围、侧支循环情况、与癌栓鉴别、邻近器官的状况等。MRI 影像中 T_1 和 T_2 加权信号可以确定血栓

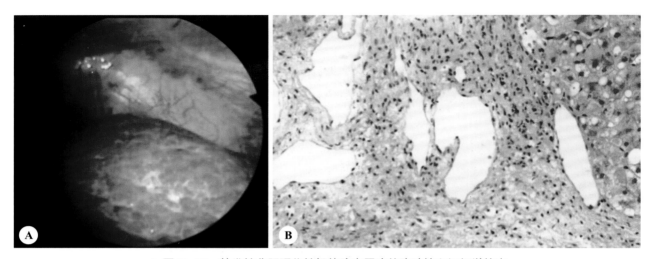

▲ 图 11-22　特发性非肝硬化性门静脉高压症的腹腔镜和组织学检查
A. 肝脏表面呈波浪状，可见较厚的白色包膜和白色斑点；B. 外周门静脉分支扩张并疝入汇管区，伴纤维化

的发病时间，例如两种信号强度均增强则考虑新鲜血栓。PVT 治疗的目的是消除血栓或预防血栓进展。基础治疗为抗凝，先应用肝素或低分子肝素，持续 2～3 周[46]，治疗后应继续口服维生素 K 拮抗药，INR 维持在 2～3。新鲜血栓可通过肠系膜上动脉间接灌注或门静脉直接灌注尿激酶进行溶栓治疗，血栓可部分溶解，但应注意溶栓有较高的出血率。

肝外门静脉闭塞（extrahepatic portal venous obstruction，EHPVO）是指在没有相关肝病的情况下发生的慢性门静脉阻塞[47]。EHPVO 应被视为一个单独的疾病。儿童 EHPVO 的病因是感染、先天异常或原发性血栓性疾病。感染包括脐炎、新生儿脐败血症、反复腹腔感染或脐静脉插管并发症等，但有 50% 的患儿 EHPVO 是特发性的。成人 EHPVO 由门静脉血栓、腹腔感染、妊娠或口服避孕药引起。

病例 11-9

21 岁使用小剂量避孕药治疗经前综合征的女性患者，主诉剧烈胃痛就诊。化验检查显示：ALT 16U/L，AST 17U/L，ALP 161U/L，GGT 15U/L，PLT 18.0×10^4/μl。腹部增强 CT 显示肠系膜上静脉至肝外门静脉存在连续的充盈缺损（图 11-23A）。患者诊断为门静脉血栓形成，并接受抗凝治疗。抗凝治疗后门静脉血栓消失，但肠系膜上静脉仍狭窄，CT 增强扫描显示胰腺周围有花瓣样侧支血管（门静脉海绵样变）（图 11-23B）。

十、门静脉炎

门静脉炎是以门静脉化脓性血栓为特征的严重腹腔感染并发症，由阑尾炎、憩室炎、胰腺炎、腹膜炎或胆管炎等引起[48]。门静脉周围或门静脉引流区域的感染可引起肠系膜小静脉血栓性静脉炎，并可累及门静脉系统和肝脏。在临床工作中通常无法取门静脉血进行培养来诊断门静脉炎，因此门静脉炎可以定义为腹腔感染后 30 天内的门静脉 - 肠系膜静脉血栓形成，伴或不伴细菌感染。

十一、门静脉瘤样扩张

门静脉瘤样扩张（portal vein aneurysm，PVA）是一种罕见的以门静脉血管扩张为特征的疾病，其发病率为 0.06%，在正常肝脏中定义为门静脉直径超过 15mm，在肝硬化中定义为门静脉直径

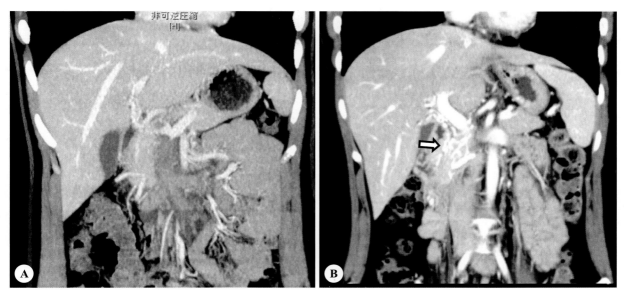

▲ 图 11-23　门静脉血栓的 CT 表现

A. 冠状位 CT 显示门静脉期，肠系膜上静脉至肝内门静脉间存在充盈缺损；B. 冠状位见胰腺周围的门静脉海绵样变（箭）：增强 CT 示胰腺周围有花瓣样侧支血管

超过 19mm[49]。PVA 的病因不明，可能为先天性或后天性的。先天性 PVA 原因为右侧远端原始卵黄静脉退化不完全，而静脉壁损伤也可促进 PVA 的进展。后天性 PVA 主要是肝硬化门静脉高压，内脏高灌注和高动力循环导致的门静脉管壁变薄、扩张。其他后天原因包括胰腺炎、外伤和恶性肿瘤侵犯门静脉等。

1/3 的 PVA 患者无症状。有症状的患者主要表现为腹痛，少见症状还包括邻近器官受压、消化道出血和门静脉自发性破裂等。多数 PVA 可经超声或 CT 诊断。超声，尤其是彩色多普勒超声，可测量门静脉和 PVA 的血流动力学。CT 有助于评估门静脉与邻近器官的位置关系。PVA 患者的手术适应证是血管破裂、破裂风险极高、血栓形成。

十二、遗传性出血性毛细血管扩张症

遗传性出血性毛细血管扩张症（hereditary hemorrhagic telangiectasia，HHT）在 1896 命名为 Rendu 病，1901 年命名为 Osler 病，1907 年命名为 Weber 病，因此既往称 Osler-Weber-Rendu 病。HHT 是一种遗传性血管疾病，以皮肤、黏膜和内脏毛细血管扩张和动静脉畸形（arteriovenous malformations，AVM）为特征，为常染色体显性遗传性疾病。肝脏更容易受累，发病率约为 75%[50-52]，其组织学特征是由扩张的肝窦、纡曲静脉、相邻动脉和增生的门静脉组成的蜂窝网状结构，可见门静脉畸形。CT 增强扫描显示肝内有动脉 – 静脉、动脉 – 门静脉、静脉 – 门静脉分流。动脉 – 静脉分流最为常见，可引起充血性心力衰竭、肝大、肺动脉高压。动脉 – 门静脉分流可引起门静脉高压症状，包括脾大和食管胃底静脉曲张等。

HHT 的诊断目前广泛应用的是基于疾病的典型特征的 Curaçao 标准[53]：①反复自发性鼻出血；②家族病史；③皮肤黏膜毛细血管扩张；④内脏受累。符合三项可诊断 HHT。如果患者诊断或疑似诊断 HHT，应筛查脑血管畸形、肺动静脉畸形和肝血管畸形，每年检查血红蛋白数值。

肝脏受累的 HHT 治疗方式有限。门静脉高压症的并发症（如静脉曲张出血或腹水）可采用内科及内镜治疗；高排量心力衰竭可以通过药物治疗；肝移植可能是治疗肝内血管畸形唯一有效的方法，适用于难以控制的高排量心力衰竭、胆管炎、门静脉高压。

病例 11-10

60 岁男性患者因缺铁性贫血入院，伴舌毛细血管扩张。内镜检查发现多发胃肠道血管扩张及食管静脉曲张。化验检查显示：HGB 7.1g/dl，PLT 197 000/μl，ALB 4.0g/dl，TBIL 0.5mg/dl，AST 15U/L，ALT 15U/L，γ-GTP 73mg/dl，Fe 28μg/dl，TIBC 373μg/dl，Fer 10.3ng/ml，乙型肝炎丙型肝炎病毒学阴性，ANA 阴性，AMA 阴性。彩色多普勒超声显示肝内动脉 - 门静脉分流和静脉 - 门静脉分流（图 11-24A 和 B）。CT 增强扫

描显示动脉 - 门静脉分流及门静脉左支和肝中静脉之间的静脉 - 门静脉分流（图 11-24C 和 D）。血管造影术显示肝脏两叶多发动脉 - 门静脉分流（图 11-24E 和 F）。

十三、肝窦

肝窦由带孔的内皮细胞排列组成，内附有库普弗细胞。肝星状细胞、自然杀伤细胞和肥大细胞位于窦周隙。药物、毒物、缺血可引起细胞周围纤维化、肝窦扩张、肝纤维化和微血管损伤等。

十四、肝紫癜症

肝紫癜症表现为肝内大小不等的有或无肝

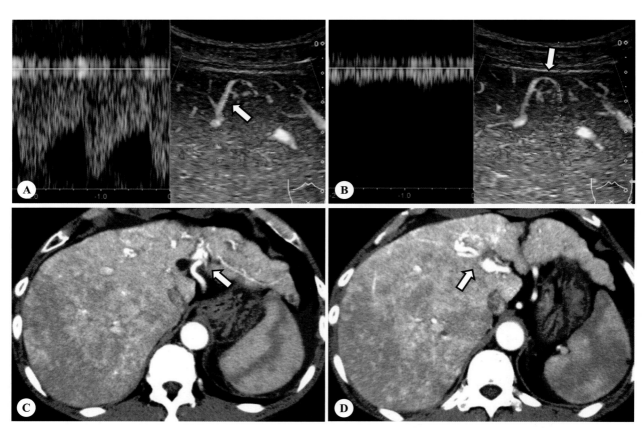

▲ 图 11-24 遗传性出血性毛细血管扩张症

A. 彩色多普勒超声显示肝内动脉 - 静脉分流（箭）；B. 彩色多普勒超声显示静脉 - 门静脉分流（箭）；C. CT 增强扫描显示胃左动脉和门静脉之间动脉 - 门静脉分流（箭）;D. 门静脉和肝中静脉之间的门静脉 - 肝静脉分流（箭）

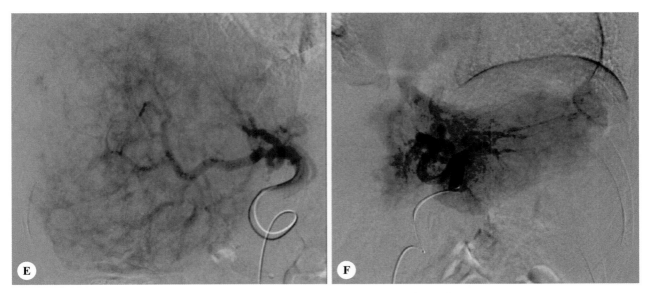

▲ 图 11-24（续）　**遗传性出血性毛细血管扩张症**
E 和 F. 血管造影显示多发动脉 - 门静脉分流

窦内皮细胞排列的充血囊腔样病变[54, 55]。大体上病灶呈"瑞士奶酪样"外观。显微镜下形态分为两类。第一种类型被称为"肝实质紫癜"，病灶由不规则的空腔组成，腔内无肝窦细胞或纤维组织。第二种类型是"黏液性紫癜"，其特征是病灶呈规则球形空腔，腔内有内皮细胞和（或）纤维排列[56]。

影像学检查无法明确诊断肝紫癜症。应与肝血管瘤、肝细胞腺瘤、肝细胞癌、局灶性结节增生、肝脓肿和肝转移性腺癌相鉴别。超声检查见肝内低回声和高回声。CT 增强扫描表现为动脉期肝内多发血管影，其他期为等密度。平扫 MR，肝紫癜症病灶在 T_2 加权像呈高信号，为出血性坏死的表现。

我们提供一个病因不明的肝紫癜症病例。

病例 11-11

29 岁女性患者，主诉为低热伴有右侧腹痛及背痛。腹部增强 CT 可见早期肝内一个 6cm × 4cm 低密度区，晚期仍为低密度（图 11-25）。肝功

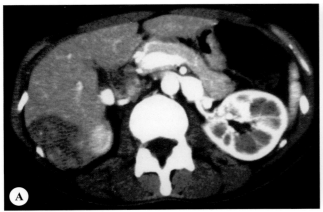
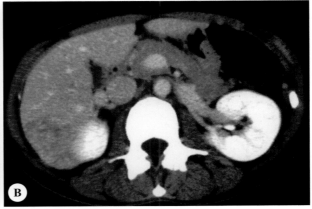

▲ 图 11-25　**肝紫癜症**
A. CT 动脉期可见 S_6 段低密度病灶；B. CT 延迟期表现仍为低密度病灶，并且密度不均匀

能检查未见异常，凝血功能未见异常。超声引导下活检显示肝窦扩张，汇管区完整；肝窦细胞破坏，可见大量红细胞（图 11-26）。肝紫癜症通常预后较好，但有自发破裂的风险[57]。

致谢

感谢 Michael A.Kern 教授为本章第 1 版提供了建设性意见和建议。

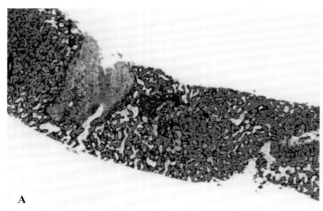 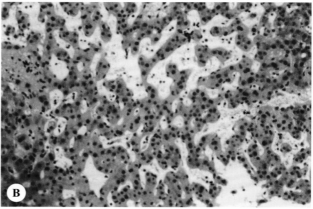

▲ 图 11-26 肝紫癜症
A. 肝窦扩张伴汇管区纤维化；B. 内皮细胞破坏，可见大量红细胞

参 考 文 献

[1] Budd G. On diseases of the liver. London: John Churchill; 1845. p. 135.

[2] Chiari H. Experiences about infarction in human liver. Zeitschrift fur Hailkunde. 1898;19:475–512.

[3] Rajani R, Melin T, Bjornsson E, Broome U, Sangfelt P, Danielsson A, et al. Budd–Chiari syndrome in Sweeden; epidemiology, clinical characteristics and survival – an 18–year experience. Liver Int. 2008;29:253–9.

[4] Orloff MJ, Daily PO, Orloff SL, Girard B, Orloff MS. A 27–year experience with surgical treatment of Budd–Chiari syndrome. Am Surg. 2000;232:340–52.

[5] Aydinli M, Bayraktar Y. Budd–Chiari syndrome: etiology, pathogenesis and diagnosis. World J Gastroenterol. 2007;13:2693–6.

[6] Dilawari JB, Bambery P, Chawla Y, Kaur U, Bhusnurmath SR, Malhotra HS, et al. Hepatic outflow obstruction (Budd–Chiari syndrome). Experience with 177 patients and a review of the literature. Medicine. 1994;73:21–36.

[7] Denninger MH, Chait Y, Casadevall N, Hillaire S, Guillin MC, Bezeaud A, et al. Cause of portal or hepatic venous thrombosis in adults: the role of multiple concurrent factors. Hepatology. 2003;31:587–91.

[8] Simon IW. Membranous obstruction of the inferior vena cava and hepatocellular carcinoma in South Africa. Gastroenterology. 1982;68:171–8.

[9] Datta DV, Saha S, Singh SA, Gupta BB, Aikat BK, Chuttani PN. Clinical spectrum of Budd–Chiari syndrome in Chandigarh with particular reference to obstruction of intrahepatic portion of inferior vena cava. Indian J Med Res. 1972;60:385–402.

[10] Shrestha SM, Shrestha S. Hepatic vena cava disease: etiologic relation to bacterial infection. Hepatol Res. 2007;37:196–204.

[11] Okuda H, Yamagata H, Obata H, Iwata H, Sasaki R, Imai F, et al. Epidemiological and clinical features of Budd–Chiari syndrome in Japan. J Hepatol. 1995;22:1–9.

[12] Das CJ, Soneja M, Tayal S, Chahal A, Srivastava S, Kumar A, et al. Role of radiological imaging and interventions in management of Budd–Chiari syndrome. Clin Radiol. 2018. pii: S0009–9260(18)30084–9. https://doi.org/10.1016/j.crad.2018.02.003. [Epub ahead of print].

[13] Copelan A, Remer EM, Sands M, Nghiem H, Kapoor B. Diagnosis and management of Budd Chiari syndrome: an update. Cardiovasc Intervent Radiol. 2015;38:1–12.

[14] Henderson JM, Warren WD, Millikan WJ, Galloway JR, Kawasaki S, Stahl RL, et al. Surgical options, hematologic evaluation, and pathologic changes in Budd–Chiari syndrome. Am J Surg. 1990;159:41–50.

[15] Mitchell MC, Boitnott JK, Kaufman S, Cameron JL, Maddrey WC. Budd–Chiari syndrome: etiology, diagnosis and management. Medicine. 1982;61:199–218.

[16] Bourlière M, Le Treut YP, Arnoux D, Castellani P, Bordigoni L, Maillot A, et al. Acute Budd–Chiari syndrome with hepatic failure and obstruction of the inferior vena cava as presenting manifestations of hereditary protein C deficiency. Gut. 1990;31:949–52.

[17] Bhargawa DK, Arova A, Dasarathy AS. Laparoscopic features of the Budd–Chiari syndrome. Endoscopy. 1991;23:259–61.

[18] Mancuso A. An update on management of Budd–Chiari syndrome. Ann Hepatol. 2014;13:323–6.

[19] European Association for the Study of the Liver. EASL clinical practice guidelines: vascular diseases of the liver. J Hepatol.

2016;64:179–202.

[20] Tripathi D, Macnicholas R, Kothari C, Sunderraj L, Al–Hilou H, Rangarajan B, Chen F, Mangat K, Elias E, Olliff S. Good clinical outcomes following transjugular intrahepatic portosystemic stent–shunts in Budd–Chiari syndrome. Aliment Pharmacol Ther. 2014;39:864–72.

[21] Mentha G, Giostra E, Majno PE, Bechstein WO, Neuhaus P, O'Grady J, Praseedom RK, Burroughs AK, Le Treut YP, Kirkegaard P, Rogiers X, Ericzon BG, Hockerstedt K, Adam R, Klempnauer J. Liver transplantation for Budd–Chiari syndrome: a European study on 248 patients from 51 centres. J Hepatol. 2006;44:520–8.

[22] Deal BJ, Jacobs ML. Management of the failing Fontan circulation. Heart. 2012;98:1098–104.

[23] Rychik J, Veldtman G, Rand E, Russo P, Rome JJ, Krok K, et al. The precarious state of the liver after a Fontan operation: summary of a multidisciplinary symposium. Pediatr Cardiol. 2012;33:1001–12.

[24] Ghaferi AA, Hutchins GM. Progression of liver pathology in patients undergoing the Fontan procedure: chronic passive congestion, cardiac cirrhosis, hepatic adenoma, and hepatocellular carcinoma. J Thorac Cardiovasc Surg. 2005;129:1348–52.

[25] Greenway SC, Crossland DS, Hudson M, Martin SR, Myers RP, Prieur T, et al. Fontan–associated liver disease: implications for heart transplantation. J Heart Lung Transplant. 2016;35:26–33.

[26] Fan CQ, Crawford JM. Sinusoidal obstruction syndrome (hepatic veno–occlusive disease). J Clin Exp Hepatol. 2014;4:332–46.

[27] Richardson PG, Smith AR, Triplett BM, Kernan NA, Grupp SA, Antin JH, et al. Defibrotide study group. Defibrotide for patients with hepatic Veno–occlusive disease/sinusoidal obstruction syndrome: interim results from a treatment IND study. Biol Blood Marrow Transplant. 2017;23:997–1004.

[28] Norris S, Crosbie O, McEntee G, Traynor O, Molan N, McCann S, et al. Orthotopic liver transplantation for veno–occlusive disease complicating autologous bone marrow transplantation. Transplantation. 1997;63:1521–4.

[29] Takehara H, Komi N, Hino M. Congenital arteriovenous fistula of the superior mesenteric vessels. J Pediatr Surg. 1988;23:1029–31.

[30] Wood M, Nykamp PW. Traumatic arteriovenous fistula of the superior mesenteric vessels. J Trauma. 1980;20:378–82.

[31] Benedetto JC, Liszewski RF. Superior mesenteric arteriovenous fistula: case report and literature review. J Am Osteopath Assoc. 1988;88:517–20.

[32] Lee KR, Kishore P, Hardin CA. Postsurgical arteriovenous fistula. Acquired AV fistula of the mesentery. J Kans Med Soc. 1974;75:87–90.

[33] Rabhan NB, Guillebeau JG, Brachney EG. Arteriovenous fistula of the superior mesenteric vessels after a gunshot wound. N Engl J Med. 1962;266:603–5.

[34] Brunner JH, Stanley RJ. Superior mesenteric arteriovenous fistula. JAMA. 1973;223:316–8.

[35] Riggio O, Gioia S, Pentassuglio I, Nicoletti V, Valente M, d'Amati G. Idiopathic noncirrhotic portal hypertension: current perspectives. Hepat Med. 2016;8:81–8.

[36] Tsuneyama K, Ohta K, Zen Y, Sato Y, Niwa H, Minato H, et al. A comparative histological and morphometric study of vascular changes in idiopathic portal hypertension and alcoholic fibrosis/cirrhosis. Histopathology. 2003;43:55–61.

[37] Ohbu M, Okudaira M, Watanabe K, Kaneko S, Takai T. Histopathological study of intrahepatic aberrant vessels in cases of noncirrhotic portal hypertension. Hepatology. 1994;20:302–8.

[38] Dhiman RK, Chawla Y, Vasishta RK, Kakkar N, Dilawari JB, Trehan MS, et al. Non–cirrhotic portal fibrosis (idiopathic portal hypertension): experience with 151 patients and a review of the literature. J Gastroenterol Hepatol. 2002;17:6–16.

[39] de Franchis R, Dell'Era A, Iannuzzi F. Diagnosis and treatment of portal hypertension. Dig Liver Dis. 2004;36:787–98.

[40] Lay CS, Tsai YT, Lee FY, Lai YL, Yu CJ, Chen CB, et al. Endoscopic variceal ligation versus propranolol in prophylaxis of first variceal bleeding in patients with cirrhosis. J Gastroenterol Hepatol. 2006;21:413–9.

[41] Patidar KR, Sydnor M, Sanyal AJ. Transjugular intrahepatic portosystemic shunt. Clin Liver Dis. 2014;18:853–76.

[42] Shimoda R, Horiuchi K, Hagiwara S, Suzuki H, Yamazaki Y, Kosone T, et al. Short–term complications of retrograde transvenous obliteration of gastric varices in patients with portal hypertension: effects of obliteration of major portosystemic shunts. Abdom Imaging. 2005;30:306–13.

[43] Sarin SK, Kumar A, Chawla YK, Baijal SS, Dhiman RK, Jafri W, et al. Members of the APASL working party on portal hypertension. Noncirrhotic portal fibrosis/idiopathic portal hypertension:APASL recommendations for diagnosis and treatment. Hepatol Int. 2007;1:398–413.

[44] Chawla YK, Bodh V. Portal vein thrombosis. J Clin Exp Hepatol. 2015;5:22–40.

[45] Hauenstein K, Li Y. Radiological diagnosis of portal/mesenteric vein occlusion. Viszeralmedizin. 2014;30:382–7.

[46] Manzano–Robleda Mdel C, Barranco–Fragoso B, Uribe M, Méndez–Sánchez N. Portal vein thrombosis: what is new? Ann Hepatol. 2015;14:20–7.

[47] Khanna R, Sarin SK. Idiopathic portal hypertension and extrahepatic portal venous obstruction. Hepatol Int. 2018;12(Suppl 1):148–67.

[48] Choudhry AJ, Baghdadi YM, Amr MA, Alzghari MJ, Jenkins DH, Zielinski MD. Pylephlebitis: a review of 95 cases. J Gastrointest Surg. 2016;20:656–61.

[49] Laurenzi A, Ettorre GM, Lionetti R, Meniconi RL, Colasanti M, Vennarecci G. Portal vein aneurysm: what to know. Dig Liver Dis. 2015;47:918–23.

[50] Ianora AA, Mememo M, Sabba C, Cirulli A, Rotondo A, Angelelli G. Hereditary hemorrhagic telangiectasia: multi–detector row helical CT assessment of hepatic involvement. Radiology. 2004;230:250–9.

[51] Bernard G, Mion F, Henry L, Plauchu H, Paliard P. Hepatic involvement in hereditary hemorrhagic telangiectasia: clinical, radiological, and hemodynamic studies of 11 cases. Gastroenterology. 1993;105:482–7.

[52] Piskorz MM, Waldbaum C, Volpacchio M, Sorda J. Liver involvement in hereditary hemorrhagic telangiectasia. Acta Gastroenterol Latinoam. 2011;41:225–9.

[53] Shovlin CL, Guttmacher AE, Buscarini E, Faughnan ME, Hyland RH, Westermann CJ, Kjeldsen AD, Plauchu H. Diagnostic criteria for hereditary hemorrhagic telangiectasia (Rendu-Osler–weber syndrome). Am J Med Genet. 2000;91:66–7.

[54] Wold LE, Ludwig J. Peliosis hepatis: two morphologic variants? Hum Pathol. 1981;12:388–9.

[55] Tsokos M, Erbersdobler A. Pathology of peliosis. Forensic Sci Int. 2005;149:25–33.

[56] Crocetti D, Palmieri A, Pedullà G, Pasta V, D'Orazi V, Grazi GL. Peliosis hepatis: personal experience and literature review. World J Gastroenterol. 2015;21:13188–94.

[57] Choi SK, Jin JS, Cho SG, Choi SJ, Kim CS, Choe YM, et al. Spontaneous liver rupture in a patient with peliosis hepatis: a case report. World J Gastroenterol. 2009;15:5493–7.

第 12 章　肝脏代谢性疾病

Metabolic Disorders in the Liver

Masaki Iwai　Atsushi Kitamura　Hajime Isomoto　Yutaka Horie　Wilson M. S. Tsui　著

侯　维　曹振环　梁　晨　刘念晨　李　红　译　　郑素军　校

缩略语

AIP	acute intermittent porphyria	急性间歇性卟啉病
ALA	δ-aminolevulinic acid	δ- 氨基乙酰丙酸
ALP	alkaline phosphatase	碱性磷酸酶
ATP7B	adenosine triphospholic acid 7B	腺苷三磷酸 7B
CTLN2	adult-onset type Ⅱ citrullinemia	成人发作的 Ⅱ 型瓜氨酸血症
EPP	erythropoietic protoporphyria	红细胞生成性原卟啉病
FTTDCD	failure to thrive and dyslipidemia caused by citrin deficiency	citrin 蛋白缺乏引起的生长障碍和血脂异常
HH	hereditary hemochromatosis	遗传性血色病
HLA	human leukocyte antigen	人白细胞抗原
LSC	liver stellate cell	肝星状细胞
NADH	reduced nicotinamide adenine dinucleotide	还原型烟酰胺腺嘌呤二核苷酸
NICCD	neonatal intrahepatic cholestasis caused by citrin deficiency	citrin 蛋白缺乏引起的新生儿肝内胆汁淤积
PBG	porphobilinogen	胆色素原
PCT	porphyria cutanea tarda	迟发性皮肤卟啉病
TfR2	transferrin receptor 2	转铁蛋白受体 2

一、铁过载

铁过载或铁质沉着症是临床常见的问题，可归类为原发性（遗传性）和继发性（表 12-1）。膳食中的铁主要被十二指肠中的肠上皮细胞吸收，然后从肠道运输到门静脉与转铁蛋白结合，再运输到肝脏。因此，在肝脏活检中，常见到肝脏铁沉积过多也就不足为奇了。

表 12-1 肝脏铁过载的原因

原发性遗传性血色病

- HFE 相关遗传性血色病（1 型），常染色体隐性遗传
- 非 HFE 相关遗传性血色病
  - 青少年血色病（2A 型，铁调素调节蛋白；2B 型，铁调素突变）
  - 转铁蛋白受体 2 突变（3 型）
  - 运铁素突变（4 型），常染色体显性遗传

继发性血色病

- 红细胞生成障碍和溶血性贫血
  - 重型 β 珠蛋白生成障碍性贫血
  - 铁粒细胞性贫血
  - 丙酮酸激酶缺乏
  - 慢性溶血性贫血
- 慢性肝病
  - 终末期肝硬化
  - 慢性乙型和丙型病毒性肝炎
  - 酒精性肝病
  - 非酒精性脂肪性肝炎
  - 门静脉分流术后
- 膳食铁过载
  - 非洲"班图"（bantu）血色病
  - 长期过量摄入药用铁
- 肠外铁过载
  - 输血铁过载
  - 肠外铁过载
- 其他
  - 迟发性皮肤卟啉病
  - 新生儿血色病
  - 血浆铜蓝蛋白缺乏症
  - 转铁蛋白缺乏

HFE. 人血色病基因

（一）遗传性血色病

人类血色病基因（HFE）突变引起的遗传性血色病（hereditary hemochromatosis，HH）是白种人中最常见的遗传性疾病之一，其患病率为 1/200[1, 2]。这些患者终身存在胃肠道过量铁的吸收。两个最常见的突变位点是 C282Y（85%～90% 的患者）和 H63D，约占常染色体隐性遗传血色病的 85%[3]。C282Y 突变抑制了蛋白质与 $β_2$ 微球蛋白结合所必需的二硫键的形成，从而阻止了 HFE 蛋白向细胞表面转运。H63D 突变影响 HFE 蛋白与转铁蛋白受体的结合，导致较轻的表型。8%～18% 的北欧人、中欧人和西欧人携带 C282Y 杂合突变。人口研究的数据表明，它们起源于公元前 4000 年欧洲西北部的共同祖先。

青少年血色病和转铁蛋白受体相关的血色病是常染色体隐性遗传病[4]。青少年血色病与 C282Y 突变导致的铁过载模式相同。然而，其铁过载发生更快，通常在 20 岁和 30 岁发病。运铁素病是一种常染色体显性遗传疾病，有两种表型：轻型和重型[5]。铁调素是全身铁稳态的中枢调节因子，铁调素合成缺陷是 HFE 和非 HFE 相关 HH 中铁过载的共同机制。

HFE 相关 HH 患者在早期没有症状，直到肝脏和其他器官出现明显的铁沉积，这个过程需要几十年。男性通常在 40 岁或 50 岁发病，而女性由于月经的保护作用，其发病比男性晚 10 岁左右。早期诊断的患者中皮肤色素沉着较少出现。乏力、嗜睡、腹痛和关节病是常见的非特异症状。疾病晚期，铁沉积在胰岛会导致糖尿病。性腺功能减退是很常见的。在年轻患者中，心脏表现可能是主要特征（一般为充血性心肌病），如果不及时减轻铁负荷，则可能在发病后 1 年内死亡。许多 HFE 基因突变的患者，由于体检发现铁蛋白升高，从而在无症状阶段得以确诊。血色病常规治疗方法是静脉放血疗法，以减轻铁负荷[6]。

在 HFE 基因突变导致的 HH 患者，铁率先沉积在肝细胞中，呈颗粒状、折光性、金棕色含铁血黄素。在早期阶段，铁沉积在 1 区肝细胞更为突出。随着病情的发展，2 区和 3 区肝细胞也会受到影响。炎症和脂肪变与 HH 没有明显联系。铁也会在胆管上皮细胞中聚集。铁沉积导致单个肝细胞坏死，其释放的铁被库普弗细胞吞噬。与 HFE 相关 HH 不同，运铁素病和血液系

统疾病的铁率先在库普弗细胞沉积，只有大量铁沉积时才会累及肝细胞。当达到约每克肝（干重）15 000μg 铁的临界值时，HH 会发生肝纤维化，相当于 3 级铁质沉着症。纤维化首先发生在汇管区周围区域，那里铁沉积最严重，进而造成汇管区 – 汇管区纤维间隔。早期肝硬化是典型的小结节，没有明显的细胆管增生，肝脏呈铁锈色。HH 患者肝细胞癌风险是一般人群的 200 倍，而且癌变通常发生在有肝硬化的患者，其机制可能与铁负荷增加引起的氧化应激反应、p53 突变有关[7]。

病例 12-1

一位 37 岁的中国女性因继发性闭经而就诊，发现其存在低促性腺素性功能减退症。其肝功能亦存在异常：ALP 283U/L，AST 175U/L，ALT 85U/L，胆红素正常。肝炎病毒和自身免疫标志物都是阴性。铁蛋白明显升高 2220g/L，Fe/TIBC 比值升至 86.2%。血糖升高，B 超提示肝脏大小正常，回声正常。肝活检示小叶结构正常，所有肝细胞均含有大量粗糙的棕色色素颗粒，为含铁血黄素（图 12-1）。部分库普弗细胞和胆管上皮也有铁沉积。汇管区周围纤维化，偶尔形成纤维桥接。随后，对她的哥哥进行检查，发现也有

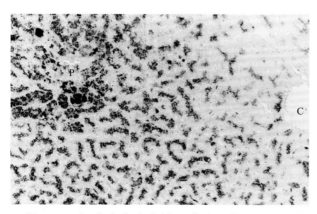

▲ 图 12-1 细胞内含有含铁血黄素颗粒，位于汇管区周围

可见肝内铁梯度（最多的在 1 区，最少的在 3 区）（3 级铁过载）。C. 中央静脉；P. 汇管区

铁过载情况。几年后，对患者进行了基因检测，发现患者 HFE 基因没有典型的突变（C282Y 或 H63D）。但这并不能排除遗传性血色病的诊断，因为 HFE 基因的 C282Y 突变在中国血色病患者中尚未被报道[8]。其他类型的非 HFE 相关 HH 可能是其病因。

（二）继发性血色病

在慢性乙型肝炎和丙型肝炎患者偶可出现铁过载[9, 10]，机制尚未明确。我们曾观察到 1 例继发于慢性乙型肝炎合并慢性肾衰竭、输血的血色病患者。

病例 12-2

一位 69 岁女性因慢性乙型肝炎接受干扰素治疗，获得 HBeAg 血清学转换。肝功能检查显示：AST 68U/L，ALT 47U/L，铁蛋白 7080ng/ml，s-Fe 206μg/dl，TIBC 238，Ⅳ型胶原 6.5ng/ml，透明质酸 149ng/ml，血小板 $7.2 \times 10^4/\mu l$。CT 显示肝内弥漫性高密度；MRI 在 T_1 和 T_2 加权像上显示低信号；腹腔镜检查显示肝表面呈棕色，少量结节伴包膜增厚；门静脉周围纤维化，肝细胞和库普弗细胞中观察到棕色色素沉着（图 12-2）。

1. 输血铁过载

HH 患者铁过载的临床和病理特征是较为明确的[1, 2]。他们终身经受胃肠道对铁的过度吸收。慢性肾衰竭患者的铁过载常伴有静脉输血或血液透析期间的右旋糖酐铁吸收[11]，晚期 HH 和肠外铁过载可有共同的肝脏病理学表现[12, 13]。有研究发现，输血不仅会导致网状内皮系统内铁的积聚，还会导致实质细胞内铁的积聚[12]。慢性肾衰竭患者因持续输血常出现铁过载，动物研究发现铁过载对肝纤维化有很大影响[14]。病例 12-3 为一位有长期输血史的肾移植受者肝脏的肝硬化改变。在回顾文献[15-17]之后，我们观察了 α- 平滑肌肌动蛋白阳性的星状细胞及其超微结构特征，

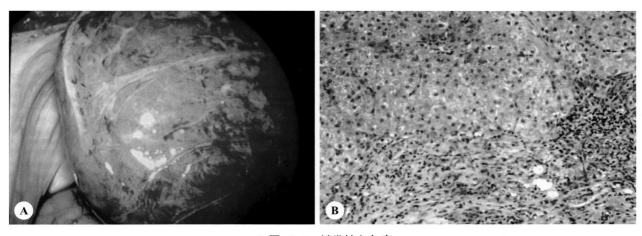

▲ 图 12-2 继发性血色病

A.肝脏边缘暗淡，表面呈棕色，腺泡纹理清晰；B.肝细胞和汇管区纤维间隔的间充质细胞内均可见棕色色素沉着

并研究了它们在铁过载肝纤维化中的作用。

病例 12-3

患者 39 岁，男性，慢性肾衰竭，主诉周身不适，并发现肝功能异常。患者有蛋白尿的表现，并长期血液透析。他第一次同种异体肾移植时由于免疫排斥失败，此后接受了第二次肾移植。在长期血液透析期间，共接受了 300U 红细胞输注，但没有接受右旋糖酐铁。患者长期服用泼尼松龙和硫唑嘌呤，否认饮酒史。入院时，患者皮肤存在色素沉着，但无黄疸。肝脏右肋缘下 5cm 可触及，弹性可，四肢水肿。实验室检查显示：RBC $3.28 \times 10^6/mm^3$，Hb 9.7g/dl，HT 29.6%，s-Fe 148μg/dl，TIBC 162μg/dl，s-ferritin 8180ng/ml，TBIL 0.89mg/dl，AST 92U/L，ALT 148U/L，ALP 1853U/L，γ-GTP 1322U/L，透明质酸 424ng/ml，去铁铵实验 5.7mg/dl，血尿素氮 52mg/dl，血肌酐 2.9mg/dl，HLA 分型 A2 AW24BW39 BW55 CW1 CW7。HBsAg 和 HCV-Ab 均阴性。腹部 B 超提示肝脏表面不光滑，CT 提示肝脏、脾脏及胰脏密度增高。肝脏 CT 密度值为 106HU。MRI 显示肝脏在 T_1 和 T_2 加权像上呈低信号。腹腔镜检查可见肝脏增大，分叶状，呈棕色。肝组织学检

查发现相邻汇管区桥接纤维化，可见假小叶形成（图 12-3A）；库普弗细胞和实质细胞中均发现铁沉积，铁过载的肝细胞主要分布在汇管区周围区域（图 12-3B）。电镜显示肝细胞充满铁沉积，周围有胶原纤维、库普弗细胞和中性粒细胞浸润。免疫组化显示，纤维化和铁沉积的肝细胞周围可见 α- 平滑肌肌动蛋白阳性的星状细胞，形成连续的网状结构。

2. 肝纤维化

铁是生命所必需的，但过量摄入对许多器官都有毒性。肝脏是储存铁的主要器官，易受其毒性影响。我们的患者在慢性血液透析期间接受了 300U 的红细胞输注。血清铁蛋白含量很高，肝脏 CT 密度为 106HU。文献报道，将 CT 值 70HU 作为系数衰减的上限，对诊断肝脏铁过载的敏感性为 64%，特异性为 87%[18]，血清铁蛋白升高患者出现肝脏 CT 值增高应怀疑肝脏铁沉积[19]。肝脏 MRI 在 T_1 和 T_2 加权像上均显示低信号，图像分析显示肝脏有铁沉积[20]。腹腔镜检查显示肝脏呈棕色，分叶状。肝活检显示桥接纤维化和假小叶形成。铁沉积常见于遗传性和获得性疾病[21]，输血引起的铁超载的病理特征与 HH 的病理特征难以区分。血色病中的铁不仅沉积在库普弗细胞

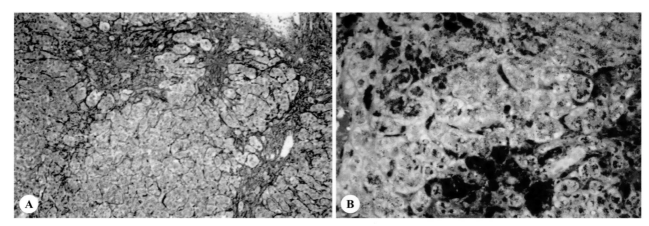

▲ 图 12-3　继发性血色病的肝脏形态学特征

A. 网织纤维染色显示相邻汇管区间的桥接纤维化和中心区周围的少量纤维化。B. 普鲁士蓝染色显示铁不仅沉积在库普弗细胞中，而且沉积在汇管区周围肝细胞中。其他肝细胞含有细小的铁颗粒

中，也沉积在肝实质细胞中[12]。铁过载导致肝细胞损伤的具体机制尚不清楚，但研究显示，铁过载导致自由基形成和膜脂质过氧化[22, 23]，最终导致肝纤维化和肝硬化改变。

最近研究证实，肝星状细胞（liver stellate cells，LSC）在铁负荷的实验大鼠肝纤维化中发挥了重要作用[15, 24]。据报道，活化的 LSC 不仅参与坏死性炎症反应[25]，还参与纤维化、胶原表达和细胞外基质形成[16]。最新研究还表明，人类激活的 LSC 表达 α- 同型肌动蛋白，这是平滑肌细胞分化的特异性[16, 25]。我们在肝组织中发现 α- 平滑肌肌动蛋白阳性的 LSC，其中许多与汇管区周围纤维化共存。它们与纤维化之间可能存在着显著的关联性[26]。超微结构显示，含铁肝细胞周围可见活化的 LSC、肥大的库普弗细胞和胶原增生。LSC 通过细胞因子被库普弗细胞激活[27]。随后，活化的 LSC 参与了输血铁过载引起的肝纤维化。

（三）鉴别诊断

长期以来，肝脏铁的定量分析一直是 HH 诊断的金标准，但在某些情况下可被基因检测所取代。由于 HFE 基因与 HLA 复合物之间的紧密联系，HLA 分型及 C282Y 突变已被用作家族内 HH 的替代检测指标。肝活检在评估铁过载方面的作用也发生了变化，它已不再是一种诊断工具，而更多作为一种分级和分期工具，另外还可用于肝细胞癌等偶发疾病和并发症的诊断。

HH 的鉴别诊断主要包括肝脏铁沉积和血液系统疾病继发的慢性肝病（表 12-1）。输血和（或）慢性溶血性贫血引起的铁过载很容易与 HH 区别开来，因为铁优先沉积在库普弗细胞而不是肝细胞中。临床病史有助于做出鉴别，但在不明确的情况下，可能需要进行基因检测。

肝脏铁过载常见于酒精性肝病和任何类型的肝硬化[28]，在形态学上可能与 HH 重叠。酗酒者铁沉积的发病机制尚不清楚，但增加饮酒量可能会增加肠道铁吸收。C282Y 杂合突变似乎不会影响这些患者的肝铁水平或肝纤维化风险[29]。铁定量检测通常有助于鉴别。肝铁指数通过将活检中的铁重量（μmol/g）除以患者的年龄（以年为单位）来确定。>1.9 可以可靠地将纯合突变 HH 与杂合突变携带者和酒精性肝病区分开来。然而，慢性溶血性贫血患者的肝铁指数可能超过 1.9，并且高达 15% 的 HH 患者的肝铁指数<1.9。

慢性病毒性肝炎的肝脏铁沉积通常是中度，主要存在于库普弗细胞；也可能发现内皮细胞有

不明显的铁沉积。HFE 杂合突变和肝铁增加对非酒精性脂肪性肝病的作用存在争议，部分研究报道，非酒精性脂肪性肝炎中 HFE 突变率增加 [30, 31]。值得注意的是，HH 本身不会造成肝脏炎症性损伤；如果存在肝脏炎症性损伤，应立即考虑叠加的疾病或其他诊断。

二、威尔逊病

威尔逊病是一种常染色体隐性遗传病，其病变基础为肝脏内编码铜转运 ATP 酶的基因 ATP7B 发生突变 [32]。ATP7B 基因功能缺失使铜的胆汁排泄过程发生障碍，导致铜在肝脏和其他器官中积聚。组织中铜水平的升高会引起有害反应和氧化应激，并破坏线粒体的结构和完整性，导致细胞损伤 [33]。有症状的威尔逊病患者表现为肝病或神经 / 精神症状和骨关节炎、肾脏功能障碍或心肌病 [34]。KF 环是由铜在角膜 Descemet 层中沉积引起的 [35]，可通过裂隙灯检查验证其存在，约 50% 的肝脏表型患者存在 KF 环 [36]。2001 年，莱比锡国际威尔逊病会议提出了诊断评分系统 [37]，包括以下要素：① 血清铜蓝蛋白；② 24h 尿铜排泄；③ 非免疫性溶血性贫血；④ 肝铜；⑤ 经裂隙灯检查发现 KF 环；⑥ 神经系统或神经影像学特征；⑦ 基因突变分析，得分≥4 分可确诊威尔逊病，2 分或 3 分的疑似病例则需要更多检测 [38]。年轻患者出现非免疫性溶血性贫血，伴血清胆红素升高和血清碱性磷酸酶降低，可能提示急性肝衰竭 [39]。肝脏有四个病理特征，即急性肝炎、急性重型肝炎、慢性活动性肝炎和肝硬化。疾病早期，脂肪变性、脂肪肉芽肿 [40, 41]、局灶性肝细胞坏死等异常表现常被误认为非酒精性脂肪肝或非酒精性脂肪性肝炎 [42]。超微结构下显示肝细胞线粒体增大，具有致密基质和空泡颗粒 [43]。肝硬化基础上出现急性肝衰竭时，主要表现为明显的肝细胞变性和肝实质塌陷，有些可能仅表现伴有桥接性纤维化的大面积坏死 [35, 44, 45]。

治疗肝豆状核变性时，应采取低铜饮食。首选药物是 D- 青霉胺 [46]。锌剂 [47] 或曲恩汀 [48] 被认为是青霉胺的替代疗法。3%～5% 的患者存在急性肝衰竭，基于血清胆红素、AST、凝血酶原时间和白细胞计数的化验检查是确定肝移植的可靠方法 [49]，肝移植是暴发性肝病或晚期肝硬化的治疗手段 [50, 51]。

病例 12-4

一名 12 岁的男孩患普通感冒时发现肝功能异常。实验室检查显示：ALT 47U/L，AST 42U/L，s-Cu 26μg/dl，铜蓝蛋白 8mg/dl，透明质酸 295.4ng/ml，Ⅳ 型胶原 7S 8.0ng/ml 和 ICG（R_{15}）12.6%。腹腔镜显示肝脏表面黄染并有结节形成，结节大小均匀，结节间隙狭窄，可见桥接纤维化伴汇管区坏死。汇管区可见界面炎伴淋巴细胞浸润，并有小泡型脂肪变性（图 12-4）。患者 11 岁妹妹的肝功能检查也有异常：AST 130U/L，ALT 232U/L，s-cu 16μg/dl，铜蓝蛋白 2.1mg/dl，Ⅳ 型胶原 7S 8.5ng/ml，透明质酸 315ng/ml，ICGR 4.0%。腹腔镜示肝脏表面光滑，呈黄色，有浅凹陷（图 12-5A）；肝组织学示汇管区纤维化，肝细胞内可见大泡性或小泡性脂肪变性形成（图 12-5B）；纤维化使肝

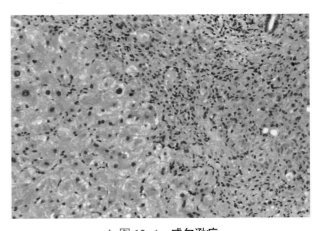

▲ 图 12-4 威尔逊病
肝硬化汇管区炎症活跃，肝细胞内可见小泡型脂肪变性（HE 染色）

小叶变形，但未见假小叶形成（图 12-5C）。暴发性肝衰竭时可见大量肝细胞坏死，其他部位可见假小叶形成。假小叶中也可见脂肪变性；电镜显示电子致密物，线粒体嵴扭曲（图 12-6）。

三、铜中毒的非威尔逊病形式

（一）印度儿童期肝硬化

日常摄入铜制餐具中的膳食或饮用储存在黄

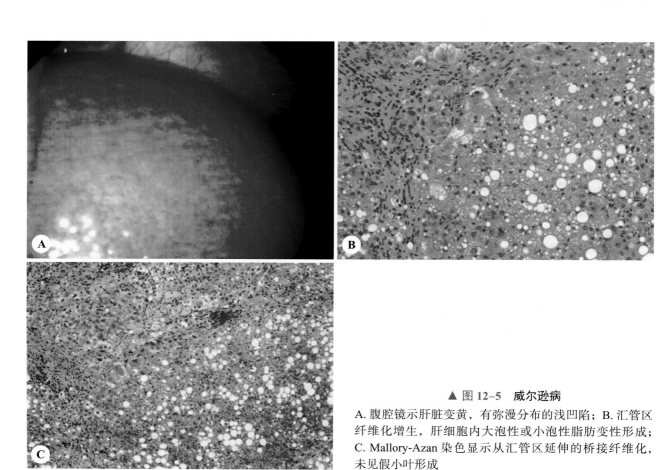

▲ 图 12-5　威尔逊病
A. 腹腔镜示肝脏变黄，有弥漫分布的浅凹陷；B. 汇管区纤维化增生，肝细胞内大泡性或小泡性脂肪变性形成；C. Mallory-Azan 染色显示从汇管区延伸的桥接纤维化，未见假小叶形成

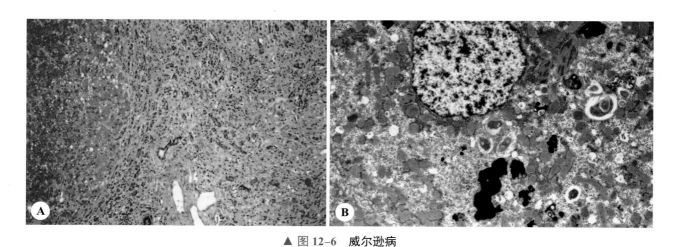

▲ 图 12-6　威尔逊病
A. 大量坏死伴有胆管反应和纤维化，残留肝细胞中可见大泡或小泡形成；B. 电镜显示电子致密物和次级溶酶体、线粒体嵴扭曲

铜中的牛奶是导致铜超载的原因，尿、血清和肝脏中的铜浓度也显著升高，但血清铜蓝蛋白是正常或升高的。据报道，该病在 4 月龄—5 岁的遗传易感人群中出现，其发病高峰均在 2 岁左右，在印度半岛[52]及美国[53]都有报道。临床分为三个阶段，即早期、中期和晚期，伴黄疸、肝脾大，并进展为肝衰竭[54]。早期的形态学改变为气球样变和局灶性坏死，随后形成 Mallory-Denk 小体[54, 55]。炎症细胞浸润、汇管区旁细管反应和进行性纤维化导致小结节性肝硬化的形成。D– 青霉胺可治疗铜中毒[56]。

（二）特发性铜中毒

该病少见，无神经系统症状，2 岁时出现进行性肝硬化，血清铜蓝蛋白正常或升高。这种疾病是由环境中过量的铜暴露引起的，例如，饮用未镀锡铜或黄铜容器中的牛奶或被铜污染的泉水。地方性蒂洛尔肝硬化（非印度儿童肝硬化）曾被发现呈常染色体隐性遗传[57]。病情严重的患儿的组织病理学显示小结节性肝硬化伴铜超载[58]，曲恩汀联合锌剂治疗可改善失代偿的肝功能[59]。

（三）门克斯病

门克斯病是一种 X 连锁隐性神经退行性疾病，在 3 月龄时发病，3—6 岁时致命。它是由与 ATP7B 同源的 ATP7A 基因突变引起的，该突变导致铜在胎盘、小肠、血脑屏障中的跨膜转运受损，从而导致严重的铜缺乏状态[60]。患儿肌张力减退、癫痫发作、发育不良、"头发卷曲"、色素减退、骨质疏松、动脉血管弯曲是其特征性表现。血清铜或铜蓝蛋白偏低。在疾病早期阶段应给予组氨酸铜治疗，部分可改善预后。

四、卟啉病

卟啉病是由卟啉和血红素合成障碍引起的一组疾病。卟啉和血红素的生物合成分为 8 个步骤。该组疾病被分成两大类：急性肝卟啉病和皮肤卟啉病。此外，X 连锁显性遗传原卟啉病也是卟啉病的一种（图 12-7）[61]。急性卟啉病是由于卟啉前体 δ– 氨基乙酰丙酸（δ-aminolevulinic acid，ALA）和卟胆原（porphobilinogen，PBG）产生过多所致，其症状主要由神经系统损伤引起。皮肤卟啉病是由肝脏或骨髓中的光敏性卟啉产生过多，在阳光照射后特异性地导致皮肤损伤所致。

（一）急性间歇性卟啉病

急性间歇性卟啉病（acute intermittent porphyria，AIP）是由血红素合成途径中的第三种酶（胆红素原脱氨酶）的部分缺乏所致，是临床上最常见的急性型[62, 63]。AIP 主要见于育龄期女性，常表现为不明原因的腹痛、恶心、呕吐、便秘和肌肉无力。精神症状包括神志不清、幻觉和癔症样发作，有时被认为是周围神经病。该病的诱因有感染、吸烟、过量饮酒、口服避孕药或其他药物、饥饿等。患者存在不同程度的肝功能异常，包括 AST/ALT 轻度升高到肝衰竭等。琥珀色的尿液是诊断 AIP 的重要线索，也可以通过尿 PBG 和 ALA 的显著升高来证实[64]。检测尿中的 PBG、ALA、尿卟啉和粪卟啉有助于不同类型卟啉病的鉴别诊断。检测红细胞 PBG 脱氨酶活性可用于诊断 AIP 及其携带者，而 PBG 脱氨酶基因分析不仅有助于发现 AIP 患者，更有助于发现其家族中的无症状携带者。对 AIP 患者的长期随访发现，可能存在慢性高血压、慢性肾功能不全、慢性疼痛综合征和肝细胞癌等并发症[65]。AIP 的治疗措施包括静脉输注足够的热量，纠正包括低钠血症在内的电解质紊乱，阿片类镇痛药治疗疼痛，血红素，促性腺激素类似物抑制排卵，治疗感染，或通过肝移植治疗肝衰竭等[63]。

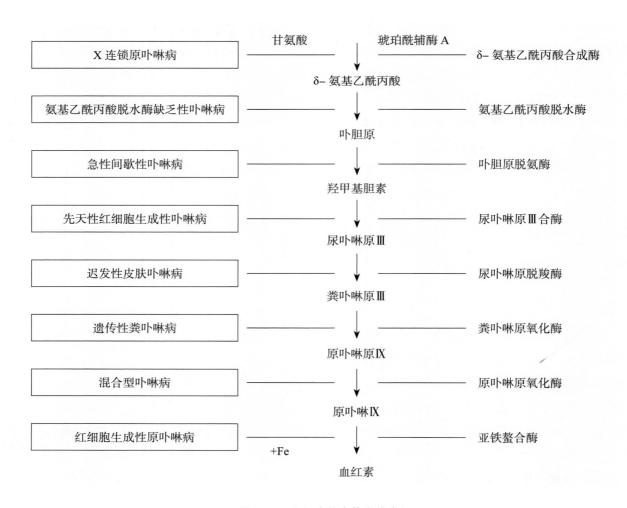

▲ 图 12-7　血红素的生物合成途径

（二）皮肤卟啉病

迟发性皮肤卟啉病（porphyria cutanea tarda，PCT）和红细胞生成性原卟啉病（erythropoietic protoporphyria，EPP）在皮肤卟啉病中最常见，也是对肝脏有重要影响的两种卟啉病，通常在青春期或青春期之后发病。PCT 是最常见的卟啉病形式，几乎散发，是由后天缺乏尿卟啉原脱羧酶所致[66]。据报道，自发性 PCT 与酒精性肝病、丙型肝炎病毒感染、铁过载和 Alagille 综合征有关。在肝细胞中积聚的尿卟啉形成针状包裹体，可以通过光镜、荧光显微镜和电子显微镜检测到。患者有患肝细胞癌的风险。放血疗法有助于PCT 患者减轻铁负荷。在日本，85% 的 PCT 患者有 HCV 感染，干扰素或直接抗病毒疗法是治疗 PCT 的标准方法[67, 68]。

EPP 是一种遗传性卟啉病，由亚铁螯合酶（血红素生物合成的终末酶）活性降低引起[66]，导致原卟啉在红细胞、皮肤、肝脏和其他组织中积累，引起持续终身的急性痛性光敏性疾病。其症状通常始于儿童时期，表现为皮肤暴露在阳光下后肿胀、灼热、瘙痒和发红。最有效的治疗方法是通过避免阳光照射来防止光敏反应，使用类胡萝卜素对皮肤损伤也是有效的。肝脏较晚受累，大多在 30 岁以后。原卟啉在肝胆管中过度沉积，导致肝衰竭，黄疸发生后 3～5 个月内死亡。肝活检标本显示毛细胆管、小叶间胆管和库普弗细胞中有深棕色的色素聚集，呈典型的亮红色双折射性，中央有深色的马耳他十字（图 12-8）。许多患者有轻度贫血，提示铁缺乏。值得注意的是，EPP 合并贫血的患者不应过多输血。血红素在 EPP 的治疗上是很有效的，而肝衰竭或终末期肝硬化的患者往往需要肝移植[69]。

病例 12-5

34 岁女性，有 15 年的急性间歇性卟啉病病史，因主诉腹痛和下肢感觉丧失入院，她的母亲

也患有 AIP。急性发作时尿液呈酒红色（图 12-9），尿液中卟啉及其前体的生化分析结果显示：卟胆原 20.6mg/d（N＜5），δ- 氨基乙酰丙酸盐 3.5mg/d（N＜3），尿卟啉 449μg/g CRN（N＜36），粪卟啉（CP）765μg/g CRN（N＜170）。卟胆原脱氨酶基因分析显示第 8 外显子存在碱基 C 变为 T 的点突变。入院后出现间歇性腹痛和四肢痛。为减轻疼痛，给予 30～160mg/d 的盐酸吗啡肌内注射，并通过饮食疗法减轻体重。连续测定尿液中的卟啉及其前体，并根据 PBG 和 ALA 的值确定盐酸吗啡的用量（图 12-10）。最终，疼痛缓解后出院。

病例 12-6

54 岁男性，有 30 年酗酒史，主诉面部或手部皮损（图 12-11），因肝功能异常入院。尿色为红棕色（图 12-12），生化检查结果显示：AST 67U/ml，ALT 54U/ml，GGT 191U/ml，HCV-RNA 4.7×10^6U/ml，基因型 I b 型。尿 ALA 2.4mg/d（N＜3），PBG 0.8mg/d（N＜5），UP 1029μg/g CRN（N＜20），CP 524μg/g CRN（N＜170）。予以干扰素 -β（900γ/d）静脉注射。治疗后，HCV-RNA 转阴，尿卟啉减少，皮损消失。减少酒精摄入后，未再出现肝功能异常。

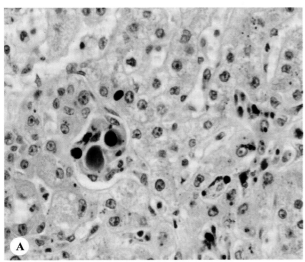
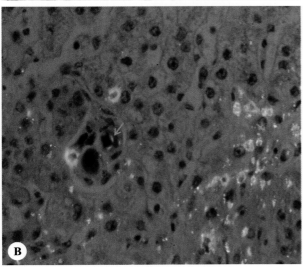

▲ 图 12-8 肝脏红细胞生成性原卟啉病
A. 毛细胆管、肝细胞和库普弗细胞中有棕色沉淀物；B. 沉积物具有黄色到红色的双折射，带有一个深色马耳他十字（箭）

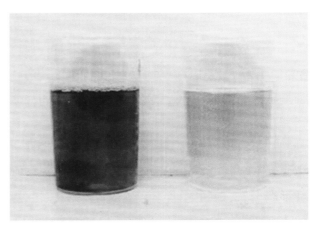

▲ 图 12-9 急性间歇性卟啉病患者的尿色
急性间歇性卟啉病患者（左）与无卟啉病患者（右）相比，尿色呈酒红色

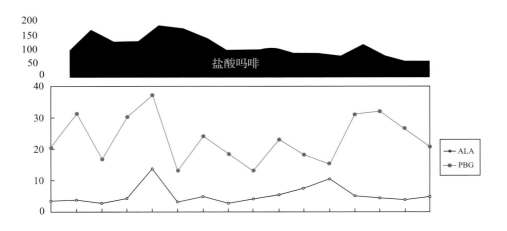

◀ 图 12-10　1 例 34 岁女性急性间歇性卟啉病患者，吗啡用量与 ALA 和 PBG 相关

她有严重的腹痛，肌内注射盐酸吗啡。盐酸吗啡剂量与尿 PBG、ALA 排泄密切相关。与 ALA 相比，PBG 与盐酸吗啡剂量相关性更强；ALA. δ- 氨基乙酰丙酸；PBG. 胆色素原

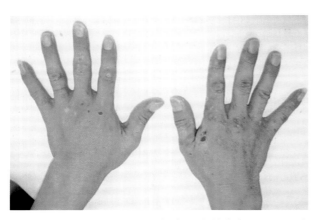

▲ 图 12-11　54 岁男性迟发性皮肤卟啉病患者的手背皮损，可见瘢痕、色素沉着和水疱

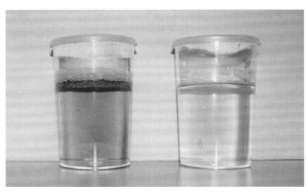

▲ 图 12-12　迟发性皮肤卟啉病患者的尿色

迟发性皮肤卟啉病患者的尿液颜色为红棕色（左），而无卟啉病患者的尿液颜色为浅黄色（右）

五、淀粉样变性

原发性淀粉样变、继发性淀粉样变（肺结核、麻风病、骨髓炎、类风湿关节炎、克罗恩病等）和家族遗传性淀粉样变均可发生肝脏淀粉样沉积。原发性淀粉样变（淀粉样轻链病例）的特征是异常的细胞外蛋白以原纤维形式沉积于许多器官，特别是心脏、肾脏、胃肠道和周围神经系统[70]。肝脏受累在继发性和原发性淀粉样变性患者中并不罕见[71]。50% 以上淀粉样变性的患者有肝形态增大，但肝功能轻度受损[72]。黄疸罕见。但 1971 年报道了 1 例原发性淀粉样变性患者伴有重度黄疸[73]。Peter 等也报道了 25 例原发性淀粉样变性有关的胆汁淤积性黄疸病例[74]。

约 5% 的原发性淀粉样变性患者伴有胆汁淤积性黄疸[73]。虽然淀粉样变患者常死于肾衰竭导致的充血性心力衰竭或心律失常，但也有少数患者死于胆汁淤积性黄疸肝衰竭[74-77]。因此，认识原发性淀粉样变性伴胆汁淤积性黄疸的临床特征，探讨淀粉样变性患者胆汁淤积性黄疸发生的原因，具有重要意义。我们描述了 2 例原发性淀粉样变患者发展为严重胆汁淤积性黄疸病例。除了临床和组织病理特点外，我们还描述了肝脏的超微结构，以讨论原发性淀粉样变性胆汁淤积性黄疸的发病机制。

病例 12-7

一位 73 岁男性主诉声音沙哑，诊断为声带鳞状细胞癌。术前体检右侧肋缘下 6cm 可

扪及肝脏。实验室检查显示：TBIL 0.4mg/dl，DBIL 0.3mg/dl，GOT 25KU，GPT 20KU，ALP 12.9KAU，GGT 104U/L 和 LAP 358GRU。超声检查未见胆管扩张或占位性病变。喉头切除术后 1 个月，肝功能检查结果显示：TBIL 0.6mg/dl，DBIL 0.4mg/dl，TBIL 81KU，GPT 55KU，LDH 382WU，ALP 63.2KAU，GGT 357U/L，LAP 1191U/L。放射性核素扫描肝脏实质不规则显影，CT 显示肝大、轻度腹水和脾大。腹腔镜提示肝大，表面光滑，脂肪变性、腺泡样或白色斑纹表面模糊不清（图 12-13）。组织活检显示窦周间隙有无定形嗜酸性物质压迫肝细胞，而在中央静脉周围肝细胞内可见细小颗粒（图 12-14）。窦周间隙的无定形物质刚果红染色为阳性，偏振光显微镜在窦周间隙可见苹果绿荧光。电镜显示 Disse 间隙中可见淀粉样纤维，毛细胆管附近可见电子致密的细颗粒聚集（图 12-15）。患者腹腔镜检查后 2 个月出现黄疸。实验室检查显示：TBIL 17.6mg/dl，DBIL 17.0mg/dl，GOT 270KU，GPT 126KU，LDH 543WU，ALP 181.8KAU，GGT 674U/L，白蛋白 4.4g/L，丙种球蛋白 0.6g/dl，IgG 580mg/dl，IgA 100.3mg/dl，IgM 164mg/dl。蛋白电泳正常，未检测本周蛋白。骨髓检查未见

异常浆细胞。1 个月后，TBIL 30.4mg/dl（DBIL 28.6mg/dl），患者出现胸腔积液、腹水，并死于心脏和肝脏衰竭。

病例 12-8

58 岁女性，以上腹痛、肝大为临床表现。肝功能检查未发现异常。3 年后，实验室检查显示：TBIL 1.1mg/dl，DBIL 0.6mg/dl，GOT 111KU，GPT 84KU，LDH 500WU，ALP 41.6KAU，GGT 239U/L，LAP 957U/L，ChE 0.69 Δ pH，ALB 3.6g/dl，丙种球蛋白 1.4mg/dl，IgG 1420mg/dl，IgM 58mg/dl，ICG（R_{15}）32.4%。蛋白电泳正常，未检出尿本周蛋白。骨髓检查发现 3% 的浆细胞。查体剑突下 8cm 处可触到肝边缘，无脾大及腹水。放射性核素扫描显示肝脏不均匀显影。CT 显示肝大，密度未降低。腹腔镜显示肝表面油腻而不规则，囊内血管扩张。肝活检显示在窦周间隙有无定形的嗜酸性物质沉积，肝细胞因淀粉样沉积物受压而萎缩（图 12-16）。电镜下可见淀粉样纤维不仅存在于扩张的窦周隙腔内，也存在于肝窦腔内；内皮细胞呈扁平状，肝细胞微绒毛面向窦周隙呈针状，肝细胞核形状不规则。胆管上皮细胞间隙增宽，基底膜因淀粉样沉积物受压而破坏，分泌物从管腔渗漏（图 12-17）。诊断原发性淀粉样

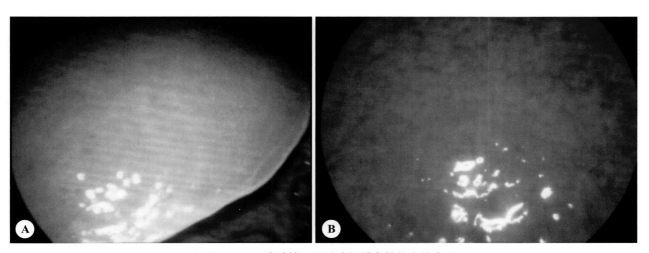

▲ 图 12-13　腹腔镜下肝脏淀粉样变性的大体表现
A. 肝脏表面光滑，呈油脂状；B. 肝腺泡界限模糊，外周门静脉扩张

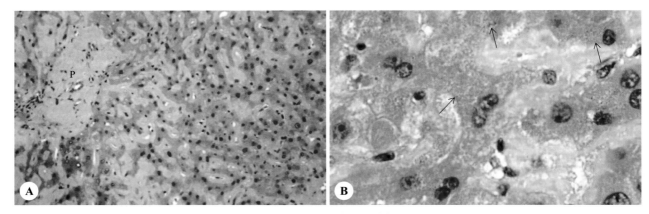

▲ 图 12-14　肝脏淀粉样变性

A. 小叶的窦周间隙内可见无定形的嗜酸性物质，肝窦间隙狭窄；B. 中央静脉周围的肝细胞内可见细小颗粒（箭）。
P. 汇管区

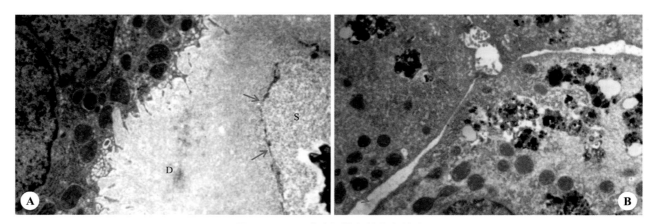

▲ 图 12-15　肝脏淀粉样变性的电镜表现

A. 淀粉样纤维不仅存在于窦周 Disse 间隙（D）内，也存在于肝窦（S）内，沿肝窦的内皮细胞（箭）变平，物质漏入窦内；B. 淀粉样纤维（箭）浸润肝细胞外侧间隙，细胞间隙变宽，在毛细胆管附近可见溶酶体颗粒

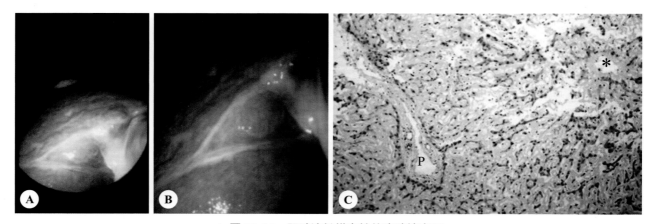

▲ 图 12-16　肝脏淀粉样变性的腹腔镜表现

A. 肝脏呈白色，肝脏表面有小凹陷和淋巴泡；B. 腺泡界限模糊，外周门静脉扩张；C. 无定形嗜酸性物质弥散分布于肝小叶中，所有肝细胞因淀粉样纤维压迫而萎缩。*. 中央静脉；P. 汇管区

变性，给予二甲亚砜治疗。黄疸发生 3 个月后，TBIL 和 DBIL 分别升至 32.1mg/dl 和 28.3mg/dl。患者出现肾功能恶化，死于肝、肾衰竭。

六、淀粉样变性讨论

我们治疗了 2 例系统性淀粉样变性并发展为严重胆汁淤积性黄疸的患者，本文报道其临床表现、生化检查结果、肝脏大体形态和镜下特点、肝细胞的超微结构特征。这 2 例患者均出现无症状的肝大，肝下缘在右肋缘以下约 7cm[71]，1 例患者出现腹水[78]。两个患者的 γ-GGT 和 ALP 均升高，而 ALT 和 AST 仅轻度升高。报道称大部分淀粉样变性患者仅有 ALP 升高[79]，其水平与存活率无关。淀粉样变性患者的胆红素几乎都是正常的[73]，但上述患者出现了 ALP 极度升高和高胆红素血症，在黄疸出现 3 个月内死于肾、心、肝衰竭。因此，高胆红素血症是患者进入终末期的标志，ALP 显著增加导致的黄疸与不良预后相关[74]。影像学显示肝内胆管未见扩张，胆汁淤积是肝实质损伤或毛细胆管或小胆管胆汁流动的机械阻力造成的。患者腹部 CT 提示肝大及轻度

腹水，未见肝脏低密度[80]。放射性核素扫描显示肝脏对锝的摄取较低，这是因为肝窦周隙内淀粉样物的沉积干扰了锝向肝细胞和网状内皮系统的转移[77, 81]。

腹腔镜显示肝表面油腻，外周门静脉扩张或大量淋巴囊泡，这些均是肝脏淀粉样变性的典型表现[82]。淀粉样变性患者行肝活检术风险较大[83]，但腹腔镜下肝活检术可通过注射凝血药和压迫活检区域防止出血。因此，腹腔镜下肝活检比超声下活检更安全，是诊断肝淀粉样变性有效手段。嗜酸性物质存在于窦周间隙和汇管区，经刚果红染色和半荧光显微镜鉴定为淀粉样纤维。肝脏淀粉样变性根据形态学分布可分为血管型、实质型和间质型[84]。我们的患者的肝窦周隙和汇管区均有淀粉样纤维沉积，为实质型和间质型形成的混合型。窦腔变窄，内有淀粉样纤维浸润。因此，门静脉高压症可能是由淀粉样纤维阻塞肝窦引起的。

少数报道描述了肝脏淀粉样变性的超微结构[85, 86]，但没有关于肝脏淀粉样变性晚期的报道，也没有关于原发性淀粉样变性中严重胆汁淤积性黄疸发病机制的电子显微镜资料[87, 88]。本病

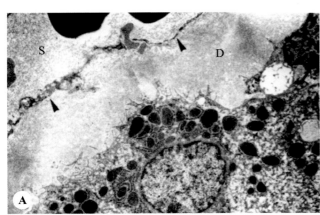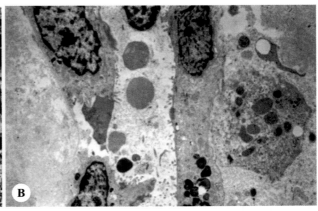

▲ 图 12-17　肝脏淀粉样变性的电镜表现

A. 淀粉样纤维不仅见于扩张的 Disse 间隙（D），而且也见于肝窦（S），内皮细胞（箭头）扁平，细胞膜微绒毛呈针状，细胞核形状不规则；B. 胆管细胞的细胞间隙由于淀粉样纤维的压缩而变宽，分泌物质渗漏到外面。比例尺 =1μm（A. 经 Wolters KluwerHealth, Inc. 许可转载，引自 Iwai M, et al. Cholestatic jaundice in two patients with primary amyloidosis. J Clin Gastroenterol 1999; 28:162–6.）

例在黄疸出现前，电镜下可见许多溶酶体颗粒靠近毛细胆管，部分毛细胆管扩张，微绒毛发育不良或消失。晚期可见水肿的微绒毛向腔内突出[89]。由于毛细胆管周围细胞骨架结构可能因被淀粉样纤维压迫而被损伤，可能导致分泌囊泡或胆汁滞留。淀粉样纤维浸润汇管区，压迫小胆管，使胆管基底膜与胆管上皮分离。由于接触部位疏松，胆汁液可能残留在胆管中。淀粉样纤维不仅可见于窦周隙腔内，也可见于肝窦内。肝细胞因被淀粉样纤维压迫而萎缩，肝细胞微绒毛面窦周间隙呈针状，线粒体形态不规则，嵴排列紊乱。这些现象表明，肝窦向肝细胞输送和供应必需物质受阻，这可能与肝衰竭密切相关。另外，胆汁淤积性黄疸必须与原发性淀粉样变性中的梗阻性黄疸相鉴别[90]。

淀粉样变的治疗取决于其类型。美法仑和泼尼松优于秋水仙碱[91]，美法仑联合地塞米松治疗AL 淀粉样变性非常有效[92]。自体干细胞移植被认为是一种选择，但很少患者需要自体干细胞移植[93]。沙利度胺、来那度胺、泊马度胺和硼替佐米的疗效正在试验中。候选药物方案包括泊马度胺联合地塞米松或环磷酰胺、硼替佐米联合地塞米松。其他联合化疗方案包括环磷酰胺 + 噻度胺（或来那度胺）+ 地塞米松、硼替佐米 + 地塞米松、美法仑 + 泼尼松 + 来那度胺。溶解淀粉样沉积物的抗体药物也正在研究中[94]。

七、神经性厌食症

神经性厌食症是一种主要影响年轻女性的饮食障碍，因严重营养不良导致多器官功能衰竭伴肝功能不全，在所有精神疾病中死亡率最高[95]。患者肝功检查异常主要是氨基转移酶的升高。以前报道的病理检查特点为小叶中心改变［肝板萎缩和（或）窦性纤维化］，非特异性汇管区周围炎症浸润，脂肪变性，糖原消耗[96, 97]，大量自噬

体[96]。急性肝功能不全的发病机制尚不清楚，两个假说分别为急性灌注不足和饥饿诱导的自噬。治疗策略是补液、纠正电解质紊乱和体液失衡，逐步给予营养支持，恢复健康体重[95, 98]。

病例 12-9

患者女性，30 岁，神经性厌食症 10 年，1 个月前出现全身乏力、恶心呕吐，体重减轻 4kg。住院后生化及血液检查异常：TBIL l0.8mg/dl，AST 5124U/L，ALT 4413U/L，PLT1 3.1 × 10⁴/μl，PTA 49%。超声引导下肝活检显示汇管区周围小梁结构紊乱，肝细胞 HE 染色苍白（图 12-18A），中央区肝窦间隙扩张，内皮细胞数量减少（图 12-18B）。汇管区可见纤维化，窦周间隙轻度纤维化（图 12-18C）。电镜显示细胞线粒体巨大，内质网、高尔基体结构不良，肝细胞周围可见储脂细胞（图 12-18D）。静脉补充电解质和能量后，患者一般情况改善，肝功能恢复正常。

八、糖原累积病

肝糖原累积病是一组影响糖原向葡萄糖代谢的遗传性疾病，导致组织中糖原过多或异常（表 12-2），可分为十余种类型。大多数类型可有肝病表现。肝细胞因脂肪变性、糖原蓄积而导致形态学改变，肝脏有纤维化或肝硬化改变。Ⅰa 型糖原累积病葡萄糖 -6- 磷酸酶缺乏，导致空腹低血糖，患者出现乳酸血症、高尿酸血症、高甘油三酯血症、高胆固醇血症，并伴有肝大、身材矮小和发育不成熟[99]。糖原和脂肪储存在肝细胞的细胞质中，将细胞核挤压到细质边缘。本病主要有两种并发症，即肝细胞腺瘤和局灶性肾小球硬化[100, 101]，有报道称腺瘤可发展为肝细胞癌[102]。建议长期喂食高淀粉、低单糖或葡萄糖聚合物，以保持婴幼儿时期葡萄糖水平为 70mg/dl，并在

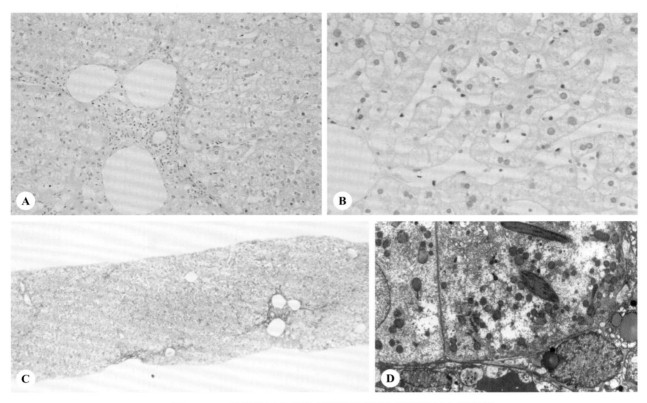

▲ 图 12-18　神经性厌食症患者肝脏组织学和肝细胞的电镜表现

A. 汇管区小梁结构紊乱，肝细胞质清晰，肝窦扩张；B. 肝窦扩张，红细胞滞留在小叶中心周围，肝细胞质清晰；
C. 汇管区可见纤维化，窦周间隙略见纤维化，Mallory-Azan 染色；D. 电镜显示细胞质密度低，存在巨大线粒体，
线粒体嵴不清楚，粗面内质网和高尔基体结构不良，可见含有脂质的 Ito 细胞

夜间喂食生玉米淀粉。肝移植治疗 I a 型糖原累积病有效，伴肾小球硬化患者建议肝肾同时移植[103]。

病例 12-10

一名身材矮小、"娃娃脸"的 42 岁男性，自 14 岁起患有 I a 型糖原累积病，定期监测肝功能。实验室检测显示 ALT 和 AST 升高，肝逐渐增大。入院评估肝脏疾病进展，肝功能显示：TBIL 0.47mg/dl，ALT 32U/L，AST 79U/L，ALP 289U/L，GGT 80U/L，HBsAg、HCVAb 均阴性。肝活检显示小叶变形并桥接纤维化，但未形成假小叶，放大显示肝细胞含有大泡性或小泡性脂肪变性和空泡状细胞核（糖原核），肝窦被肿胀的肝细胞压迫（图 12-18 和图 12-19）。

肝功能障碍可见于 I 型、III 型、IV 型、VI 型和 IX 型。III 型、IV 型、VI 型和 IX 型是由缺乏脱支酶引起的。分别为淀粉 -α-1，6- 葡糖苷酶、淀粉 -1，4- 转糖苷酶或淀粉 -1，6- 转糖苷酶、肝脏磷酸化酶 E 和肝脏磷酸化酶激酶，糖原不仅在肝脏，同时也在心脏、骨骼肌和肾脏中积累。确诊可通过检测肝脏或肌肉中特定酶活性，或进行遗传学分析；超微结构分析找到糖原结构也提示该病。为维持 I A、III、IV 型患者血糖，可应用夜间鼻胃管或胃造瘘管进食。

九、瓜氨酸血症

citrin 是一种线粒体内钙结合天冬氨酸 - 谷氨酸载体蛋白[104]。citrin 蛋白缺乏症是由 7 号染

表 12-2　糖原累积病：酶缺陷、临床表现和组织学特征

类　型	疾病名称	酶缺陷	症状和体征	肝脏的组织学
0		糖原合成酶	酮症性低血糖，丙氨酸↓，乳酸↓	脂肪变性
Ⅰa	von Gierke 病	葡萄糖 -6- 磷酸酶	肝大，乳酸↑，葡萄糖↓，尿酸↑	脂肪变性、糖原蓄积肝细胞、腺瘤、肝细胞癌
Ⅰb		葡萄糖 -6- 磷酸转位酶	肝大，酸中毒，葡萄糖↓，中性粒细胞↓	脂肪变性、糖原蓄积肝细胞、腺瘤、肝细胞癌
Ⅱ	庞贝病	溶酶体 -γ-1，4 葡糖苷酶和溶酶体 -γ-1，6 葡糖苷酶	心肌病，肌酸激酶↑	细胞质空泡、溶酶体单颗粒糖原
Ⅲa/b	Cori 病	淀粉 -α- 1，6- 葡糖苷酶	肝大，肌无力，葡萄糖↓	脂肪变性、糖原蓄积肝细胞、纤维化、肝硬化（罕见）
Ⅳ	Andersen 病	淀粉 -1，4- 多聚 -6 转糖苷酶	肝大，心肌病，肌病	纤维化、肝硬化、磨玻璃样、淀粉酶抵抗包涵体
Ⅵ	Her 病	肝磷酸化酶 E	肝大，生长缓慢，酮症性低血糖	糖原蓄积肝细胞、脂肪变性、纤维化、肝硬化（罕见）
Ⅸ		肝磷酸化酶激酶	肝大，高脂血症	不均匀分布糖原蓄积肝细胞、脂肪变性
Ⅺ	Fanconi-Bickel	GLUT2 转运蛋白		糖原蓄积肝细胞

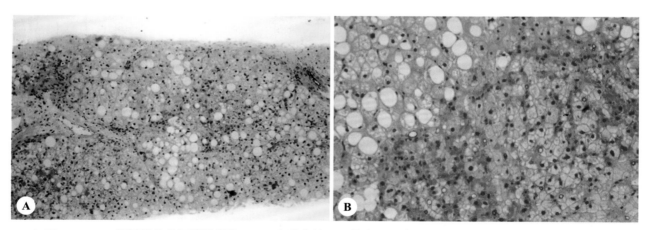

▲ 图 12-19　**A.** 肝纤维化从汇管区桥接，可见脂肪变性；**B.** 许多肝细胞可见大泡性或小泡性脂肪变性形成，细胞核位于细胞中央，细胞质透亮度增加，肿胀的肝细胞压迫肝窦

色体长臂上的 SLC25A13 基因突变引起的[105]，是一种常染色体隐性遗传疾病，常见于日本和东亚国家。该病根据发病情况分为婴儿型（NICCD，由 citrin 蛋白缺乏引起的新生儿肝内胆汁淤积症）、儿童型（FTTDCD，由 citrin 蛋白缺乏引起的发育不良和血脂异常）和成人型（CTLN2，瓜氨酸血症 II 型）。

突变基因干扰精氨酸 - 琥珀酸合成酶的功能，导致高氨血症和瓜氨酸血症。大部分 CTLN2 于 20—50 岁的成人发病，少部分在较大的儿童发病。肝性脑病可引起意识障碍、行为异常和癫痫发作[106]，多由酒精和糖的摄入、药物和手术治疗诱发。多数患者偏好蛋白质和脂肪含量高的食物，如豆类和花生。显著的肝病表现为肝大和 ALT 升高、高血氨（以夜间升高为主）、瓜氨酸血症和精氨酸血症。citrin 蛋白缺乏症会导致 NADH 的过度沉积，从而诱导肝细胞内脂肪酸的过量生成，抑制脂肪酸的代谢[107]。发生脂肪变性后，氧化应激的二次打击可发展为非酒精性脂肪性肝炎。肝脏组织学显示脂肪改变[108]、轻度汇管区周围纤维化、非酒精性脂肪性肝炎[109]、界面性炎症和肝硬化改变。对于瓜氨酸血症，建议采用低糖类、高脂肪和高蛋白饮食[110]，并适度补充氨基酸，包括 Asp、Asn、Arg 或抗氧化衍生物，以及维生素 E。静脉补充精氨酸以减少高氨血症。为纠正所有代谢异常或抢救肝性脑病，可考虑肝移植[111]。

病例 12-11

患者男性，57 岁，肝功能障碍数年，头晕 2 个月。呼之不应。肝功能显示：TBIL 1.5mg/dl，ALT 55U/L，AST 40U/L，ALP 404U/L，GGT

192U/L，NH$_3$ 132μg/dl。血清氨基酸分析显示瓜氨酸 530nmoL/ml，精氨酸 280nmoL/ml，胱氨酸 63nmoL/ml。白细胞 DNA 序列显示为 851del14 纯合突变，诊断为 CTLN2。超声检查显示肝脏背侧区模糊。CT 未显示肝硬化或门静脉分流，肝脏 CT 密度低于脾脏（图 12-20）。肝脏组织学提示肝细胞脂肪变性，中央静脉周围可见轻度纤维化，中央静脉周围大泡性脂肪变性，汇管区可见轻度炎症细胞浸润，中性粒细胞在中央静脉周围的坏死区域聚集（图 12-21）。

致谢

爱知学院大学药学院名誉退休教授 Hisao Hayashi 和京都中部医疗中心的 Hironori Mitsuyashi 博士在编写血色病和肝豆状核变性或其他铜相关疾病方面提供了帮助。

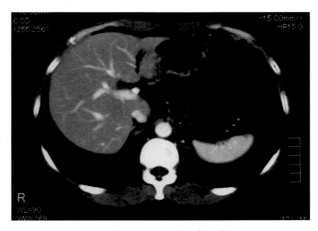

▲ 图 12-20 瓜氨酸血症
增强 CT 显示正常大小的肝脏表面光滑，肝脏 CT 密度低于脾脏（经 Jpn Soc Gastroenterol 许可转载，引自 Fukumoto K, et al. A case of adult-onset type 2 citrullinemia having a liver histology of nonalcoholic steatohepatitis. Jpn J Gastroenterol 2008; 105: 244–51.）

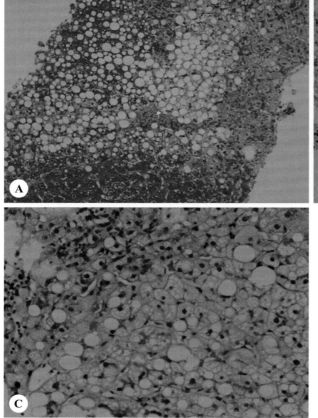
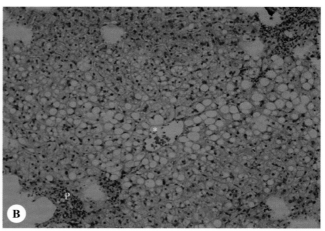

▲ 图 12-21　瓜氨酸血症

A. Mallory-Azan 染色显示 2 区和 3 区的肝细胞呈严重的脂肪变性，中央静脉周围可见轻度纤维化；B. 中央静脉周围可见大泡性脂肪变性，汇管区可见炎症细胞浸润；C. 中央静脉周围可见大泡性脂肪变性，中性粒细胞浸润。*. 中央静脉；P. 汇管区（经 Jpn Soc Gastroenterol 许可转载，引自 Fukumoto K, et al. A case of adult-onset type 2 citrullinemia having a liver histology of nonalcoholic steatohepatitis. Jpn J Gastroenterol 2008; 105: 244–51.）

参 考 文 献

[1] Powell LW, Kerr JF. The pathology of the liver in hemochromatosis. Pathobiol Anu. 1975;5:317–37.

[2] Niederau C, Fischer R, Sonnenberg A, Stremmel W, Trampisch HJ, Strohmeyer G. Survival and causes of death in cirrhotic and noncirrhotic patients with primary hemochromatosis. N Engl J Med. 1985;313:1256–62.

[3] Feder JN, Gnirke A, Thomas W, et al. A novel MHC class I–like gene is mutated in patients with hereditary hemochromatosis. Nat Genet. 1996;13:399–408.

[4] Pietrangelo A. Non–HFE hemochromatosis. Semin Liver Dis. 2005;25:450–60.

[5] Létocart E, Le Gac G, Majore S, et al. A novel missense mutation in SLC40A1 results in resistance to hepcidin and confirms the existence of two ferroportin–associated iron overload diseases. Br J Haematol. 2009;147:379–85.

[6] Pietrangelo A. Genetics, genetic testing, and management of hemochromatosis. Gastroenterology. 2015;149:1240–51.

[7] Hussain SP, Raja K, Amstad PA, Sawyer M, Trudel LJ, Wogan GN, Hofseth LJ, Shields PG, Billiar TR, Trautwein C, Hohler T, Galle PR, Phillips DH, Markin R, Marrogi AJ, Harris CC. Increased p53 mutation load in nontumorous human liver of Wilson disease and hemochromatosis: oxyradical overload diseases. Proc Natl Acad Sci U S A. 2000;97:12770–5.

[8] Tsui WM, Lam PW, Lee KC, Ma KF, Chan YK, Wong MW, et al. The C282Y mutation of the HFE gene is not found in Chinese haemochromatotic patients: multicentre retrospective study. Hong Kong Med J. 2000;6:153–8.

[9] Wonke B, Hoffbrand AV, Brown D, Dusheiko G. Antibody to hepatitis C virus in multiply transfused patients with thalassaemia major. J Clin Pathol. 1990;43:638–40.

[10] Kaji K, Nakanuma Y, Sasaki M, Unoura M, Kobayashi K, Nonomura A. Hemosiderin deposition in portal endothelial cells: a novel hepatic hemosiderosis frequent in chronic viral hepatitis B and C. Human Pathol. 1995;26:1080–5.

[11] Kothari T, Swamy AP, Lee JC, Mangla JC, Cestero RV. Hepatic hemosiderosis in maintenance hemodialysis (MHD) patients. Dig Dis Sci. 1980;25:363–8.

[12] Schafer AI, Cheron RG, Dluhy R, Cooper B, Gleason RE, Soeldner JS, et al. Clinical consequences of acquired transfusional iron overload in adults. N Engl J Med. 1981;304:319–24.

[13] Ali M, Fayemi AO, Rigolosi R, Frascino J, Marsden T, Malcolm D. Hemosiderosis in hemodialysis patients. An autopsy study of 50 cases. JAMA. 1980;244:343–5.

[14] Carthew P, Dorman BM, Edwards RE, Francis JE, Smith AG. A unique rodent model for both the cardiotoxic and hepatotoxic effects of prolonged iron overload. Lab Investig. 1993;69: 217–22.

[15] de Leeuw AM, McCarthy SP, Geerts A, Knook DL. Purified rat liver fat–storing cells in culture divide and contain collagen. Hepatology.

1984;4:392–403.

[16] Ramm GA, Li SC, Li L, Britton RS, O'Neill R, Kobayashi Y, et al. Chronic iron overload causes activation of rat lipocytes in vivo. Am J Phys. 1995;268(3 Pt 1):G451–8.

[17] Akalli O, Ropraz P, Trzeciak A, Benzonana G, Gillessen D, Gabbiani G. A monoclonal antibody against α–smooth muscle actin: a new probe for smooth muscle differentiation. J Cell Biol. 1986;103: 2787–96.

[18] Chezmar JL, Nelson RC, Malko JA, Bernardino ME. Hepatic iron overload; diagnosis and quantification by noninvasive imaging. Gastrointest Radiol. 1990;15:27–31.

[19] Howard JM, Ghent CN, Valberg LS. Diagnostic efficacy of hepatic computed tomography in the detection of body iron overload. Gastroenterology. 1983;84:209–15.

[20] Miller FH, Fisher MR, Soper W, Gore RM. MRI of hepatic iron deposition in patients with renal transplant. Gastrointest Radiol. 1991;16:229–33.

[21] Stål P. Iron as a hepatotoxin. Dig Dis Sci. 1995;13:205–22.

[22] Bacon BR, Britton RS. The pathology of hepatic iron overload: a free radical–mediated process? Hepatology. 1990;11:127–37.

[23] Bacon BR, Tavill AS, Brittenham GM, Park CH, Recknagel RP. Hepatic 1ipid peroxidation in vivo in rats with chronic iron overload. J Clin Invest. 1983;71:429–39.

[24] Yokoi Y, Namihisa T, Matsuzaki A, Yamaguchi Y. Distribution of Ito cells in experimental hepatic fibrosis. Liver. 1988;8:48–52.

[25] Enzan H, Himeno H, Iwamura S, Saibara T, Ohnishi S, Yamamoto Y, et al. Sequential changes in human Ito cells and their relation to postnecrotic liver fibrosis in massive and submassive hepatic necrosis. Virchows Arch. 1995;426:95–101.

[26] Schmitt–Graff A, Kruger S, Bochard F, Gabbiani G, Denk H. Modulation of alpha smooth muscle actin and desmin expression in perisinusoidal cells of normal and diseased human livers. Am J Pathol. 1991;138:1233–42.

[27] Britton RS, Ramm GA, Olynyk J, Singh R, O'Neil R, Bacon BR. Pathophysiology of iron toxicity. Adv Exp Med Biol. 1994;356: 239–53.

[28] Ludwig JL, Hashimoto E, Porayko MK, Moyer TP, Baldus WP. Hemosiderosis in cirrhosis: a study of 447 native livers. Gastroenterology. 1997;112:882–8.

[29] Grove J, Daly AK, Burt AD, Guzall M, James OF, Bassendine MF, et al. Heterozygotes for HFE mutations have no increased risk of advanced alcoholic liver diseases. Gut. 1998;43:262–6.

[30] Bonkovsky HL, Jawaid Q, Tortorelli K, LeClair P, Cobb J, Lambrecht RW, et al. Non–alcoholic steatohepatitis and iron: increased prevalence of mutations of the HFE gene in non–alcoholic steatohepatitis. J Hepatol. 1999;31:421–9.

[31] Bugianesi E, Manzini P, D'Antico S, Vanni E, Longo F, Leone N, et al. Relative contribution of iron burden, HFE mutations, and insulin resistance to fibrosis in nonalcoholic fatty liver. Hepatology. 2004;39:179–87.

[32] Riordan SM, Williams R. The Wilson's disease gene and phenotypic diversity. J Hepatol. 2001;34:165–71.

[33] Mehta R, Templeton D, O'Brien PJ. Mitochondrial involvement in genetically determined transition metal toxicity. II. Copper toxicity. Chem Biol Interact. 2006;163:77–85.

[34] Roberts EA, Schilsky ML. A practice guideline on Wilson disease. Hepatology. 2003;37:1475–92.

[35] Ala A, Walker AP, Ashkan K, et al. Wilson's disease. Lancet. 2007;369:397–408.

[36] Roberts EA, Schilky ML. Diagnosis and treatment of Wilson disease: an update. Hepatology. 2008;47:2089–111.

[37] Ferenci P, Caca K, Loudianos G, et al. Diagnosis and phenotypic classification of Wilson disease. Liver Int. 2003;23:139–42.

[38] Nicastro E, Ranucci G, Vajro P, et al. Re-evaluation of the diagnostic criteria for Wilson disease in children with mild liver disease. Hepatology. 2010;52:1948–56.

[39] Hayashi H, Tatsumi Y, Yahata S, et al. Acute hepatic phenotype of Wilson's disease: clinical features of acute episodes and chronic lesions remaining in survivors. J Clin Transl Hepatol. 2015;3: 239–45.

[40] Walshe JM. Diagnosis and treatment of presymptomatic Wilson's disease. Lancet. 1988;2:435–7.

[41] Scheinberg IH, Sternlieb I. Wilson's disease. In: Smith Jr LH, editor. Major problems in internal medicine, vol. 23. Philadelphia, PA: WB Saunders; 1984. p. 25–35.

[42] Strohmeyer FW, Ishak KG. Histology of the liver in Wilson's disease: a study of 34 cases. Am J Clin Pathol. 1980;73:12–24.

[43] Sternlieb I. Evolution of the hepatic lesion in Wilson's disease (hepatolenticular degeneration). Prog Liver Dis. 1972;4: 511–25.

[44] Strand S, Hofmann WJ, Grambihler A, et al. Hepatic failure and liver cell damage in acute Wilson's disease involve CD95 (APO–1/ Fas) mediated apoptosis. Nat Med. 1998;4:588–93.

[45] Korman JD, Volenberg I, Balko J, et al. Pediatric and adult acute liver failure study groups. Screening for Wilson disease in acute liver failure: a comparison of currently available diagnostic tests. Hepatology. 2008;48:1167–74.

[46] Ala A, Walker AP, Ashkan K, Dooley JS, Schilsky ML. Wilson's disease. Lancet. 2007;369:397–408.

[47] Davis W, Chowrimootoo GF, Seymour CA. Defective biliary copper excretion in Wilson's disease: the role of caeruloplasmin. Eur J Clin Investig. 1996;26:893–901.

[48] Walshe JM. Treatment of Wilson's disease with trientine (triethylene tetramine) dihydrochloride. Lancet. 1982;1:643–7.

[49] Dhawan A, Taylor RM, Cheeseman P, et al. Wilson's disease in children: 37–year experience and revised King's score for liver transplantation. Liver Transplant. 2005;11:441–8.

[50] Bellary SV, Hassanein T, van Thiel DH. Liver transplantation for Wilson's disease. J Hepatol. 1995;23:373–81.

[51] Rakela J, Kurtz SB, McCarthy JT, Ludwig J, Ascher NL, Bloomer JR, et al. Fulminant Wilson's disease treated with postdilution hemofiltration and orthotopic liver transplantation. Gastroenterology. 1986;90:2004–7.

[52] Pankit AN, Bhave SA. Copper metabolic defects and liver disease: environmental aspect. J Gastroenterol Hepatol. 2002;17(Supp. 3):S403–7.

[53] Adamson M, Reiner B, Olson JL, et al. Indian child cirrhosis in an American child. Gastroenterology. 1992;102:1771–7.

[54] Joshi VV. Indian child cirrhosis. Perspect Pediatr Pathol. 1987;11:175–92.

[55] Muller T, Langner C, Fuchsbichler A, et al. Immunohistochemical analysis of Mallory bodies in Wilsonian and non–Wilsonian hepatic copper toxicosis. Hepatology. 2004;39:963–9.

[56] Bawdekar AR, Bhave SA, Pradham AM, et al. Long–term survival in Indian childhood cirrhosis treated with D–penicillamine. Arch Dis Child. 1996;74:32–5.

[57] Muller T, Feichtinger H, Berger H, Muller W. Endemic Tyrolean infantile cirrhosis: an ecogenic disorder. Lancet. 1996;347: 877–80.

[58] Muller–Hocker J, Summer KH, Schramel P, Rodeck B. Different pathomorphologic patterns in exogenic infantile copper intoxication of the liver. Pathol Res Pract 1998; 194: HAHN MD.

[59] Hayashi H, Shinohara T, Goto K, et al. Liver structures of a patient with idiopathic copper toxicosis. Med Mol Morphol. 2012;45:105–9.

[60] Petris M, Mercer JFB, Culvenor JG, et al. Ligand–regulated transport of the Menkes copper P–type ATPase from the Golgi apparatus to the plasma membrane; a novel mechanism of regulated trafficking. ENBO J. 1996;15:6084–95.

[61] Montgomery BD, Anderson KE, Bonkovsky HL. Porphyrias. N Engl J Med. 2017;377(9):862–72.

[62] Anderson KE, Bloomer JR, Bonkovsky HL, et al. Recommendations for the diagnosis and treatment of the acute por–phyrias. Ann Intern Med. 2005;142:439–50.

[63] Whatley SD, Badminton MN. Acute intermittent porphyria. In: Pagon RA, Adam MP, Ardinger HH, et al., editors. GeneReviews. Seattle: University of Washington; 2013.

[64] Bissell DM, Lai JC, Meister RK, Blanc PD. Role of delta-aminolevulinic acid in the symptoms of acute porphyria. Am J Med. 2015;128:311–7.

[65] Pischik E, Kauppinen R. An update of clinical management of acute intermittent porphyria. Appl Clin Genet. 2015;8:201–14.

[66] Kappas A, Sassa S, Galbraith RA, Nordman Y. The porphyrias. In: Scriver CR, Beaaudet A, Sly WS, Valle D, editors. The metabolic basis of inherited disease. New York: McGraw–Hill; 1989. p. 1305–65.

[67] Okano J, Horie Y, Kawasaki H, Kondo M. Interferon treatment of porphyria cutanea associated with chronic hepatitis C. Hepato-Gastroenterol. 1997;44:525–8.

[68] Kondo M, Horie Y, Okano J, et al. High prevalence of hepatitis C virus infection in Japanese patients with porphyria cutanea tarda. Hepatology. 1997;26:246.

[69] Ashwani K, Singal AK, Parker C, Bowden C, Thapar M, Liu L, McGuire BM. Liver transplantation in the Management of Porphyria. Hepatology. 2014;60:1082–9.

[70] Kyle RA, Gertz MA. Primary systemic amyloidosis: clinical and laboratory features in 474 cases. Semin Hematol. 1995;32:45–59.

[71] Gertz MA, Kyle RA. Hepatic amyloidosis (primary [AL], immunoglobulin light chain): the natural history in 80 patients. Am J Med. 1988;85:73–80.

[72] Kyle RA, Greipp PR. Amyloidosis (AL). Clinical and laboratory features in 229 cases. Mayo Clin Proc. 1983;58:665–83.

[73] Levy M, Fryd CH, Eliakim M. Intrahepatic obstructive jaundice due to amyloidosis of the liver. A case report and review of the literature. Gastroenterology. 1971;61:234–8.

[74] Peters RA, Koukoulis G, Gimson A, Portman B, Westaby D, Williams R. Primary amyloidosis and severe intrahepatic cholestatic jaundice. Gut. 1994;35:1322–5.

[75] Yamamoto T, Maeda N, Kawasaki H. Hepatic failure in a case of multiple myeloma–associated amyloidosis (kappa–AL). J Gastroenterol. 1995;30:393–7.

[76] Dohmen K, Nagano M, Iwakiri M, Yamano Y, Kikuchi Y, Mizoguchi M, et al. A case of prominent hepatic cholestasis developing to hepatic failure in lambda–AL amyloidosis. Gastroenterol Jpn. 1991;26:376–81.

[77] Zeijen RNM, Sels JPJE, Flendrig JA, Arends JW. Portal hypertension and intrahepatic cholestasis in hepatic amyloidosis. Netherland J Med. 1991;38:257–61.

[78] Hormans Y, Brenard R, Ferrant A, Lagneaux G, Geubel AP. Long–term favorable outcome of portal hypertension complicating primary systemic amyloidosis. Liver. 1995;15:332–4.

[79] Melato M, Manconi R, Magris D, Morassi P, Benussi DG, Tiribelli C. Different morphologic aspects and clinical features in massive hepatic amyloidosis. Digestion. 1984;29:138–45.

[80] Mergo PJ, Ros PR, Buetow PC, Buck JL. Diffuse disease of the liver: radiologic–pathologic correlation. Radiographics. 1994;14:1291–307.

[81] Itescu S. Hepatic amyloidosis. An unusual cause of ascites and portal hypertension. Arch Intern Med. 1984;144:2257–9.

[82] Beck K, Dischler W, Helms M, Kiani B, Sickinger K, Tenner R. Atlas der Laparoskopie. F.K. Schattauer–Verlag: Stuttgart and New York; 1968.

[83] Stauffer MH, Gross JB, Foulk WT, Dahlin DC. Amyloidosis: diagnosis with needle biopsy of the liver in eighteen patients. Gastroenterology. 1961;41:92–6.

[84] Iwata T, Hoshii Y, Kawano H, Gondo T, Takahashi M, Ishihara T, et al. Hepatic amyloidosis in Japan: histological and morphometric analysis based on amyloid proteins. Hum Pathol. 1995;26:1148–53.

[85] Skinner MS, Kattine AA, Spurlock BO. Electron microscope: Pico observations of early amyloidosis in human liver. Gastroenterology. 1966;50:243–7.

[86] Livni N, Behar AJ, Lafair JS. Unusual amyloid bodies in human liver. Ultrastructural and freeze–etching studies. Isr J Med Sci. 1977;13:1163–70.

[87] Finkelstein SD, Fornasier VL, Pruzanski W. Intrahepatic cholestasis with predominant pericentral deposition in systemic amyloidosis. Hum Pathol. 1981;12:470–2.

[88] Mir–Madjlessi SH, Farmer RG, Hawk WA Jr. Cholestatic jaundice associated with primary amyloidosis. Cleve Clin Q. 1972;39:167–75.

[89] Tsukada N, Ackerley CA, Phillips MJ. The structure and organization of bile canalicular cytoskeleton with special reference to actin and actin–binding proteins. Hepatology. 1995;21:1106–13.

[90] Terada T, Hirata K, Hisada Y, Hoshii Y, Nakanuma Y. Obstructive jaundice caused by the deposition of amyloid–like substances in the extrahepatic and large intrahepatic bile ducts in a patient with multiple myeloma. Histopathology. 1994;24:485–7.

[91] Kyle RA, Gerz MA, Greipp PR, et al. A trial of three regimens for primary amyloidosis: colchicine alone, melphalan, prednisone, and colchicine. N Engl J Med. 1997;336:1202–7.

[92] Palladini G, Milani P, Foli A, et al. Oral melphalan and dexamethasone grants extended survival with minimal toxicity in AL amyloidosis: long term results of a risk–adapted approach. Hema. 2014;99:743–50.

[93] Morie AG. Immunoglobulin light chain amyloidosis: 214 up–date on diagnosis, prognosis, and treatment. Am J Hematol. 2014;89:1133–40.

[94] Gertz MA, Landau H, Comenzo RL, et al. First–in–human phase I/II study of NEOD001 in patients with light chain amyloidosis and persistent organ dysfunction. J Clin Oncol. 2016;34:1097–103.

[95] Rosen E, Bakshi N, Watters A, Rosen HR, Mehler PS. Hepatic complications of anorexia nervosa. Dis Dis Sci. 2017;62:2977–81.

[96] Rautou PE, Cazals–Hatem D, Moreau R, Francoz C, Feldmann G, Lebrec D, Ogier–Denis E, Bedossa P, Valla D, Durand F. Acute liver cell damage in patients with anorexia nervosa: a possible role of starvation–induced hepatocyte autophagy. Gastroenterology. 2008;135:840–8.

[97] Komuta M, Harada M, Ueno T, Uchimura Y, Inada C, Mitsuyama K, Sakisaka S, Sata M, Tanakawa K. Unusual accumulation of glycogen in liver parenchymal cells in a patient with anorexia nervosa. Int Med. 1998;37:678–82.

[98] Bridet L, Martin JJ, Nuno JL. Acute liver damage and anorexia nervosa: a case report. Turk J Gastroenterol. 2014;25:205–8.

[99] von Gierke E. Liver and kidney in glycogen storage disease. Beitr Pathol Anat. 1929;82:497–513.

[100] Labrune P, Trioche P, Duvaltier I, Chevalier P, Odièvre M. Hepatocellular adenomas in glycogen storage disease type I and III: a series of 43 patients and review of the literature. J Pediatr Gastroenterol Nutr. 1997;24:276–9.

[101] Coire CI, Qizilbash AH, Castelli MF. Hepatic adenomata in type Ia glycogen storage disease. Arch Pathol Lab Med. 1987;111:166–9.

[102] Limmer J, Fleig WE, Leupold D, Bittner R, Ditschuneit H, Beger HG. Hepatocellular carcinoma in type I glycogen storage disease. Hepatology. 1988;8:531–7.

[103] Panaro F, Andorno E, Basile G, et al. Simultaneous liver–

kidney transplantation for glycogen storage disease type 1A (von Girke's disease). Tranplant Proc. 2004;36:1483–4.

[104] Parmieri L, Pardo B, Lasorsa FM, del Arco A, Kobayashi K, Iijima M, Runswick MJ, Walker JE, Saheki T, Satrustegui J, Palmieri F. Citrin and aralar1 are Ca2+–stimulated aspartate/glutamate transporters in mitochondria. EMBO J. 2001;20:5060–9.

[105] Kobayashi K, Sinasac DS, Iijima M, Boright AP, Begum L, Lee JR, et al. The gene mutated in adult–onset type II citrullinaemia encodes a putative mitochondrial carrier protein. Nat Genet. 1999;22:159–63.

[106] Kobayashi K, Saheki T. Aspartate glutamate carrier (Citrin) deficiency. In: Brorer S, Wagner CA, editors. Membrane transporter diseases. New York, NY: Kluwer Academic/ Plenum Publishers; 2003. p. 147–60.

[107] Saheki T, Kobayashi K. Mitochondrial aspartate glutamate carrier (citrin) deficiency as the cause of adult–onset type IIcitrullinemia (CTLN2) and idiopathic neonatal hepatitis

(NICCD). J Hum Genet. 2002;47:333–41.

[108] Saheki T, Kobayashi K, Iijima M, Horiuchi M, Begum L, Jalil MA, et al. Adult–onset type II citrullinemia and idiopathic neonatal hepatitis caused by citrin deficiency: involvement of the aspartate glutamate carrier for urea synthesis and maintenance of the urea cycle. Mol Genet Metab. 2004;81(Suppl 1):S20–6.

[109] Takagi H, Hagiwara S, Hashizume H, Kanda D, Sato K, Sohara N, et al. Adult onset type II citrullinemia as a cause of non–alcoholic steatohepatitis. J Hepatol. 2006;44:236–9.

[110] Nakamura M, Yazaki M, Kobayashi Y, Fukushima K, Ikeda S, Kobayashi K, Saheki T, Nakaya Y. The characteristics of food intake in patients with type II citrullinemia. J Nutr Sci Vitaminol. 2011;57:239–45.

[111] Todo S, Starzl TE, Tzakis A, Benkov KJ, Kalousek F, Saheki T, et al. Orthotopic liver transplantation for urea cycle enzyme deficiency. Hepatology. 1992;15:419–22.

第 13 章　高胆红素血症
Hyperbilirubinemia

Toshinori Kamisako　Masaki Iwai　Wilson M. S. Tsui　著

朱　萍　译　杨　松　校

缩略语

ABC	ATP-binding cassette	ATP 结合盒式
BDG	bilirubin diglucuronide	双葡萄糖醛酸胆红素
BMG	bilirubin monoglucuronides	单葡萄糖醛酸胆红素
BRIC	benign recurrent intrahepatic cholestasis	良性复发性肝内胆汁淤积症
GST	glutathione-S-transferase	谷胱甘肽 –S– 转移酶
ICP	intrahepatic cholestasis of pregnancy	妊娠期肝内胆汁淤积症
MRP2	multidrug resistance-related protein 2	多药耐药相关蛋白
OATP	organic anion transporting polypeptides	有机阴离子转运多肽
PFIC	progressive familial intrahepatic cholestasis	进行性家族性肝内胆汁淤积症
TJP	tight junction protein	紧密连接蛋白
UCB	unconjugated bilirubin	非结合胆红素

一、胆红素的生理代谢

正常成年人每天生成 250～300mg 胆红素。血红素被肝、脾、骨髓和网状内皮系统内的血红素加氧酶 –1 和胆绿素还原酶最终降解为胆红素[1]。80% 的胆红素来自红细胞中的血红蛋白，20% 来自骨髓内无效红细胞生成，以及血红素（旁路胆红素）和血红素蛋白（如细胞色素 P_{450} 和肌红蛋白）的快速肝脏代谢[2-4]。

血清胆红素大部分以非结合胆红素（uncon-jugated bilirubin，UCB）的形式存在，而结合胆红素不足 5%[5]。UCB 难溶于水，血清大部分 UCB 主要与白蛋白[6]或高密度脂蛋白[7]结合。结合的 UCB 随血液被运输到肝脏，从肝窦转移到 Disse 间隙后与白蛋白解离，然后通过肝窦膜侧进入肝细胞。

肝细胞对胆红素摄取部分是被动的[8]，由有机阴离子转运体介导[9]。肝细胞基底膜上存在运输有机阴离子（如胆汁酸和胆红素）的蛋白质。有机阴离子转运多肽（organic anion transporting polypeptides，OATP）是一种肝窦间隙有机阴离子转运蛋白。OATP1B1 是 OATP 家族的成员之一，是胆红素从血液转运到肝细胞最重要的胆红素转运蛋白[9]，但 UCB 摄取的确切机制尚未完全明确[10]。

UCB 转运到肝细胞内与谷胱甘肽 -S- 转移酶（glutathione-S-transferase，GST）A 配体结合后[11]，转运到内质网。进入内质网后，疏水性的 UCB 发生葡萄糖醛酸化反应，生成亲水性结合胆红素。一个或两个糖基以酯键形式与 UCB 丙酸侧链 -COOH 偶联，分别生成单葡萄糖醛酸胆红素（bilirubin monoglucuronides，BMG）和双葡萄糖醛酸胆红素（bilirubin diglucuronide，BDG）[12]。这种结合是由 UGT1A1 基因编码的胆红素 UDP- 葡萄糖醛酸基转移酶催化的，UGT1A1 是微粒体膜 UGT1 家族成员之一。

胆红素结合后具有亲水性，从而可以排泄到胆汁中。结合胆红素（BMG 和 BDG）由一种小管 ATP 结合盒式（ATP-binding cassette，ABC）转运体多药耐药相关蛋白 2（multidrug resistance-related protein 2，MRP2）[13] 转运，逆浓度梯度进入胆汁。生理状况下，肝细胞中的结合胆红素除了通过胆汁排泄，还通过基底外侧转运蛋白 MRP3 分泌入肝窦血流。肝窦血流中的结合胆红素随后被 OATP1B1 和 OATP1B3 重新摄取进入胆汁排泄[14]。

胆汁中结合胆红素被排泄到肠道。在肠腔内，胆红素被细菌酶分解转化为尿胆素原。一小部分葡萄糖醛酸胆红素通过细菌酶分解成 UCB，随后在肠道被重吸收。

二、非结合型高胆红素血症

正常血清 UCB 上限为 1.20mg/dl（20μmol）。血清 UCB 浓度增高可能是由胆红素生成增多、肝细胞对胆红素摄取减少或 UGT1A1 结合减少所致。

（一）胆红素生成过多

胆红素生成过多表现为血清 UCB 增多。胆红素主要来源于红细胞中的血红蛋白。溶血是胆红素生成过多的主要原因之一。无效红细胞（骨髓中未成熟红细胞破坏）生成增多，也是胆红素生成过多的一个重要原因，多见于铁粒幼红细胞性贫血、铅中毒、红细胞生成性卟啉病和原发性旁路高胆红素血症[15]。

（二）非结合型高胆红素血症体质性黄疸

由 UGT1A1 突变引起的非溶血性非结合型高胆红素血症包括 Crigler-Najjar 综合征 1 型、Crigler-Najjar 综合征 2 型和 Gilbert 综合征。Crigler-Najjar 综合征 1 型是重度非结合型高胆红素血症，其肝脏 UGT1A1 活性完全丧失[16]。Crigler-Najjar 综合征 2 型是中度非结合型高胆红素血症，其肝脏 UGT1A1 活性≤10%[16, 17]。Gilbert 综合征是轻度非结合型高胆红素血症，肝 UGT1A1 活性为正常人 30% 左右[17]。通常非溶血性非结合型高胆红素血症患者的肝脏肉眼观和组织学都是正常的（表 13-1）。

三、Gilbert 综合征

Gilbert 综合征是一种肝脏胆红素清除受损引起的遗传性、慢性、轻度非结合型高胆红素血症[18]。Gilbert 综合征的诊断依据如下。

* 肝功能及定期超声检查正常。
* 轻度间歇性非结合型高胆红素血症。
* 缺乏明显溶血或无效的红细胞生成证据。

Gilbert 综合征是最常见的体质性黄疸，人群发病率为 2%～7%，男性发病率高于女性。血清胆红素在 1.2mg/dl（20μmol）～6.0mg/dl（102μmol）。血清胆红素可在禁食、劳累和感染后增高。苯巴比妥诱导 UGT1A1 合成可降低血清胆红素，

表 13-1　非结合型高胆红素血症体质性黄疸的特征

变　　量	Crigler-Najjar 综合征 1 型	Crigler-Najjar 综合征 2 型	Gilbert 综合征
血清胆红素	>340μmol/L	103～339μmol/L	20～102μmol/L
肝功能	正常	正常	正常
肝脏 *UGT1A1* 活性	完全丧失	≤10%	30%
分子病理学	*UGT1A1* 编码突变	*UGT1A1* 编码突变，启动子损伤	*UGT1A1* 编码突变，启动子损伤
肝脏病理学	正常	正常	正常；在某些情况下，脂褐素沉积
治疗	光疗，血浆置换，肝移植	光疗	无
预后	几乎所有患者都有核黄疸	通常良好	好

UGT1A1. 尿苷二磷酸葡萄糖醛酸转移酶 1A1 基因

但除了改善容貌外观，并无其他益处[19]。大多数患者肝活检组织学结果是正常的，但也有报道在一些 Gilbert 综合征患者中，脂褐素色素沉积较多[20]。肝细胞超微结构显示平滑肌内质网肥大[21]。

病例 13-1

男性，65 岁，高胆红素血症，无任何症状。肝功能检查显示：TBIL 4.54mg/dl，DBIL 0.99mg/dl，ALT 19U/L，AST 20U/L，ALP 211U/L，GGT 21U/L，肝脏超声检查正常。患者无明显溶血症状，被诊断为 Gilbert 综合征。肝组织显示中央区周围肝细胞内有少量脂褐素颗粒（图 13-1）。

四、Crigler-Najjar 综合征

Crigler-Najjar 综合征 1 型最早于 1952 年由 Crigler 和 Najjar 报道[22]，此病罕见，是重度遗传性非结合型高胆红素血症。大多数患者婴儿期在光疗或血浆置换前都有核黄疸，通常在 18 个月内死亡。血清总胆红素往往>20mg/dl（340μmol），并且血清胆红素均为非结合胆红素；即使应用最灵敏的胆红素测定方法，即高效液相色谱法，在

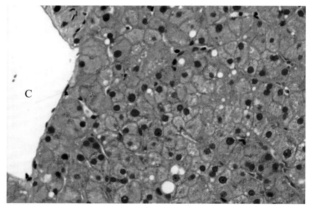

▲ 图 13-1　**Gilbert 综合征组织学表现**
中央区周围肝细胞内可见脂褐素色素增多。C. 中央静脉

血清中也未发现结合胆红素。该病治疗目标主要是降低血清胆红素水平，预防核黄疸。苯巴比妥在 Crigler-Najjar 综合征 2 型和 Gilbert 综合征患者中可诱导肝脏 UGT1A1 合成，但对 Crigler-Najjar 综合征 1 型无效。光疗[23]或血浆置换[24]可有效降低核黄疸的风险，但对于 Crigler-Najjar 综合征 1 型的大龄儿童，由于皮肤增厚、皮肤色素沉着和体表面积与体重的比值降低，光疗效果差。Crigler-Najjar 综合征 1 型是肝移植的适应证[25]。

Crigler-Najjar 综合征 2 型，首先于 1962 年由

Arias 报道，表现为中度高胆红素血症[26]。血清总胆红素水平多介于 6mg/dl（103μmol）～20mg/dl（340μmol）。与 Crigler-Najjar 综合征 1 型不同的是，核黄疸罕见，苯巴比妥可诱导残余的 UGT1A1 活性，并降低血清胆红素水平。在 Crigler-Najjar 综合征 2 型患者中，胆汁中含有大量葡萄糖醛酸胆红素[27]。Crigler-Najjar 综合征 1 型和 2 型肝活检组织学均正常。

五、遗传性非结合型高胆红素血症的 UGT1A1

到目前为止，人类 UGT1A1 基因中已鉴定出 100 多种变异等位基因型[28]。在 Gilbert 综合征中描述了两种类型 UGT1A1 突变。第一种表型是 UGT1A1 基因 TATA 盒启动子上的二核苷酸多态性，最常见的是 A（TA）7TAA（UGT1A1*28）取代了 A（TA）6TAA（UGT1A1*1）[29]。大多数白种人和非洲人的 Gilbert 综合征可观察到 A（TA）7TAA 纯合突变，其 UGT1A1*28 等位基因频率为 35%～40%[30]。但在亚洲人中，这一频率相对较低，为 11%～16%[31, 32]。第二种表型是 UGT1A1 编码区错义突变，最常见的是外显子 1（UGT1A1*6）的 Gly71Arg。这种突变在白种人中很少见，但在亚洲人中很常见[33-36]。

Crigler-Najjar 综合征 1 型特点是胆红素葡萄糖醛酸化完全丧失，这为 UGT1A1 基因位点外显子 1—5 编码区突变提供了证据[37-40]。终止密码子引入或改变阅读框的突变，从而改变或删除大量氨基酸残基，最终导致 UGT1A1 的活性丧失。截短蛋白失去一个或多个关键的功能结构域。

在 Crigler-Najjar 综合征 2 型中，分子遗传学研究已经证明 UGT1A1 编码区存在突变[41-44]。与 Crigler-Najjar 综合征 1 型不同，UGT1A1 基因 TATA 盒启动子中的核苷酸多态性已被报道[45]。

从以上这些关于 UGT1A1 的发现中，我们认识到 Gilbert 综合征代表 UGT1A1 活性谱的一端，该活性谱一直延伸到 Crigler-Najjar 综合征 1 型，即完全缺乏 UGT1A1 活性。

六、结合型高胆红素血症

结合型高胆红素血症多由肝胆疾病引起，其余为罕见的体质性黄疸（Dubin-Johnson 综合征或 Rotor 综合征）（表 13-2）。

（一）肝胆疾病引起的高胆红素血症

获得性肝胆疾病（如急性肝炎、肝硬化、酒精相关性肝病和胆汁淤积性疾病）引起的胆红素分泌障碍通常会导致结合型高胆红素血症。获得性肝胆疾病在本书其他章节中有详细描述。本部分主要介绍与 ABC 转运蛋白基因异常相关的胆汁淤积。

（二）ABC 转运蛋白基因异常的胆汁淤积症

3 个 ABC 转运蛋白的遗传缺陷与多种肝胆疾病有关，包括重症进行性家族性肝内胆汁淤积症（progressive familial intrahepatic cholestasis，PFIC）、轻症良性复发性肝内胆汁淤积症（benign recurrent intrahepatic cholestasis，BRIC）和妊娠期肝内胆汁淤积症。在重症遗传性胆汁淤积症中，由 ABC 转运蛋白引起的 PFIC 有三种类型，分别为 ATP8B1（PFIC1 型）[46]、ABCB11（PFIC2 型）[47, 48] 和 ABCB4（PFIC3 型）[49] 基因突变所致。

ATP8B1 是磷脂酰丝氨酸的内向翻转酶，对维持细胞膜的不对称性至关重要。ATP8B1 基因突变会导致 PFIC 1 型（也称为 Byler 病），多出现在新生儿期，其特征是血清胆汁酸、胆红素和氨基转移酶水平升高，血清 GGT 活性低，胆

表 13-2　结合型高胆红素血症体质性黄疸的特征

变　量	Dubin-Johnson 综合征	Rotor 综合征
血清胆红素	34～85μmol/L，偶尔会升高到 340μmol/L	34～85μmol/L，偶尔会升高到 340μmol/L
肝功能	正常（除了胆红素）	正常（除了胆红素）
BSP 试验——45min 血清滞留	正常或轻度升高	显著升高
	在 90～120min 再次升高	无二次升高
尿粪卟啉排泄	正常	显著升高
粪卟啉Ⅰ比例（正常：约 25%）	显著升高，>80%	升高，约 60%
预后	好	好
治疗	无须治疗	无须治疗
组织学	肝脏呈黑色或绿色；肝细胞可见褐色沉积（主要位于小叶中央区）	正常
分子病理学	胆管侧细胞膜上 MRP2 缺失	窦侧细胞膜上 OATP1B1 和 OATP1B3 缺失

BSP. 溴磺酞；MRP2. 多药耐药相关蛋白

汁酸浓度低。其主要并发症是腹泻和生长缓慢，30% 的患者会出现感觉神经性耳聋，该疾病可缓慢进展为肝硬化。*BSEP* 基因突变可导致 PFIC 2 型。因为胆汁酸不能进入小胆管和胆管，肝脏损害相对局限于肝细胞，这也是 PFIC 2 型 GGT 水平正常的原因。肝细胞内胆汁酸积聚可导致巨细胞肝炎和进展性肝损伤。该蛋白完全缺失可导致肝脏肿瘤，如肝细胞癌[50] 和胆管癌[51]。PFIC 3 型由编码 *MDR3* 突变所致。这种蛋白是磷脂和磷脂酰胆碱进入胆汁所必需的。PFIC 3 型的特点是高 GGT 水平、胆道疾病和婴儿进行性胆汁淤积，最终可导致终末期肝病。

PFIC 1 型、2 型、3 型患者肝活检显示早期出现小胆管胆汁淤积伴异常胆管上皮，晚期可见胆汁性肝硬化。PFIC 1 型可见小胆管胆汁淤积（图 13-2A），扩张的小胆管内可见粗大胆汁，微绒毛消失（图 13-2B），胆汁呈粗大颗粒状。在 PFIC 2 型中，可见肝细胞坏死、中度炎性浸润和汇管桥接纤维化（图 13-3A），相对于 PFIC 1 型炎症更明显[52]，局灶性巨细胞形成（图 13-3B），

胆汁超微结构呈丝状。PFIC 3 型肝活检显示非特异性汇管炎症（图 13-4A）[49]，在出生后第 1 年即可见胆管反应和纤维化（图 13-4B）。

这三种类型肝病均进展迅速，低龄时就需要肝移植。60% 的 PFIC 3 型患者应用熊去氧胆酸可缓解症状，肝脏生化检查正常。但仍有 50% 的 PFIC 患者需要肝移植。

轻症 PFIC 1 型和 2 型被认为其实是 BRIC 的表现形式[53, 54]。MDR3 杂合突变可能在 ICP 中发挥重要作用[55-57]。ICP 患者未孕时是健康的，但在高雌激素水平时可出现症状。

除了这 3 种 PFIC 外，2014 年还报道了另一种类型的 PFIC，即 4 型 PFIC。PFIC 4 型不是由 ABC 转运蛋白突变引起的，而是由紧密连接蛋白（tight junction protein，TJP）2 编码基因突变引起的[58]。

（三）高结合胆红素血症的体质性黄疸

高结合胆红素血症的体质性黄疸可分为 Dubin-Johnson 综合征和 Rotor 综合征。这两种综合征中均存在胆汁胆红素排泄障碍（表 13-2）。

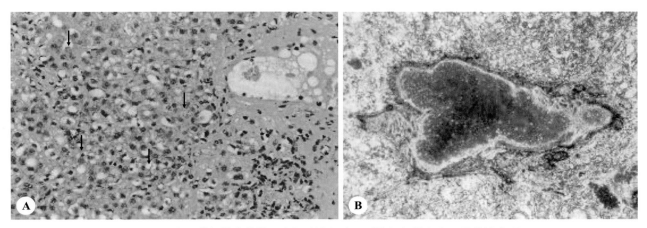

▲ 图 13-2 进行性家族性肝内胆汁淤积症 1 型的组织学和电子显微镜表现

A. 小胆管扩张，其内可见胆汁淤积（箭），未见明显炎症；B. 扩张小胆管的微绒毛消失，充满疏松、粗大颗粒状的胆汁

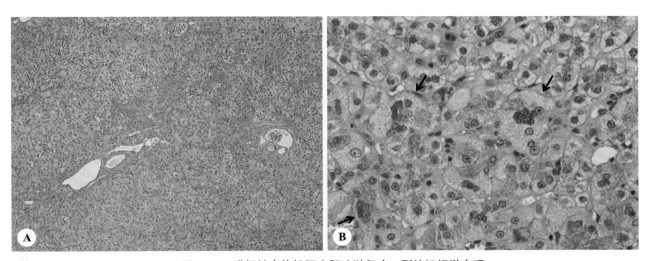

▲ 图 13-3 进行性家族性肝内胆汁淤积症 2 型的组织学表现

A. 肝活检显示慢性肝炎，汇管与汇管间形成纤维桥，中度炎症浸润，小叶间胆管完整，肝细胞肿胀；B. 胆汁淤积突出，肝细胞肿胀，局灶性巨细胞（箭）形成

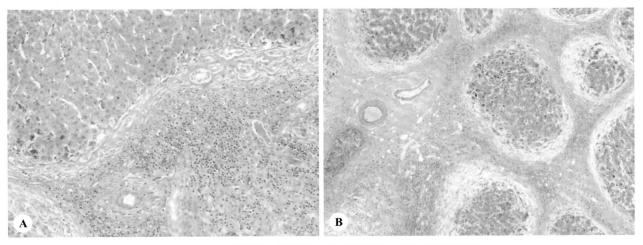

▲ 图 13-4 进行性家族性肝内胆汁淤积症 3 型的组织学表现

A. 汇管区有非特异性炎症，伴有胆管反应；B. 进行性纤维化导致肝硬化

七、Dubin-Johnson 综合征

Dubin-Johnson 综合征是一种罕见的遗传性高胆红素血症，特征是间歇轻度结合型高胆红素血症[59]。临床表现为慢性或间歇性高胆红素血症，血清胆红素浓度波动于 2～5mg/dl（34～85μmol）[60]。胆红素浓度偶尔会因应激因素升至 20mg/dl（340μmol）。血清胆红素主要是结合胆红素（占总胆红素的 60%），其中 2/3 的结合胆红素是 BDG。其他实验室检查（如血清氨基转移酶、碱性磷酸酶和血清胆汁酸）均正常。

免疫荧光和激光扫描显微镜显示，Dubin-Johnson 综合征患者肝细胞胆管侧细胞膜上缺乏 MRP2 蛋白[61]。有报道称 Dubin-Johnson 综合征患者 MRP2 蛋白发生基因突变[62, 63]。Dubin-Johnson 综合征患者静脉注射溴磺酞（Bromosulfthalein，BSP），血清 BSP 在 45min 内以接近正常的速度下降，随后紧接着升高，90min 后出现特征性的第二个血清 BSP 峰值。谷胱甘肽结合的 BSP 是 MRP2 蛋白的底物[64]。MRP2 突变引起胆汁排泄障碍，使结合的 BSP 从肝细胞回流到血液中，从而引起 BSP 再次升高。

尿中粪卟啉排泄正常，但尿中粪卟啉 I 增加，而粪卟啉 Ⅲ 减少。尿粪卟啉原分析对于 Dubin-Johnson 综合征有诊断价值。但卟啉异常与有机阴离子转运缺陷之间的关系尚不清楚。

Dubin-Johnson 综合征患者腹腔镜可见肝脏呈青黑色。这是由于为色素颗粒主要沉积在胆管周围区域，特别是肝小叶中央区的肝细胞溶酶体内（图 13-5）。这种色素被认为是儿茶酚胺聚合副产物。有报道 1 名 Dubin-Johnson 综合征合并急性肝炎患者，可见到色素颗粒消失。Dubin-Johnson 患者综合征预后良好，无须治疗；但对阴离子药物代谢缓慢，应慎用此类药物。

病例 13-2

女性，45 岁，主诉周身不适和尿色加深，肝功能检查显示：TBIL 5.6mg/dl，ALT 1018U/L，AST 889U/L，ALP 468U/L，甲型肝炎 IgM 抗体阳性。1 个月后肝功能恢复正常，但总胆红素和直接胆红素仍增高。腹腔镜检查显示绿色肝表面散布黑色斑块（图 13-6）。

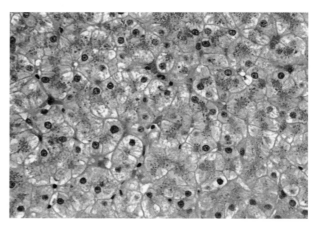

▲ 图 13-5 **Dubin-Johnson** 综合征的组织学表现
肝活检显示肝细胞褐色色素沉着，静脉周围可见粗大色素颗粒

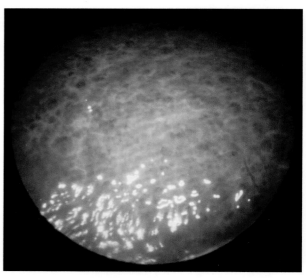

▲ 图 13-6 **Dubin-Johnson** 合并急性肝炎的腹腔镜检查结果
绿色肝表面可见散在的黑色斑块

八、Rotor 综合征

Rotor 综合征是一种慢性结合型高胆红素血症，于 1948 年首次由 Rotor 报道[65]。血清胆红素波动在 2～5mg/dl（34～85µmol），与 Dubin-Johnson 综合征相似，可因各种应激因素而增高。血清 BSP 和吲哚菁绿的消失延迟，而且不像类似Dubin-Johnson 综合征会出现 BSP 二次升高。胆道 BSP 和 ICG 转运显著延迟。与 Dubin-Johnson 综合征不同的是，尿液中粪卟啉总排泄明显增加。SLCO1B1 和 SLCO1B3 基因的纯合子突变导致 OATP1B1 和 OATP1B3 同时完全缺失是 Rotor 综合征的分子发病机制[14]。

参考文献

[1] Maines MD. Heme oxygenase: function, multiplicity, regulatory mechanisms, and clinical applications. FASEB J. 1988;2:2557–68.

[2] Berk PD, Howe RB, Bloomer JR, Berlin NI. Studies of bilirubin kinetics in normal adults. J Clin Invest. 1969;48:2176–90.

[3] Israels LG, Yamamoto T, Skanderberg J, Zipursky A. Shunt bilirubin: evidence for two components. Science. 1963;139:1054–5.

[4] Yamamoto T, Skanderberg J, Zipurskay A, Israels LG. The early appearing bilirubin: evidence for two components. J Clin Invest. 1965;44:31–41.

[5] Adachi Y, Inufusa H, Yamashita M, Kambe A, Yamazaki K, Sawada Y, et al. Human serum bilirubin fractionation in various hepatobiliary diseases by the newly developed high performance liquid chromatography. Gastroenterol Jpn. 1988;23:268–72.

[6] Brodersen R. Aqueous solubility, albumin binding, and tissue distribution of bilirubin. In: Ostrow JD, editor. Bile pigments and jaundice. New York, NY: Marcel Dekker Inc; 1986. p. 157–81.

[7] Suzuki N, Yamaguchi T, Nakajima H. Role of high–density lipoprotein in transport of circulating bilirubin in rats. J Biol Chem. 1988;263:5037–43.

[8] Zucker SD, Goessling W, Hoppin AG. Unconjugated bilirubin exhibits spontaneous diffusion through model lipid bilayers and native hepatocyte membranes. J Biol Chem. 1999;274:10852–62.

[9] Cui Y, König J, Leier I, Buchholz U, Keppler D. Hepatic uptake of bilirubin and its conjugates by the human organic anion transporter SLC21A6. J Biol Chem. 2001;276:9626–30.

[10] Wang P, Kim RB, Chowdhury JR, Wolkoff AW. The human organic anion transport protein SLC21A6 is not sufficient for bilirubin transport. J Biol Chem. 2003;278:20695–9.

[11] Mannervik B. The isoenzymes of glutathione transferase. Adv Enzymol Relat Areas Mol Biol. 1985;57:357–417.

[12] Jansen PL, Chowdhury JR, Fischberg EB, Arias IM. Enzymatic conversion of bilirubin monoglucuronide to diglucuronide by rat liver plasma membranes. J Biol Chem. 1977;252:2710–6.

[13] Kamisako T, Leier I, Cui Y, König J, Buchholz U, Hummel–Eisenbeiss J, et al. Transport of monoglucuronosyl and bisglucuronosyl bilirubin by recombinant human and rat multidrug resistance protein 2. Hepatology. 1999;30:485–90.

[14] van de Steeg E, Stránecký V, Hartmannová H, Nosková L, Hřebíček M, Wagenaar E, van Esch A, de Waart DR, Oude Elferink RP, Kenworthy KE, Sticová E, al–Edreesi M, Knisely AS, Kmoch S, Jirsa M, Schinkel AH. Complete OATP1B1 and OATP1B3 deficiency causes human Rotor syndrome by interrupting conjugated bilirubin reuptake into the liver. J Clin Invest. 2012;122:519–28.

[15] Berlin NI. Overproduction of bilirubin. In: Ostrow JD, editor. Bile Pigments and Jaundice. New York, NY: Marcel Dekker Inc; 1986. p. 271–7.

[16] Arias IM, Gartner LM, Cohen M, Ezzer JB, Levi AJ. Chronic nonhemolytic unconjugated hyperbilirubinemia with glucuronyl transferase deficiency. Clinical, biochemical, pharmacologic and genetic evidence for heterogeneity. Am J Med. 1969;47:395–409.

[17] Black M, Billing BH. Hepatic bilirubin UDP–glucuronyl transferase activity in liver disease and Gilbert's syndrome. New Engl J Med. 1969;280:1266–71.

[18] Powell LW, Hemingway E, Billing BH, Sherlock S. Idiopathic unconjugated hyperbilirubinemia (Gilbert's syndrome). A study of 42 families. N Engl J Med. 1967;277:1108–12.

[19] Black MM, Sherlock S. Treatment of Gilbert's syndrome with phenobarbitone. Lancet. 1970;295:1359–61.

[20] Barth RF, Grimely PM, Berk PD, Bloomer JR, Howe PB. Excess lipofuscin accumulation in constitutional hepatic dysfunction (Gilbert's syndrome). Arch Pathol. 1971;91:41–7.

[21] Dawson J, Seymour CA, Peters TJ. Gilbert's syndrome: analytical subcellular fractionation of liver biopsy specimens. Enzyme activities, organelle pathology and evidence for subpopulations of the syndrome. Clin Sci (Lond). 1979;57:491–7.

[22] Crigler JF, Najjar VA. Congenital familial nonhemolytic jaundice with kernicterus. Pediatrics. 1952;10:169–80.

[23] Shevell MI, Bernard B, Adelson JW, Doody DP, Laberge JM, Guttman FM. Crigler–Najjar syndrome type I: treatment by home phototherapy followed by orthotopic hepatic transplantation. J Pediatr. 1987;110:429–31.

[24] Berk PD, Martin JF, Blaschke TF, Scharschmidt BF, Plotz PH. Unconjugated hyperbilirubinemia. Physiologic evaluation and experimental approaches to therapy. Ann Intern Med. 1975;82:552–70.

[25] Fox IJ, Chowdhury JR, Kaufman SS, Goertzen TC, Chowdhury NR, Warkentin PI, et al. Treatment of the Crigler–Najjar syndrome type I with hepatocyte transplantation. New Engl J Med. 1998;338:1422–6.

[26] Arias IM. Chronic familial nonhemolytic jaundice with conjugated bilirubin in the serum. Gastroenterology. 1962;43:588–90.

[27] Sinaasappel M, Jansen PL. The differential diagnosis of Crigler–Najjar disease, types 1 and 2, by bile pigment analysis. Gastroenterology. 1991;100:783–9.

[28] Strassburg CP, Lankisch TO, Manns MP, Ehmer U. Family 1 uridine–5'–diphosphate glucuronosyltransferases (UGT1A): from Gilbert's syndrome to genetic organization and variability. Arch Toxicol. 2008;82:415–33.

[29] Bosma PJ, Chowdhury JR, Bakker C, Gantle S, de Boer A, Oostra BA, et al. The genetic basis of the reduced expression of bilirubin UDP-glucuronosyltransferase 1 in Gilbert's syndrome. N Engl J Med. 1995;333:1171–5.

[30] Beutler E, Gelbart T, Demina A. Racial variability in the UDP-glucuronosyltransferase 1 (UGT1A1) promoter: a balanced

polymorphism for regulation of bilirubin metabolism? Proc Natl Acad Sci U S A. 1998;95:8170–4.

[31] Ando Y, Chida M, Nakayama K, Saka H, Kamataki T. The UGT1A1*28 allele is relatively rare in a Japanese population. Pharmacogenetics. 1998;8:357–60.

[32] Ki CS, Lee KA, Lee SY, Kim HJ, Cho SS, Park JH, Cho S, Sohn KM, Kim JW. Haplotype structure of the UDP–glucuronosyltransferase 1A1 (UGT1A1) gene and its relationship to serum total bilirubin concentration in a male Korean population. Clin Chem. 2003;49:2078–81.

[33] Aono S, Adachi Y, Uyama E, Yamada Y, Keino H, Nanno T, et al. Analysis of genes for bilirubin UDP–glucuronosyltransferase in Gilbert's syndrome. Lancet. 1995;345:958–9.

[34] Koiwai O, Nishizawa M, Hasada K, Aono S, Adachi Y, Mamiya N, et al. Gilbert's syndrome is caused by a heterozygous missense mutation in the gene for bilirubin UDP–glucuronosyltransferase. Hum Mol Genet. 1995;4:1183–6.

[35] Kamisako T, Soeda Y, Yamamoto K, Sato H, Adachi Y. Multiplicity of mutation in UDP–glucuronosyltransferase 1*1 gene in Gilbert's syndrome. Int Hepatol Commun. 1997;6:249–52.

[36] Takeuchi K, Kobayashi Y, Tamaki S, Ishihara T, Maruo Y, Araki J, et al. Genetic polymorphisms of bilirubin uridine diphosphate–glucuronosyltransferase gene in Japanese patients with Crigler–Najjar syndrome or Gilbert's syndrome as well as in healthy Japanese subjects. J Gastroenterol Hepatol. 2004;19:1023–8.

[37] Bosma PJ, Chowdhury JR, Huang TJ, Lahiri P, Elferink RP, Van Es HH, et al. Mechanisms of inherited deficiencies of multiple UDP–glucuronosyltransferase isoforms in two patients with Crigler–Najjar syndrome, type I. FASEB J. 1992;6:2859–63.

[38] Labrune P, Myara A, Hadchouel M, Ronchi F, Bernard O, Trivin F, et al. Genetic heterogeneity of Crigler–Najjar syndrome type I: a study of 14 cases. Hum Genet. 1994;94:693–7.

[39] Koiwai O, Yasui Y, Hasada K, Aono S, Sato H, Fujikake M, et al. Three Japanese patients with Crigler–Najjar syndrome type I carry an identical nonsense mutation in the gene for UDP–glucuronosyltransferase. Jpn J Hum Genet. 1995;40:253–7.

[40] Kadakol A, Ghosh SS, Sappal BS, Sharma G, Chowdhury JR, Chowdhury NR. Genetic lesions of bilirubin uridine–diphosphoglucuronate glucuronosyltransferase (UGT1A1) causing Crigler–Najjar and Gilbert syndromes: correlation of genotype to phenotype. Hum Mutat. 2000;16:297–306.

[41] Bosma PJ, Goldhoorn B, Oude Elferink RP, Sinaasappel M, Oostra BA, Jansen PL. A mutation in bilirubin uridine 5'-diphosphate–glucuronosyltransferase isoform 1 causing Crigler–Najjar syndrome type II. Gastroenterology. 1993;105:216–20.

[42] Aono S, Yamada Y, Keino H, Sasaoka Y, Nakagawa T, Onishi S, et al. A new type of defect in the gene for bilirubin uridine 5'–diphosphate–glucuronosyltransferase in a patient with Crigler–Najjar syndrome type I. Pediatr Res. 1994;35:629–32.

[43] Koiwai O, Aono S, Adachi Y, Kamisako T, Yasui Y, Nishizawa M, et al. Crigler–Najjar syndrome type II is inherited both as a dominant and as a recessive trait. Hum Mol Genet. 1996;5:645–7.

[44] Yamamoto K, Soeda Y, Kamisako T, Hosaka H, Fukano M, Sato H, et al. Analysis of bilirubin uridine 5'–diphosphate (UDP)–glucuronosyltransferase gene mutations in seven patients with Crigler–Najjar syndrome type II. J Hum Genet. 1998;43:111–4.

[45] Kadakol A, Sappal BS, Ghosh SS, Lowenheim M, Chowdhury A, Chowdhury S, et al. Interaction of coding region mutations and the Gilbert-type promoter abnormality of the UGT1A1 gene causes moderate degrees of unconjugated hyperbilirubinaemia and may lead to neonatal kernicterus. J Med Genet. 2001;38:244–9.

[46] Klomp LW, Vargas JC, van Mil SW, Pawlikowska L, Strautnieks SS, van Eijk MJ, et al. Characterization of mutations in ATP8B1 associated with hereditary cholestasis. Hepatology. 2004;40:27–38.

[47] Strautnieks SS, Bull LN, Knisely AS, Kocoshis SA, Dahl N, Arnell H, et al. A gene encoding a liver–specific ABC transporter is mutated in progressive familial intrahepatic cholestasis. Nat Genet. 1998;20:233–8.

[48] Strautnieks SS, Byrne JA, Pawlikowska L, et al. Severe bile salt export pump deficiency: 82 different ABCB11 mutations in 109 families. Gastroenterology. 2008;134:1203–14.

[49] de Vree JM, Jacquemin E, Sturm E, Cresteil D, Bosma PJ, Aten J, et al. Mutations in the MDR3 gene cause progressive familial intrahepatic cholestasis. Proc Natl Acad Sci U S A. 1998;95:282–7.

[50] Knisely AS, Strautnieks SS, Meier Y, Stieger B, Byrne JA, Portmann BC, et al. Hepatocellular carcinoma in ten children under five years of age with bile salt export pump deficiency. Hepatology. 2006;44:478–86.

[51] Scheimann AO, Strautnieks SS, Knisely AS, Byrne JA, Thompson RJ, Finegold MJ. Mutations in bile salt export pump (ABCB11) in two children with progressive familial intrahepatic cholestasis and cholangiocarcinoma. J Pediatr. 2007;150:556–9.

[52] Alonso EM, Snover DC, Montag A, Freese DK, Whitington PF. Histologic pathology of the liver in progressive familial intrahepatic cholestasis. J Pediatr Gastroenterol Nutr. 1994;18:128–33.

[53] van Mil SW, van der Woerd WL, van der Brugge G, Sturm E, Jansen PL, Bull LN, et al. Benign recurrent intrahepatic cholestasis type 2 is caused by mutations in ABCB11. Gastroenterology. 2004;127:379–84.

[54] Tygstrup N, Steig BA, Juijn JA, Bull LN, Houwen RH. Recurrent familial intrahepatic cholestasis in the Faeroe Islands. Phenotypic heterogeneity but genetic homogeneity. Hepatology. 1999;29:506–8.

[55] Painter JN, Savander M, Sistonen P, Lehesjoki AE, Aittomaki K. A known polymorphism in the bile salt export pump gene is not a risk allele for intrahepatic cholestasis of pregnancy. Scand J Gastroenterol. 2004;39:694–5.

[56] Mullenbach R, Bennett A, Tetlow N, Patel N, Hamilton G, Cheng F, et al. ATP8B1 mutations in British cases with intrahepatic cholestasis of pregnancy. Gut. 2005;54:829–34.

[57] Painter JN, Savander M, Ropponen A, Nupponen N, Riikonen S, Ylikorkala O, et al. Sequence variation in the ATP8B1 gene and intrahepatic cholestasis of pregnancy. Eur J Hum Genet. 2005;13:435–9.

[58] Sambrotta M, Strautnieks S, Papouli E, Rushton P, Clark BE, Parry DA, et al. Mutations in TJP2 cause progressive cholestatic liver disease. Nat Genet. 2014;46:326–8.

[59] Dubin IN, Johnson FB. Chronic idiopathic jaundice with unidentified pigment in liver cells: a new clinicopathologic entity with a report of 12 cases. Medicine (Baltimore). 1954;33:155–97.

[60] Dubin IN. Chronic idiopathic jaundice. A review of 50 cases. Am J Med. 1958;24:268–91.

[61] Kartenbeck J, Leuschner U, Mayer R, Keppler D. Absence of the canalicular isoform of the MRP gene–encoded conjugate export pump from the hepatocytes in Dubin–Johnson syndrome. Hepatology. 1996;23:1061–6.

[62] Wada M, Toh S, Taniguchi K, Nakamura T, Uchiumi T, Kohno K, et al. Mutations in the canalicular multispecific organic anion transporter (cMOAT) gene, a novel ABC transporter, in patients with hyperbilirubinemia II/Dubin–Johnson syndrome. Hum Mol Genet. 1998;7:203–7.

[63] Tsujii H, König J, Rost D, Stockel B, Leuschner U, Keppler D. Exon–intron organization of the human multidrug–resistance protein 2 (MRP2) gene mutated in Dubin–Johnson syndrome. Gastroenterology. 1999;117:653–60.

[64] König J, Nies AT, Cui Y, Leier I, Keppler D. Conjugate export pumps of the multidrug resistance protein (MRP) family: localization, substrate specificity, and MRP2–mediated drug resistance. Biochim Biophys Acta. 1999;1461:377–94.

[65] Rotor AB, Manahan L, Florentin A. Familial non–hemolytic jaundice with direct van den Bergh reaction. Acta Med Philipp. 1948;5:37–49.

第 14 章　肉芽肿性肝病
Granulomatous Liver Diseases

Masako Mishima　Masahiko Koda　Wilson M. S. Tsui　著

朱　萍　译　杨　松　校

缩略语		
BCG	Bacillus Calmette-Guerin	卡介苗
HIV	human immunodeficiency virus	人类免疫缺陷病毒
PBC	primary biliary cholangitis	原发性胆汁性胆管炎

概述

肝脏是人体内最大的实质性器官，其内有大量的巨噬细胞，即库普弗细胞，是形成肉芽肿的重要基础。肉芽肿是炎症细胞（如活化的巨噬细胞、淋巴细胞、组织细胞和浆细胞）的局灶性集合。肝活检对于肝肉芽肿病确诊是必需的，症状体征与血液学检查结果对于肉芽肿仅具有参考价值。其临床表现与活化的巨噬细胞和淋巴细胞释放的细胞因子有关。临床症状可包括发热、厌食、盗汗、体重减轻和非特异性体质症状。肝脏方面可出现肝大和肝功能紊乱，例如碱性磷酸酶升高，但往往是无症状，只是意外发现。

一、病因学

肉芽肿可由感染性疾病（如细菌、分枝杆菌、立克次体、衣原体、真菌、病毒或寄生虫感染）、免疫疾病、过敏、异物、肿瘤和其他各种因素引起（表 14-1）。80% 以上的肉芽肿是由结节病、感染、药物和原发性胆汁性胆管炎所致。不同病因发病率因地域、人群、临床医生的活检习惯而存在差异。肉芽肿的性质判断需要依靠其是干酪性的或非干酪性的、在肝腺泡的定位以及是否合并胆管损伤。肝脏肉芽肿的意义在于提示其他潜在疾病，而其预后和治疗也取决于原发病[1-3]。

二、诊断评估

肝脏肉芽肿有四种形态类型[4]。第一种为异物肉芽肿。第二种是脂肪肉芽肿，由脂肪变性肝细胞破裂或矿物油脂质沉积释放的脂肪滴时被组织细胞吞噬所形成。第三种是上皮样细胞，由活化巨噬细胞组成。这些巨噬细胞往往多核，被淋巴细胞和浆细胞包绕，可以分泌大量细胞因子。第四种是炎症型（淋巴组织细胞型），由淋巴细胞、浆细胞组成，偶有嗜酸性粒细胞和中性粒细胞，无上皮样细胞。

表 14-1 肝肉芽肿的病因

感染性		• 分枝杆菌 　– 结核 　– 麻风分枝杆菌 　– 鸟胞内分枝杆菌 　– 卡介苗免疫治疗 • 布鲁菌病 • 全身真菌病 　– 念珠菌病 　– 组织胞浆菌病 • 寄生虫感染 　– 血吸虫病 　– 弓形虫病 • 立克次体感染 • 病毒感染 　– 丙型肝炎病毒 　– EB 病毒 　– 巨细胞病毒
非感染性	免疫紊乱	• 结节病 • 原发性胆汁性胆管炎 • 普通变化型免疫缺陷病
	药物和化学物质	铍、二氧化钛、别嘌呤醇、磺胺类、苯妥英、卡马西平、氯磺丙脲、奎尼丁、甲基多巴、呋喃妥因、异烟肼、胺碘酮、地西泮
	恶性肿瘤	• 淋巴瘤 • 肾细胞癌
	其他原因	异物

有病理学意义的肉芽肿主要是上皮样细胞。但如果宿主受到免疫抑制，则出现泡沫状巨噬细胞聚集，而无上皮样细胞形成，几乎没有炎症反应，例如获得性免疫缺陷综合征患者合并麻风病或感染鸟型分枝杆菌。除了上皮样肉芽肿，其他类型的肉芽肿可能没有临床意义。库普弗细胞肉芽肿（或微肉芽肿）是一种小而圆的组织细胞簇，通常是库普弗细胞清除坏死的肝细胞或其他碎片所致的非特异性表现。胆源性肉芽肿是一堆充满胆汁的泡沫组织细胞，通常与胆汁淤积有关[5]。

在病原学诊断中病理医生起着关键作用，感染甚至在培养结果出来之前可以通过形态学判断出来。如果疑似药物反应，肉芽肿性肝炎也有助于确诊。因此仔细和系统地进行病理标本检查很重要。这包括以下特征评估[6-8]。

三、肉芽肿的特征

结节病肉芽肿的特征是大而无干酪样，含有 Schaumann 体、小行星体或草酸钙晶体。它们经常聚在一起并形成纤维化。具有干酪样或中心坏死的上皮样肉芽肿往往提示存在感染性病因，如肺结核（图 14-1）。如合并有化脓性炎症通常是存在真菌感染或慢性肉芽肿性疾病。急性药物反应（图 14-2）或寄生虫感染时，肉芽肿内或周围可见大量嗜酸性粒细胞。有纤维蛋白环的肉芽肿是 Q 热的特征样表现[9]，但也可见于别嘌呤醇（图 14-3）[10]、EB 病毒[11]、巨细胞病毒[12]、弓形虫病[13]、利什曼病[14] 和霍奇金病[13] 引起的肝损伤中。

四、肉芽肿在肝腺泡的分布

结节病肉芽肿多呈弥漫性分布，但多位于汇管或汇管周围。原发性胆汁性胆管炎和血吸虫病的肉芽肿大多以汇管为基础，前者因胆管受损（图 14-4），后者与门静脉分支闭塞有关。由结核和药物反应引起的肉芽肿在肝脏实质中无固定位置。

五、肉芽肿相关肝实质改变

感染性和药物引起的肉芽肿可能与肝炎样改变有关。真菌感染伴血管侵犯可导致融合性坏死或梗死。胆管损伤和破坏多见于原发性胆汁性肝硬化、结节病和一些药物反应（表 14-2）。

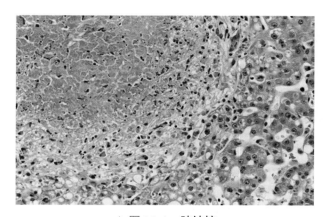

▲ 图 14-1 肺结核

结核性肉芽肿常可见干酪样坏死，其周围可见上皮样细胞和淋巴细胞

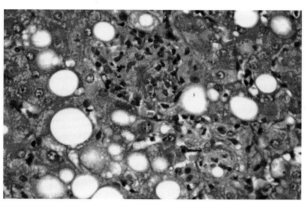

▲ 图 14-3 别嘌呤醇导致的肝损伤

肝脏活检标本 Masson-Trichrome 染色后显示肉芽肿内有嗜酸性纤维蛋白环

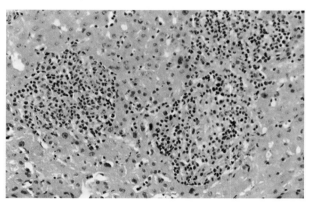

▲ 图 14-2 氯磺丙脲引起的肝损伤

氯磺丙脲引起的肉芽肿中可见大量嗜酸性粒细胞

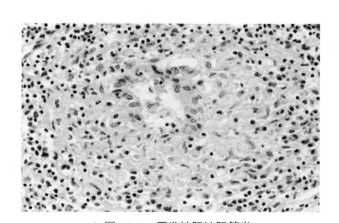

▲ 图 14-4 原发性胆汁胆管炎

上皮样肉芽肿环绕受损的胆管，周围伴有淋巴细胞、浆细胞和中性粒细胞

表 14-2 肉芽肿和肝损伤的病理特征

		非坏死性	干酪样	位 置	巨细胞	胆管损伤	评 述
感染性	结核性		+	不固定	+		获得性免疫缺陷综合征合并感染，吸毒者，多药耐药和免疫缺陷宿主
	真菌性		+		±（念珠菌病）		念珠菌病——化脓性中央坏死和巨细胞
							曲霉菌病——肉芽肿内中性粒细胞浸润
							隐球菌病——炎症反应或肉芽肿
结节病		+		汇管或汇管周围	+	±	门静脉高压症（+）
原发性胆汁性胆管炎		+		汇管		+	抗线粒体抗体（+），慢性非化脓性胆管炎
药物和化学物质		+		不固定		±	可表现为肝细胞性、胆汁淤积性或混合性肝损伤
恶性肿瘤		+					

六、可识别的病原体

微生物的特殊组织化学和免疫组化染色在肉芽肿评估中是非常重要的。应使用偏光显微镜检查异物。聚合酶链式反应可用于感染性病原体检测。然而在许多肉芽肿病例中，并没有诊断的形态学线索，因此需要更全面的检查。尽量进行病原体培养，详细记录用药史。其他检查，如皮试和血液检测也作为辅助诊断。尽管采取以上措施，但仍有 10%～25% 的患者最终无法确定病因。

七、免疫性疾病

结节病

结节病是一种病因不明的炎症性疾病，以非干酪性肉芽肿为特征[15]。患者通常没有明确主诉，但往往在急性期会出现高热。肺部和胸腔内淋巴结经常受累，胸外器官也常被累及。据报道肝脏受累的发生率为 17%～90%。结节病通常与血清血管紧张素转换酶和钙水平升高有关[16]，其诊断通常通过腹腔镜检查或肝活检确定[17, 18]。结节病肉芽肿为上皮样型，呈弥漫性分布，多见于汇管区或汇管区周围。它们由上皮样细胞和多核巨细胞聚集组成，周围环绕着淋巴细胞和巨噬细胞[18]。它们常融合成团块并出现纤维化，6%～8% 的患者合并门静脉高压症和原发性胆汁性胆管炎样病变。肝硬化可因门静脉炎症及纤维化所致，与静脉炎、门静脉或肝静脉血栓形成相关[19]，尽管并不常见[20]。尽可能在疾病早期通过活检来诊断肝结节病，但目前肝结节病治疗的循证医学证据尚不多见。结节病对药物治疗反应不佳，应用皮质类固醇并不能阻止肝脏病变进展，但是建议应用皮质类固醇治疗有症状的肝脏结节病[21]。一些肝结节病合并肝硬化病例进行了肝移植，但肝移植后可出现复发。

病例 14-1

男性，26 岁，主诉高热。胸部 X 线片显示双侧肺门淋巴结肿大。有葡萄膜炎。血清血管紧张素转换酶为 33.7μU/ml，腹腔镜检查见肝表面白色肉芽肿，肝活检见汇管区肉芽肿；巨细胞被纤维组织和上皮样细胞包围，周围有淋巴细胞和巨噬细胞（图 14-5）。

病例 14-2

男性，28 岁，患者数年前胸部 CT 发现双侧肺下野颗粒状阴影（图 14-6A）。实验室检查显示：AST 18U/L，ALT 14U/L，CRP 0.1mg/dl，

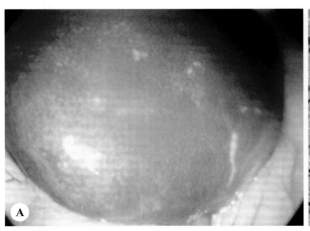
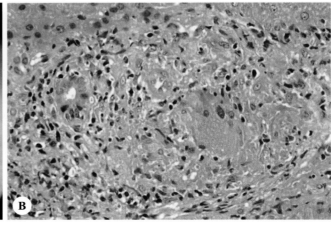

▲ 图 14-5　结节病
A. 腹腔镜检查示肝大伴颗粒形成；B. 汇管区可见肉芽肿，中心可见巨细胞，并可见淋巴细胞和组织细胞

WBC 6100/μl，PLT 27×10⁴/μl，KL-6 425U/ml，Quantiferon 阴性，ACE 15.6U/L。纤维支气管镜下活检 CD4/CD8 增高。腹部 CT 平扫显示右叶多发低密度区（图 14-6B），应用对比剂后低密度区早期轻度强化，晚期仍有强化，增大的脾脏内可见低密度区。强化 MRI 显示门静脉 S₈ 支狭窄（图 14-6C），肝右静脉部分中断并可见形成侧支静脉（图 14-6D）。超声引导下肝活检显示肉芽肿性病变中央非干酪性坏死，可见巨细胞被单核细胞包围（图 14-7A），假小叶形成（图 14-7B）。

八、原发性胆汁性胆管炎

PBC 主要损害是肝内小胆管，其组织学特征是慢性非化脓性破坏性胆管炎，大约 25% 的 PBC 患者存在非干酪性肉芽肿，是早期花状导管病变的必要组成部分[22]。肉芽肿表现为小叶间或间隔胆管受损，周围环绕上皮样细胞、浆细胞、淋巴细胞和嗜酸性粒细胞浸润（图 14-4）。

九、感染性疾病

（一）肝结核

肝结核按组织学分为粟粒型、结节（结核球）和脓肿。粟粒型是肝脏最常见的类型，也是全身性或局限性疾病的一部分。既往有肺结核的乙型肝炎、丙型肝炎病毒、HIV 或酒精所致的慢性肝病患者应进行生化检查，包括白蛋白 / 球蛋白比

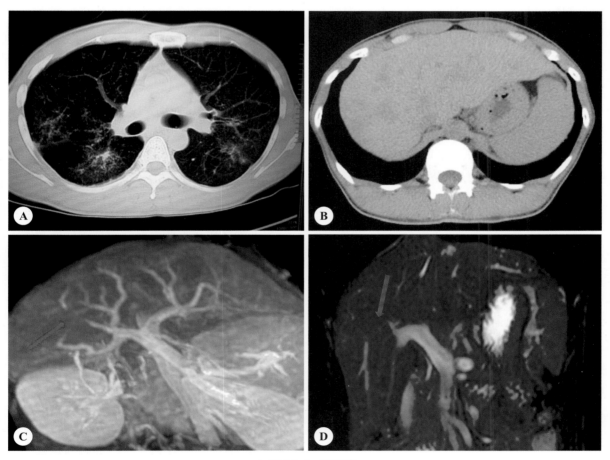

▲ 图 14-6 结节病

A. 胸部 CT 显示双侧肺下野高密度区，可见颗粒状阴影；B. 腹部 CT 平扫显示右叶多发低密度区；C. 增强 MRI 显示门静脉 S₈ 支狭窄（箭）；D. MRI 显示肝右静脉部分中断（箭）

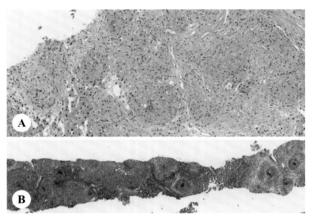

▲ 图 14-7　结节病

A. 肝活检显示多发性非坏死性肉芽肿，伴有巨细胞和混合的单核细胞，肉芽肿病变粘连并伴有纤维化；
B. Masson-Trichrome 染色连续切片显示假小叶形成

值和碱性磷酸酶。肝结核肉芽肿是由结核抗原介导的细胞免疫反应，边界清楚，由上皮样细胞、淋巴细胞（图 14-5）和多核朗格汉斯巨细胞组成。大肉芽肿可见中央干酪样坏死。获得性免疫缺陷综合征患者由于免疫系统功能障碍而缺乏坏死，其肉芽肿通常缺失或形成不良。考虑肝结核的肝标本应进行抗酸杆菌染色或 PCR 检测分枝杆菌 DNA。治疗肝结核应进行异烟肼、利福平、吡嗪酰胺和乙胺丁醇联合应用[23-26]。

（二）卡介苗免疫治疗

使用减毒活牛分枝杆菌卡介苗（Bacillus Calmette-Guerin，BCG）进行局部免疫治疗对膀胱癌是有效的。然而，膀胱内注射卡介苗有时会导致罕见而严重的全身不良反应：血清碱性磷酸酶或 γ- 谷氨酰转肽酶升高的肉芽肿性肝炎，血源性播散后的脓毒症和肺炎[27-29]。肝肉芽肿被认为是由血源性牛分枝杆菌感染或其过敏反应所致。肉芽肿性肝炎应联合使用异烟肼、利福平和乙胺丁醇。合并间质性肺炎时应给予皮质类固醇治疗[30]。

病例 14-3

男性，65 岁，浅表性膀胱癌，行卡介苗膀胱灌注治疗。第二次给药时出现发热和全身不适，肝功能检查显示：TBIL 2.38mg/dl，AST 195U/L，ALT 235U/L，ALP 813U/L，GGT 340U/L，CRP 0.8mg/dl，WBC 5900/µl。CT 显示肝大，但未发现低密度区或肝内胆管扩张。腹腔镜检查显示肝表面有白色包膜的白色小斑块。肝活检显示肝窦内库普弗细胞增生，肝细胞内有少量微泡状脂肪空泡，散在肉芽肿；肉芽肿为非干酪性，由上皮样细胞和巨细胞组成，周围有淋巴细胞或巨噬细胞（图 14-8）。推荐异烟肼加利福平 6 个月疗程，前 2 个月合并应用吡嗪酰胺[31]。最终患者肝功能和体温恢复正常。

病例 14-4

男性，66 岁，早期膀胱癌接受卡介苗免疫治疗 13 次，连续 3 年，因高热和全身不适入院治疗。肝功能检查显示：AST 46U/L，ALT 52U/L，ALP 558U/L，γ-GTP 148U/L，CRP 12.7mg/dl。腹部超声和 CT 显示肝脾大（图 14-9A），肝活检显示非干酪性肉芽肿伴巨细胞（图 14-9B）。卡介苗免疫治疗被认为会诱发肉芽肿性肝炎。应用异烟肼、乙胺丁醇、利福平治疗，随着退热，肝功能逐渐恢复正常。但后来出现呼吸困难，胸部 CT 显示间质性肺炎（图 14-9C）。纤维支气管镜引导下肺活检显示非干酪性肉芽肿伴巨细胞（图 14-9D）。此后，泼尼松龙冲击疗法缓解了患者的呼吸困难。

十、梅毒感染

梅毒螺旋体的血液传播主要发生在梅毒的一期和二期。10% 的梅毒患者患有梅毒性肝炎。

二期梅毒可见淋巴细胞、嗜酸性粒细胞和粒细胞浸润的灶性肝细胞坏死，胆管周围有大量中性粒细胞浸润的汇管炎症，可见上皮样肉芽肿形成。汇管可见血管炎[32]。

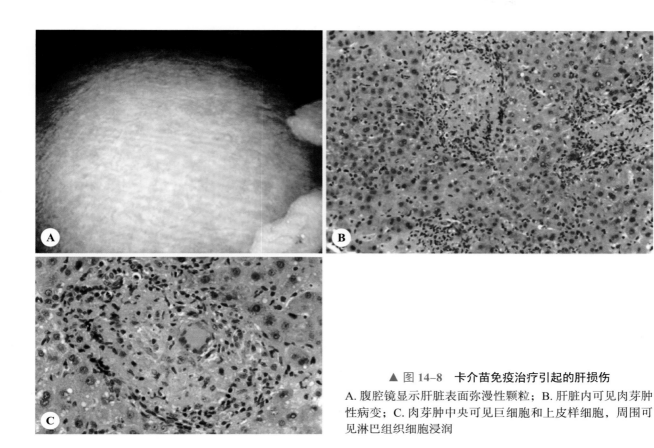

▲ 图 14-8　卡介苗免疫治疗引起的肝损伤
A. 腹腔镜显示肝脏表面弥漫性颗粒；B. 肝脏内可见肉芽肿性病变；C. 肉芽肿中央可见巨细胞和上皮样细胞，周围可见淋巴组织细胞浸润

三期病变为树胶坏死肉芽肿，伴有浆细胞和闭塞性动脉内膜炎，从而导致纤维瘢痕和分叶肝。应用特定抗原的血清学检测即可确诊，建议使用青霉素进行治疗。

病例 14-5

女性，18 岁，主诉周身不适伴黄疸。体格检查显示扁桃体炎和足部红斑病变。肝功能检测显示：TBIL 5.3mg/dl，AST 744U/L，ALT 678U/L，LDH 694U/L，ALP 659U/L，GGT 260U/L。快速血浆反应素和梅毒螺旋体血凝试验阳性，滴度分别为 1∶16 和 1∶1280。肝活检显示汇管内大量炎症细胞和血管炎，同时有大量的中性粒细胞和淋巴细胞（图 14-10）。

十一、血吸虫病

绝大多数血吸虫性肝病是由非洲和南美洲的曼氏血吸虫、亚洲的日本血吸虫、老挝和柬埔寨的麦孔血吸虫引起的[33]。其他种类血吸虫主要侵袭膀胱或肠道，引起轻微的无症状肝损害[34]。很少会因为急性感染血吸虫出现发热、寒战、头痛、关节痛、右上腹疼痛、腹泻、蛋白缺失性肠病、体重减轻、淋巴结肿大和荨麻疹，以上症状多由变态反应所致[35]。

晚期肝病的主要特征表现与窦前型门静脉高压的形成有关。肠系膜静脉中的成虫产生虫卵，被携带到肝脏，沉积在门静脉分支中，引起肉芽肿反应。肉芽肿由淋巴细胞、组织细胞、嗜酸性粒细胞和带有虫卵的多核巨细胞组成。最终汇管和汇管周围显著纤维化，表现为"黏土管纤维化"，偶尔出现扭曲和瘢痕形成假小叶[36]。虫卵引起的门静脉阻塞和汇管纤维化最终导致窦前型门静脉高压。成虫有时寄生在肠系膜下静脉丛的肠道血管末梢，虫卵沉积会导致渗出性肉芽肿，

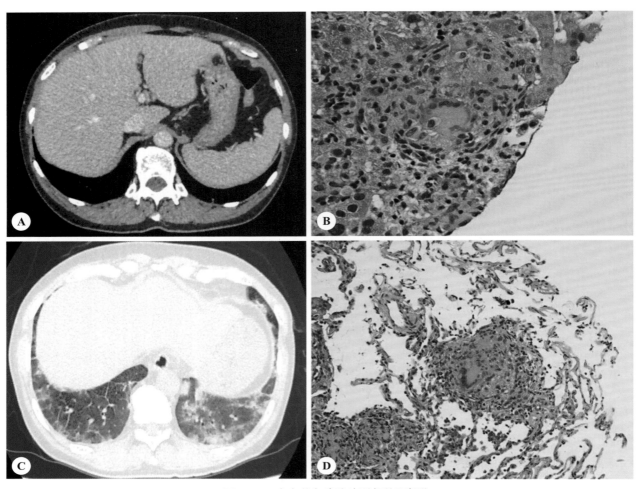

▲ 图 14-9　卡介苗免疫治疗引起的肝损伤
A. 腹部增强 CT 显示肝脾大；B. 肝脏标本显示肉芽肿性病变伴巨细胞；C. 胸部 CT 显示双侧肺下野有高密度影；
D. 肺标本显示非干酪样肉芽肿伴巨细胞

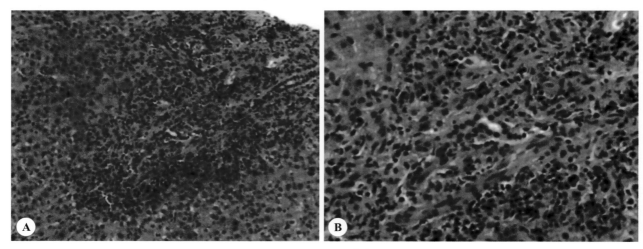

▲ 图 14-10　梅毒
A. 炎症细胞存在于汇管区，聚集在胆管周围；B. 汇管区被多形性细胞和淋巴细胞浸润，可见血管炎

导致炎性息肉的形成，肠壁纤维化和壁厚会导致肠腔狭窄[37]。其临床特征是血性腹泻、贫血和蛋白缺失性肠病[35]，应使用吡喹酮或奥尼沙喹预防血吸虫病[38, 39]。

病例 14-6

男性 76 岁，反复呕血。患者肝功能正常，胃镜检查可见胃底静脉曲张出血。CT 显示脾脏肿大，肝脏大小正常，无占位。为控制胃底静脉曲张反复出血，开腹行脾切除术，并同时行楔形肝活检，以寻找门静脉高压的潜在原因。活组织检查显示肝脏结构正常，无肝硬化征象。汇管扩张纤维化，多支门静脉分支闭塞。闭塞静脉区域可见大量血吸虫卵沉积，偶见异物型肉芽肿（图 14-11）。

病例 14-7

37 岁女性，因右侧不明原因疼痛入院，既往 18 岁时去过东南亚。肝功能检查显示：AST 123U/L，ALT 84U/L，ALP 113U/L，γ-GTP 50U/L，CRP 0.6mg/dl。腹部超声显示门静脉边缘周围高回声（图 14-12A）。肝活检显示门静脉其内可见虫卵，门静脉周围纤维化，肝小叶结构紊乱（图 14-12B）。结肠镜检查可见黏膜萎缩、不规则黄色斑点和毛细血管扩张（图 14-12C）。结肠黏膜小静脉内可见虫卵，黏膜内有淋巴细胞和嗜酸性粒细胞浸润（图 14-12D）。

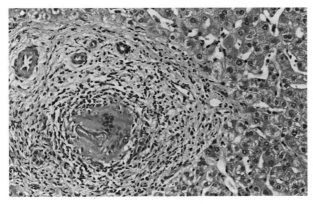

▲ 图 14-11 血吸虫病
汇管区可见肉芽肿，可见血吸虫卵被多核巨细胞吞噬

十二、药物

许多药物和化学物质可引起嗜酸性粒细胞浸润的肝肉芽肿，伴有肝损伤时可见到肝炎、胆汁淤积、脂肪变性、肝细胞肿胀和细胞凋亡。肉芽肿通常很小并在肝小叶内，通常伴有汇管和小叶炎症。已知化学物质铍、二氧化钍、保泰松、别嘌呤醇（图 14-3）、苯妥英、卡马西平、氯磺丙脲（图 14-2）、甲基多巴、异烟肼、胺碘酮和地西泮等可导致肝脏肉芽肿的形成[3]。很难确定所用药物和肝脏肉芽肿形成之间的关系，但停药后肉芽肿的消退有助于确诊。

十三、淋巴瘤

霍奇金淋巴瘤和非霍奇金淋巴瘤在影像学中不易发现肝脏病变，有报道病理中可见到非干酪性上皮样肉芽肿[40, 41]。肝活检有时可见非典型细胞或 Reed-Sternberg 细胞的淋巴样聚集，伴有或不伴有非典型细胞浸润的肝窦扩张。根据非霍奇金淋巴瘤患者肝脏的肉眼表现可分为弥漫性肝窦浸润、汇管多发性肉芽肿、多发性大结节和单发肿块。恶性病变与肝肉芽肿发生发展的关系尚不清楚。淋巴瘤中的肝肉芽肿是非坏死性的，肉芽肿中几乎见不到非典型细胞，肉芽肿与淋巴瘤预后无关[3]。

恶性淋巴瘤的临床表现包括高热、盗汗、体重减轻、肝脾大和淋巴结肿大。血清碱性磷酸酶和 C 反应蛋白水平较高，乳酸脱氢酶有时增高。肝活检被推荐用于恶性淋巴瘤的鉴别诊断和分期，在腹腔镜下进行肝穿刺活检可减少出血。具体诊断过程见第 15 章。

病例 14-8

93 岁男性，主诉不明原因发热和贫血。肝功能检查显示：AST 11U/L，ALT 7U/L，ALP 280U/L，

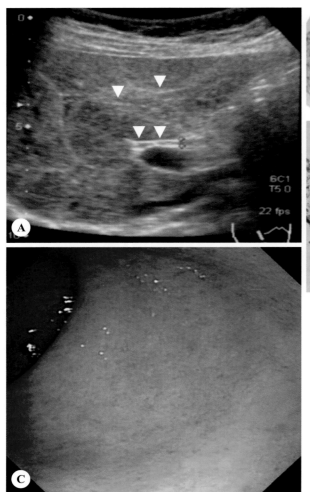

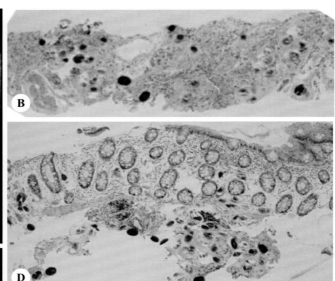

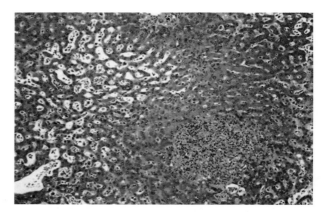

▲ 图 14-12　血吸虫病

A. 腹部超声显示门静脉边缘高回声（箭头）；B. 肝活检显示门静脉内有虫卵，周围纤维化及炎症细胞浸润，小叶结构紊乱；C. 结肠镜检查发现黏膜萎缩，有不规则的斑点和毛细血管扩张；D. 大肠活检显示小静脉内有虫卵，黏膜和黏膜下层有淋巴细胞和嗜酸性粒细胞浸润

TP 4.8g/dl，CRP 8.3mg/dl。外周血检查显示：Hb 6.5g/dl，WBC 3800/μl，红细胞 249×10^4/μl，血小板 30.1×10^4/μl。患者持续高热，2 周后检查显示：AST 58U/L，ALT 34U/L，ALP 3782U/L，GGT 110U/L，CRP 17mg/dl。肝活检见中间带至中央区肝窦扩张，其内充满红细胞。汇管区可见肉芽肿（图 14-13），以及许多异型淋巴细胞呈簇状分布。患者最终被诊断为淋巴瘤。

▲ 图 14-13　恶性淋巴瘤

肝活检显示中间带至小叶中心区肝窦扩张，其内充满红细胞和异型淋巴细胞，汇管区有肉芽肿

参 考 文 献

[1] Turhan N, Kurt M. Hepatic granulomas: a clinicopathologic analysis of 86 cases. Pathol Res Pract. 2011;207:359–65.

[2] Gaya DR, Thorburn D, Oien KA, Morris AJ, Stanley AJ. Hepatic granulomas: a 10 year single Centre experience. J Clin Pathol. 2003;56:850–3.

[3] Coash M, Porouhar F, Wu CH, Wu GY. Granulomatous liver disease: a review. J Formosan Med Assoc. 2012;111:3–13.

[4] Dincsoy HP, Weesner RE, MacGee J. Lipogranulomas in non–fatty human livers. A mineral oil induced environmental disease. Am J Clin Pathol. 1982;78:35–41.

[5] Ferrell LD. Hepatic granulomas: a morphologic approach to diagnosis. Surg Pathol. 1990;3:87–106.

[6] Denk H, Scheuer PJ, Baptista A, Bianchi L, Callea F, De Groote J, et al. Guidelines for the diagnosis and interpretation of hepatic granulomas. Histopathology. 1994;25:209–18.

[7] Lefkowitch JH. Hepatic granulomas. J Hepatol. 1999;30(Suppl 1): 40–5.

[8] Kleiner DE. Granulomas of the liver. Sem Diag Pathol. 2006;23: 161–9.

[9] Hofmann CE, Heaton JW Jr. Q fever hepatitis: clinical manifestations and pathological findings. Gastroenterology. 1982;83:474–9.

[10] Vanderstigel M, Zafrani ES, Lejonc JL, Schaeffer A, Portos JL. Allopurinol hypersensitivity syndrome as a cause of hepatic fibrin–ring granulomas. Gastroenterology. 1986;90:188–90.

[11] Nenert M, Mavier P, Dubuc N, Deforges L, Zafrani ES. Epstein–Barr virus infection and hepatic fibrin–ring granulomas. Hum Pathol. 1988;19:608–10.

[12] Lobdell DH. "Ring" granulomas in cytomegalovirus hepatitis. Arch Pathol Lab Med. 1987;111:881–2.

[13] Marazuela M, Moreno A, Yebra M, Cerezo E, Gomez–Gesto C, Vargas JA. Hepatic fibrin–ring granulomas. A clinicopathologic study of 23 patients. Hum Pathol. 1991;22:607–13.

[14] Moreno A, Marazuela M, Yebra M, Hernández MJ, Hellín T, Montalbán C, et al. Hepatic fibrin–ring granulomas in visceral leishmaniasis. Gastroenterology. 1988;95:1123–6.

[15] Zumla A, James DG. Granulomatous infections: etiology and classification. Clin Infect Dis. 1996;23:146–58.

[16] Iannuzzi MC, Rybicki BA, Teirstein AS. Sarcoidosis. N Engl J Med. 2007;357:2153–65.

[17] Devaney K, Goodman ZD, Epstein MS, Zimmerman HJ, Ishak KG. Hepatic sarcoidosis. Clinical features in 100 patients. Am J Surg Pathol. 1993;17:1272–80.

[18] Ishak KG. Sarcoidosis of the liver and bile ducts. Mayo Clin Proc. 1998;73:467–72.

[19] Moreno–Merlo F, Wanless IR, Shimamatsu K, Sherman M, Greig P, Chiasson D. The role of granulomatous phlebitis and thrombosis in the pathogenesis of cirrhosis and portal hypertension in sarcoidosis. Hepatology. 1997;26:554–60.

[20] Blich M, Edoute Y. Clinical manifestations of sarcoid liver disease. J Gastroenterol Hepatol. 2004;19:732–7.

[21] Cremers JP, Drent M, Bauqhman RP, Wijnen PA, Koek GH. Therapeutic approach of hepatic sarcoidosis. Curr Opin Pulm Med. 2012;18:472–82.

[22] Gaspar R, Andrade P, Silva M, Peixoto A, Lopes J, Carneiro F, Liberal R, Macedo G. Hepatic granulomas: a 17–year single tertiary

Centre experience. Histopathology. 2018;73:240. https://doi.org/10.1111/his.13521.. [Epub ahead of print].

[23] Hickey AJ, Gounder L, Moosa MYS, Drain PK. A systematic review of hepatic tuberculosis with considerations in human immunodeficiency virus co–infection. BMC Infect Dis. 2015;15:209.

[24] Chaudhary P. Hepatobiliary tuberculosis. Ann Gastroenterol. 2014;27:207–11.

[25] Saukkonen JJ, Cohn DL, Jasmer RM. An official ATS statement: hepatotoxicity of antituberculous therapy. Am J Respir Crit Care Med. 2006;174:935–52.

[26] Chandan K, Ashwin MP. Hepatic Tuberculosis: a multimodality imaging review. Insights Imaging. 2015;6:647–58.

[27] Proctor DD, Chopra S, Rubenstein SC, Jokela JA, Uhl L. Mycobacteremia and granulomatous hepatitis following initial intravesical bacillus Calmette–Guerin instillation for bladder carcinoma. Am J Gastroenterol. 1993;88:1112–5.

[28] Leebeek FW, Ouwendijk RJ, Kolk AH, Dees A, Meek JC, Nienhuis JE, et al. Granulomatous hepatitis caused by Bacillus Calmette–Guerin (BCG) infection after BCG bladder instillation. Gut. 1996;38:616–8.

[29] Larsen BT, Smith ML, Grys TE, Colby TV. Histopathology of disseminated mycobacterium bovis infection complicating intravesical BCG immunotherapy for orolithelial carcinoma. Int J Surg Pathol. 2015;23:189–95.

[30] Khaled D, Ihab S, Osama AA. Acute hepatitis and pneumonitis caused by disseminated Bacillus Calmette–Guérin infection. ACG Case Reports J. 2016;3:130–2.

[31] Graziano DA, Jacobs D, Lozano RG, Buck RL. A case of granulomatous hepatitis after intravesical bacillus calmette–guerin administration. J Urol. 1991;146:1118–9.

[32] Romeu J, Rybak B, Dave P, Coven R. Spirochetal vasculitis and bile ductular damage in early hepatic syphilis. Am J Gastroenterol. 1980;74:352–4.

[33] WHO. The control of schistosomiasis. Second report of the WHO expert committee. Geneva: WHO; 1993.

[34] Van Wijk HB, Elias EA. Hepatic and rectal pathology in Schistosoma intercalatum infection. Trop Geog Med. 1975;27:237–48.

[35] Manzella A, Ohmoto K, Monzawa S, Lim JH. Schistosomiasis of the liver. Abdom Imaging. 2008;33:144–50.

[36] Tsui WM, Chow LT. Advanced schistosomiasis as a cause of hepar lobatum. Histopathology. 1993;23:495–7.

[37] Elbaz T, Esmat G. Hepatic and intestinal schistosomiasis: review. J Adv Res. 2013;4:445–52.

[38] Utzinger J, Raso G, Brooker S, De Savigny D, Tanner M, Ornbjerg N, et al. Schistosomiasis and neglected tropical diseases: towards integrated and sustainable control and a word of caution. Parasitology. 2009;136:1859–74.

[39] Bica I, Hamer DH, Stadecker MJ. Hepatic schistosomiasis. Infect Dis Clin N Am. 2000;14:583–604.

[40] Kim H, Dorfman RF. Morphological studies of 84 untreated patients subjected to laparotomy for the staging of non–Hodgkin's lymphomas. Cancer. 1974;33:657–74.

[41] Abt AB, Kirschner RH, Belliveau RE, O'Connell MJ, Sklansky BD, Greene WH, et al. Hepatic pathology associated with Hodgkin's disease. Cancer. 1974;33:1564–71.

第 15 章　系统性疾病的肝病表现

Liver Disorders in Systemic Diseases

Masaki Iwai　Kenichi Miyoshi　Masahiko Koda　Wilson M. S. Tsui　著

徐京杭　译　　陈效友　校

缩略语

AIDS	acquired immunodeficiency syndrome	获得性免疫缺陷综合征
ANC	absolute neutrophil count	中性粒细胞绝对计数
C-MOPP-ABVD	combination chemotherapy-Mustargen，Oncovin，Procarbazine，Prednisone-Adriamycin，Bleomycin，Vinblastine，Dacarbazine	联合化疗 – 氮芥、长春新碱、丙卡巴肼、泼尼松 – 阿霉素、博来霉素、长春碱、达卡巴嗪
CREST	calcinosis cutis，Raynaud's phenomenon，esophageal dysfunction，sclerodactyly，and telangiectasia	皮肤钙质沉着、雷诺现象、食管功能障碍，肢端硬化和毛细血管扩张
DIC	disseminated intravascular coagulopathy	弥散性血管内凝血
EMH	extramedullary hemopoiesis	髓外造血
HELLP	hemolysis，elevated liver tests，and low platelets	溶血、肝酶升高和血小板减少
IBD	inflammatory bowel disease	炎性肠病
MALT	mucosa-associated lymphoid tissue	黏膜相关淋巴组织
MDR3	multidrug resistance protein 3	多药耐药蛋白 3

肝病可发生各种全身性疾病中。这些原发疾病主要在肝外，但是可能出现相关肝功障碍，并且肝功障碍通常具有临床意义和诊断价值。在某些情况下，肝脏疾病仅呈现为累及肝脏的全身性疾病表现，如弥漫性恶性肿瘤、全身性感染和某些代谢性疾病。罕见的情况下，它可能构成全身性疾病的相对独特表现，例如溃疡性结肠炎相关

的原发性硬化性胆管炎。

一、血液淋巴疾病与肝病

（一）恶性血液病

　　肝脏是恶性血液病常累及的结外器官，并且在少数情况下也可能是原发病灶[1, 2]。恶性血

液病的诊断和分期评估对于开展适当的治疗很重要。证实肝受累至关重要，因为它可以导致疾病分期及治疗策略的改变。恶性血液病患者的血清碱性磷酸酶和乳酸脱氢酶经常升高[1]，但闪烁成像、超声检查（US）、计算机断层扫描（CT）和磁共振成像（MRI）可能并不总是显示肝脏受累[3, 4]。有报道恶性淋巴瘤导致肝窦浸润、肉芽肿形成、结节形成[5-7]；因此，可能需要腹腔镜检查以明确恶性血液病是否累及肝脏。我们已经证实了恶性血液病患者腹腔镜下肝脏表面特征性改变，从而反映出肝脏的组织学特征。

病例 15-1

66 岁男性，无症状乙型肝炎携带者，主诉发热至少 1 个月。间歇性高热，结膜既不苍白也无黄染。右肋缘下方 3cm 处可触及肝脏，但脾脏无肿大。入院时实验室检查结果显示：WBC 2480/μl，Hb 12.8g/dl，PLT 16×10⁴/μl，ESR 59mm/h，CRP 13.2mg/dl，AST 59U/L，ALP 666U/L。CT 和 US 均未显示肝结节或肿瘤。应用了各种抗生素和抗结核药，但持续发热。腹腔镜下肝活检可见肝表面弥漫性白色斑块，部分融合，周围门静脉扩张；组织学显示汇管区肉芽肿和小叶肝窦充血，但是在肉芽肿中几乎看不到淋巴瘤细胞（图 15-1）。腹腔镜检查结果提示恶性淋巴瘤。1 个月后颌下触及直径 1.5cm 的淋巴结，切开病理检查证实为非霍奇金淋巴瘤。给予阿霉素、环磷酰胺、硫酸长春新碱和泼尼松龙联合化疗，肝功能恢复正常，肝脏大小恢复正常。联合疗法有效，患者存活了 12 年。

病例 15-2

72 岁男性，主诉全身不适和高热。结膜无苍白，无黄染。右肋缘下方 2cm 处触及肝脏。实验室检查结果显示：WBC 6900/μl，Hb 12.3g/dl，PLT 7.0×10⁴/μl，CRP 8.5mg/dl，ESR 112mm/h，LDH 449U/L，ALT 25U/L，ALP 1281U/L。颌下触及直径为 1.8cm 的淋巴结。US 和 CT 均未显示肿瘤。腹腔镜检查显示肝大伴有肝紫癜，散在白色斑块和周围门静脉扩张；纤维蛋白沉积在增厚的肝包膜上。显微镜下可见汇管区纤维化、充血和肉芽肿形成。放大图显示淋巴瘤细胞与 Reed-Sternberg 细胞簇聚（图 15-2）。颌下淋巴结活检显示霍奇金细胞。给予 MOPP-ABVD 联合化疗。肝功能指标恢复到正常值，肝脏缩小。患者存活了 3 年 8 个月。

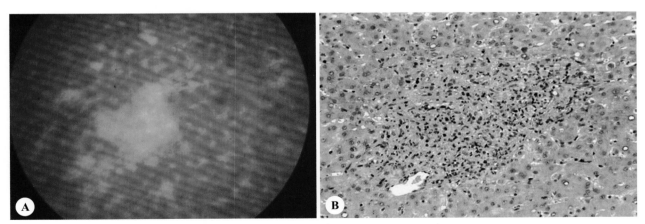

▲ 图 15-1　恶性淋巴瘤

A. 腹腔镜检查显示肝表面有融合的斑块或白点；B. 汇管区可见肉芽肿性病变，肉芽肿中无恶性细胞（经 Wolters Kluwer Health，Inc. 许可转载，引自 Iwai M, et al. Macroscopic and microscopic findings of livers in malignant hematologic disorders, biopsied under peritoneoscopy. J Clin Gastroenterol 2002; 35: 262–5.）

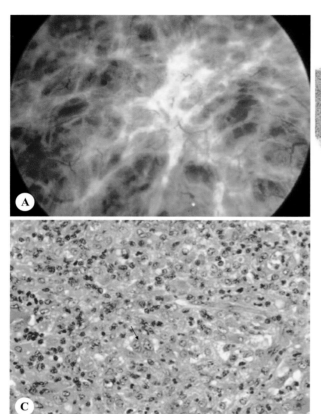

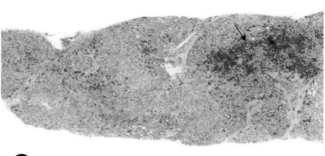

▲ 图 15-2　霍奇金淋巴瘤

A. 腹腔镜检查结果显示肝紫癜伴周围门静脉扩张，肝包膜增厚，纤维蛋白沉积；B. 肉芽肿形成（箭头）、充血（箭）和汇管区纤维化；C. 放大图显示具有"镜影"核的 Reed-Sternberg 细胞（箭）（A. 经 Wolters Kluwer Health, Inc. 许可转载，引自 Iwai M, et al. Macroscopic and microscopic findings of livers in malignant hematologic disorders, biopsied under peritoneoscopy. J Clin Gastroenterol 2002; 35: 262–5 ）

病例 15-3

　　19 岁女性，主诉因尿崩症而烦渴和全身不适。出现恶心、呕吐、右上腹痛和高热。结膜提示贫血和黄疸。右肋缘下方 5cm 触及肝脏，有弹性。实验室检查结果显示：WBC 13 510/μl，Hb 7.0g/dl，PLT 39.8 × 10⁴/μl，纤维蛋白原 816mg/dl，ESR 148mm/h，CRP 阳性 6，TBIL 6.7mg/dl，AST 63U/L，ALT 38U/L，LDH 478U/L，ALP 1731U/L，GGT 661U/L。US 显示肝脏内多个小的高回声病灶。常规 CT 显示多个低密度区域。内镜逆行胰胆管造影显示胆总管下部有狭窄区域，在主胰管中观察到囊性或不规则扩张（图 15-3）。腹腔镜检查显示肝大，表面不光滑，白色斑块。部分斑块融合，表面淋巴管扩张，散在肝紫癜；肝活检显示汇管区中泡沫细胞簇集，S-100 蛋白阳性并包含 Birbeck 颗粒（图 15-4）。诊断为朗格汉斯细胞肉芽肿病，给予长春碱治疗。尿崩症明显改

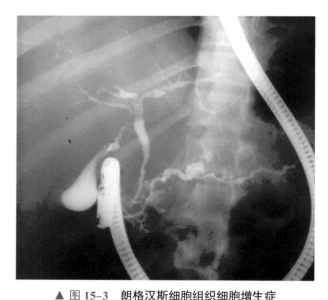

▲ 图 15-3　朗格汉斯细胞组织细胞增生症

内镜逆行胰胆管造影显示胆总管下部狭窄区域，以及主胰管的囊性和不规则扩张（经 Springer Nature 许可转载，引自 Iwai M, et al. Cholestatic liver disease in a 20-yr-old woman with histiocytosis X. Am J Gastroenterol 1988; 83: 164–8. ）

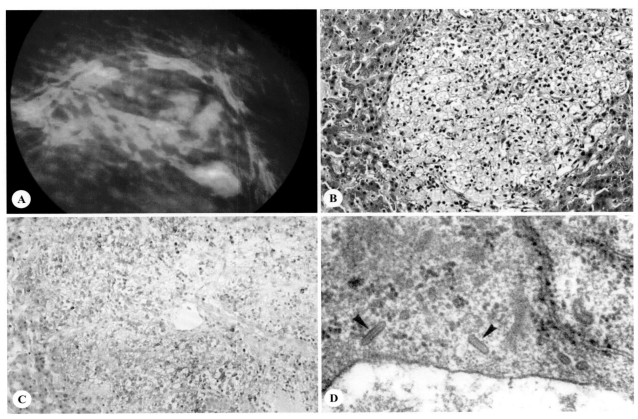

▲ 图 15-4　朗格汉斯细胞组织细胞增生症

A. 腹腔镜检查提示肝脏表面融合的弥漫性斑块，淋巴管扩张；B. 汇管区周围的肉芽肿中可见泡沫细胞簇集；C. 免疫组化显示泡沫细胞中 S-100 蛋白阳性；D. 电子显微镜显示泡沫细胞中的 Birbeck 颗粒（箭头）（A 和 D. 经 Springer Nature 许可转载，引自 Iwai M, et al. Cholestatic liver disease in a 20-yr-old woman with histiocytosis X. Am J Gastroenterol 1988; 83: 164-8.）

善，肝功能恢复正常，肝脏缩小。3 年后，肝脏病变对长春碱产生耐药，并出现黄疸。4 年后，患者死于肝硬化所致肝衰竭，食管静脉曲张破裂出血（图 15-5）。

恶性血液病患者常可见肝大[8, 9]。体格检查时，恶性淋巴瘤和朗格汉斯细胞组织细胞增生症患者的肝脏具有弹性。血清 ALP 和 LDH 值较高，而 ALT 和 AST 保持在正常范围内或略有升高。在病例 15-3 中，血清 CRP 阳性，并且 ESR 升高。

恶性血液病出现肝大且血清 ALP（或 LDH）和 CRP（或 ESR）升高时，被认为存在肝受累[10, 11]。但是，影像学检查除了提示肝大外，并不总能显示异常的占位性病变。因此，腹腔镜检

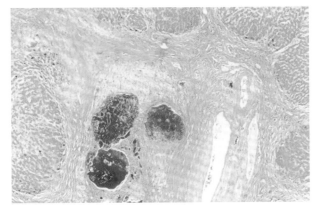

▲ 图 15-5　朗格汉斯细胞组织细胞增生症
大胆管中可见胆汁淤积，汇管区纤维化，假小叶形成

查和肝脏活检在评估恶性血液病患者是否累及肝脏时是必要且重要的。

肝组织可通过 CT 引导下或开腹活检获得，

以诊断血液系统疾病。CT 还可以显示恶性血液病肝脏中的低密度区域[3]，但无法检测到小病灶。可以在开腹活检或腹腔镜活检时观察到肝脏表面的大体表现，并且可以诊断出恶性血液病。因此，开腹活检和腹腔镜活检比 CT 引导下活检具有更高的特异性和敏感性。开腹活检在全身麻醉下进行[12]，腹腔镜活检则在局部或腰麻下进行[13, 14]。因此，在维持患者身体状况和缩短住院时间方面，腹腔镜肝活检优于开腹活检[15]。

在我们的患者中，腹腔镜检查显示肝表面有白色斑块，部分融合。肝表面白斑不仅见于恶性血液病中，还可见于肺结核和结节病中。肺结核时斑块呈干酪状或白垩状[16, 17]，结节病时斑块散在分布[18]。我们的患者斑块扁平，大小不规则，并弥漫分布在肝脏表面。此外，斑块融合在一起并且非常大，以至于在诊断或治疗后超声显示为占位性病变，CT 显示为低密度区域。淋巴瘤中的斑块在组织学上等同于肉芽肿性病变，可含有或没有恶性细胞，而没有淋巴瘤细胞的肉芽肿意味着阳性的宿主应答[19]。活检组织不仅用于观察恶性细胞的微观和超微结构特征，还用于通过免疫组化和流式细胞术鉴定表面标志物或特定蛋白的表达。在我们的患者中，肉芽肿中淋巴瘤细胞与 Reed-Sternberg 细胞混合在一起，并且发现泡沫细胞是组织细胞。这些发现可诊断霍奇金淋巴瘤和朗格汉斯细胞组织细胞增生症。腹腔镜肝活检不仅用于诊断恶性血液病的肝脏受累，还是准确诊断的必要措施。

汇管区的血液淋巴肿瘤通常是淋巴组织来源的，多数是低分化淋巴瘤。这些对应于在腹腔镜下看到的"白色斑块"和临床上所谓的肉芽肿。这些病例中很大一部分的解释可能非常微妙，类似于静态肝炎或慢性胆道疾病，例如肥大细胞病、经典霍奇金淋巴瘤、慢性淋巴细胞性白血病和 MALT 型结外边缘区淋巴瘤（MALToma）。其

至可以看到胆管上皮受损。从以下几方面与炎性疾病的细胞特点相鉴别：细胞计数、细胞浸润的单调性、浸润的膨胀性乃至破坏性特征。疑诊阈值低，一旦疑诊应进行免疫表型检查和分子研究。

病例 15-4

68 岁女性，主诉高热。实验室数据显示：LDH 1980U/L，AST 34U/L，ALT 23U/L，ALP 27.7KAU，CRP 4.2mg/dl，ESR 31mm/h。CT 和 US 均未显示明确的低密度区域，镓闪烁成像呈弥散性摄取。超声引导下肝活检可见中间带和中心区肝窦扩张、充血；淋巴瘤细胞和吞噬红细胞散在分布于扩张的肝窦中（图 15-6）。

肝窦扩张已在淋巴瘤中被报道，这可能是肝窦屏障的改变[20]和吞噬红细胞的淋巴瘤细胞浸润肝窦的结果[21]。

在我们的恶性淋巴瘤和朗格汉斯细胞组织细胞增生症的病例中，可见到肝脏表面的肝紫癜。肉芽肿性病变可压迫肝窦并引起肝窦扩张。恶性细胞浸润会导致肝窦屏障的改变和充血。因此，通过腹腔镜可以观察到肝窦血流潴留或肝紫癜。进行腹腔镜下肝活检以准确诊断恶性血液病，同时可以防止活检部位出血。

淋巴瘤累及肝脏的另一种模式为肝窦淋巴细胞增多。通常情况下，此模式的特征是所有肝窦中均有单个核细胞增加，而无区带之间的差异，从而呈现"珍珠串"样改变。这可能与肝窦扩张有关。在慢性丙型肝炎、全身性传染病［如 EB 病毒感染（传染性单核细胞增多症）、巨细胞病毒感染和弓形虫病］中均可见肝窦淋巴细胞增多。轻度浸润可通过"全身性炎症性疾病累及肝"而发生，如胶原血管病。几乎所有的血液淋巴肿瘤都可出现这种模式，然而最具特征性的诊断是白血病（急性或慢性）、毛细胞白血病、肝脾 T 细胞淋巴瘤和外周 T 细胞淋巴瘤。

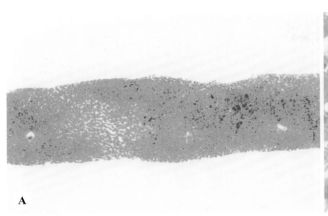
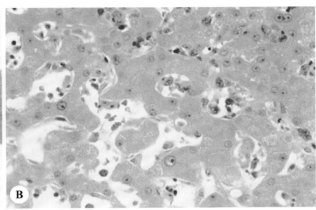

▲ 图 15-6　恶性淋巴瘤
A. 肝窦扩张，小叶充血；B. 肝窦扩张，淋巴瘤细胞渗透其中

认识这种模式，以及明确临床和血清学数据的相关性后，应该允许建立起诊断淋巴瘤和白血病的可能性。在我们的恶性淋巴瘤和朗格汉斯细胞组织细胞增生症患者中，在肝表面可观察到白斑和肝紫癜。腹腔镜肝活检不仅可用于恶性血液病分期，而且可用于早期诊断。

尽管与非肿瘤性炎症性肝病有明显的形态学重叠，但累及肝脏的血淋巴恶性肿瘤可能会表现出几种不同的模式，应提醒病理学家注意淋巴瘤、白血病或其他恶性疾病的可能性[22]。孤立的肿瘤团块是最直接的表现，最常见于中、高分化淋巴瘤，罕见于浆细胞瘤和组织细胞增生。这种表现不常见，但活检可清楚地提示肿瘤细胞，仅需要进一步检查免疫表型确认诊断。

多发性骨髓瘤累及肝脏时，可表现为弥漫性（肝窦）、颗粒状（汇管区）或混合性和结节性模式，其中弥漫性病变是主要模式[23]。肝浆细胞瘤定义为克隆浆细胞组成的孤立团块，没有或仅有轻微骨髓浆细胞增多，除了原发性病变没有其他症状。诊断时，超声检查显示低回声占位性病变[24]，PET/CT 的敏感性和特异性均高于 MRI。尽管放疗或化学疗法仍然是推荐的治疗方法，但治疗后肝脏的髓外浆细胞瘤有时会发展为多发性骨髓瘤[25, 26]。

病例 15-5

75 岁男性，4 年前诊断为多发性骨髓瘤，治疗后完全缓解。血清 M 蛋白再次升高后，PET-CT 显示肝脏中存在多个 FDG 聚集灶。血常规和肝功能的结果均在正常范围内。CT 增强扫描显示肝脏中多发性富血管性肿瘤（图 15-7）。B 型超声检查显示低回声性肿瘤，部分呈马赛克状。示卓安（Sonazoid）增强的超声检查显示血管期肿瘤完全染色（图 15-8A）和血管后期完全廓清（图 15-8B）。针刺活检显示分化为浆细胞的异型细胞浸润（图 15-9）。进一步治疗后，所有肝肿瘤均消失。

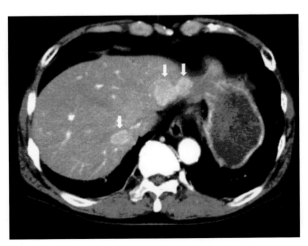

▲ 图 15-7　肝浆细胞瘤
CT 增强扫描显示肝脏中有多个富血管性肿瘤（箭）

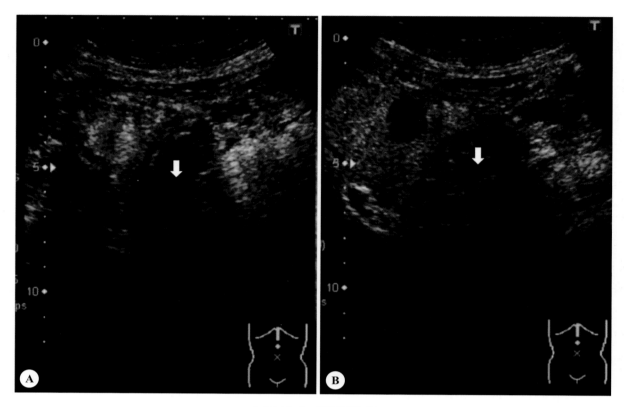

▲ 图 15-8　肝浆细胞瘤
A. 超声造影显示整个肿瘤在血管期中被染色（箭）；B. 超声造影显示血管后期完全廓清（箭）

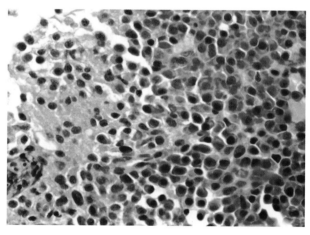

▲ 图 15-9　肝浆细胞瘤
病理结果显示分化为浆细胞的异型细胞浸润

病例 15-6

58 岁男性，在肝脏和脾脏中出现多个组织细胞性肿瘤。实验室数据显示：WBC 9500/μl，CRP 6.9mg/L，ESR 77mm/h，可溶性 IL-2 受体 1255ng/ml。CT 表现为肝脏和脾脏占位性病变；

MRI 显示肝脏和脾脏有高信号区域，其边缘和中央强度更高（图 15-10）。诊断性脾切除术显示大的脾脏肿瘤、小结节和脾门淋巴结肿大。脾脏肿瘤的组织病理学检查显示，具有丰富透明细胞质和马蹄形核的组织细胞的增殖（图 15-11）。免疫组织化学研究显示，肿瘤细胞中存在 S-100 蛋白和 CD1a 抗原（图 15-12）。未检测到淋巴细胞标志物或溶菌酶。超微结构表现出透明的细胞质和核内侵；粗面内质网肿胀，但未见明确的 Birbeck 颗粒（图 15-13）。肿瘤细胞可分为不含 Birbeck 颗粒的 Langerhans 细胞类型。给予阿霉素、长春新碱、环磷酰胺和泼尼松龙治疗减少了肝脏肿瘤的大小和数量。重复肝脏活检未再检测到组织细胞。

（二）髓外造血

肝的髓外造血（extramedullary hemopoiesis，

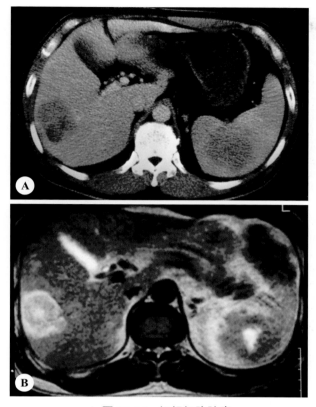

▲ 图 15-10 组织细胞肿瘤

A. CT 造影显示肝脏和脾脏的低密度区域；B. 磁共振 T$_2$ 加权像显示肝脏和脾脏中的高信号区域，并且在边缘和中心处更高（引自 Iwai M, et al. Langerhans cell histiocytosis of an adult with tumors in liver and spleen. Hepato-Gastroenterol 2001; 48: 581–4.）

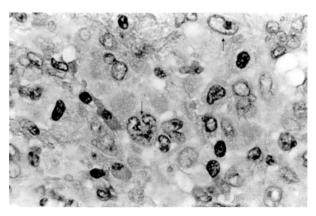

▲ 图 15-11 组织细胞肿瘤

具有丰富透明细胞质和马蹄形核（箭）的组织细胞已经在脾脏中增殖（引自 Iwai M, et al. Langerhans cell histiocytosis of an adult with tumors in liver and spleen. Hepato-Gastroenterol 2001; 48: 581–4.）

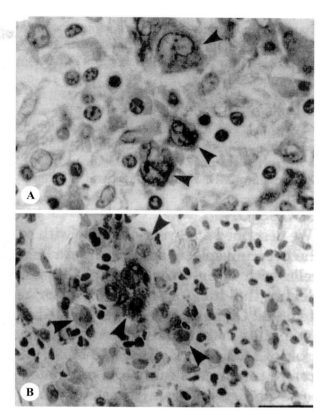

▲ 图 15-12 组织细胞肿瘤

A. 组织细胞 S-100 蛋白免疫反应阳性（箭头）；B. 组织细胞含有 CD1a 抗原（箭头）（引自 Iwai M, et al. Langerhans cell histiocytosis of an adult with tumors in liver and spleen. Hepato-Gastroenterol 2001; 48: 581–4.）

EMH）是胎儿和新生儿时期的生理过程，但被认为是成年人的病理状态。它主要发生在再生障碍性贫血和骨髓置换综合征中，后者包括骨髓增殖性疾病、骨髓纤维化、骨髓瘤、骨髓癌和骨石化症。常可见肝大和脾大，门静脉高压可并发腹水。EMH 可表现为肝脏中弥漫性显微镜下浸润和局灶性肿块样病变[26]。

病例 15-7

78 岁女性，患有真性红细胞增多症 30 年，并发骨髓纤维化。出现腹部饱胀和腹泻 1 年，腹部 CT 显示有腹水、肝大和脾大。腹水逐渐增加。实验室数据显示：WBC 16 000/μl（中幼粒细胞 8%，杆状细胞 19%，分叶细胞 55%，嗜碱性粒细胞 4%，嗜酸性粒细胞 5%，淋巴细胞 7%，单核

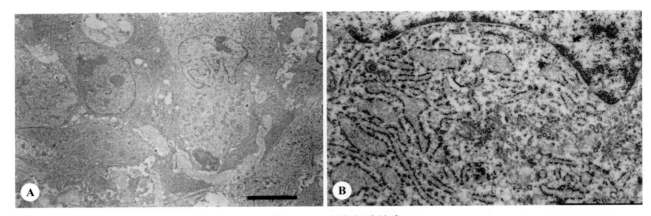

▲ 图 15-13　组织细胞肿瘤

A. 超微结构发现透明的细胞质和核内侵，比例尺 =10μm；B. 粗面内质网肿胀，未见明确的 Birbeck 颗粒

细胞 2%），RBC 353×10⁴/μl，PLT 30.7×10⁴/μl。肝功能显示：TBIL 1.5mg/dl，LDH 749U/L，AST 95U/L，ALT 98U/L，ALP 784U/L，GGT 62U/L。CT 平扫和增强均显示脾大和腹水，CT 增强显示脾静脉和肠系膜上静脉扩张。US 引导下肝活检显示肝窦内巨核细胞和红细胞前体细胞，这是与血淋巴恶性肿瘤浸润肝窦相鉴别的关键细胞（图 15-14）。

（三）噬血细胞综合征

噬血细胞综合征（噬血细胞性淋巴组织细胞增多症）的特征是发热、厌食和易激惹。存在血细胞减少症，后期会发生黄疸和肝脾大[27]。该综合征最初在病毒感染患者中有报道，与多种淋巴增生性疾病、细菌感染、获得性免疫缺陷综合征、系统性红斑狼疮、免疫抑制治疗和肿瘤性疾病有关。尸检系列研究显示，脾脏、淋巴结和骨髓有噬血现象；肝脏受累的特征为库普弗细胞弥漫性增生和明显的噬血现象[27, 28]。在很多情况下，肝脏受累是因为潜在疾病触发了噬血，尤其是在肝脏严重紊乱时[28, 29]。在家族性噬血细胞性网状组织病、家族性红细胞吞噬性淋巴细胞性组织病、组织细胞性髓质网状组织病和恶性组织细胞病中也发现了噬血细胞现象，需要进行鉴别。对于患有各种感染、胶原血管病和恶性疾病的患

者而言，早期诊断噬血细胞综合征对于启动适当的治疗、改善患者生活质量和生存至关重要[30]。

病例 15-8

62 岁男性，主诉全身不适和高热，6 个月内体重减轻 5kg。体格检查提示皮肤黄染，肝大肋下两指。实验室数据显示：WBC 1700/μl，RBC 314×10⁴/μl，PLT 13.4×10⁴/μl，PT 18.4s（正常上限 11.4s），纤维蛋白原 45mg/dl，FDP 2.5g/ml，ESR 4mm/h，TBIL 21.35mg/dl，DBIL 14.51mg/dl，ALP 1300U/L，LDH 1341U/L，CRP 4.2mg/dl。骨髓显示：ANC 65 000/μl，未见异型细胞。肝活检显示肝窦扩张，肝细胞脂肪变性，肝窦内可见吞噬红细胞的泡沫细胞（图 15-15）。在没有免疫抑制药的情况下进行化疗时，发生了弥散性血管内凝血，并且明显有出血倾向。化疗后 1 个月死于多器官功能衰竭。

二、全身性脓毒症和感染时的肝病

（一）脓毒症时的肝脏

脓毒症时，肝脏可因感染直接受损，或因循环毒素、炎症和免疫反应、脓毒症休克的缺血效应等而诱导出肝损伤。肝脏的改变可能非常复杂。

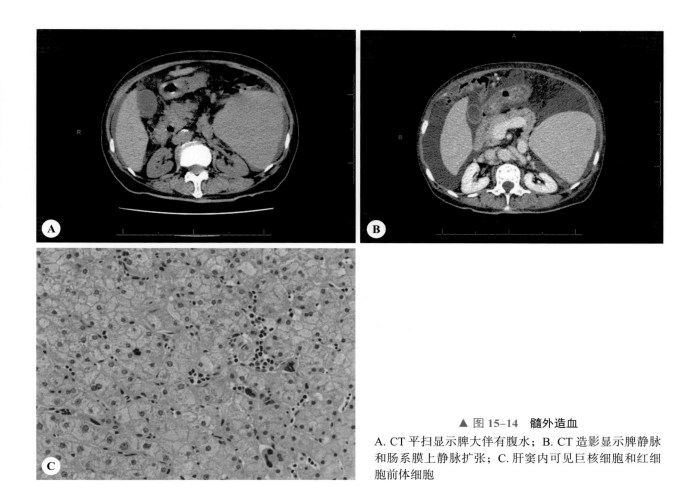

▲ 图 15–14　髓外造血
A. CT 平扫显示脾大伴有腹水；B. CT 造影显示脾静脉和肠系膜上静脉扩张；C. 肝窦内可见巨核细胞和红细胞前体细胞

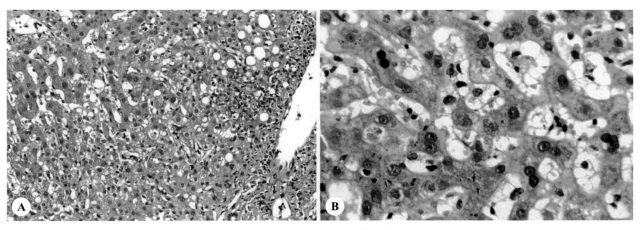

▲ 图 15–15　噬血细胞现象
A. 肝窦扩张和肝细胞脂肪变性；B. 扩张的肝窦中有泡沫细胞吞噬红细胞

感染性病变的范围包括脓肿、胆管炎、肾盂肾炎、血管炎、肉芽肿和组织坏死。各种病原体可导致具有诊断意义的特定变化。除了直接累及肝脏外，反应性改变很常见。并发感染相关噬血细胞综合征可能使病情复杂化，肝功能紊乱可能很严重[28]。

病例 15-9

50 岁男性，因腹痛和腹胀入院，一般情况差。住院后不久死亡。血培养见大肠埃希菌生长。尸检显示，死因是粪便腹膜炎。胆道树清晰易辨。肝切片显示汇管区边缘胆管增生，胆管扩张，其内充满黏稠胆汁和中性粒细胞浸润（图 15-16）。

黄疸在肝外脓毒症患者中很常见，尤其是革兰阴性菌感染所致者。可表现为三种组织学模式。最常见的是中央静脉周围毛细胆管胆汁淤积，并有轻度脂肪变性、库普弗细胞增生或汇管区炎性浸润。汇管区周围细胆管胆汁淤积并炎症（病例 15-9）常见于致命性脓毒症的终末期，尤其是那些合并急性或慢性肝病者。最罕见的病变见于中毒性休克综合征（主要与使用卫生棉塞有关），其中小叶间胆管中存在中性粒细胞性胆管炎（类似于细菌性胆管炎）。本病归因于循环的葡萄球菌毒素而不是菌血症。

（二）获得性免疫缺陷综合征

在获得性免疫缺陷综合征（acquired immuno-deficiency syndrome，AIDS）中，肝脏是数种疾病进展的靶器官：机会性感染、AIDS- 相关肿瘤（卡波西肉瘤和淋巴瘤）、肝炎病毒并发感染和药物反应[31]。

常见的机会感染包括非结核性分枝杆菌、巨细胞病毒、各种真菌（如具有明显地理差异的组织胞浆菌和隐球菌）和原生动物（如弓形虫和肺囊虫）。这些感染的病理特点通常是炎症和肉芽肿形成较少，除此以外与免疫功能正常宿主中发生者无差异。与人类免疫缺陷病毒感染（human immunodeficiency virus，HIV）相关的更具特色的病变是细菌性血管瘤和 AIDS 胆管病。前者可见紫癜出血灶、纤维黏液样基质与血管增生性梭形细胞交替出现、紫色颗粒物质簇集的杆菌（汉塞巴尔通体）[32]。胆管病表现出类似于移植物抗宿主病的胆管损伤；有时，导管周围纤维化难以与原发性硬化性胆管炎鉴别。这些变化在胆管树的隐孢子虫或巨细胞病毒感染中可见[33]。

病例 15-10

61 岁男性，低热和干咳 1 个月。曾接受经验性抗生素治疗，并且无改善，出现高热和腹泻。肝大，可查及锁骨上淋巴结。细针穿刺淋巴结显示酵母菌感染，培养确认为马尔尼菲篮状菌。随后发现其 HIV 抗体阳性。尽管接受了两性霉素 B 治疗，但病情恶化后死亡。死后肝活检显示弥漫性组织细胞浸润，胞内密布直径为 2～4μm 的酵母细胞（图 15-17）。没有证据表明有肺囊虫或巨细胞病毒感染。众所周知，不同地理区域的获得

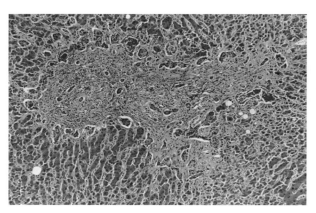

▲ 图 15-16　脓毒症的肝脏

在汇管区边缘可见细胆管增生，其内充满黏稠胆汁，中性粒细胞浸润

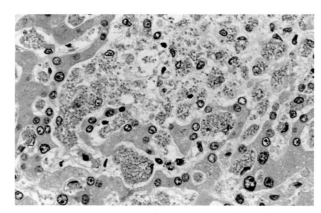

▲ 图 15-17　获得性免疫缺陷综合征的肝脏

组织细胞浸润，胞内密布直径为 2～4μm 的酵母细胞（马尔尼菲篮状菌）

性免疫缺陷综合征患者中机会性、全身性真菌感染的发生率和类型各不相同。马尔尼菲篮状菌被证明是东南亚 AIDS 的指示病原体[34]。

三、妊娠与肝病

妊娠期间可并发肝脏疾病，这是黄疸的最常见原因：病毒性肝炎（40%）、药物反应（10%）和大导管阻塞（6%）。其中数种肝脏疾病仅出现在妊娠期，包括妊娠急性脂肪肝、先兆子痫 / 子痫、HELLP 综合征和妊娠肝内胆汁淤积。

（一）妊娠急性脂肪肝

妊娠急性脂肪肝是与妊娠相关肝病中最严重者[35]。如果不进行治疗，孕产妇和胎儿的病死率可能高达 80%。随着人们对该疾病认识程度的提高、早期诊断、对轻度疾病的认识，母亲和胎儿的病死率已经降低到 5%～50%。迅速终止妊娠和急性肝衰竭的支持治疗被认为有助于改善结局。本病由线粒体脂肪酸 β- 氧化缺陷引起，并且与长链 3- 羟酰基辅酶 A 脱氢酶的缺乏有关[36]。最常见的临床表现是，初产妇在妊娠的最后 4～10 周内出现前驱性表现，其特征是瘙痒、严重呕吐和黄疸。随后发生急性肝衰竭，氨基转移酶和胆红素中度升高，凝血酶原时间加倍。许多患者有高血压和蛋白尿。

产后可能会出现黄疸。大体可观察到肝脏呈黄色，通常很小。显微镜下肝细胞肿胀，细胞质充满微小的脂肪空泡[37]。小泡性脂肪变性中的囊泡可能太小而无法观察，肝细胞可能仅表现为气球样变。在这种情况下，可能需要进行脂肪染色或电子显微镜检查。脂肪变性通常累及 2 区和 3 区，在 3 区中最为突出，常累及全小叶。可能会出现大泡性脂肪变性，这被认为是微泡随时间推移聚结而成。

虽然肝细胞坏死通常不显著，但网状蛋白染色可见肝细胞缺失，还可通过库普弗细胞增生和器官重量减少来间接证明肝细胞缺失。其他不太特异的特征包括毛细胆管和肝细胞胆汁淤积，以及汇管区轻度的淋巴细胞、嗜酸性粒细胞和浆细胞混合浸润。幸存患者的肝活检表明，分娩后几天内小泡性脂肪变性迅速消失，其中的 3 区肝细胞最后好转。

病例 15-11

30 岁女性，在分娩第三个孩子之前黄疸 3 周入院，伴羊水胎粪染色。她出现恶心和呕吐，并伴有下腹部和背部疼痛、尿色加深。肝活检显示 2 区和 3 区肝细胞内小泡性脂肪变性和褐色色素（图 15-18）。分娩后，她的肝功能指标恢复正常，并且完全康复。

（二）妊娠肝内胆汁淤积

肝内胆汁淤积的组织学特征是中央静脉周围毛细胆管胆汁淤积，无脂肪变性、炎症或肝细胞损伤。妊娠晚期患者出现瘙痒和（或）黄疸，血清胆汁酸水平升高。该病在分娩后自然消退，但在后续妊娠或口服避孕药期间经常复发。现在认为，它与毛细胆管磷脂转运蛋白缺陷有关，并鉴定出杂合的 MDR3 基因突变[38]。

（三）妊娠毒血症

妊娠毒血症包括先兆子痫和子痫，其特征为高血压、蛋白尿和水肿（先兆子痫）。在更严重的情况下，可以看到 DIC[39]。不到一半患者具有肝病的临床证据，并且其中许多患者的活检结果正常。当毒血症早期发生黄疸时，通常不是由于肝脏受累，而是由于溶血。在严重的情况下，最典型的表现是 DIC，窦内纤维蛋白沉积和不同程度的局灶性肝细胞坏死，这些病变常见（但并非总是）于汇管区。汇管区域浸润轻微，小动脉可能有 DIC 迹象，内皮细胞肿胀和血浆性血管炎。

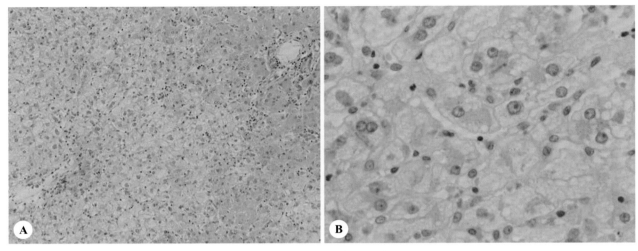

▲ 图 15-18　妊娠急性脂肪肝

A. 与正常的汇管区边缘肝细胞相比，2 区和 3 区可见肿胀、浅色的肝细胞；B. 苍白肝细胞中有明显的小泡性脂肪变性，还可见毛细胆管胆汁淤积

病例 15-12

32 岁女性，妊娠 32 周时出现不适、头痛和右上腹痛。检查发现血压升高和蛋白尿。实验室数据显示：血红蛋白 10.8g/dl，PLT $57 \times 10^4/\mu l$，PT 29s（vs.15s），AST 400U/L。病情恶化后昏迷，该昏迷具有脑血管意外的临床特征。尸检时见大量蛛网膜下腔和脑出血。肝脏重量为 1.9kg，存在斑片状充血、黄色变和出血灶。组织学显示部分汇管区周围有肝细胞坏死、出血和纤维蛋白沉积（图 15-19）。

HELLP 综合征（溶血、肝酶升高和血小板减低）是妊娠期的多系统疾病，见于少部分子痫前期 / 子痫患者。其特征是高血压、蛋白尿和水肿或癫痫发作和昏迷（病例 15-12）[40]。10%～20% 患者存在肝脏受累。

该综合征可能在分娩后几天发生，关于HELLP 是 DIC 轻症还是毒血症亚型尚无共识。组织学特征多样，可表现为正常或轻度的汇管区和小叶肝炎，也可见毒血症中存在的汇管区周围纤维蛋白沉积和局灶性坏死（图 15-20）。病死患者中有肝梗死和破裂的报道。治疗旨在控制高血压。适用泼尼松龙，建议分娩。

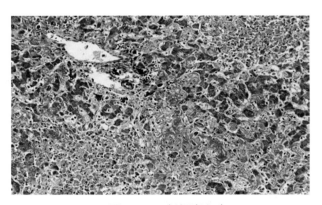

▲ 图 15-19　妊娠毒血症

可见汇管区周围坏死并伴有肝窦内纤维蛋白沉积区域

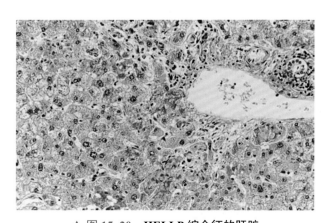

▲ 图 15-20　HELLP 综合征的肝脏

Martius 猩红色蓝染显示汇管区周围肝窦内红染的纤维蛋白

四、胶原血管疾病中的肝脏

在临床上，明显的肝脏疾病在胶原蛋白血管疾病中并不常见，但肝功能检查中的轻微异常现象非常普遍[41]。在肝活检中还经常看到非特异性异常，如脂肪性或非特异性反应性肝炎。然而，将直接由原发性疾病引起的变化与仅由继发性治疗引起的变化（如抗风湿药）相区分可能很难或不可能[42]。

类风湿关节炎及其变种（斯蒂尔病和费尔蒂综合征）患者通常存在肝功能异常。除了非特异性变化外，还可伴有原发性胆汁性肝硬化、慢性肝炎、结节性再生增生、坏死性动脉炎或淀粉样变性。甚至有报道肝脏中存在类风湿结节。

系统性红斑狼疮患者偶尔会出现肝功能异常（约占 10%），而没有严重的肝脏损害。然而，也有慢性肝炎、肝硬化和肝肉芽肿的报道[43]。多数慢性肝炎病例可能与病毒感染或药物相关，与类狼疮样肝炎或自身免疫性肝炎无关。其他报道的病变包括脂肪变性、胆汁淤积、结节性再生增生和坏死性动脉炎。

结节性多动脉炎患者可患累及肝脏的坏死性动脉炎，从而导致梗死。在风湿性多肌痛 - 巨细胞性动脉炎综合征中，肝脏中可发现肉芽肿性动脉炎。

病例 15-13

64 岁女性，长期系统性红斑狼疮病史，并伴有弥漫性肾小球肾炎。最近几个月出现肝功能异常：TBIL 268μmol/L，ALP 142U/L，ALT 和 AST 正常。肝炎病毒血清学阴性。CT 显示肝脏缩小，有门静脉高压的特征。出现进行性黄疸和腹水，最后死于静脉曲张破裂出血。尸检显示肝脏结构扭曲，单腺泡结节形成，汇管区 - 中央静脉关系保留（图 15-21）。结节由双细胞板中的增生性肝细胞组成，周围是萎缩性肝细胞和网状蛋白塌陷

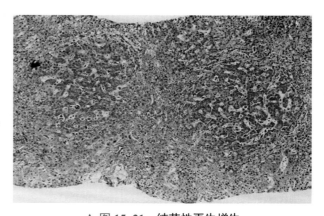

▲ 图 15-21　结节性再生增生
Masson 三色染色显示再生结节，周围肝细胞萎缩，没有明显纤维化

组成的边界。在大约一半的汇管区中，门静脉缩窄或完全闭塞。

在结缔组织病中更常见一些特定的肝脏病变。结节性再生增生（病例 15-13）即属于此种病变，并经常与费尔蒂综合征相关[44]。它可归因于弥漫性累及肝内小血管的血管炎或血栓栓塞，导致特征性的增生和萎缩带，以及肝脏重构。

原发性胆汁性肝硬化可能与其他自身免疫性疾病有关，如硬皮病、CREST 综合征（皮肤钙化、雷诺现象、食管功能障碍、肢端硬化和毛细血管扩张）、类风湿关节炎和干燥综合征[45]。

五、慢性炎症性肠病中的肝脏

众所周知，肝功能障碍与慢性炎症性肠病（inflammatory bowel disease，IBD）相关联，临床病理学异常包括脂肪肝、原发性硬化性胆管炎、慢性肝炎、肝硬化和肝胆疾病[46, 47]。脂肪变性是肝脏中最常见的组织学异常（高达 50%）。严重脂肪变性是由 IBD 营养不良、贫血和毒血症所致，并且在结肠切除术后可能仍会持续[48]。

IBD 患者的肝脏中常见脂肪变性，回肠造口术患者中也可见到脂肪变性。静脉输注高热量的营养素时脂肪变性更明显。因此，应避免长期静

脉输注高热量营养素和摄入高脂饮食。

病例 15-14

30 岁男性，患有克罗恩病 10 年。肝功能化验显示：TBIL 0.36mg/dl，ALT 437U/L，AST 115U/L，ALP 409U/L，GGT 30U/L。肝活检显示，肝细胞从中央静脉周围到中间带发生大泡性

脂肪变性。为防止对克罗恩病肠道的刺激，通过静脉输注高热量营养。复查肝功能显示：TBIL 1.37mg/dl，ALT 577U/L，AST 246U/L，ALP 1278U/L，GGT 624U/L。重复活检显示，与第一次活检相比，肝细胞有严重的脂肪变性，在整个腺泡中均可见大泡性脂肪变性（图 15-22）。

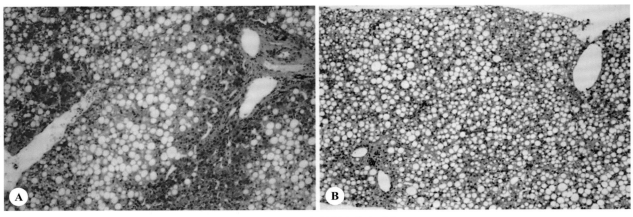

▲ 图 15-22　克罗恩病的脂肪肝

A. 2 区和 3 区的肝细胞中可见大泡性脂肪变性；B. 在静脉内输注高热量营养素后，脂肪变性分布在小叶的所有肝细胞中

参考文献

[1] Cervantes F, Carreras E. Liver involvement in Hodgkin's disease: specific versus non-specific manifestations. Hematol Rev. 1994;8:305–11.

[2] Greene FL. Laparoscopy in malignant disease. Surg Clin North Am. 1992;72:1125–37.

[3] Hoane BR, Shields AF, Porter BA, Borrow JW. Comparison of initial lymphoma staging using computed tomography and magnetic resonance imaging. Am J Hematol. 1994;47:100–5.

[4] Negendank WG, al-Katib AM, Karanes C, Smith MR. Lymphomas: MR imaging contrast characteristics with clinical-pathologic correlations. Radiology. 1990;177:209–16.

[5] Ginaldi S, Bernardino ME, Jing BS, Green B. Ultrasonographic patterns of hepatic lymphoma. Radiology. 1980;136:427–31.

[6] Chabner BA, Fisher RI, Young RC, DeVita VT. Staging of non-Hodgkin's lymphoma. Semin Oncol. 1980;7:285–91.

[7] Loddenkemper LT, Hummel M, Ernestus K, Anagnostopoulos I, Dienes H-P, Schirmacher P, Stein H. Frequency and diagnostic patterns of lymphomas in liver biopsies with respect to the WHO classification. Virchows Arch. 2007;450:493–502.

[8] Sans M, Andreu V, Bordas JM, Llach J, López-Guillermo A, Cevantes F, et al. Usefulness of laparoscopy with liver biopsy in the assessment of liver involvement at diagnosis of Hodgkin's and non-Hodgkin's lymphomas. Gastrointest Endosc. 1998;47:391–5.

[9] Bain BJ, Chong KC, Coghlan SJ, Roberts SJ. Hepatic sinusoidal ectasia in association with Hodgkin's disease. Postgrad Med J. 1982;58:182–4.

[10] Birrer MJ, Young RC. Differential diagnosis of jaundice in lymphoma patients. Semin Liver Dis. 1987;7:269–77.

[11] Belliveau RE, Wiernik PH, Abt AB. Liver enzymes and pathology in Hodgkin's disease. Cancer. 1974;34:300–5.

[12] Hirota K, Shiga T, Kimura K, Matsuki A, Oyama T. An anesthetic experience with a patient with ornithine transcarbamylase deficiency. Masui. 1989;38:98–101.

[13] Hasaniya NW, Zayed FF, Faiz H, Severino R. Preinsertion local anesthesia at the trocar site improves perioperative pain and decreases costs of laparoscopic cholecystectomy. Surg Endosc. 2001;15:962–4.

[14] Vaghadia H, Collins L, Sun H, Mitchell GW. Selective spinal anesthesia for outpatient laparoscopy. IV: population pharmacodynamic modelling. Can J Anaesth. 2001;48:273–8.

[15] Lefor AT. Laparoscopic interventions in lymphoma management. Semin Laparosc Surg. 2000;7:129–39.

[16] Alzalez SZ. Hepatobiliary tuberculosis. J Gastroenterol Hepatol. 1998;13:833–9.

[17] Bhargava DK, Verma K, Malaviya AH. Solitary tuberculoma of the liver. Laparoscopic, histologic and etiologic diagnosis. Gastrointest Endosc. 1983;29:329–30.

[18] Kataoka M, Nakata Y, Hiramatsu J, Okazaki K, Fujimori Y, Ueno Y,

et al. Hepatic and splenic sarcoidosis evaluated by multiple imaging modalities. Intern Med. 1998;37:449–53.

[19] Kanbay M, Altundag K, Gur G, Boyacioglu S. Non–Hodgkin's lymphoma presenting with granulomatous hepatitis and hemophagocytosis. Leuk Lymphoma. 2006;47:767–9.

[20] Bruguera M, Caballero T, Carreras E, Aymerich M, Rodés J, Rozman C. Hepatic sinusoidal dilatation in Hodgkin's disease. Liver. 1987;7:76–80.

[21] Jaffe ES. Malignant lymphomas: pathology of hepatic involvement. Semin Liver Dis. 1987;7:257–68.

[22] Koto A, Moreki R, Santorineou M. Congenital hemophagocytic reticulosis. Am J Clin Pathol. 1976;65:495–503.

[23] Thomas FB, Clausen KP, Greenberger NJ. Liver disease in multiple myeloma. Arch Intern Med. 1973;132:195–202.

[24] Kelekis NL, Semelka RC, Warshauer DM, Sallah S. Nodular liver involvement in light chain multiple myeloma: appearance on US and MRI. Clin Imaging. 1997;21:207–9.

[25] Caers J, Paiva B, Zamagni E, et al. Diagnosis, treatment, and response assessment in solitary plasmacytoma: updated recommendations from a European Expert Panel. J Hematol Oncol. 2018;11:10–9.

[26] Dewar G, Leung NW, Ng HK, Bradley M, Li AK. Massive, solitary, intrahepatic, extramedullary hematopoietic tumor in thalassemia. Surgery. 1990;107:704–7.

[27] Hsu TS, Kemp DM. Clinical features of familial histiocytosis. Am J Pediatr Hematol Oncol. 1981;3:61–5.

[28] Tsui WM, Wong KF, Tse CC. Liver changes in reactive haemophagocytic syndrome. Liver. 1992;12:363–7.

[29] de Kerguenec C, Hillaire S, Molinié V, Gardin C, Degott C, Erlinger S, et al. Hepatic manifestations of hemophagocytic syndrome: a study of 30 cases. Am J Gastroenterol. 2001;96:852–7.

[30] Ramos–Casals M, Brito–Zerón P, López–Guillermo A, Khamashta MA, Bosch X. Adult haemophagocytic syndrome. Lancet. 2014;383:1503–16.

[31] Lebovics E, Thung SN, Schaffner F, Radensky PW. The liver in the acquired immunodeficiency syndrome: a clinical and histologic study. Hepatology. 1985;5:293–8.

[32] Slater LN, Welch DF, Min KW. Rochalimaea henselae causes bacillary angiomatosis and peliosis hepatis. Arch Intern Med. 1992;152:602–6.

[33] Cello J. Human immunodeficiency virus–associated biliary tract diseases. Semin Liver Dis. 1992;12:213–8.

[34] Tsui WMS, Ma KF, Tsang DNC. Disseminated *Penicillium marneffei* infection in HIV–infected subject. Histopathology. 1992;20:287–93.

[35] Sherlock S. Acute fatty liver of pregnancy and microvesicular fat diseases. Gut. 1983;24:265–9.

[36] Ibdah JA. Acute fatty liver of pregnancy: an update on pathogenesis and clinical implications. World J Gastroenterol. 2006;12:7397–404.

[37] Rolfes DB, Ishak KG. Acute fatty liver of pregnancy: a clinicopathologic study of 35 cases. Hepatology. 1985;5:1149–58.

[38] Lucena JF, Herrero JI, Quiroga J, Sangro B, Garcia–Foncillas J, Zabalegui N, et al. A multidrug resistance 3 gene mutation causing cholelithiasis, cholestasis of pregnancy, and adulthood biliary cirrhosis. Gastroenterology. 2003;124:1037–42.

[39] Rolfes DB, Ishak KG. Liver disease in pregnancy. Histopathology. 1986;10:555–70.

[40] Sibai BM, Taslimi MM, el–Nazer A, Amon E, Mabie BC, Ryan GM. Maternal–perinatal outcome associated with the syndrome of hemolysis, elevated liver enzymes, and low platelets in severe preeclampsia–eclampsia. Am J Obstet Gynecol. 1986;155:501–9.

[41] Walker NJ, Zurier RB. Liver abnormalities in rheumatic diseases. Clin Liver Dis. 2002;6:933–46.

[42] Suissa S, Ernst P, Hudson M, Bitton A, Kezouh A. Newer disease–modifying antirheumatic drugs and the risk of serious hepatic adverse events in patients with rheumatoid arthritis. Am J Med. 2004;117:87–92.

[43] Runyon BA, LaBrecque RD, Anuras S. The spectrum of liver disease in systemic lupus erythematosus: report of 33 histologically proven cases and review of the literature. Am J Med. 1980;69:187–94.

[44] Blendis LM, Parkinson MC, Shilkin KB, Williams R. Nodular regenerative hyperplasia of the liver in Felty's syndrome. Q J Med. 1974;43:25–32.

[45] Reynolds TB, Denison EK, Frankl HD, Lieberman FL, Peters RL. Primary biliary cirrhosis with scleroderma, Raynaud's phenomenon and telangiectasia. New syndrome. Am J Med. 1971;50:302–12.

[46] Balistreri WF. Hepatobiliary complications of inflammatory bowel disease: overview of the issues. Inflamm Bowel Dis. 1998;4:220–4.

[47] Bargiggia S, Maconi G, Elli M, Molteni P, Ardizzone S, Parente F, et al. Sonographic prevalence of liver steatosis and biliary tract stones in patients with inflammatory bowel disease: study of 511 subjects at a single center. J Clin Gastroenterol. 2003;36:417–20.

[48] Eade MN. Liver disease in ulcerative colitis. I. Analysis of operative liver biopsy in 138 consecutive patients having colectomy. Ann Intern Med. 1970;72:475–87.

第 16 章　肝脏良性肿瘤与瘤样病变

Liver Tumor I: Benign Tumors and Tumor-Like Lesions

Wilson M. S. Tsui　Takahiro Mori　Masaki Iwai　著

赵文鹏　译　　陈效友　校

缩略语

AFP	alpha-fetoprotein	甲胎蛋白
AML	angiomyolipoma	血管平滑肌肌脂肪瘤
BDA	bile duct adenoma	肝内胆管腺瘤
CEA	carcinoembryonic antigen	癌胚抗原
c-myc	cancer-myelocytomatosis	髓细胞组织增生相关癌基因
ELISA	enzyme-linked immunosorbent assay	酶联免疫吸附试验
FNH	focal nodular hyperplasia	局灶性结节增生
HCA	hepatocellular adenoma	肝细胞腺瘤
HCC	hepatocellular carcinoma	肝细胞性肝癌
HMB45	human melanoma black 45	人黑色素瘤蛋白
HNF-1	hepatocyte nuclear factor 1	肝细胞核因子 –1
IL6ST	interleukin 6 signal transducer	白介素 –6 信号转换器
IPN	intraductal papillary neoplasm	导管内乳头状肿瘤
IPT	inflammatory pseudotumor	炎性假瘤
L-FABP	liver fatty acid binding protein	肝脏脂肪酸结合蛋白
LMS	larva migrans syndrome	幼虫移行综合征
MCN	mucinous cystic neoplasm	黏液性囊性肿瘤
p53	53–kilodalton protein	p53 蛋白
PECOMA	perivascular epithelioid cell tumors	血管周围上皮样细胞肿瘤
PIVKA2	protein induced by vitamin K absence or antagonist-2	维生素 K 缺乏或拮抗药 –2 诱导的蛋白

与恶性肿瘤相比，尽管肝脏良性肿瘤的真实发生率可能并不低，但其在临床实践中却相对少见[1]。这是因为它们多无症状且未被及时发现，或者未经活检及切除。然而，超声检查往往可以发现肝脏良性肿瘤。这其中，有些是真正的良性肿瘤，而另一些则是瘤样病变（表 16-1）[2]。

表 16-1 肝脏良性肿瘤与瘤样病变

肿 瘤	瘤样病变
• 肝细胞肿瘤	• 局灶性结节增生 • 肝细胞腺瘤
• 胆管细胞肿瘤	• 胆道小错构瘤（von Meyenburg 复合体） • 肝内胆管腺瘤 • 胆管腺纤维瘤 • 黏液性囊性肿瘤（胆道囊腺瘤） • 导管内乳头状肿瘤（胆道乳头状瘤病） • 其他胰腺类型的肿瘤
• 血管肿瘤	• 血管瘤 • 婴幼儿血管瘤 • 淋巴管瘤和淋巴管瘤病样病变
• 其他肿瘤	• 血管平滑肌脂肪瘤和脂肪瘤 • 平滑肌瘤 • 孤立性纤维性肿瘤 • 间叶性错构瘤 • 良性畸胎瘤
• 其他病变	• 炎性假瘤 • 纤维性坏死结节 • 寄生虫性肉芽肿 • 结节性转化 • 假脂瘤 • 异位（肾上腺、胰腺、脾脏） • 纱布瘤

一、血管瘤

血管瘤是肝脏最常见的良性肿瘤，尸检检出率为 0.4%～20%。无症状者的病灶多为单发，并且直径多小于 5cm。有症状者表现为间断腹痛或腹部不适，以及较明显的腹部肿块。巨大肝血管瘤患者极少数情况下可伴发破裂、血小板减少和消耗性凝血障碍（卡萨巴赫 - 梅里特综合征）[3]。巨大或破裂的肝血管瘤需要立即进行手术治疗。

肝血管瘤组织学类型上，以海绵状血管瘤主。肝血管瘤伴发血栓形成、梗死、硬化和钙化时，可能导致其与极具侵袭性的肿瘤难鉴别。虽然肝血管瘤整体上呈局限性生长，但显微镜下可见部分扩张的血管浸润到相邻肝实质[4]。极少数情况下，多发或弥漫性血管瘤呈渐进式生长[5]，一些患者可能累及骨骼和肺（弥漫全身性血管瘤）。多发或弥漫性血管瘤也必须与紫癜样肝病和遗传性出血性毛细血管扩张症相鉴别。近来，一种罕见的呈浸润性生长的小血管型血管瘤可通过免疫组化标记的 p53、c-myc、Ki-67 与血管肉瘤进行鉴别[6]。

肝血管瘤通常无症状。其诊断主要基于影像学研究。腹部超声图像上表现为边界清楚的高回声结构，CT 平扫图像上表现为低密度病灶，CT 增强扫描图像上表现为辐射状向心性强化的圆形病灶。MRI 图像上表现为 T_1 低信号，T_2 高信号。硬化性肝血管瘤的影像学特征不典型，可能会与肝细胞癌、胆管细胞癌和转移性肿瘤混淆[7]。

病例 16-1

患者 51 岁，女性，主诉持续性右侧腹痛，超声诊断为肝血管瘤。肝功能检查显示：TBIL 0.92mg/dl，AST 12U/L，ALT 12U/L，LDH 197U/L，AFP 1.6ng/ml。HBsAg 和抗 HCV 均阴性。CT 图像显示 S_6 段可见一低密度病灶，动脉期肿瘤边缘强化（图 16-1）。静脉期肿瘤周边可见粗大高密度，中心仍呈低密度。磁共振 T_1 图像上 S_6 段可见一低信号区，增强 MRI 图像上可见肿瘤边缘呈高信号，T_2 图像肿瘤表现为高信号（图 16-2）。切除后的组织显示海绵状血管腔内充满血细胞或无定形物质，并由纤细的纤维分隔，内皮细胞平直排列，无异型性（图 16-3）。

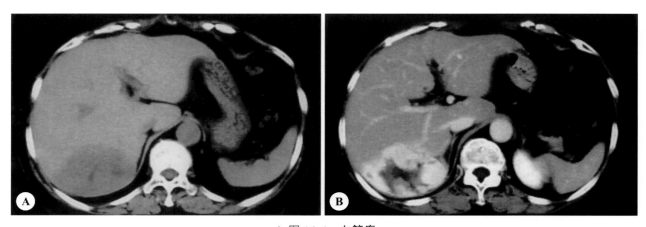

▲ 图 16-1　血管瘤

A. CT 平扫显示肝 S_6 段可见一低密度病灶；B. CT 增强扫描显示病灶由边缘到中心逐渐增强

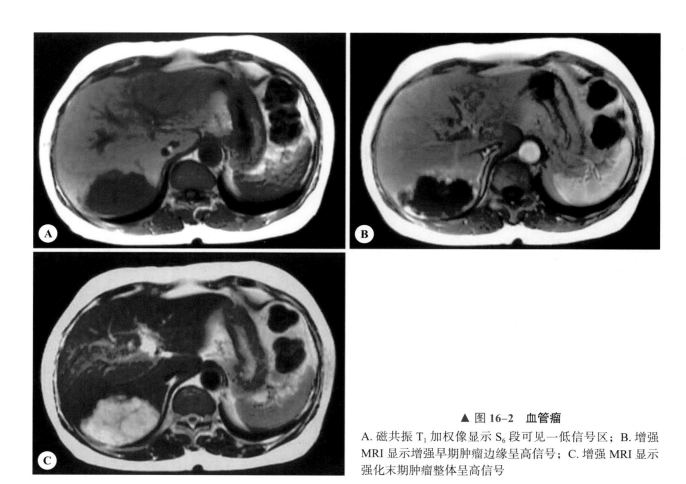

▲ 图 16-2　血管瘤

A. 磁共振 T_1 加权像显示 S_6 段可见一低信号区；B. 增强 MRI 显示增强早期肿瘤边缘呈高信号；C. 增强 MRI 显示强化末期肿瘤整体呈高信号

病例 16-2

76 岁，女性，肥胖，有糖尿病病史，腹部 CT 图像显示 S_4 段可见一低密度区（直径 25mm），CT 增强扫描图像显示肿瘤从强化早期到末期中心均呈低密度（图 16-4）。肝功能检查均正常，肿瘤标志物 AFP、PIVKA2、CEA、CA19-9 均在正常范围内。MRI 图像上肿瘤 T_1 加权像呈低信号，T_2 加权像呈稍高信号，动态增

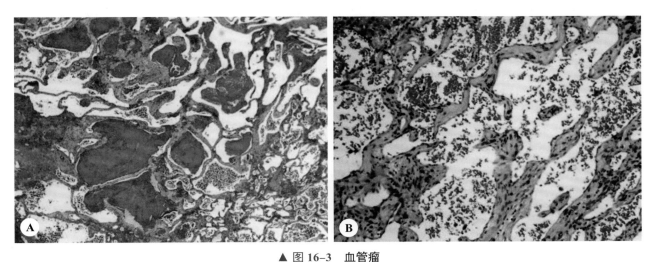

▲ 图 16-3　血管瘤
A. 组织学显示海绵状血管腔内充满血细胞；B. 血管腔内衬扁平内皮细胞，充满血细胞

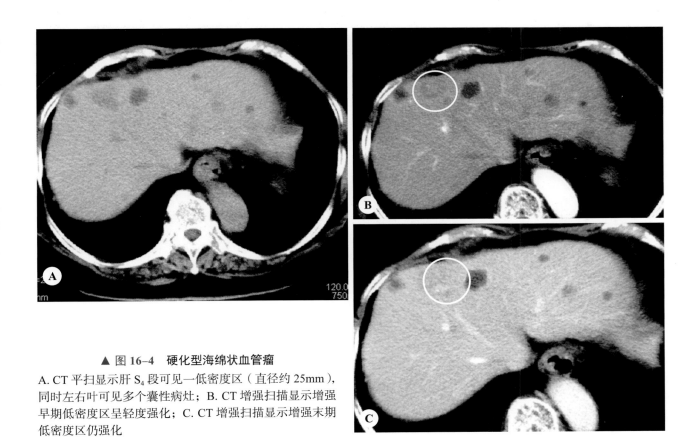

▲ 图 16-4　硬化型海绵状血管瘤
A. CT 平扫显示肝 S_4 段可见一低密度区（直径约 25mm），同时左右叶可见多个囊性病灶；B. CT 增强扫描显示增强早期低密度区呈轻度强化；C. CT 增强扫描显示增强末期低密度区仍强化

强 MRI 显示从强化早期到末期，肿瘤及其以外的区域均为低信号，强化末期可见少量对比剂在肿瘤中心滞留（图 16-5）。超声引导下行肿瘤穿刺活检，病理表现为各种各样的小血管被厚厚的黏液样物质包围，其内可见扁平的内皮细胞排列。海绵状结构发育不良，血管腔内红细胞稀少（图 16-6）。组织学特征符合硬化型海绵状血管瘤。

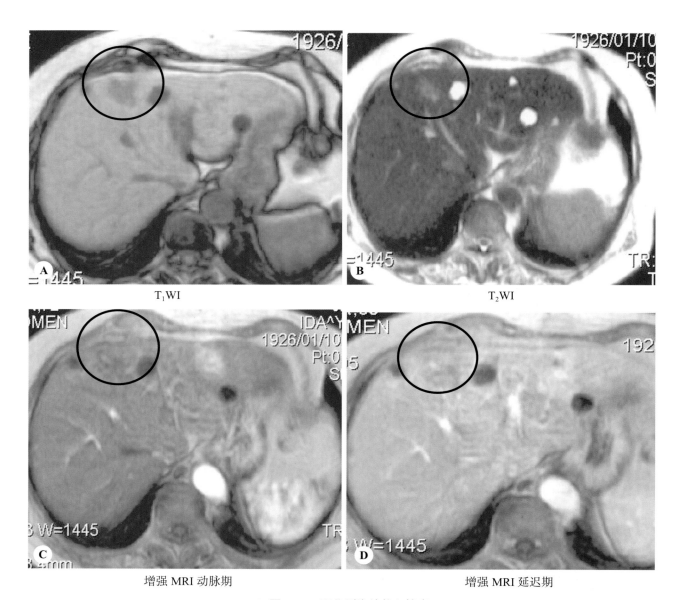

T₁WI

T₂WI

增强 MRI 动脉期

增强 MRI 延迟期

▲ 图 16-5　硬化型海绵状血管瘤
A. 磁共振 T₁ 加权像肿瘤呈低信号；B. 磁共振 T₂ 加权像肿瘤呈稍高信号；C. 动态增强 MRI 显示从强化早期到末期，肿瘤周围呈等信号，中心低信号；D. 强化末期可见肿瘤中心高信号

　　这是 1 例罕见的硬化型海绵状血管瘤，病灶在 CT 和 MRI 图像上表现不典型，因此很难被诊断为海绵状血管瘤。有关硬化型海绵状血管瘤影像表现的研究很少，这其中大多数的研究结果显示，其在 CT 增强扫描上的表现主要是充盈缺损[8]。此外，硬化性海绵状血管瘤在 MRI T₂ 加权像上表现为轻至中度的高信号，在 T₁ 加权像上表现为低信号，在增强 MRI 图像上表现为动脉期的斑片状强化，延迟期强化范围逐渐增加[9]。

海绵状血管瘤内的出血、血栓形成或梗死可因厚壁血管的纤维化和玻璃样变而发展为硬化型海绵状血管瘤。在这个过程中，肥大细胞也发挥着重要作用[10]。

二、局灶性结节增生

　　局灶性结节增生是第二种常见的良性肝脏病变。任何年龄段的男女性都可发病，以成年年轻

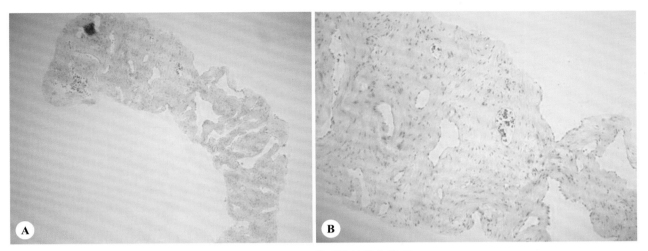

▲ 图 16-6　硬化型海绵状血管瘤

A. 血管间被较宽的纤维间隔隔开，血管通常细小，少数血管扩张；B. 小血管内衬扁平内皮细胞，管腔内红细胞稀少，纤维间隔内充满厚厚的黏液样物质

女性多见[11]。常为单发，20%～30% 患者表现为多发。病灶直径一般小于 5cm，通常在体检或影像学检查中偶然发现，极少情况下，也可因病灶体积较大而伴发出血或疼痛。在拥有 2 个及以上的 FNH 患者中，部分患者可出现由一个或多个病变引起的所谓多发性 FNH 综合征，如肝血管瘤、动脉血管畸形、脑膜瘤和星形细胞瘤。

FNH 是一种多克隆非肿瘤性病变[12]。目前公认的肿瘤发生假说认为，它是由预先存在的动脉畸形引起其周围肝组织增生性改变而产生的[13]。胆管增生曾被认为是肝细胞的胆道化生，但由于没有正常的胆管，并且常出现慢性淤胆的特征（假黄瘤、铜积聚），这可能是一种建立胆道引流的代偿机制。

如果穿刺组织标本不包含中央瘢痕和异常血管，通过活检很难诊断 FNH，常被误诊为肝腺瘤、肝硬化或导管减少综合征（如原发性胆汁性肝硬化）。谷氨酰胺合成酶过表达的地图样免疫染色模式对病理学诊断有重要意义。毛细血管扩张型是一种罕见的 FNH 变异类型，无中央纤维瘢痕，包含扩张并充满红细胞的血管，目前被认为是肝脏腺瘤的一种炎症亚型[14, 15]。

病例 16-3

38 岁，男性，体检时腹部超声发现肝脏肿瘤。肝功能检查显示：TBIL 1.1mg/dl，ALT 27U/L，AST 22U/L，ALP 227U/L，CEA 1.4ng/ml，AFP 阴性。HBsAg 和抗 HCV 均阴性。CT 平扫显示肝 S_3 段可见低密度区，CT 增强扫描显示肝 S_3 段病灶动脉期呈现以中心强化为著的高密度（图 16-7）。MRI T_2 加权像显示肝 S_3 段病灶呈高信号（图 16-8）。血管造影显示病灶中心在动脉期呈放射状染色，并持续到静脉末期（图 16-9）。切除后的病灶可见边界清楚，无包膜，呈结节状（似肝硬化），苍白色，中央纤维瘢痕形成。显微镜下可见中央瘢痕形成，伴有厚壁的肌血管和放射状纤维间隔；在间隔的纤维素样变和结节组织之间可见增生的胆管、浸润的炎症细胞和扩张的血管（图 16-10）。肝细胞排列在厚度正常或稍增厚的肝板内。非结节区未见肝硬化改变。

三、肝细胞腺瘤

肝细胞腺瘤（bile duct adenoma，HCA）是一种罕见的肿瘤，几乎仅在育龄期女性当中发

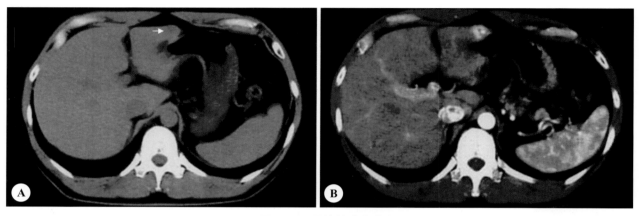

▲ 图 16-7　局灶性结节增生

A. CT 平扫显示肝 S₃ 段可见一较小低密度区（箭）；B. CT 增强扫描显示病灶动脉期明显强化，以中心强化为著，并且伴有低密度区域

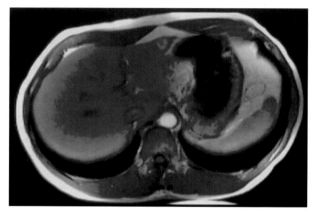

▲ 图 16-8　局灶性结节增生

磁共振 T₂ 加权像显示肝 S₃ 段病灶呈高信号

病，男性和儿童中很少见。可以是单发或多发，多发者称为多发性肝细胞腺瘤病。常见临床表现为腹部肿块，但也有部分患者主诉腹痛、不适或恶心，也有相当部分患者会出现腹腔积血。血清碱性磷酸酶可能升高，但血清甲胎蛋白水平一般正常或轻度升高。影像学检查显示病变血流丰富。

HCA 与口服避孕药和雄激素治疗密切相关，组织学上与正常肝脏一样或接近正常肝脏。它可以单独发病，也可以与潜在的代谢性疾病伴发，

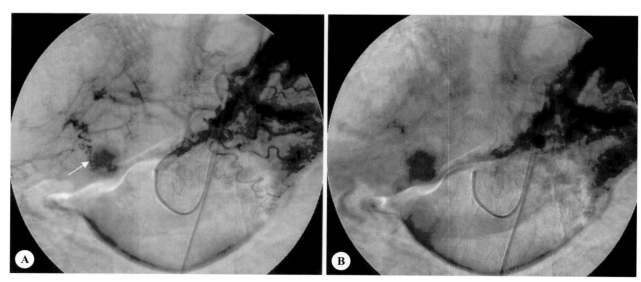

▲ 图 16-9　局灶性结节增生

A. 血管造影显示病灶中心在动脉期呈放射状染色（箭）；B. 病灶染色持续到静脉末期

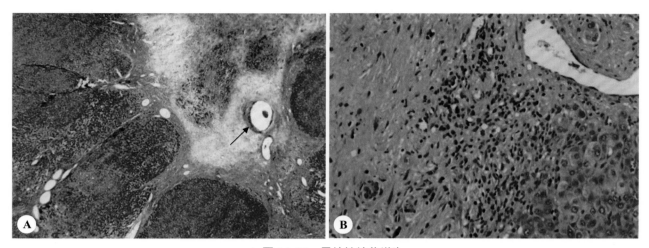

▲ 图 16-10　局灶性结节增生

A. Masson 三色染色可见中央星状纤维瘢痕延伸至周围和分隔结节，瘢痕中央可见动脉血管（箭）；B. 在间隔的纤维素样变和结节组织之间可见增生的胆管、浸润的炎症细胞和扩张的血管

包括 Ⅰ 型糖原贮积症、半乳糖血症、酪氨酸血症和家族性糖尿病。HCA 有发生较严重并发症的危险，如出血和破裂。HCA 很少发展为肝细胞癌，但是在男性患者和巨大腺瘤患者中存在较高的风险。如果停用口服避孕药后肿瘤仍不消退，建议手术切除。

最新研究显示，HCA 在表型和[16] 基因型上存在异质性，据此提出了新的病理分子分型[17]。至少存在四种亚型。

1. HNFL-α 突变腺瘤，占肝腺瘤的 40%，其特征是显著的脂肪变和肝脂肪酸结合蛋白（L-FABP）表达呈阴性。

2. β- 连环蛋白突变腺瘤，男性患者多见，其形态学特征是存在细胞异型性，具有较高的恶变的风险，细胞核表达 β- 连环蛋白，谷氨酰胺合成酶过表达。

3. 炎症性腺瘤，其与 IL6ST 基因突变有关，常表现为毛细血管扩张和炎症性浸润，特征性表现为血清淀粉样蛋白 A（serum amyloid A，SAA）、C 反应蛋白（C-reactive protein，CRP）等急性期炎症蛋白标志物免疫染色呈阳性。

4. 不可分类腺瘤，无任何特定的临床、形态学或遗传特征。

HCA 与 FNH 或分化良好的 HCC 很难鉴别，尤其是当存在相互交叉的特征时。目前通过免疫组化的方法能够将 HCA 与上述两种疾病鉴别开。

病例 16-4

36 岁，女性，以吞咽困难就诊时超声检查发现肝脏肿瘤。患者口服避孕药多年，为 HBsAg 阳性携带者。AFP 水平不高，肝功能正常。CT 增强扫描显示肝右叶可见一直径 2.5cm 的等低强化肿块。血管造影显示为一碘油浓聚的富血供肿块，并在随后的 CT 扫描得以证实。因术前诊断为肝细胞癌，肿瘤被切除，术中冰冻切片确诊为良性。病灶位于包膜下，界限不清，呈黄褐色。它由一群形态统一、大而呈浅白色的肝细胞构成，肝细胞呈 1～3 个细胞厚的板状排列，无独立的肝细胞小梁形成；结节与非结节组织之间未见包膜。细胞板的网状骨架完整或仅局部减少。厚壁动脉呈簇状分布，薄壁静脉呈散在分布（图 16-11）。未发现汇管区。

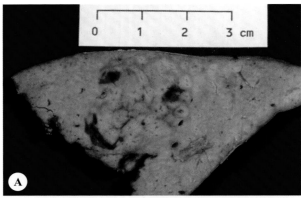

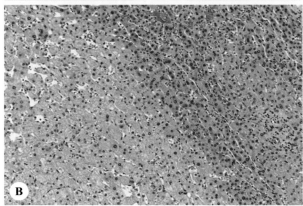

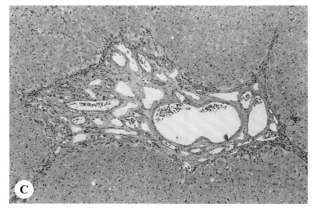

▲ 图 16-11　肝细胞腺瘤

A. 切除的病灶位于包膜下，界限不清，呈黄褐色；B. 病灶由一群形态统一、大而呈浅白色的肝细胞构成，肝细胞呈 1～3 个细胞厚的板状排列，结节与非结节组织之间未见包膜；C. 厚壁动脉呈簇状分布

四、肝内胆管腺瘤

胆管腺瘤（bile duct adenoma，BDA）通常在手术或尸检中偶然发现，90% 的患者中表现为孤立的包膜下结节。其主要临床意义在于，腹腔镜或开腹手术时可能与腺癌混淆。

BDA 由存在于结缔组织间质内的无序集合小导管（≤1cm）构成，结缔组织间质内亦可见不同程度的慢性炎症和胶原化，偶尔结节内可见汇管区存在。在管状内皮细胞中可见黏液上皮化生、α₁- 抗胰蛋白酶液滴和神经内分泌分化。

BDA 的起源和发病机制一直存在争议。在较早的文献中，它被认为是一个真正的肿瘤[18]，但这种观点已被摒弃。近来，研究人员提出了一种局灶性损伤后的局部胆管增生或胆道周围腺体形成的错构瘤的假说[19, 20]。

病例 16-5

43 岁，男性，在乙型肝炎肝硬化随访过程中行癌筛查时发现直径 2.5cm 的 HCC。术中意外发现一直径 8mm 的包膜下小结节，并送冷冻切片。镜下可见管状或曲线状的导管，导管内衬立方上皮细胞，嵌入伴有片状炎症细胞浸润和残留汇管区的纤维间质中（图 16-12）。

五、胆管腺纤维瘤

胆管腺纤维瘤是一种极为罕见的良性胆道肿瘤。在文献中仅有少量病例被报道[21-23]。它的特征是具有内衬胆管上皮细胞的小囊状和管泡状腺样结构，由成纤维细胞间质支架作为支撑。

有证据表明，基于类似的形态学结构，以及D10 而不是 1F6 在上皮细胞的表达[23]，该肿瘤可能起源于已有的胆管微错构瘤。由于其体积较大、增殖活跃、p53 表达呈阳性，是潜在的癌前病变[24]。事实上，发生恶性转化的病例已有相关报道[25, 26]。也有相关报道称[27]，"非典型透明细胞胆管腺瘤"可能是 BAD 的另一种存在形式。

病例 16-6

74 岁，女性，因右上腹部疼痛行超声检查发现胆囊结石和圆形肝脏肿块。超声显示肿块回

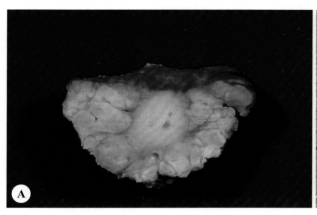 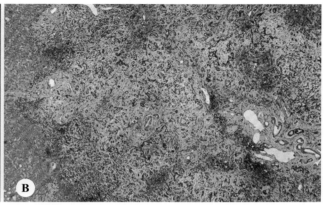

▲ 图 16-12　胆管腺瘤

A. 切除的病灶为一个黄褐色肝硬化背景下的包膜下直径 8mm 的白色小结节；B. 结节由许多纤维间质中的小导管构成，同时可见伴随的片状炎症细胞浸润和残留汇管区

声均匀，边缘呈分叶状。CT 增强扫描显示低密度病灶因部分区域血供丰富而呈不均匀强化。剖腹探查发现一个从肝右叶膈面表面突出的直径 7cm 的肿瘤。切除后肿瘤切面可见由细纤维间隔勾勒出的小囊肿，呈蜂窝状。显微镜下，它由腺泡、小囊和管腺成分构成，在大部分区域内，这些结构被细纤维带分隔。内衬一层不分泌黏液的扁平、立方、柱状上皮细胞，偶尔可见有丝分裂（图 16-13）。

六、黏液性囊性肿瘤

黏液性囊性肿瘤（mucinous cystic tumor，MCN），以前称之为胆道囊腺瘤，是一种单发的多房性囊性肿瘤，主要发生在肝内，但也可能发生在包括胆囊在内的肝外胆道系统[28-30]。它与胰腺的黏液性囊性肿瘤有着惊人的相似之处。这两种肿瘤超过 90% 发生于中年女性。最常见的症状是上腹部包块、不适和疼痛。

MCN 生长缓慢，通常经过多年生长，其体积往往很大，并有向恶性转化的趋势。出现上皮异型性病灶预示着"临界性"或潜在的恶性转化。不完全切除通常会出现术后复发。彻底的手术切除通常是获得治愈的必须手段。

MCN 的发病原因仍不清楚。原始胚胎前肠被认为是[31]肿瘤的来源。根据 MCN 的发生部位、组织学形态和内分泌细胞的高频率出现，其很可能起源于具有黏液分泌功能和囊性结构[32]的胆管周围腺。然而，雌性特异性的由间叶细胞组成的基质是如何产生的仍然不清楚。

其他胰腺类型的肿瘤也偶见于肝脏。浆液性囊腺瘤（微囊腺瘤）和乳头状囊性瘤（实性假乳头状瘤）已有报道[30, 33]，它们的发生归因于胆管周围腺[34]中的胰腺外分泌腺泡。

病例 16-7

48 岁，女性，有长期间歇性腹痛病史，最近出现消化不良和上腹部胀满症状。胃镜检查未见溃疡。腹部 CT 和超声检查显示肝左叶有一直径 19cm 的囊肿，囊肿压迫肝门、胆囊和胃。切除标本为多房囊状。囊腔内衬分泌黏液的单层柱状至立方状胆道上皮细胞；支持细胞间质紧凑且呈多孔，类似卵巢间质，与雌激素受体、孕激素受体、抑制素产生免疫反应（图 16-14）。

七、导管内乳头状肿瘤

导管内乳头状肿瘤（intraductal papillary

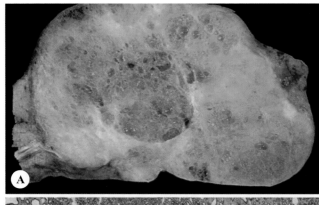

◀ 图 16-13　胆管腺纤维瘤
A. 肿瘤被微小囊状切面围绕；B. 肿瘤由腺泡、小囊和管腺成分构成；C. 管腔内衬一层不分泌黏液的扁平、立方、柱状上皮细胞，偶尔可见有丝分裂

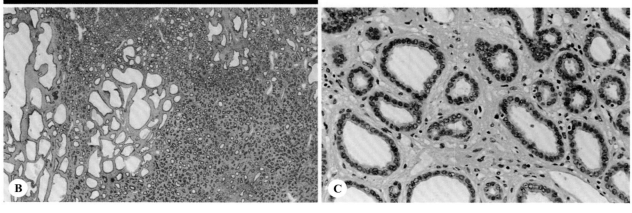

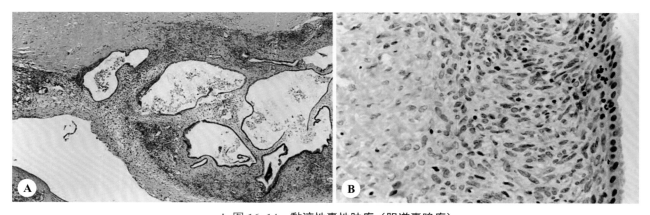

▲ 图 16-14　黏液性囊性肿瘤（胆道囊腺瘤）
A. 囊腔内衬黏蛋白分泌性单层上皮细胞；B. 上皮下间充质基质类似卵巢间质，表达雌激素受体

neoplasm，IPN），之前被称为胆管乳头状瘤病，由胆管内的多中心乳头状腺瘤构成，与胰腺的导管内乳头状黏液性肿瘤类似，但黏液分泌不常见[35]。胆囊和主胰管也可能被累及。腺瘤上皮表现出不同程度的异型增生，可能与胆道上皮相似，并表现出胃或肠上皮化生。根据形态学特征和黏液蛋白表达，IPN 分为四种亚型：胰胆管

型、肠型、胃型和嗜酸细胞型。患者多见于中老年，男女比例为 2 : 1。临床特点表现为反复发作的胆管炎和梗阻性黄疸。偶有病例与溃疡性结肠炎、肝内结石、卡罗病、胆总管囊肿和[36]大肠息肉病相关。术前诊断比较困难，但可以通过内镜下逆行胰胆管造影和内镜下活检对肝外病变和经皮经肝穿刺胆道镜（percutaneous transhepatic cholangiography，PTC）和细针穿刺抽吸细胞学（fine needle aspiration cytology，FNAC）对肝内肿瘤进行诊断[37, 38]。

尽管组织学呈良性，但其具有临界或潜在低度恶性[39] 肿瘤的临床表现，主要表现为易复发、多灶性、易恶变，以及因肿瘤产生的较高并发症（如反复发作性胆管炎、梗阻性黄疸、脓毒症、胆道出血）和致死率。而且治疗起来很困难，除了肝移植，一般治疗手段无法治愈[40]。即使做了肝移植，病变也可能会在肝外胆管中复发。

病例 16-8

70 岁，男性，因上腹部疼痛进行超声检查时发现肝脏病变。35 年前曾有胆道手术史。CT 显示萎缩的肝左叶内胆管明显扩张。ERCP 失败后，行左肝管 PTC 检查，发现左导管不规则，近端部分可见较长的不规则的狭窄段，提示为恶性梗阻。左叶 FNAC 诊断为胆管乳头状瘤病，行左

肝切除术和右肝空肠吻合术。切除标本显示乳头状肿瘤充满扩张的肝内胆管。胆管内可见柱状上皮细胞的乳头状生长，这些细胞覆盖在纤维血管上；上皮层呈腺瘤状中度异型增生，顶端有黏液分泌（图 16-15）。

八、血管平滑肌脂肪瘤和脂肪瘤

血管平滑肌脂肪瘤（angiomyolipoma，AML）是一种良性的间叶细胞来源的肿瘤，在肝脏中很少见[41-43]。它包含与更常见的肾性 AML 相同的三种结构，即血管、平滑肌和脂肪。这种肿瘤主要发生在成人，女性居多。只有约 2/3 的患者有症状，最常见的是上腹痛。大的包膜膜下肿瘤破裂伴腹膜积血很少发生。5%～10% 的病例发生结节性硬化；这些患者可并发肾性急性髓细胞性白血病，肝脏肿瘤常为多发。这三种结构的不同

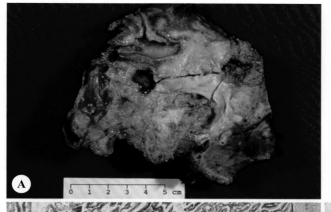

◀ 图 16-15　导管内乳头状肿瘤（胆管乳头状瘤病）
A. 左半肝切除标本显示乳头状肿瘤充满扩张的肝内胆管；B. 长而分枝状的乳头由柱状细胞排列而成，并由纤细的纤维血管间质支撑；C. 内衬上皮细胞可分泌黏液且发育不良

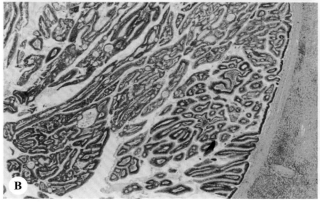

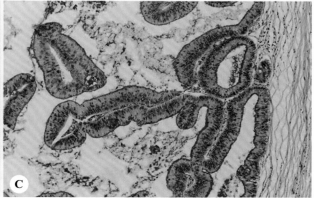

比例赋予了该肿瘤特有的影像学特征。

病例 16-9

67 岁，男性，常规超声检查显示肝 S_3 段可见一 36mm × 28mm 高回声区（图 16-16）。肝功能检查正常，HBsAg、anti-HCV 均阴性。腹部血管造影显示肿瘤从动脉期早到末期持续染色（图 16-17）。肝脏活检显示脂肪细胞与上皮样细胞、梭形肌细胞和血管结构混在一起，梭形细胞中也可见脂肪滴（图 16-18）。

有关 HMB-45 和其他黑色素瘤特异性抗体作为 AML 可靠标志物的文献，是理解这种肿瘤的一个重要突破（图 16-19）。此外，最近的分子学研究表明肿瘤的克隆性和肿瘤抑制复合基因的杂合性缺失，揭示着肿瘤的发生过程。AML 曾经被认为是一种错构瘤，现在认为其属于血管周围上皮样细胞肿瘤（perivascular epithelioid cell tumors，PECOMA）家族和具有向肌瘤和脂肪瘤

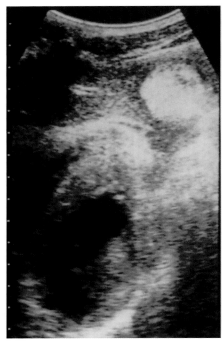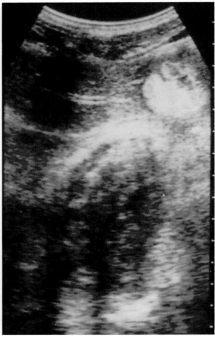

◀ 图 16-16　血管平滑肌脂肪瘤
超声检查显示肝 S_3 段可见一伴有低回声的高回声区域

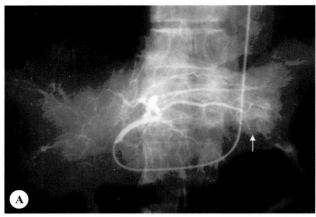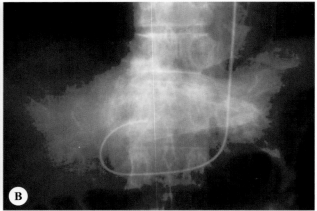

▲ 图 16-17　血管平滑肌脂肪瘤
A. 血管造影显示肿瘤在动脉早期染色明显；B. 肿瘤在血管造影末期持续染色

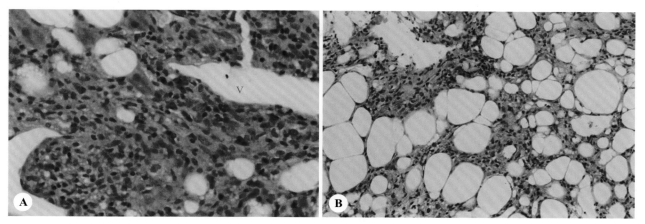

▲ 图 16-18　血管平滑肌脂肪瘤
A. 脂肪细胞与上皮样细胞、梭形肌细胞和血管结构混在一起；B. 除了脂肪细胞，梭形平滑肌细胞中可见脂肪滴

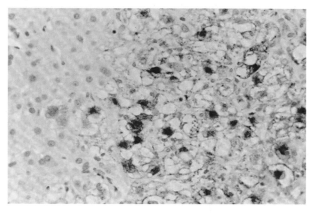

▲ 图 16-19　血管平滑肌脂肪瘤
上皮样细胞高表达 HMB-45 的颗粒状染色，而肝细胞 HMB-45 表达呈阴性

双向分化及黑素原生成[44] 能力。在大多数情况下，它是一种良性肿瘤，但也有少数转化为肾和肝肉瘤的报道[45]。

　　AML 由不同比例的平滑肌、脂肪和血管构成。与肾错构瘤不同，AML 常有髓外造血功能。根据组织的分化和构成优势，AML 可以简单地分为常规混合型、脂肪型（＞70% 脂肪）、肌瘤型（＜10% 脂肪）和血管瘤型[43]。肌瘤性 AML 常表现出与众不同的生长模式，即小梁状、球状粒和炎症细胞浸润（图 16-20）。上皮样细胞可以呈透明（呈蜘蛛网状的糖原）、嗜酸性或多形性。免疫组织化学染色显示，肌样细胞表达与 HMB-

45 和其他黑素原生成标志物均呈阳性；S-100 蛋白、肌动蛋白、丝蛋白和波形蛋白的表达存在差异。

　　与众不同的形态学和细胞学特征可能导致误诊，特别是恶性肿瘤。有一些脂肪组织肿瘤被冠以各种称谓，如脂肪瘤、冬眠瘤、脊髓脂肪瘤、脂肪肉瘤，而实际上，包括脂肪肉瘤在内的一些上述肿瘤基本上都是 AML，只是由于不同比例和（或）不同构成而表现出不同的形态。脂肪瘤型 AML 必须与局灶性脂肪变、假脂肪瘤、真脂肪瘤和脂肪肉瘤鉴别。具有上皮样细胞的肌瘤样肿瘤最常被误诊为肝细胞癌（普通型、透明细胞型、纤维板型）、转移性肾细胞癌和上皮样平滑肌肉瘤。在具有梭形细胞和多形性特征的 AML 中，最常被误诊为某种肉瘤。血管瘤型肿瘤的影像学表现类似血管畸形。诊断可以通过一些免疫标志物来确诊，对于组织活检或细胞学检查确诊的较小肿瘤，可以采取保守的治疗方法。

九、炎性假瘤

　　炎性假瘤（inflammatory pseudotumor，IPT）也称为浆细胞肉芽肿、假淋巴瘤、纤维黄色瘤和组织细胞瘤，这反映出其表现的多样性。IPT

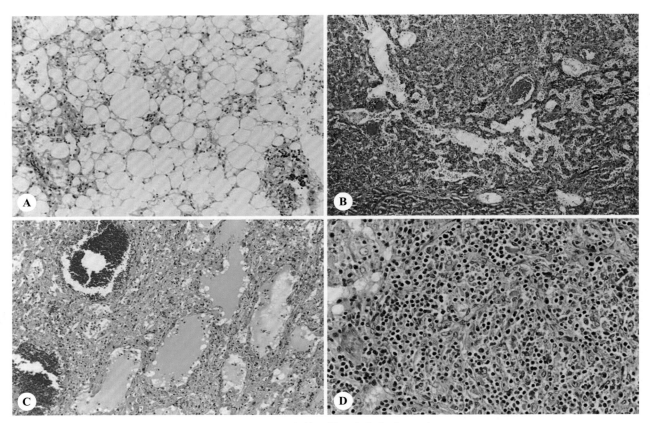

▲ 图 16-20　血管平滑肌脂肪瘤（AML）

A. 脂肪型 AML 呈弥漫性片状脂肪细胞，肌样细胞在脂肪细胞间呈蹼状排列；B. 单纯肌瘤型 AML 肌瘤样上皮细胞排列在小梁内，中间被窦状间隙分隔；C. 肌瘤型 AML 可见无定型物质形成，而没有内皮内衬；D. 伴炎性假瘤样区域的 AML，表现为大量的淋巴浆细胞浸润、间质硬化和周围包绕短梭形肌样细胞

常见于肺部，在其他器官和身体部位也可发病。肝脏炎性假瘤以男性发病明显占优（男女比例 3 : 1）[46-48]，并且多见于儿童、青少年和青壮年。然而，发病年龄为 10 月龄—83 岁。大多数患者临床表现为反复发热、体重减轻和腹痛，少数病例会出现黄疸。实验室检查显示，中性粒细胞增多，红细胞沉降率增高，多克隆高球蛋白血症，以及较少出现的贫血、血小板减少和嗜酸性粒细胞增多。

75% 的 IPT 病例为单发病灶，其余为多发病灶；10% 的病例累及肝门区。直径为 1～25cm 不等。IPT 的细胞组成可能随时间而变化。肌成纤维细胞的免疫组织化学和超微结构表现为饱满的梭形细胞，与多克隆浆细胞混合，是其一致特征。淋巴细胞、巨噬细胞、中性粒细胞和嗜酸性粒细胞表现各不相同。间质通常血管丰富，可能表现为层状或硬化。巨细胞肉芽肿和静脉内炎少见。

虽然梭形细胞的肌纤维母细胞性质已被证实，但 IPT 的病因尚不清楚。它很可能是一种非均质性病变，可能是各种各样的感染或炎症所致。

手术是疗效良好的常规治疗，但大胆管受累的患者，因长期存在梗阻性黄疸、门静脉高压或吸收不良等问题而无法手术。不论是否治疗（类固醇、抗生素），10% 的患者病灶可自行消退。

病例 16-10

58 岁，男性，超声显示肝 S_5 段可见等低混杂回声病灶（图 16-21）。CT 增强扫描可见低密度区；增强末期病灶也未见强化，仍呈模糊的低密度区（图 16-22）。T_1 加权像肿瘤呈低信号，T_2 加权像肿瘤呈高信号（图 16-23）。血管造影动脉期未见肿瘤染色，静脉期可见染色（图 16-24）。手术切除肿瘤后可见坏死区域被纤维带包绕，周围可见成簇炎症细胞；纤维带包绕区域内可见小血管、梭形成纤维细胞、浸润巨噬细胞、淋巴细胞和浆细胞（图 16-25）。

最近，研究发现 IgG_4 相关疾病是 IPT 的一个

重要原因，并对类固醇治疗有效[49]。淋巴浆细胞型的特征主要表现为肝门区成纤维细胞肿块，肿块内伴有明显淋巴浆细胞浸润，并可见明显的嗜酸性粒细胞和大量 IgG_4 阳性浆细胞，肝门和肝外胆管致密纤维化（硬化性胆管炎），闭塞性静脉炎（图 16-26A）。纤维组织细胞型好发于肝周，其特征表现为黄色肉芽肿炎症、中性粒细胞浸润和血管闭塞（图 16-26B）[50]。

肝脏 IPT 的临床表现和形态特征与恶性肿瘤相似，如果忽略梭形细胞核缺少异型性，这些病变常被误诊为肉瘤。更常见的是，其他伴有炎症细胞浸润的肿瘤被误诊为 IPT，例如包含 EB 病毒[51]的滤泡树突状肿瘤、炎症性肌纤维母细胞瘤或低级别炎症性纤维肉瘤[52]，以及炎症型 AML[41]。

十、纱布瘤

手术后遗留异物不常见，但也偶有发生。此类患者多有症状，并且异物可通过 CT 和 US 检查发现[53, 54]。

病例 16-11

患者胆囊切除术后出现右侧软骨下疼痛 7 年。

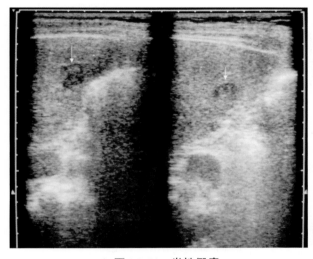

▲ 图 16-21　炎性假瘤
超声显示肝 S_5 段可见边界清楚的等低混杂回声病灶（箭）

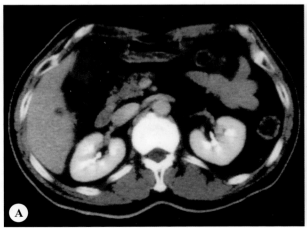
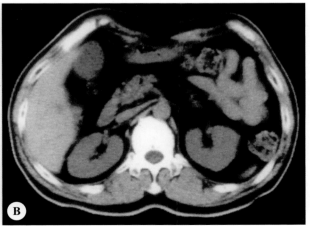

▲ 图 16-22　炎性假瘤
A. CT 增强扫描可见边界清楚的低密度区；B. CT 平扫可见模糊的低密度区

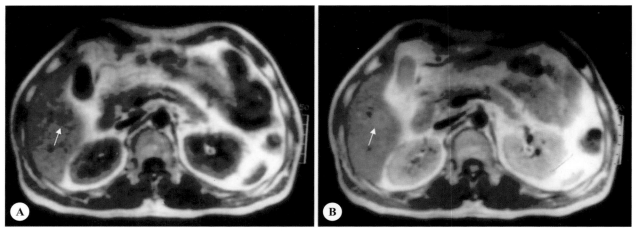

▲ 图 16-23　炎性假瘤

A. 磁共振 T_1 加权像 S_5 段肿瘤呈低信号（箭）；B. 磁共振 T_2 加权像肿瘤呈高信号

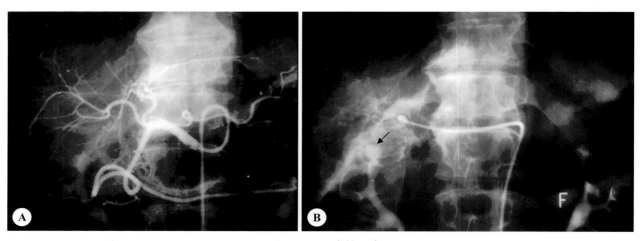

▲ 图 16-24　炎性假瘤

A. 血管造影动脉期未见肿瘤染色；B. 血管造影延迟期可见肿瘤染色

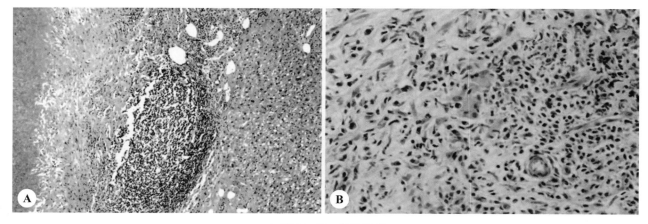

▲ 图 16-25　炎性假瘤

A. 可见坏死区域被纤维带包绕，周围可见成簇炎症细胞，纤维带包绕区域内可见小血管；B. 炎症区可见巨噬细胞、淋巴细胞、浆细胞和小血管浸润

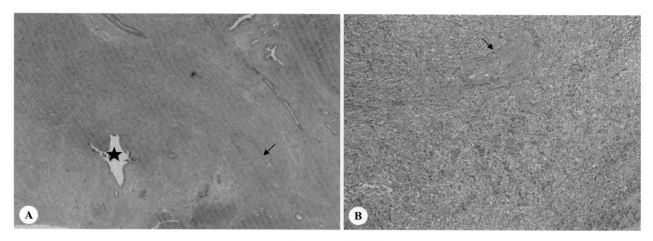

▲ 图 16-26　炎性假瘤

A. 淋巴浆细胞型主要表现为肝门区成纤维细胞肿块，肿块内伴有明显淋巴浆细胞浸润、硬化性胆管炎（星）、闭塞性静脉炎（箭）；B. 纤维组织细胞型主要表现为好发于肝周，其黄色肉芽肿炎症、中性粒细胞浸润和血管闭塞（箭）

超声可见边缘呈高回声，中央呈低回声病变（图 16-27）。CT 平扫显示边缘呈高密度的低密度病变，CT 增强扫描显示病灶周围呈高密度，中心呈低密度（图 16-28）。肿瘤切面呈海绵状血管瘤结构，可见紫色线状物质，小血管被纤维束包绕。线状物质被确定是遗留的纱布（图 16-29）。

十一、纤维化坏死结节

肝纤维化或单发坏死结节是不常见的实性病变。它由一个被透明的纤维化囊包绕的中央坏死核构成，囊中含有弹性纤维[55]。这些都是手术或尸检时偶然发现的。

病变多为单发，多位于包膜下，体积小，界限清，形状为从圆形到椭圆形。它有一个坚韧发白的边缘和一个黄白色奶酪状的实性核心。

该病通常被认为是一种良性病变的退变期，而不是一种具有特定病因的病变。少数病例被认为是硬化性血管瘤[56, 57]，但中央坏死区不常见。寄生来源的病灶可见于一种有变性细胞成分的结节，坏死中心[58]可见部分保留的肝网状蛋白。

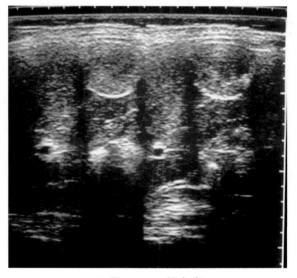

▲ 图 16-27　纱布瘤

超声显示肝 S_5 段可见边缘呈高回声，中央呈低回声病变

病例 16-12

70 岁，男性，具有急性肺水肿表现和长期高血压病史。随后，患者出现左侧偏瘫而死亡。尸检发现，除急性心肌梗死和急性脑梗死外，在肝左前叶表面发现一个包膜下结节；结节周围由密集的透明纤维组织和弹性纤维组成，结节周围可见部分闭塞的血管，中心部分由坏死物质构成（图 16-30）。未见炎性或嗜酸性肉芽肿浸润。

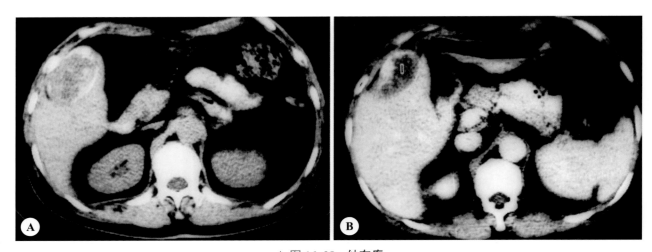

▲ 图 16-28　纱布瘤

A. CT 平扫显示边缘呈高密度的低密度病变；B. CT 增强扫描显示病灶周围呈高密度，中心呈低密度

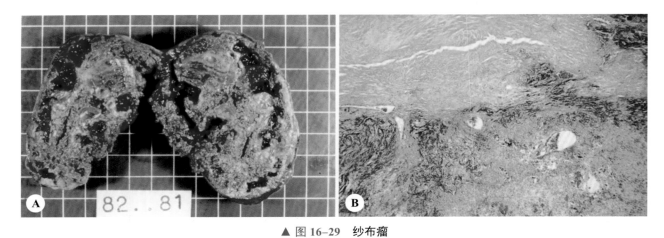

▲ 图 16-29　纱布瘤

A. 肿瘤切面呈海绵状血管瘤结构；B. 肿瘤周围由纤维带、紫色线状物质和小血管组成，内部混合着小血管、渗出的血细胞和呈紫色的线状纤维束

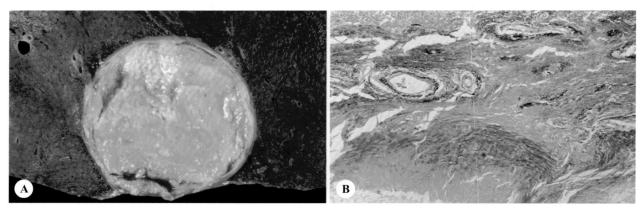

▲ 图 16-30　纤维化坏死结节

A. 尸检后肝内可见包膜下结节，边界清楚，中心呈淡黄色；B. Elastic van Gieson 染色显示，结节周围由密集的透明纤维组织和弹性纤维组成，结节周围可见部分闭塞的血管，中心部分由坏死物质构成

十二、寄生肉芽肿

各种寄生虫都能引起幼虫迁移综合征（larva migrans syndrome，LMS）[59, 60]，弓蛔虫和蛔虫是最常见的病原体[61, 62]。由犬或猫弓蛔虫引起的 LMS 在欧洲和北美儿童中很常见[63]，但据报道此病在日本成年人中数量更多[62]。人类在摄入了被虫卵污染的蔬菜和食用生的或未煮熟转续宿主的肉（如鸡肉、猪和牛肉）后，通过肠道黏膜获得感染。幼虫通过血管或淋巴管迁移到各种组织和器官，引起以嗜酸性炎症细胞升高为主的免疫反应。常见的受累靶器官是肝脏和肺，眼、大脑和脊髓也可能受到感染[63, 64]。LMS 患者有时无症状，或表现为发热和肝脾大导致的腹痛，以及由寄生虫性肺炎或支气管炎引起的咳嗽和哮喘。有时也可以出现神经或眼部症状。肝脏病变可以通过各种影像学检查检测出来。超声显示肝脏可见直径约 1cm 的低回声占位性病变[65, 66]；CT 平扫显示为低密度区，CT 增强扫描可见病灶边缘强化；MRI T_1 加权像表现为等或低信号，T_2 加权像呈高信号。病理学检查显示，为主要累及门静脉的肿瘤性病变或肉芽肿。中央为坏死区或瘢痕，周

围有嗜酸性粒细胞、淋巴细胞、组织细胞和浆细胞[67, 68]。最常用的诊断方法是血清学技术，如酶联免疫吸附试验（enzyme-linked immunosorbent assay，ELISA）或蛋白质免疫印迹[69, 70]。阿苯达唑、甲苯达唑或伊维菌素用于治疗蛔虫病和弓蛔虫病，哌嗪可用于治疗因蛔虫病和弓蛔虫病引起的肠梗阻[71]。

病例 16-13

34 岁，女性，参与抗 HCV 阳性血清筛查。实验室检测显示：TBIL 0.4mg/dl，AST 22U/L，ALP 180U/L，WBC 11 500/μl，嗜酸性粒细胞 28%，IgE 8200U/ml，CA19-9 44U/ml。腹部超声显示，近肝表面可见多发低回声区（直径约 1cm）（图 16-31）。动脉造影显示超声图像上的肿瘤样病变呈高密度，门静脉造影显示为低密度区。切除肝脏标本表面可见多发白色病变。镜下见结节形成，结节中央的瘢痕被增生胆管包绕，炎症细胞浸润，汇管区炎症细胞增多，胆管增生形成肉芽肿（图 16-32）。与淋巴细胞、组织细胞、增生胆管（伴随小动脉）同时共存的还有嗜酸性和嗜中性粒细胞浸润。ELISA 检测证实猪蛔虫阳性。

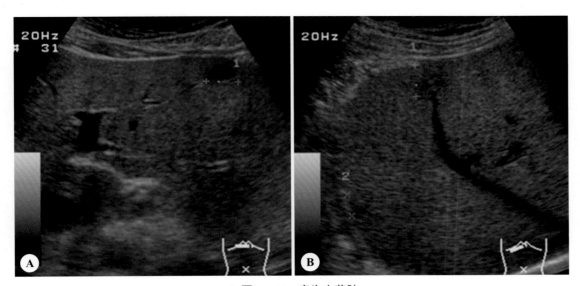

▲ 图 16-31　寄生肉芽肿
A 和 B. 超声显示近肝表面可见多发低回声区（直径约 1cm）

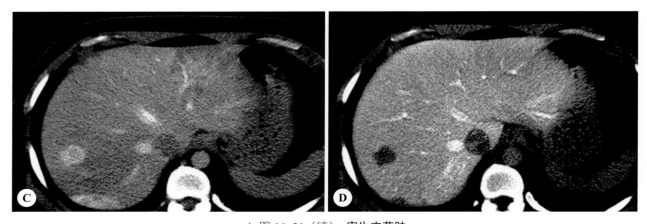

▲ 图 16-31（续）　寄生肉芽肿

C. CT 增强扫描动脉期肿瘤呈高密度；D. CT 增强扫描静脉期肿瘤呈低密度

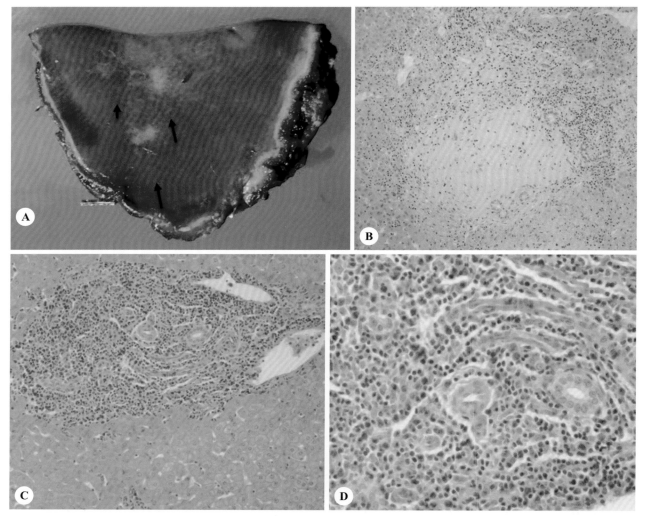

▲ 图 16-32　寄生肉芽肿

A. 切除肝脏标本表面可见多发白色结节病变；B. 镜下见结节中央的瘢痕被增生胆管包绕，炎症细胞浸润；C. 汇管区炎症细胞增多，胆管增生形成肉芽肿；D. 肉芽肿中有许多嗜酸性粒细胞、淋巴细胞和组织细胞，分布于胆管和小动脉间

致谢

Alex Y. Chang 教授在本章第 1 版中有贡献。

参 考 文 献

[1] Goodman ZD. Benign tumors of the liver. In: Okuda K, Ishak KG, editors. Neoplasms of the liver. Berlin: Springer; 1988. p. 105–25.

[2] Bosman FT, Carneiro F, Hruban RH, Theise ND, editors. WHO classification of tumours of the digestive system. 4th ed. Lyon: International Agency for Research on Cancer; 2010.

[3] Shimizu M, Miura J, Itoh H, Saitoh Y. Hepatic giant cavernous hemangioma with microangiopathic hemolytic anemia and consumption coagulopathy. Am J Gastroenterol. 1990;85:1411–3.

[4] Kim GE, Thung SN, Tsui WM, Ferrell LD. Hepatic cavernous hemangioma: underrecognized associated histologic features. Liver Int. 2006;26:334–8.

[5] Lehmann FS, Beglinger C, Schnabel K, Terraciano L. Progressive development of diffuse liver angiomatosis. J Hepatol. 1999; 30:951–4.

[6] Ryan RM, Buelow B, Mather C, et al. Hepatic small vessel neoplasm, a rare infiltrative vascular neoplasm of uncertain malignant potential. Hum Pathol. 2016;54:143–51.

[7] Song JS, Kim YN, Moon WS. A sclerosing hemangioma of the liver. Clin Mol Hepatol. 2013;19:426–30.

[8] Yamashita Y, Shimada M, Taguchi K, Gion T, Hasegawa H, Utsunomiya T, et al. Hepatic sclerosing hemangioma mimicking a metastatic liver tumor: report of a case. Surg Today. 2000;30:849–52.

[9] Lee VT, Magnaye M, Tan HW, Thng CH, Ooi LL. Sclerosing haemangioma mimicking hepatocellular carcinoma. Singap Med J. 2005;46:140–3.

[10] Makhlouf HR, Ishak KG. Sclerosed hemangioma and sclerosing cavernous hemangioma of the liver: a comparative clinicopathologic and immunohistochemical study with emphasis on the role of mast cells in their histogenesis. Liver. 2002;22: 70–8.

[11] Stocker JT, Ishak KG. Focal nodular hyperplasia of the liver: a study of 21 pediatric cases. Cancer. 1981;48:336–45.

[12] Paradis V, Laurent A, Flejou JF, Vidaud M, Bedossa P. Evidence for the polyclonal nature of focal nodular hyperplasia of the liver by the study of X chromosome inactivation. Hepatology. 1997;26:891–5.

[13] Wanless I, Mawdsley C, Adams R. On the pathogenesis of focal nodular hyperplasia of the liver. Hepatology. 1985;5:1194–200.

[14] Nguyen BN, Fléjou JF, Terris B, Belghiti J, Degott C. Focal nodular hyperplasia of the liver: a comprehensive pathologic study of 305 lesions and recognition of new histologic forms. Am J Surg Pathol. 1999;23:1441–54.

[15] Paradis V, Benzekri A, Dargère D, Bièche I, Laurendeau I, Vilgrain V, et al. Telangiectatic focal nodular hyperplasia: a variant of hepatocellular adenoma. Gastroenterology. 2004;126:1323–9.

[16] Zucman-Rossi J, Jeannot E, Nhieu JT, Scoazec JY, Guettier C, Rebouissou S, et al. Genotype-phenotype correlation in hepatocellular adenoma: new classification and relationship with HCC. Hepatology. 2006;43:515–24.

[17] Bioulac-Sage P, Rebouissou S, Thomas C, Blanc JF, Sa Cunha A, Rullier A, et al. Hepatocellular adenoma subtype classification using molecular markers and immunohistochemistry. Hepatology. 2007;46:740–8.

[18] Govindarajan S, Peters RL. The bile duct adenoma. A lesion distinct from Meyenburg complex. Arch Pathol Lab Med. 1984;108:922–4.

[19] Allaire GS, Rabin L, Ishak KG, Sesterhenn IA. Bile duct adenoma: a study of 152 cases. Am J Surg Pathol. 1988;12:708–15.

[20] Bhathal PS, Hughes NR, Goodman ZD. The so-called bile duct adenoma is a peribiliary gland hamartoma. Am J Surg Pathol. 1996;20:858–64.

[21] Colombari R, Tsui WM. Biliary tumors of the liver. Semin Liver Dis. 1995;15:402–13.

[22] Tsui WM, Loo KT, Chow LT, Tse CC. Biliary adenofibroma. A heretofore unrecognized benign biliary tumor of the liver. Am J Surg Pathol. 1993;17:186–92.

[23] Varnholt H, Vauthey JN, Dal Cin P, Marsh Rde W, Bhathal PS, Hughes NR, et al. Biliary adenofibroma: a rare neoplasm of bile duct origin with an indolent behavior. Am J Surg Pathol. 2003;27:693–8.

[24] Arnason T, Borger DR, Corless C, Hagen C, Iafrate AJ, Makhlouf H, Misdraji J, Sapp H, Tsui WM, Wanless IR, Zuluaga Toro T, Lauwers GY. Biliary adenofibroma of liver: morphology, tumor genetics, and outcomes in 6 cases. Am J Surg Pathol. 2017;41:499–505.

[25] Thai E, Dalla Valle R, Evaristi F, Silini EM. A case of biliary adenofibroma with malignant transformation. Pathol Res Pract. 2016;212:468–70.

[26] Thompson SM, Zendejas-Mummert B, Hartgers ML, Venkatesh SK, Smyrk TC, Mahipal A, Smoot RL. Malignant transformation of biliary adenofibroma: a rare biliary cystic tumor. J Gastrointest Oncol. 2016;7:E107–12.

[27] Albores-Saavedra J, Hoang MP, Murakata LA, Sinkre P, Yaziji H. Atypical bile duct adenoma, clear cell type: a previously undescribed tumor of the liver. Am J Surg Pathol. 2001;25:956–60.

[28] Ishak KG, Willis GW, Cummins SD, Bullock AA. Biliary cystadenoma and cystadenocarcinoma: report of 14 cases and review of the literature. Cancer. 1977;39:322–38.

[29] Wheeler DA, Edmondson HA. Cystadenoma with mesenchymal stroma (CMS) in the liver and bile ducts. A clinicopathologic study of 17 cases, 4 with malignant change. Cancer. 1985;56:1434–45.

[30] Devaney K, Goodman ZD, Ishak KG. Hepatobiliary cystadenoma and cystadenocarcinoma. A light microscopic and immunohistochemical study of 70 patients. Am J Surg Pathol. 1994;18:1078–91.

[31] Subramony C, Herrera GA, Turbat-Herrera EA. Hepatobiliary cystadenoma. A study of five cases with reference to histogenesis. Arch Pathol Lab Med. 1993;117:1036–42.

[32] Terada T, Kitamura Y, Ohta T, Nakanuma Y. Endocrine cells in hepatobiliary cystadenomas and cystadenocarcinomas. Virchows Arch. 1997;430:37–40.

[33] Kim YI, Kim ST, Lee GK, Choi BI. Papillary cystic tumor of the liver. Cancer. 1990;65:2740–6.

[34] Nakanuma Y, Sasaki M, Terada T, Harada K. Intrahepatic peribiliary glands of humans. II. Pathological spectrum. J Gastroenterol Hepatol. 1994;9:80–6.

[35] Madden JJ Jr, Smith GW. Multiple biliary papillomatosis. Cancer. 1974;34:1316–20.

[36] Chen TC, Nakanuma Y, Zen Y, Chen MF, Jan YY, Yeh TS, et al. Intraductal papillary neoplasia of the liver associated with hepatolithiasis. Hepatology. 2001;34:651–8.

[37] Kim YS, Myung SJ, Kim SY, Kim HJ, Kim JS, Park ET, et al. Biliary

papillomatosis: clinical, cholangiographic and cholangioscopic findings. Endoscopy. 1998;30:763–7.

[38] Tsui WM, Lam PW, Mak CK, Pay KH. Fine–needle aspiration cytologic diagnosis of intrahepatic biliary papillomatosis (intraductal papillary tumor): report of three cases and comparative study with cholangiocarcinoma. Diagn Cytopathol. 2000;22:293–8.

[39] Nakanuma Y, Sasaki M, Ishikawa A, Tsui W, Chen TC, Huang SF. Biliary papillary neoplasm of the liver. Histol Histopathol. 2002;17:851–61.

[40] Rambaud S, Nores JM, Meeus F, Paolaggi JA. Malignant papillomatosis of the bile ducts: a new indication for liver transplantation? Am J Gastroenterol. 1989;84:448–9.

[41] Goodman ZD, Ishak KG. Angiomyolipomas of the liver. Am J Surg Pathol. 1984;8:745–50.

[42] Nonomura A, Mizukami Y, Kadoya M, Matsui O, Shimizu K, Izumi R. Angiomyolipoma of the liver: a collective review. J Gastroenterol. 1994;29:95–105.

[43] Tsui WM, Colombari R, Portmann BC, Bonetti F, Thung SN, Ferrell LD, et al. Hepatic angiomyolipoma: a clinicopathologic study of 30 cases and delineation of unusual morphologic variants. Am J Surg Pathol. 1999;23:34–48.

[44] Bonetti F, Pea M, Martignoni G, Zamboni G. The perivascular epithelioid cell and related lesions. Adv Anat Pathol. 1997;4:343–58.

[45] Nguyen TT, Gormann B, Shileds D, Goodman Z. Malignant hepatic angiomyolipoma: report of case and review of literature. Am J Surg Pathol. 2008;32:793–8.

[46] Anthony PP, Telesinghe PU. Inflammatory pseudotumour of the liver. J Clin Pathol. 1986;39:761–8.

[47] Horiuchi R, Uchida T, Kojima T, Shikata T. Inflammatory pseudotumor of the liver. Clinicopathologic study and review of the literature. Cancer. 1990;65:1583–90.

[48] Shek TW, Ng IO, Chan KW. Inflammatory pseudotumor of the liver. Report of four cases and review of the literature. Am J Surg Pathol. 1993;17:231–8.

[49] Zen Y, Harada K, Sasaki M, Sato Y, Tsuneyama K, Haratake J, et al. IgG4–related sclerosing cholangitis with and without hepatic inflammatory pseudotumor, and sclerosing pancreatitis–associated sclerosing cholangitis: do they belong to a spectrum of sclerosing pancreatitis? Am J Surg Pathol. 2004;28:1193–203.

[50] Zen Y, Fujii T, Sato Y, Masuda S, Nakanuma Y. Pathological classification of hepatic inflammatory pseudotumor, with respect to IgG4–related disease. Mod Pathol. 2007;20:884–94.

[51] Selves J, Meggetto F, Brousset P, Voigt JJ, Pradère B, Grasset D, et al. Inflammatory pseudotumor of the liver. Evidence for follicular dendritic reticulum cell proliferation associated with clonal Epstein–Barr virus. Am J Surg Pathol. 1996;20:747–53.

[52] Su LD, Atayde–Perez A, Sheldon S, Fletcher JA, Weiss SW. Inflammatory myofibroblastic tumor: cytogenetic evidence supporting clonal origin. Mod Pathol. 1998;11:364–8.

[53] Gonzalez–Ojeda A, Rodriguez–Alcantar DA, Arenas–Marquez H, Sanchez Perez–Verdia E, Chavez–Perez R, Alvarez–Quintero R,

et al. Retained foreign bodies following intra–abdominal surgery. Hepatogastroenterology. 1999;46:808–12.

[54] Kalovidouris A, Kehagias D, Moulopoulos L, Gouliamos A, Pentea S, Vlahos L. Abdominal retained surgical sponges: CT appearance. Eur Radiol. 1999;9:1407–10.

[55] Shepherd NA, Lee G. Solitary necrotic nodules of the liver simulating hepatic metastases. J Clin Pathol. 1983;36:1181–3.

[56] Berry CL. Solitary "necrotic nodule" of the liver: a probable pathogenesis. J Clin Pathol. 1985;38:1278–80.

[57] Sundaresan M, Lyons B, Akosa AB. "Solitary" necrotic nodules of the liver: an aetiology reaffirmed. Gut. 1991;32:1378–80.

[58] Tsui WM, Yuen RW, Chow LT, Tse CC. Solitary necrotic nodule of the liver: parasitic origin? J Clin Pathol. 1992;45:975–8.

[59] Feldmeier H, Schuster A. Mini review: hookworm–related cutaneous larva migrans. Eur J Clin Microbiol Infect Dis. 2012;31:915–8.

[60] Liu Q, Li MW, Wang ZD, Zhao GH, Zhu XQ. Human sparganosis, a neglected food borne zoonosis. Lancet Infect Dis. 2015;15:1226–35.

[61] Macpherson CN. The epidemiology and public health importance of toxocariasis: a zoonosis of global importance. Int J Parasitol. 2013;43:999–1008.

[62] Maruyama H, Nawa Y, Noda S, Mimori T, Choi WY. An outbreak of visceral larva migrans due to Ascaris suum in Kyushu, Japan. Lancet. 1996;347:1766–7.

[63] Despommier D. Toxocariasis: clinical aspects, epidemiology, medical ecology, and molecular aspects. Clin Microbiol Rev. 2003;16:265–72.

[64] Pinelli E, Herremans T, Harms MG, Hoek D, Kortbeek LM. Toxocara and Ascaris seropositivity among patients suspected of visceral and ocular larva migrans in the Netherlands: trends from 1998 to 2009. Eur J Clin Microbiol Infect Dis. 2011;30:873–9.

[65] Baldisserotto M, Conchin CF, Soares Mda G, Araujo MA, Kramer B. Ultrasound findings in children with toxocariasis: report on 18 cases. Pediatr Radiol. 1999;29:316–9.

[66] Ishibashi H, Shimamura R, Hirata Y, Kudo J, Onizuka H. Hepatic granuloma in toxocaral infection: role of ultrasonography in hypereosinophilia. J Clin Ultrasound. 1992;20:204–10.

[67] Parsons JC, Bowman DD, Grieve RB. Tissue localization of excretory–secretory antigens of larval Toxocara canis in acute and chronic murine toxocariasis. Am J Trop Med Hyg. 1986;27:492–8.

[68] Kaplan KJ, Goodman ZD, Ishak KG. Eosinophilic granuloma of the liver: a characteristic lesion with relationship to visceral larva migrans. Am J Surg Pathol. 2001;25:1316–21.

[69] de Savigny DH, Volle A, Woodruff AW. Toxocariasis: serological diagnosis by enzyme immunoassay. J Clin Pathol. 1979;32:284–8.

[70] Magnaval JF, Fabre R, Maurieres P, Charlet JP, de Larrard B. Application of the western blotting procedure for the immunodiagnosis of human toxocariasis. Parasitol Res. 1991; 77:697–702.

[71] Khuroo MS. Ascariasis. Gastroenterol Clin North Am. 1996;25: 553–77.

第 17 章　肝脏恶性肿瘤

Liver Tumors II: Malignant Tumors of the Liver

Naoshi Nishida　Ryuichi Kita　Kenichi Miyoshi　Masahiko Koda　Masaki Iwai　Arief A. Suriawinata　著

苏日嘎　杨　明　译　　杨　松　校

缩略语

AFP	α-fetoprotein	甲胎蛋白
ARID1	AT-rich interactive domain-containing protein 1A	富含 AT 的相互作用结构域蛋白 1A
BCLC	barcelona clinic liver cancer	巴塞罗那临床肝癌
CCC	cholangiocellular carcinoma	胆管细胞癌
CEUS	contract-enhanced US	超声造影 / 增强超声
CK	cytokeratin	细胞角蛋白
CoCC	cholangiolocellular carcinoma	细胆管癌
CT	computed tomography	计算机断层扫描
CTA	CT arteriography	CT 动脉造影
CTAP	CT arterial portography	CT 动脉门静脉造影
EZH2	zeste homolog 2	Zeste 同源物 2
Gd-EOB-DTPA	gadolinium-ethoxybenzyl-diethylenetri-amine pentaacetic acid	钆 – 乙氧基苯甲基 – 二乙烯三胺五乙酸
Gd-EOB-MRI	Gd-EOB-DTPA-enhanced MRI	Gd-EOB-DTPA 增强 MRI
HAIC	hepatic arterial infusion chemotherapy	肝动脉灌注化疗
HBV	hepatitis B virus	乙型肝炎病毒
HCC	hepatocellular carcinoma	肝细胞癌
HCV	hepatitis C virus	丙型肝炎病毒
MRI	magnetic resonance imaging	磁共振成像

NEC	neuroendocrine cancer	神经内分泌癌
NEN	neuroendocrine neoplasm	神经内分泌肿瘤
NET	neuroendocrine tumor	神经内分泌瘤
OATP	organic anion transporting polypeptide	有机阴离子转运多肽
PEI	percutaneous ethanol injection	经皮乙醇注射
PIVKA-II	prothrombin induced by vitamin K absence-II	异常凝血酶原
PS	performance status	体能状态
PTC	percutaneous transhepatic cholangiography	经皮肝穿刺胆管造影术
RFA	radiofrequency ablation	射频消融
SOL	space-occupying lesion	占位性病变
TACE	transarterial chemoembolization	经动脉化疗栓塞
TET1	ten-eleven translocation methylcytosine dioxygenase1	10–11 易位甲基胞嘧啶双加氧酶 1
US	ultrasonography	超声检查

一、定义和分类

原发性肝肿瘤起源于肝细胞、胆管细胞和间充质细胞（表 17–1）。在肝脏肿瘤中，肝细胞癌（HCC）是最常见的，大多数 HCC 是由慢性肝病引起严重肝细胞损伤和再生所致。慢性炎症通过诱导许多遗传 / 表观遗传改变导致再生结节的形成和 HCC 的发生。专业人员应将 HCC 与良性和其他恶性肿瘤进行鉴别，并对其进行相应治疗。慢性乙型肝炎病毒（HBV）或丙型肝炎病毒（HCV）的抗病毒治疗可降低与肝炎病毒相关的HCC 出现的风险[1, 2]。

胆管细胞癌（cholangiocellular carcinoma，CCC）起源于肝内或肝外胆管，是仅次于 HCC 的第二常见肝脏肿瘤类型。最近的全基因组、表观基因组和转录组分析显示，CCC 中可能存在反映病因学差异的分子亚型。囊腺癌是胆管囊腺瘤的恶性对应病变。肝母细胞瘤通常在＜2 岁的儿童中发现，但有少数青少年或年轻成人病例的报道。肉瘤性肿瘤很少见于肝脏，但血管肉瘤预后严重。

二、肝细胞癌

HCC 是一种具有明显地域差异的肿瘤，但人种和遗传效应在 HCC 中的重要性不大。同时，HCC 与化学物质、激素、酒精、营养、有无肝硬化的关系比较复杂。然而，HBV 和 HCV 感染、黄曲霉毒素暴露与 HCC 的发生显著相关[3, 4]。因此，通过检查肝功能、肿瘤标志物和图像分析对 HBV 和 HCV 慢性感染并暴露于黄曲霉毒素的患者进行随访非常重要。已知成功的抗病毒治疗可降低 HBV 和 HCV 感染患者发生 HCC 的风险[1, 2]。另外，基于最近的全面基因组和转录组分析，提出了可能与 HCC 生物学行为相关的 HCC 分子分类（表 17–2）。

表 17-1 肝脏恶性肿瘤

上皮性肿瘤	肝细胞来源	• 肝细胞癌 • 肝细胞癌，纤维板层变异型 • 肝母细胞瘤，上皮变异型
	胆管来源	• 肝内胆管癌（胆管细胞癌） • 胆管内乳头状肿瘤伴相关浸润性癌 • 黏液性囊性肿瘤伴相关浸润性癌（黏液性囊腺癌）
	混合或来源不确定	• 钙化性巢状上皮间质瘤 • 癌肉瘤 • 混合型肝细胞 – 胆管细胞癌 • 肝母细胞瘤，上皮 – 间质混合型 • 恶性横纹肌样瘤
间质性肿瘤	血管肿瘤	• 上皮样血管内皮瘤 • 血管肉瘤
	血液系统肿瘤	• 恶性淋巴瘤
	其他肿瘤	• 平滑肌肉瘤 • 横纹肌肉瘤 • 胚胎性肉瘤（未分化肉瘤） • 恶性纤维组织细胞瘤 • 恶性神经鞘瘤 • 肝脂肪肉瘤 • 卡波西肉瘤 • 滑膜肉瘤

改编自 WHO classification of tumors of the liver and intrahepatic bile ducts（2010）.

（一）病因学

慢性 HBV 和 HCV 感染是 HCC 最常见的病因。HCC 的其他风险因素包括酒精性肝病、非酒精性脂肪性肝炎、黄曲霉毒素 –B$_1$ 摄入、糖尿病、肥胖、遗传性疾病（如血色病和代谢性疾病）。HCC 的病因和风险因素因地理位置而异。

（二）早期和进展期 HCC

直径＜2cm 的 HCC 可分为两类[5]：早期和进展期 HCC。早期 HCC 是一种小的高分化肿瘤，外观呈模糊结节状。另一方面，进展期 HCC 多为中分化的肿瘤，具有明显的结节外观

和微血管浸润。

早期 HCC 的组织学特征包括细胞密度增加超过周围肝脏的 2 倍、肿瘤内汇管区、假腺型、弥漫性脂肪变性和不同数量的未配对动脉。然而，有时很难区分早期 HCC 和 HCC 的癌前病变高度异型增生结节。间质浸润是区分早期 HCC 和异型增生结节的最重要特征[5]。

（三）诊断

HCC 一般是通过 HCC 特异性肿瘤标志物（甲胎蛋白、AFP-L3 和 PIVKA-Ⅱ）的升高和诊断性影像的独特发现来确诊[6-8]。血清 AFP 测定

表 17–2　基于转录组、基因组、表观遗传组和染色体改变的肝细胞癌分类

分子学特征	G_1	G_2	G_3	G_4	G_5	G_6
基于转录组分析的细胞信号转导改变	有丝分裂细胞周期			Wnt 激活		
	AKT 激活					
	发育和印记基因，IGF2		细胞周期，核孔		应激和免疫应答	氨基酸代谢，E- 钙黏蛋白↓
临床特征	女性，非洲，年轻，高水平 AFP	血色病				
	HBV 低拷贝数	HBV 高拷贝数				卫星结节
甲基化			CDKN2A	CHD1		
突变	*AXIN1*	*TP53*、*AXIN1*、*PI3CA*	*TP53*	*HIF1A*	*CTNNB1*	
染色体状态	不稳定			稳定		
染色体改变	4q，16p，16q	4q，13q，16p，17p	4q，5q，16p，17p，21q，22q			

Boyault 等通过无参转录组分析确定了 6 个肝细胞癌亚组；表中显示了各个亚组与其临床特征、遗传、表观遗传和染色体改变的对应关系［引自 Boyault S et al. Transcriptome classification of HCC is related to gene alterations and to new therapeutic targets. Hepatology. 2007 Jan;45(1):42–52.］

与 PIVKA- Ⅱ联合可提高 HCC 诊断的准确性。

在 HCC 的发展过程中，可见细胞密度增加、门静脉流量减少、动脉血流量增加、库普弗细胞减少等几种病理改变。这些病理改变导致 HCC 影像学出现独特的表现。晚期肿瘤还可检出纤维包膜和坏死组织。

HCC 的超声检查图像表现如下：反映肿瘤异质性的马赛克征，与包膜存在相关的晕轮和侧位阴影，以及归因于 HCC 多步骤致癌作用的结节内结节模式[9, 10]。门静脉和肝静脉血栓形成也是 HCC 的特征性表现。由于肿瘤动脉血流增加和库普弗细胞减少，使用全氟丁烷的增强 US（contract-enhanced US，CEUS）显示早期肿瘤染色和库普弗期缺失。CEUS 再灌注缺陷是 HCC 的特征性表现之一[11]。使用多排螺旋的动态计算机断层扫描也用于 HCC 的诊断，可观察到动脉期血管染色和延迟期对比剂洗脱[12]。晚期 HCC，在磁共振成像中，T_1 加权像显示低信号区域，T_2 加权像上显示高信号区域[13]。钆 – 乙氧基苯甲基 – 二乙烯三胺五乙酸（Gd-EOB-DTPA）是 MRI 诊断 HCC 最常用的对比剂[14]。Gd-EOB-DTPA 通过有机阴离子转运多肽转运蛋白（OATP）转入肝细胞。大多数 HCC 细胞中缺乏 OATP1B3 表达，因此，Gd-EOB-DTPA 增强 MRI（Gd-EOB-MRI）的肝胆期 HCC 不强化[15]。也已知有一小部分 HCC 过表达 OATP1B3，在肝胆期图像上显示肿瘤细胞对 Gd-EOB 的摄取增加（图 17–1 和图 17–2）。HCC 血管造影显示富血供肿瘤。

病例 17–1：HCC 结节伴 Gd-EOB-DTPA 摄取
62 岁男性患者，患有肝硬化和 HCV 感染，

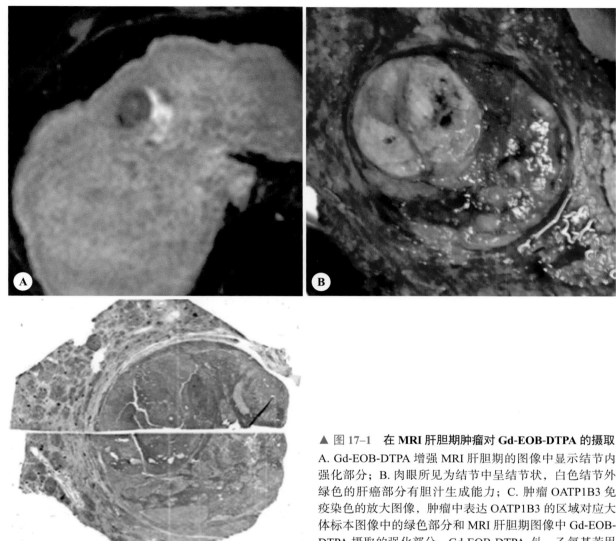

▲ 图 17-1　在 **MRI** 肝胆期肿瘤对 **Gd-EOB-DTPA** 的摄取
A. Gd-EOB-DTPA 增强 MRI 肝胆期的图像中显示结节内强化部分；B. 肉眼所见为结节中呈结节状，白色结节外绿色的肝癌部分有胆汁生成能力；C. 肿瘤 OATP1B3 免疫染色的放大图像，肿瘤中表达 OATP1B3 的区域对应大体标本图像中的绿色部分和 MRI 肝胆期图像中 Gd-EOB-DTPA 摄取的强化部分。Gd-EOB-DTPA. 钆 - 乙氧基苯甲基 - 二乙烯三胺五乙酸

为进一步检查肝脏肿瘤被送入我院。MRI 检查显示 S_4 段处 3cm 肿瘤，呈结节状（图 17-1）。肿瘤中表达 OATP1B3 的区域与肝胆期图像中摄取 Gd-EOB-DTPA 的部分相对应（图 17-1 和图 17-2）。

（四）巴塞罗那临床肝癌分期系统和 HCC 的治疗

巴塞罗那临床肝癌（Barcelona Clinic Liver Cancer，BCLC）分期系统常用于 HCC 分期，包括以下 5 个阶段[16]。

- 极早期（0）：肿瘤<2cm，患者体力状态（performance status，PS）0 级，Child-Pugh A 级。

- 早期（A）：单个肿瘤<5cm 或最多 3 个肿瘤均<3cm。PS 0 级和 Child-Pugh A 级或 B 级。

- 中期（B）：肝脏多结节肿瘤，PS 0 级，Child-Pugh A 级或 B 级。

- 晚期（C）：HCC 伴血管侵犯和淋巴结或其他身体器官转移。PS 1 级或 2 级，Child-Pugh A 级或 B 级。

- 终末期（D）：PS 3 级或 4 级，或 Child-Pugh C 级。

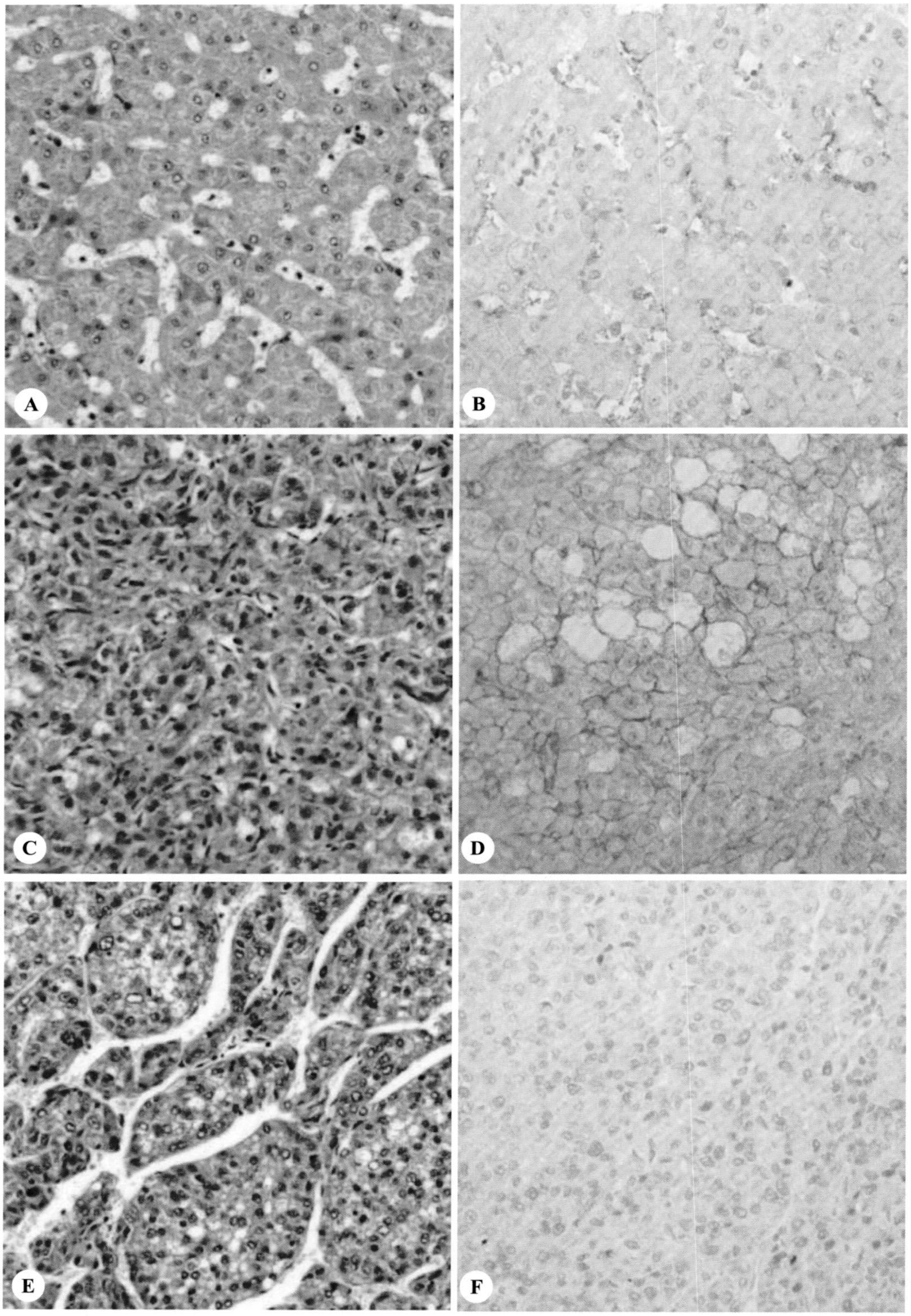

▲ 图 17–2　非肝癌肝实质的镜下图像（A 和 B），摄取 Gd-EOB-DTPA 的肿瘤周围区域强化部分的镜下图像（C 和 D），以及未摄取 Gd-EOB-DTPA 的肿瘤内结节的镜下图像（E 和 F）

分别予 HE 染色（A、C 和 E）和 OATP1B3 免疫组化染色（B、D 和 F）。肿瘤周围高至中分化的肝癌细胞膜上 OATP1B3 免疫染色呈阳性（C 和 D）。肿瘤内结节显示为中度分化肝细胞癌，不表达 OATP1B3（E 和 F）。周围的非癌肝细胞也显示出 OATP1B3 的表达（B），尽管染色弱于肿瘤周围区域的肝细胞癌细胞（D）。Gd-EOB-DTPA. 钆－乙氧基苯甲基－二乙烯三胺五乙酸根据这一分类，极早期至早期 HCC 患者应接受根治性治疗，如手术切除、射频消融（radiofrequency ablation，RFA）和肝移植。对中期 HCC 患者建议进行肝动脉化疗栓塞（transarterial chemoembolization，TACE）治疗。然而，基于分子靶向治疗的最新进展，如果患者属于 TACE 难治型，中期 HCC 也可以尝试分子靶向治疗。晚期 HCC 适合索拉非尼、瑞戈非尼和仑伐替尼等分子靶向治疗[17-19]。终末期 HCC 患者通常接受支持性治疗。

病例 17-2：早期 HCC

此为 1 例 HCV 感染、肝硬化合并早期 HCC 的病例。患者接受了 S_6 段外周区域肿瘤的切除术。术前影像 B 超提示是一个 1.5cm 高回声结节（图 17-3）。血管成像 CT 显示注射对比剂前为小的低密度肿瘤；注射对比剂后，早期和延迟期无明显强化，提示此肿瘤为含脂肪成分的乏血供肿瘤（图 17-4）。MRI 中 T_1 加权像中高信号肿瘤在反相位图像中显示为低信号，表明肿瘤含脂肪变性。在增强早期图像中，肿瘤是缺乏血供的（图 17-5）。肉眼可见肿瘤边缘不清，无纤维包膜，无膨胀性生长的发现。在肿瘤内观察到弥漫性脂肪变和不同数量的汇管区。镜下还观察到细胞密度增加、核异型性和间质浸润（图 17-6）。

病例 17-3：进展期 HCC

一名 44 岁的 HBsAg 阳性男性患者，每年接受数次血清学检查，发现 AFP 水平升高至 56ng/ml。US、CT 和血管造影显示 S_8 段直径为 1.5cm 的 HCC（图 17-7）。

病例 17-4：肝细胞癌

一名 64 岁的男性患者，血清 HCV-RNA 阳性，转诊接受干扰素治疗。肝脏化学提示：TBIL 0.5mg/dl，AST 49U/L，ALT 40U/L，ALP 301U/L，GGT 207U/L，透明质酸 182ng/ml，HCV 基因型 1b 型，AFP 6.5ng/ml，PIVKA-II 443mAU/ml，PTA 86%，PLT $17 \times 10^4/\mu l$，ICG（R_{15}）12%。腹

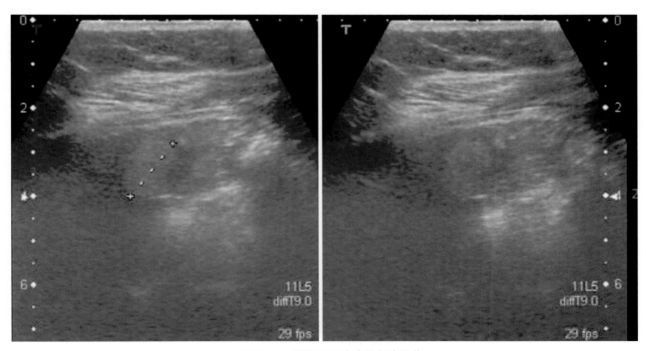

▲ 图 17-3　早期肝细胞癌的超声图像
在右叶外周区域可见小的高回声结节（15mm）

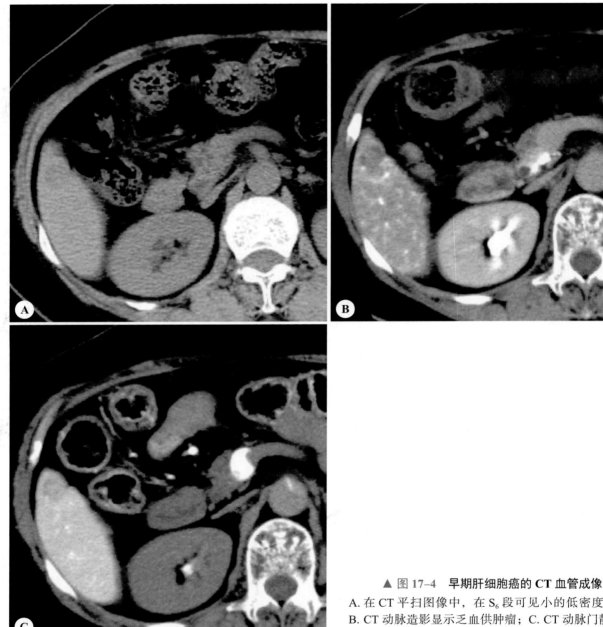

▲ 图 17-4 早期肝细胞癌的 CT 血管成像
A. 在 CT 平扫图像中，在 S₆ 段可见小的低密度结节；B. CT 动脉造影显示乏血供肿瘤；C. CT 动脉门静脉造影显示肿瘤门静脉血流减少

部 US 显示 S₅ 段相邻两处占位性病变。CEUS 显示动脉期大的富血供和小的乏血供肿瘤。库普弗期 2 个肿瘤均可见对比剂的缺损（图 17-8）。CECT 还显示早期大的富血供肿瘤和小的乏血供肿瘤，晚期 2 个肿瘤均有缺损；血管造影 CT 显示动脉期较大肿瘤呈富血供，小肿瘤呈部分强化的乏血供；2 个肿瘤均显示静脉期缺损（图 17-9）。

MRI 显示 T₁ 加权像为低信号和高信号肿瘤，T₂ 加权像 2 个肿瘤均为高信号；Gd-EOB-DTPA 增强 MRI 显示血管期前者增强，后者缺损（图 17-10）。切除的大肿瘤中心坏死。2 个肿瘤均被包膜包绕。肿瘤细胞形成小梁状和部分腺样结构，伴有胆小管和胞质内胆汁（图 17-11）。在小肿瘤中，在周围纤维组织观察到坏死组织伴存活的肿瘤

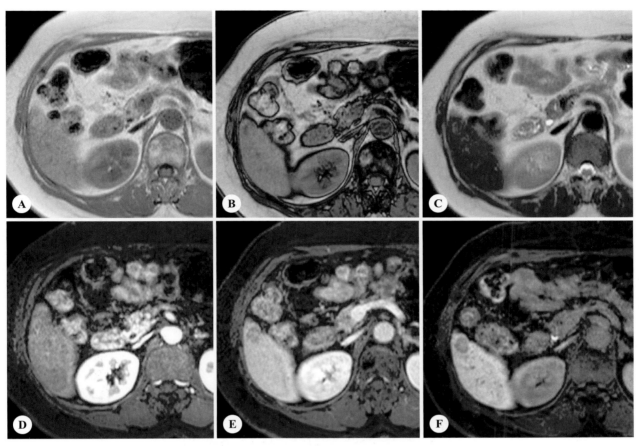

▲ 图 17-5　早期肝细胞癌的 MRI 图像

S₆ 段肿瘤的同相位 T₁ 加权像（A）、反相位 T₁ 加权像（B）、T₂ 加权像（C）、Gd-EOB-DTPA 增强 MRI 的动脉期图像（D）、Gd-EOB-DTPA 增强 MRI 的门静脉期图像（E）和 Gd-EOB-DTPA 增强 MRI 的肝胆期图像（F）。T₁ 加权同相位像中的高信号肿瘤在反相位像中为低信号，表明肿瘤脂肪变。在增强 MRI 图像中发现肿瘤缺乏血供

细胞（图 17-12）。

　　HCC 的治疗方法可分为手术或非手术两种。手术干预包括肝切除和肝移植。非手术方法包括 TACE 或肝动脉灌注化疗（hepatic arterial infusion chemotherapy，HAIC）、RFA[14]、经皮乙醇注射（percutaneous ethanol injection，PEI）[20] 或全身治疗[21]。图 17-13 显示了采用 TACE 治疗的 HCC 病例。切除的肿瘤内可见栓塞后坏死，结节间非肿瘤性肝实质出血（图 17-14）。

　　在 HAIC 中使用抗癌药物多柔比星或顺铂与碘油共同作用，导致肿瘤特异性滞留，并诱导纤维包膜包绕的完全坏死（图 17-15）。图 17-16 显示了采用 PEI 治疗的 HCC 病例。US 显示 HCC 有晕轮，PEI 后病灶呈强回声，切除的肿瘤被纤维组织包裹，内部完全坏死，合并出血（图 17-16）。图 17-17 显示了 RFA 后 HCC 组织的组织学特征，其中大量坏死被纤维包绕。TACE、TAI、PEI、RFA 治疗后，纤维包膜内外常留有活的细胞（图 17-18）。HCC 在 TACE 或 TAI 治疗后有时会观察到肉瘤样改变（图 17-19）。

　　HCC 的预后取决于其大小、浸润性生长和转移扩散、肝脏非肿瘤部分的功能[14]。HCC 可能并发动脉 - 门静脉瘘形成、食管静脉曲张和肺动脉高压伴肝硬化。在大多数情况下，循环和肾衰竭发生在大量腹水、门静脉瘤栓和肿瘤破裂后。

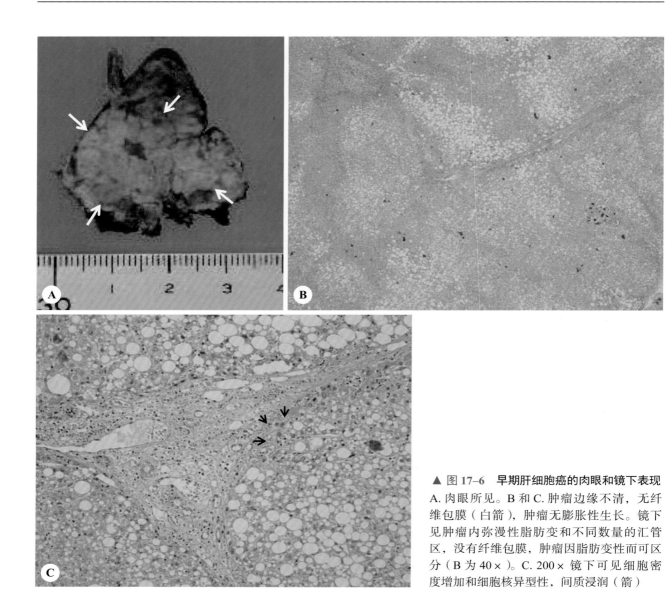

▲ 图 17-6　早期肝细胞癌的肉眼和镜下表现
A. 肉眼所见。B 和 C. 肿瘤边缘不清，无纤维包膜（白箭），肿瘤无膨胀性生长。镜下见肿瘤内弥漫性脂肪变和不同数量的汇管区，没有纤维包膜，肿瘤因脂肪变性而可区分（B 为 40×）。C. 200× 镜下可见细胞密度增加和细胞核异型性，间质浸润（箭）

三、肝内胆管癌（胆管细胞癌）

胆管上皮癌可以发生在肝内或肝外胆管的任何部位。起源于胆管的肿瘤根据部位分为三种类型。根据它们发生在肝脏内、肝门附近还是来自肝外胆管，分别被称为肝内或肝周胆管癌、肝门部胆管癌（包括 Klatskin 瘤）和远端胆管癌[22]。此外，在形态上与细胆管相似的一种 CCC 亚型被称为细胆管癌（cholangiolocellular carcinoma，CoCC），它被认为发生在 Hering 管（图 17-20）[23]。据报道，肝干细胞存在于 Hering 管内[24]。此外，

CoCC 有时在肿瘤内含有少量肝细胞癌成分，提示肝干细胞起源。另一方面，既有肝细胞又有胆管细胞分化的原发性肝癌被称为"混合型肝细胞 - 胆管细胞癌"[25]。

（一）病因

胆管慢性炎症可导致 CCC。常见的易感因素是吸虫感染[26]、肝内胆管结石[27]、原发性硬化性胆管炎和先天性胆管囊性疾病[28]。有机溶剂（如二氯甲烷和 1, 2- 二氯丙烷）和放射性对比剂（二氧化钍）也可诱发 CCC[29]。

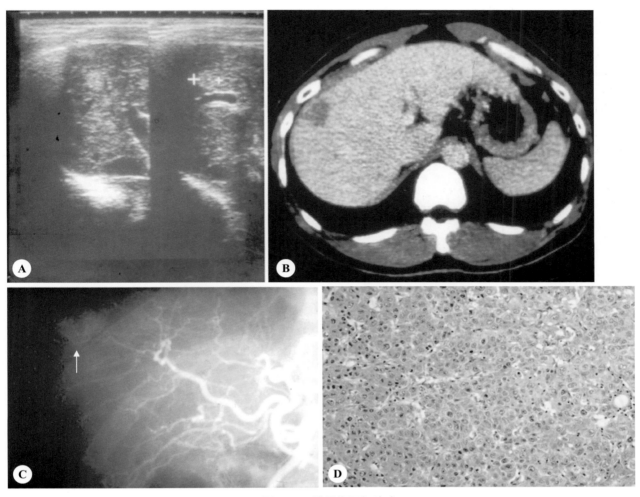

▲ 图 17-7　进展期肝细胞癌

A. 超声显示 S_8 段直径为 1.5cm 的高回声病灶；B. CT 增强扫描显示晚期有低密度区；C. 肝总动脉造影显示 S_8 段
肿瘤染色（箭）；D. 切除的肿瘤组织显示为中分化型肝细胞癌

有趣的是，CCC 还根据基因突变和表达特征分为 4 个亚组[30]。由吸虫感染引起的 CCC 以启动子 CpG 高度甲基化、10–11 易位甲基胞嘧啶双加氧酶 –1（ten-eleven translocation methylcytosine dioxygenase 1，TET1）表达降低、组蛋白甲基转移酶 Zeste 增强子同源蛋白 2（enhancer of Zeste homolog 2，EZH2）表达增加、富含 AT 的相互作用结构域 1A（AT-rich interactive domain-containing protein 1A，ARID1）基因频繁突变为特征，提示表观遗传机制可能参与了该类型 CCC 的致癌过程。也有报道说，胆管树不同部位的 CCC 在致癌过程中的突变型存在差异[31]。这些证据表明，CCC 的遗传改变和表观遗传改变的差异至少部分受其病因的影响。另一方面，在形态学上，肿瘤可分为肿块形成型、管周浸润型和管内生长型[32]。

（二）诊断

肿块形成型的 CCC 是一种局限性肿瘤，呈小叶状，无包膜；而管周浸润型的 CCC 具有高度侵袭性，有时超声无法发现。管内生长型 CCC 导致管内肿块、梗阻和胆管扩张。CCC 的 CEUS 图像一般表现为轻微的富血供模式。在 CCC 病例中可以看到早期肿瘤边缘的环状强化和延迟

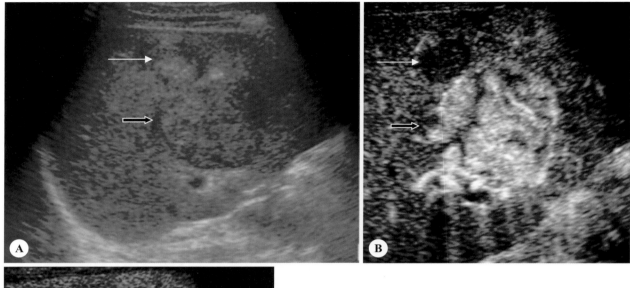

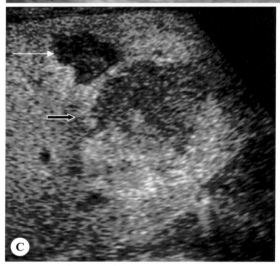

▲ 图 17-8　肝细胞癌有或无对比剂的超声表现

A. 回声图形中伴晕环的等回声占位性病变（短箭）和高回声占位性病变（长箭）呈马赛克状；B. 超声造影显示血管期大占位性病变呈高回声，小占位性病变呈低回声；C. 在库普弗期的 2 个占位性病变中都看到了低回声模式（图片由 Dr. T. Mori 提供）

强化，但在肝转移瘤中也可以观察到这些现象。MRI 通常在 T_1 加权像上显示低信号的肿瘤，在 T_2 加权像上显示高信号的肿瘤[22]。

（三）治疗

手术切除肿瘤是一线治疗；对于不能切除的病例，一般推荐使用吉西他滨加或不加顺铂的全身化疗。放疗和化疗作为姑息治疗[33]。

病例 17-5：胆管癌，肿块形成型

男，66 岁，主诉黄疸。US 显示 S_4 段有一个大的等回声肿瘤（图 17-21）。CT 显示 S_4 段肿瘤有延迟强化（图 17-22）。经皮肝穿刺胆管造影显示右肝胆管扩张。US 引导肿瘤活检显示伴有纤维化的腺瘤结构（图 17-23）。

病例 17-6：胆管细胞癌合并华支睾吸虫感染

女，72 岁，主诉食欲减退、全身不适、黄疸。实验室检查显示：TBIL 6.91mg/dl，GOT 208U/L，GPT 315U/L，ALP 3952U/L，GGT 1194U/L，CRP 4.7mg/dl，WBC 6400/mm³，嗜酸性粒细胞 9.6%，CA19-9 9788U/L。TBIL 达 23.36mg/dl 时，行鼻胆管引流和经皮肝穿刺胆道引流。胆汁中含有华支睾吸虫卵。内镜逆行胰胆管造影显示左右胆管交界处梗阻，周围胆管扩张。CECT 显示门静脉主干低密度区，主动脉旁淋巴结肿胀，肝脏

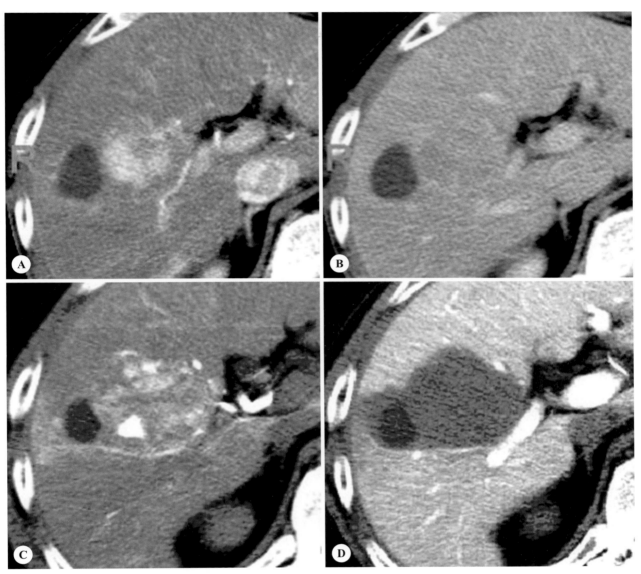

▲ 图 17-9　肝细胞癌有或无血管造影的 CT 表现

A. CT 增强扫描早期大肿瘤呈高密度，小肿瘤呈低密度；B. 晚期 2 个肿瘤均呈等密度或低密度；C. CT 血管成像显示在动脉期大肿瘤血供丰富，小肿瘤部分区域血供丰富；D. CT 血管成像显示在静脉期 2 个肿瘤均呈低密度（图片由 Dr. T. Mori 提供）

内多个小的低密度区。患者死于肝衰竭。尸检显示汇管内腺体发育异常，伴有纤维化和中性粒细胞浸润。胆管癌通常与纤维化有关（图 17-24）。

病例 17-7：含有细胆管癌成分的胆管细胞癌

女，75 岁，表现为丙肝肝硬化和肝结节。实验室检查显示：HBsAg 阴性，HCV 抗体阳性，AST 58U/L，ALT 33U/L，ALP 223U/L，AFP 9.9ng/ml，PIVKA-Ⅱ 25mAU/ml，CEA 3.7ng/ml，

CA19-9 45.1U/ml。

B 超图像显示 $S_{4/8}$ 段低回声结节（图 17-25）。结节在 CT 平扫上表现为稍低密度，动脉期强化，中央区部分缺损（图 17-26）。肿瘤在 Gd-EOB-DTPA 增强 MRI 肝胆相表现为缺损（图 17-27）。肿瘤边缘不规则，无包膜。显微镜检查显示肿瘤由 CCC、CoCC 和低分化的 CCC 成分组成（图 17-28 和图 17-29）。

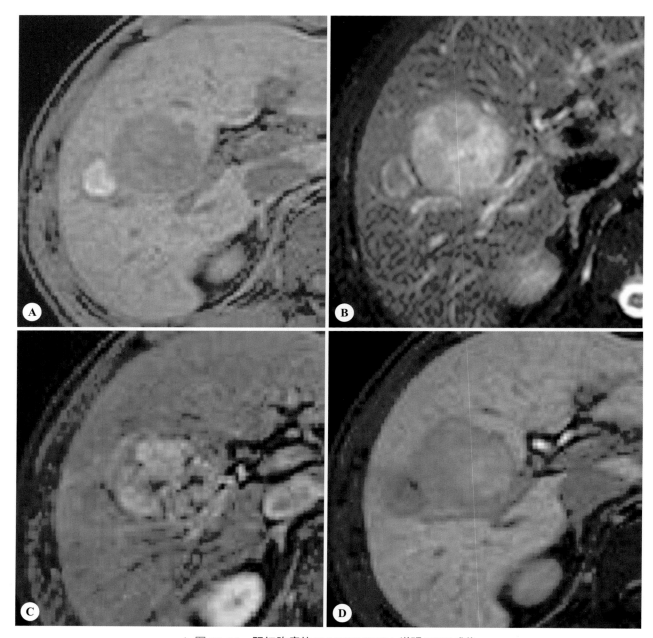

▲ 图 17-10　肝细胞癌的 Gd-EOB-DTPA 增强 MRI 成像

A. MRI T$_1$ 加权像显示大肿瘤呈低信号，小肿瘤呈高信号；B. MRI T$_2$ 加权像显示大肿瘤呈高信号，小肿瘤呈混杂信号；C. Gd-EOB-DTPA 增强 MRI 图像显示大肿瘤动脉期为高信号，小肿瘤为等信号；D. EOB 增强 MRI 图像显示 2 个肿瘤在肝胆期均为低信号（图片由 Dr. T. Mori 提供）

四、黏液性囊腺癌

黏液性囊腺瘤被认为是黏液性囊腺癌的前驱或良性病变[32]；绝大多数发生在中年女性，直到肿瘤变大才会引起症状或体征。转移是罕见的，当囊性病变内含有肿瘤上皮时，肿瘤被认为是低度恶性肿瘤或原位癌。手术效果良好[34]。

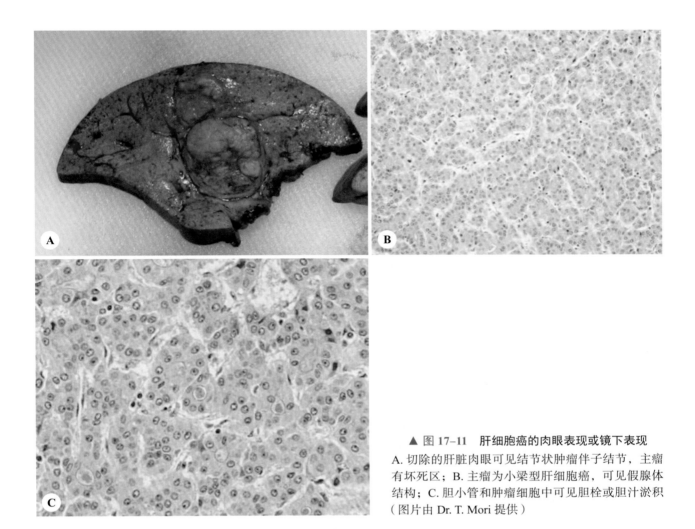

▲ 图 17–11　肝细胞癌的肉眼表现或镜下表现

A. 切除的肝脏肉眼可见结节状肿瘤伴子结节，主瘤有坏死区；B. 主瘤为小梁型肝细胞癌，可见假腺体结构；C. 胆小管和肿瘤细胞中可见胆栓或胆汁淤积（图片由 Dr. T. Mori 提供）

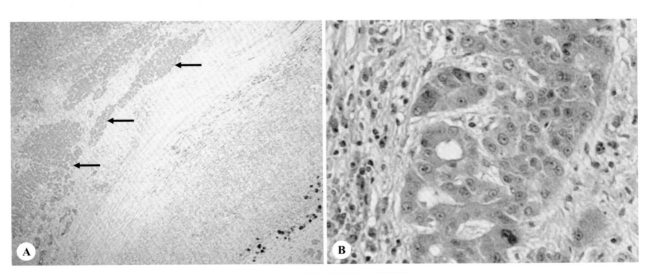

▲ 图 17–12　肝细胞癌的组织学表现

A. 小肿瘤中央坏死，有孤立的肿瘤细胞（箭），周围纤维化；B. 肿瘤细胞形成小梁和假腺体结构（图片由 Dr. T. Mori 提供）

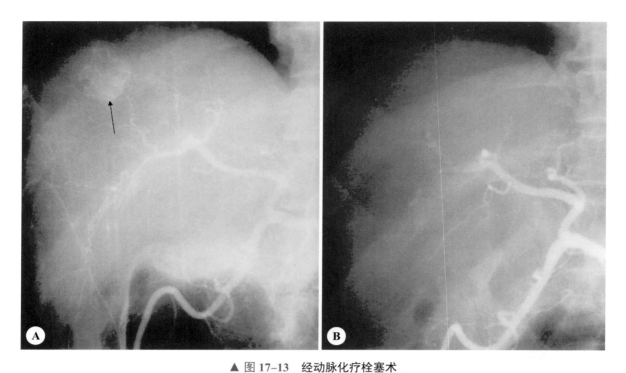

▲ 图 17-13　经动脉化疗栓塞术

A. 右肝血管造影显示 S_8 段（右叶前上段）有一富血供区域（箭）；B. 经动脉化疗栓塞后动脉造影显示动脉血流消失

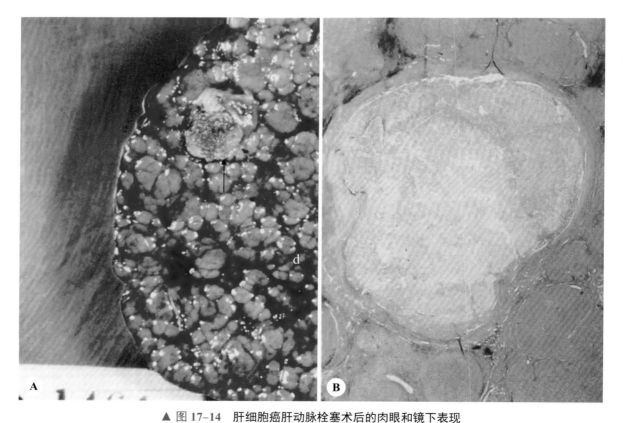

▲ 图 17-14　肝细胞癌肝动脉栓塞术后的肉眼和镜下表现

A. 切除肝脏的切面，坏死结节（箭）被非肿瘤性再生结节包围；B. 组织学检查显示完全坏死的有包膜肿瘤，肿瘤周围纤维间隔有灶性出血

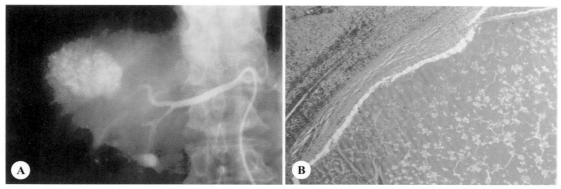

▲ 图 17-15　肝动脉灌注化疗

A. 灌注后，碘油在肿瘤区域染色；B. 镜下表现证实肝动脉灌注化疗后肿瘤细胞完全坏死

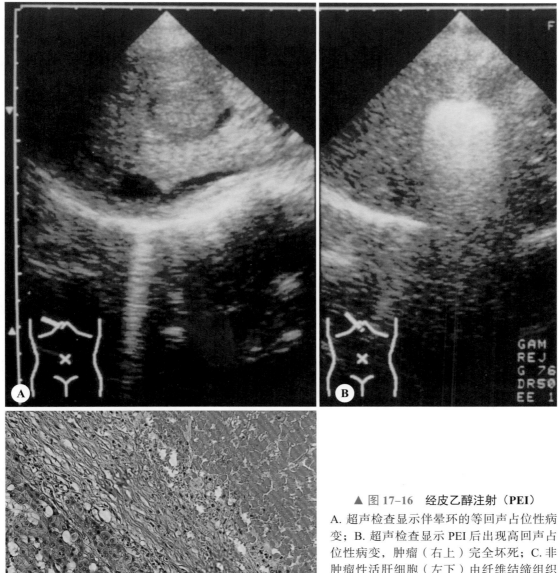

▲ 图 17-16　经皮乙醇注射（PEI）

A. 超声检查显示伴晕环的等回声占位性病变；B. 超声检查显示 PEI 后出现高回声占位性病变，肿瘤（右上）完全坏死；C. 非肿瘤性活肝细胞（左下）由纤维结缔组织分隔（图片由 Maki Iwai，Kyoto Prefectural University of Medicine 提供）

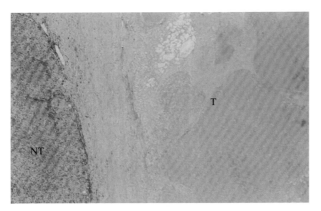

▲ 图 17-17　射频消融（RFA）

RFA 引起的有包膜肿瘤（T）的大片坏死。T. 肿瘤；NT. 非肿瘤

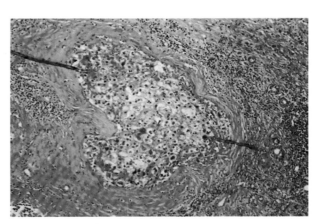

▲ 图 17-18　经动脉化疗栓塞后仍存活的肝细胞癌细胞

经动脉化疗栓塞后纤维包膜内残存一小片活的肿瘤细胞

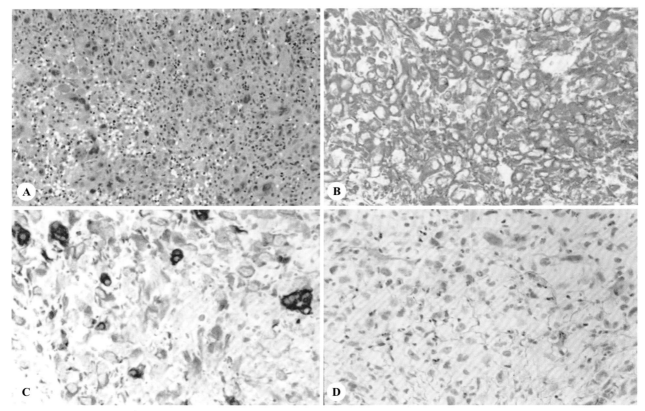

▲ 图 17-19　肝细胞癌肉瘤性改变

A. 多核肿瘤细胞与纤维间质细胞共存；B. 免疫组织化学方法检测肿瘤细胞中波形蛋白的表达；C. 肿瘤细胞 CK19 染色；D. 肿瘤细胞中未检测到 CK20 免疫反应

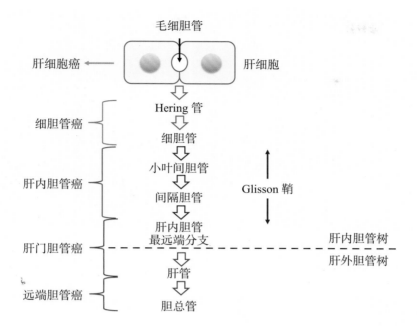

▲ 图 17-20　胆管树和癌细胞来源

根据它们是发生在肝脏内、靠近肝门还是来自肝外胆管，分别被称为肝内胆管癌或肝周胆管癌、肝门胆管癌(Klatkin 瘤)或者远端胆管癌。在形态上与细胆管相似的一种胆管细胞癌亚型被称为细胆管癌，它被认为发生在 Hering 管。据报道，Hering 管由肝干细胞组成。细胆管癌有时在肿瘤内含有肝细胞癌和胆管细胞癌成分，提示它可能起源于肝干细胞

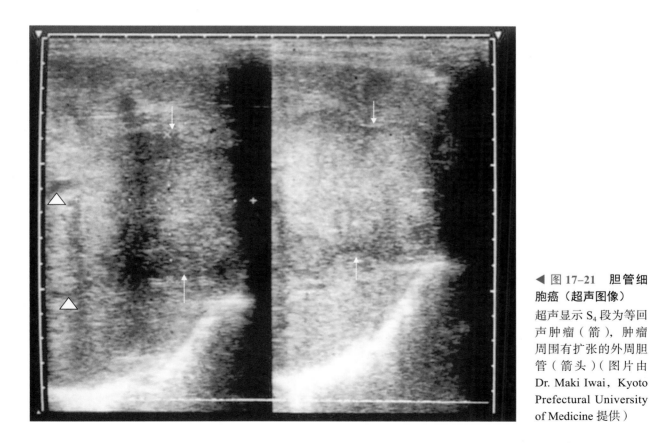

◀ 图 17-21　胆管细胞癌（超声图像）

超声显示 S_4 段为等回声肿瘤（箭），肿瘤周围有扩张的外周胆管（箭头）（图片由 Dr. Maki Iwai，Kyoto Prefectural University of Medicine 提供）

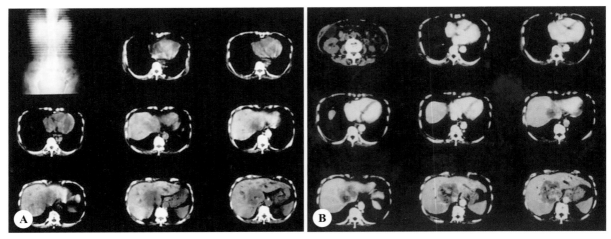

▲ 图 17-22　胆管细胞癌（CT 图像）

A. CT 显示 S₄ 段内低密度区；B. 对比剂可部分增强低密度区（延迟增强），左肝内胆管扩张，肿瘤侵犯下腔静脉

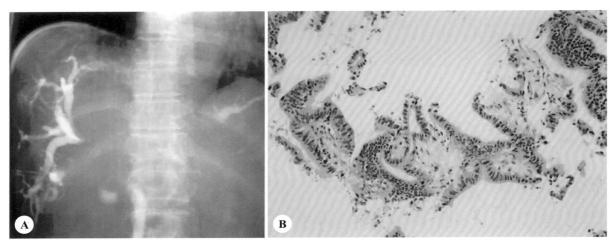

▲ 图 17-23　胆管细胞癌

A. 经皮经肝胆管造影术显示左右肝内胆管扩张，胆总管和肝内胆管之间可见对比剂中断；B. 肿瘤穿刺活检显示肿瘤腺体核极性和纤维间质局灶性丢失

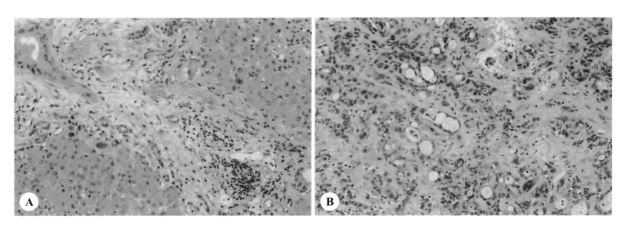

▲ 图 17-24　肝胆管细胞癌合并华支睾吸虫感染

A. 纤维性汇管区可见肿瘤性胆管（左上），多形核白细胞浸润，类似于非肿瘤性小叶间胆管；B. 纤维间质中可见发育异常的腺体和索状结构

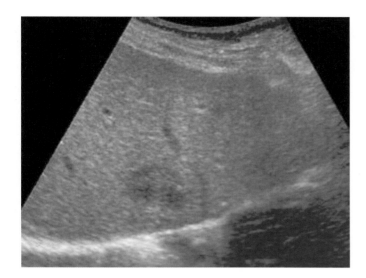

◀ 图 17-25　含有细胆管癌成分的胆管细胞癌
（超声图像）
超声表现为低回声结节，内部有不均匀等回
声病变

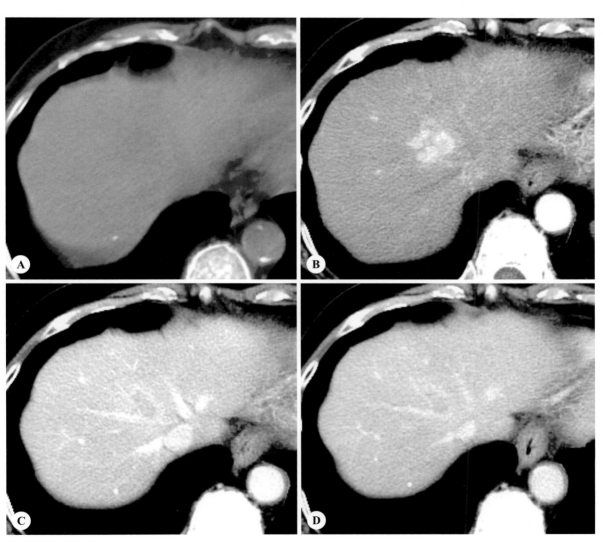

▲ 图 17-26　含有细胆管癌成分的胆管细胞癌（肿瘤 CT 图像）

CT 平扫图像（A）、动脉期图像（B）、门静脉期图像（C）和平衡期图像（D）。结节平扫呈稍低密度，动脉期呈
高密度，中央部分呈低密度，门静脉期及平衡期周围区域均有延迟强化

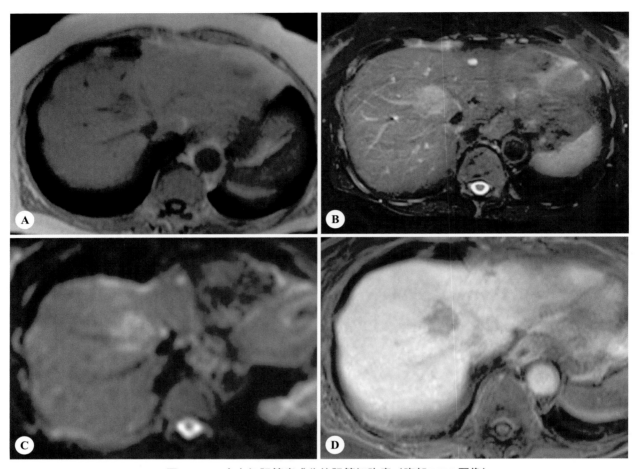

▲ 图 17-27　含有细胆管癌成分的胆管细胞癌（腹部 MRI 图像）

A. 肿瘤在 T_1 加权像上呈低信号；B 和 C. 肿瘤在 T_2 加权像和弥散加权像上呈高信号；D. 在 Gd-EOB-DTPA 增强扫描中，肝胆相表现为不规则的低信号结节

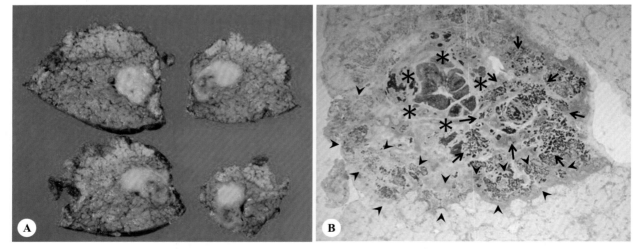

▲ 图 17-28　含有细胆管癌成分的胆管细胞癌（肉眼和镜下表现）

A. 用 CK7 免疫组织化学染色观察肿瘤的肉眼和镜下表现，切除标本的横断面。B. 肿瘤呈白色，边缘不规则，无包膜。CK7 免疫组织化学染色后肿瘤镜下所见。肿瘤由胆管细胞癌成分（箭）、细胆管癌成分（箭头）和低分化胆管细胞癌成分（星）组成

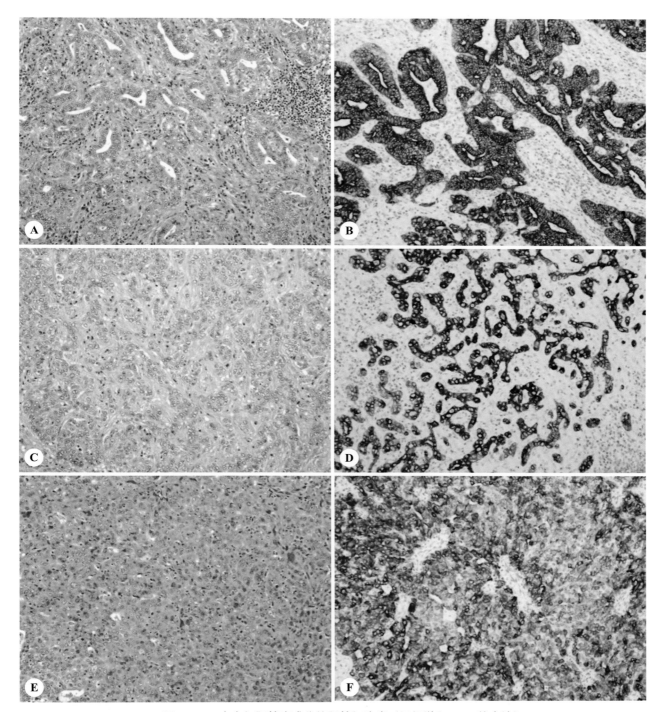

▲ 图 17-29　含有细胆管癌成分的胆管细胞癌（组织学和 **CK7** 的表达）

肿瘤 HE 染色和 CK7 免疫染色的镜下图像。CCC 成分（A）、CoCC 成分（C）和分化较差的 CCC 成分（E）的 HE 染色图像。同样展示了 CCC 成分（B）、CoCC 成分（D）和低分化 CCC 成分（F）的 CK7 免疫染色。在肿瘤的 CCC 成分中，癌细胞呈腺管样结构，纤维区可见淋巴细胞浸润（A），免疫组化显示 CK7 阳性（B）。在 CoCC 成分中，可见较小的类似胆管细胞的癌细胞，呈鹿角状增殖模式（C），免疫组化显示 CK7 阳性（D）。在低分化的 CCC 成分中，多形细胞表现为严重的细胞异型性，HCC 样致密增殖，纤维化区较少（E），免疫组化检查显示 CK7 呈阳性（F）。CCC. 胆管细胞癌；CoCC. 细胆管癌；HCC. 肝细胞癌

病例 17-8：黏液性囊腺癌

66 岁男性，表现为上腹部肿瘤，高回声，乳头状肿瘤，有动脉血流（图 17-30）。CECT 动脉期显示低密度区，边缘强化。在延迟期图像中，肿瘤密度不均匀，边缘强化明显（图 17-31）。T$_1$加权像显示肿瘤呈等信号，T$_2$加权像显示高信号（图 17-32）。血管造影显示新生血管和左肝动脉受压。切除的肿瘤呈纤维组织包绕的囊性结构和覆盖单层柱状上皮的囊腔。大部分上皮细胞脱落。剩余的上皮细胞呈嗜碱性，大小不规则，周边有移位的细胞核。胞质内可见 CA19-9 和癌胚抗原免疫反应，胞质内含黏液物质（图 17-33）。

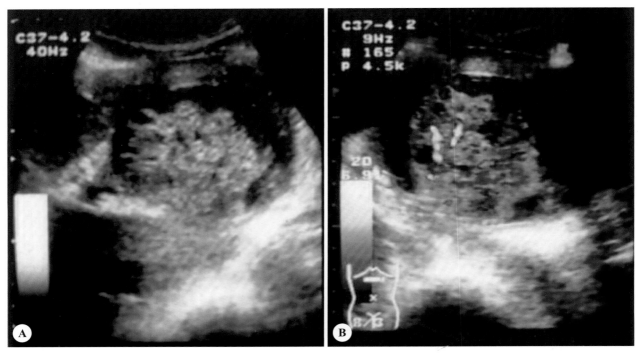

▲ 图 17-30　囊腺癌（超声图像）
A. 超声显示高回声肿瘤，周围有低回声区域；B. 多普勒超声显示肿瘤内动脉血流

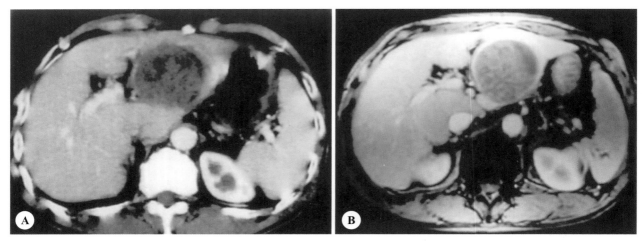

▲ 图 17-31　囊腺癌（CT 图像）
A.CT 早期表现为 S$_4$ 段低密度区，肿瘤内有动脉血管，周围被动脉包绕；B. CT 晚期显示肿瘤内呈低密度或不均匀密度区，边缘有低密度区

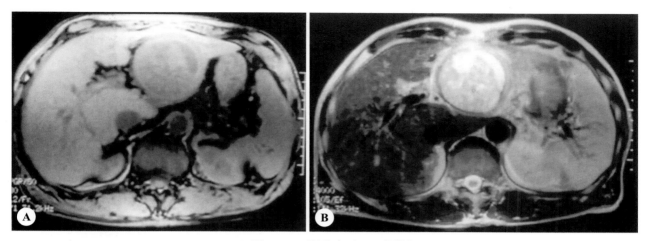

▲ 图 17-32　囊腺癌（**MRI** 图像）

A. MRI T_1 加权像显示肿瘤呈等信号，边缘呈高信号；B. MRI T_2 加权像显示肿瘤呈高信号，边缘呈低信号

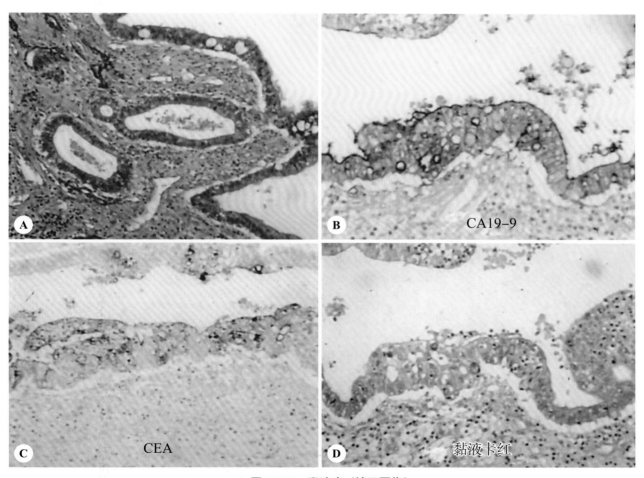

▲ 图 17-33　囊腺癌（镜下图像）

A. 囊性区域由立方形到低柱状上皮覆盖细胞间充质基质；B. 肿瘤显示细胞质和顶膜 CA19-9 染色；C. 囊腺癌细胞膜和细胞质 CEA 染色；D. 囊腺癌上皮中的黏蛋白被黏液卡红染成红色

通过影像学分析[35] 和组织学发现[32] 诊断囊腺癌。切除可以获得较高 5 年存活率和良好的预后[36]。

五、肝母细胞瘤

肝母细胞瘤是儿童最常见的肝脏肿瘤，与先天性畸形有关。绝大多数病例发生在 5 岁以下儿童，其中 2/3 小于 2 岁。男孩受到影响的频率是女孩的 2 倍。然而，也有一些中年人甚至是老年人的病例报道[37]。常见的症状是体重减轻、上腹部肿块增大和血清 AFP 升高。CT 平扫显示周边有钙化的等密度或低密度肿块[38]。组织学上，肝母细胞瘤有三种类型：上皮型、上皮间质混合型和间变型[39]。胎肝细胞比成人肝细胞含有更多的脂肪和糖原，在胎儿型肝母细胞瘤中可见苍白的外观或明暗相间的图案。间变型以高核浆比、高增殖活性、细胞边缘模糊和鳞状分化为特征。

病例 17-9

一名 5 月龄的婴儿因腹部肿瘤入院。他的 AFP 高达 61×10^4ng/ml，CT 显示 $S_{3\sim4}$ 段有钙化的低密度区（图 17-34）。MRI S_4 段 T_1 加权像呈低信号，T_2 加权像呈高信号（图 17-35）。诊断后，切除肿瘤，显示小肝细胞索（胎儿上皮型），其他区域管状（胚胎上皮型）和灶性角化（鳞状分化）（图 17-36）。

肝大和 AFP 升高可做出肝母细胞瘤的初步诊断。通过影像分析和肝活检可确诊。早期发现可能行根治性切除。术前化疗可以使肿瘤缩小。需要行手术切除和肝移植[40]。

六、肝脏肉瘤

与肝癌相比，肝脏肉瘤非常罕见，应与肝细胞癌鉴别。

七、上皮样血管内皮瘤

肝上皮样血管内皮瘤可表现为原发性肝肿瘤，其预后差异很大。一些患者活了几十年，而

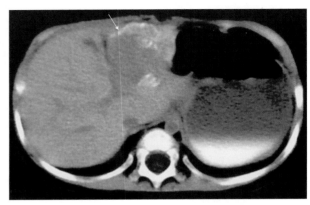

▲ 图 17-34 肝母细胞瘤（CT 图像）
CT 观察到在 S_4 段（内侧节段）有一个钙化的低密度肿瘤（箭）

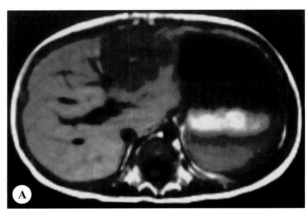

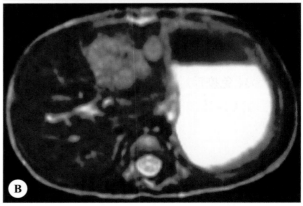

▲ 图 17-35 肝母细胞瘤（MRI 图像）
A. MRI 显示低信号病灶，边缘钙化；B. MRI T_2 加权像显示 S_4 段有高信号区

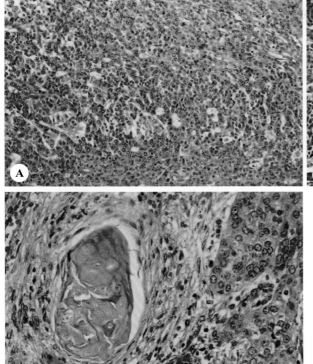

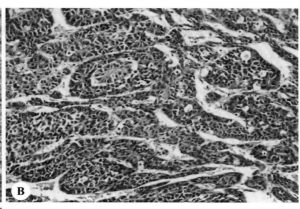

▲ 图 17-36　肝母细胞瘤（组织学图像）

A. 肝母细胞瘤，胎儿上皮型，肿瘤由片状和小梁状小肝细胞组成；B. 肝母细胞瘤，胚胎上皮型，肿瘤细胞核浆比高，呈腺样排列；C. 肝母细胞瘤，肝母细胞瘤有角化形成

另一些人在几个月内死亡。其原因尚不清楚。推测与口服避孕药的使用有一定的关系[41]，女性比男性更容易受到影响。

病例 17-10

44 岁女性，有口服避孕药史，出现肝脏占位性病变。CECT 早期显示 S_2 段、S_4 段、S_5 段和 S_6 段周围有多个肿瘤（图 17-37）。切除的肝组织显示肿瘤细胞和间质分布在汇管区周围，单个肿瘤细胞在纤维间质中分布，肿瘤细胞形成脉管系统，CD34 免疫反应阳性（图 17-38）。肿瘤生长缓慢，但可能转移[42]。肝移植具有良好的 5 年生存率[43]。

八、血管肉瘤

虽然只占原发性肝脏恶性肿瘤的 1%～2%，但血管肉瘤是最常见的肝脏肉瘤[44]。有一些已知的易感因素，如暴露于钍（二氧化钍）、氯乙烯和砷[44]。潜伏期很长，为 15～25 年。类固醇激素和尿烷也与血管肉瘤的发展有关[45, 46]。症状和体征包括疼痛、贫血、不明原因发热、体重减轻、腹部包块和腹腔积血。中位生存期为

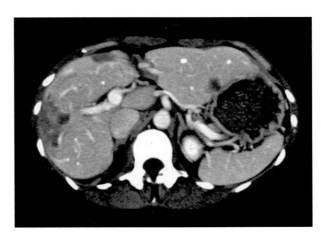

▲ 图 17-37　上皮样血管内皮瘤（CT 图像）

CECT 早期显示有多个低密度区，主要位于肝脏外周（图片由 Professor H Haga 提供）

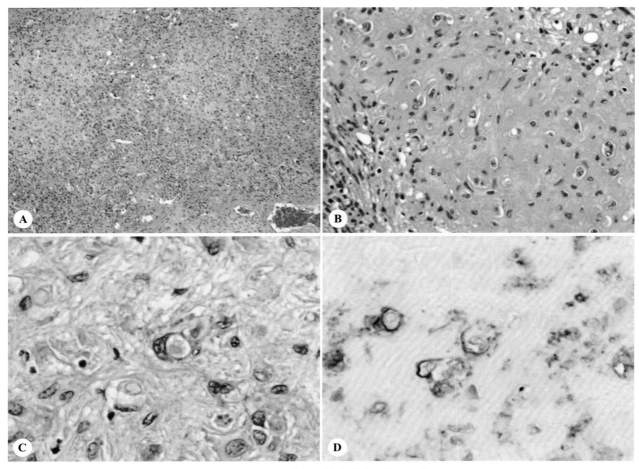

▲ 图 17-38　上皮样血管内皮瘤（镜下图像）

A. 肿瘤细胞的腺体结构分布在汇管区周围；B. 肿瘤细胞与纤维组织混合；C. 肿瘤细胞形成毛细血管结构（印章环状肿瘤细胞）；D. 肿瘤细胞呈 CD34 免疫反应阳性（图片由 Professor H Haga 提供）

6 个月。尽管影像学是有帮助的，但它们并不是决定性的。因此，经常需要在腹腔镜下进行肝活检。

病例 17-11

男性，47 岁，表现为体重减轻，糖尿病病史 5 年。没有易感因素（如二氧化钍或氯乙烯）。他的实验室数据显示：TBIL 1.9mg/dl，AST 83U/L，ALT 111U/L，ALP 777U/L，LAP 1340U/L，GGT 3490U/L，FBS 191mg/dl，AFP 2ng/ml，ICG（R_{15}）56%，PLT $9.6 \times 10^4/\mu l$。超声发现肝脏中有许多小肿瘤（图 17-39）。CT 平扫显示密度不均的肿瘤，而 CECT 未显示不同的密度（图 17-40）。腹腔镜检查显示肝表面下突起的红色结节（图 17-41）。血管造影显示门静脉被癌栓阻塞的多重染色（图 17-42）。患者很快诉说上腹痛和腹水，死于肝破裂。

尸检组织显示不规则扩张的肝窦和充血。肝窦内有多层不典型的多核内皮细胞和受压的肝细胞。免疫组织化学显示不典型内皮细胞内的Ⅷ因子（图 17-43）。

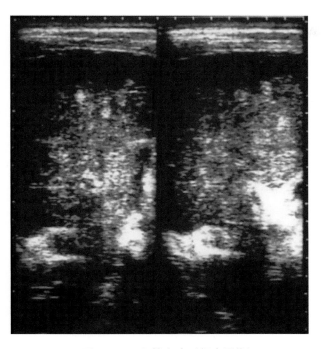

▲ 图 17–39　血管肉瘤（超声图像）
超声显示肝脏有多个小的高回声病变（图片由 Dr. Maki Iwai，Kyoto Prefectural University of Medicine 提供，经 chief editor 许可转载，引自 Iwai M, et al. A case report of primary hepatic angiosarcoma. J Kyoto Pref Univ Med 1988; 97: 859–68.）

肿瘤进展迅速，呈多中心生长。发生肺、肺门淋巴结、脾脏和骨骼转移。突发并发症为破裂并腹腔积血，病程进展，预后差。

九、原发性肝神经内分泌肿瘤

神经内分泌肿瘤（neuroendocrine neoplasm，NEN）起源于神经内分泌细胞，神经内分泌细胞存在于全身各器官，如肺部和胃肠道。根据形态学、Ki-67 指数和有丝分裂计数对 NEN 进行组织学分类。神经内分泌瘤（neuroendocrine tumor，NET）G_1 期的 Ki-67 指数≤为 2%，NET G_2 期为 Ki-67 指数为 3%～20%，神经内分泌癌（neuroendocrine cancer，NEC）Ki-67 指数＞20%。NET 是一种生长缓慢的肿瘤，NEC 具有侵略性[47]。原发性肝神经内分泌肿瘤极为罕见。

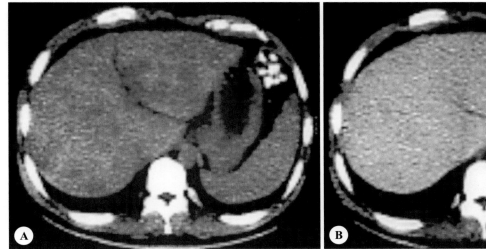
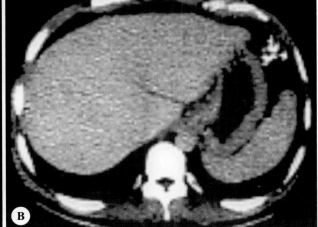

▲ 图 17–40　血管肉瘤（CT 图像）
A. CT 平扫显示肝脏密度不均；B. CECT 显示肝脏密度均匀（经许可转载，引自 Iwai M, et al. A case report of primary hepatic angiosarcoma. J Kyoto Pref Univ Med 1988; 97: 859–68.）

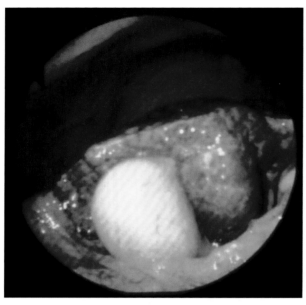

▲ 图 17-41　血管肉瘤（腹腔镜图像）

腹腔镜检查显示肝脏的不规则表面，胆囊内侧有表面下突起。表面有结节形成，结节表面呈红色，血供丰富（经 chief editor 许可转载，引自 Iwai M, et al. A case report of primary hepatic angiosarcoma. J Kyoto Pref Univ Med 1988; 97: 859–68.）

病例 17-12

75 岁女性，CT 提示肝肿瘤位于 S_4 段，约 20mm。血常规、肝功能、肿瘤标志物检测结果均在正常范围内。肿瘤在动脉期呈环状强化（图 17-44），肿瘤中心部延迟强化。CEUS 也显示环形强化伴有延迟强化和血管后期的缺损（图 17-44）。切除的肝组织显示伴有纤维血管间质和假性导管结构的肿瘤细胞分布（图 17-45）。肿瘤中央伴有出血性坏死和水肿性变性。免疫组化结果包括嗜铬素 A（+）、突触素（+）、CD56（+）、CDX2（+）、黏液卡红（-）、癌胚抗原（-）、细胞角蛋白 7（-）、细胞角蛋白 20（-）和雌激素受体（-）（图 17-45）。Ki-67（MIB-1）指数＜2%。由于术后检查未发现原发器官，故认为该肿瘤为原发性肝神经内分泌肿瘤（G_1）。

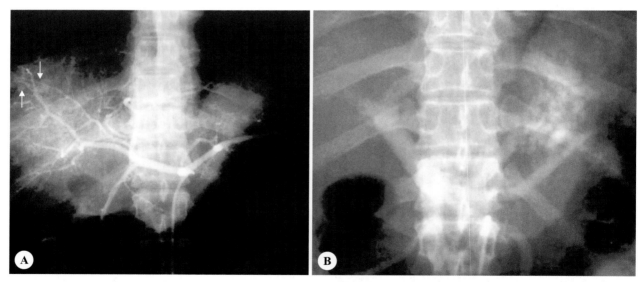

▲ 图 17-42　血管肉瘤（血管造影图像）

A. 血管造影显示右叶有多个小肿瘤染色（箭）；B. 门静脉造影显示门静脉主干有瘤栓（经许可转载，引自 Iwai M, et al. A case report of primary hepatic angiosarcoma. J Kyoto Pref Univ Med 1988; 97: 859–68.）

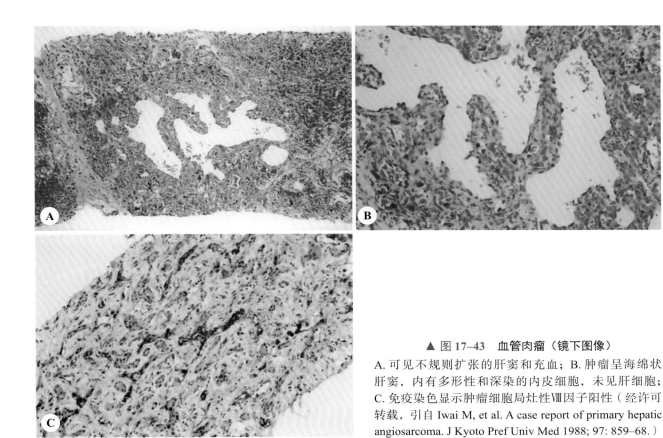

▲ 图 17-43 血管肉瘤（镜下图像）

A. 可见不规则扩张的肝窦和充血；B. 肿瘤呈海绵状肝窦，内有多形性和深染的内皮细胞，未见肝细胞；C. 免疫染色显示肿瘤细胞局灶性Ⅷ因子阳性（经许可转载，引自 Iwai M, et al. A case report of primary hepatic angiosarcoma. J Kyoto Pref Univ Med 1988; 97: 859–68.）

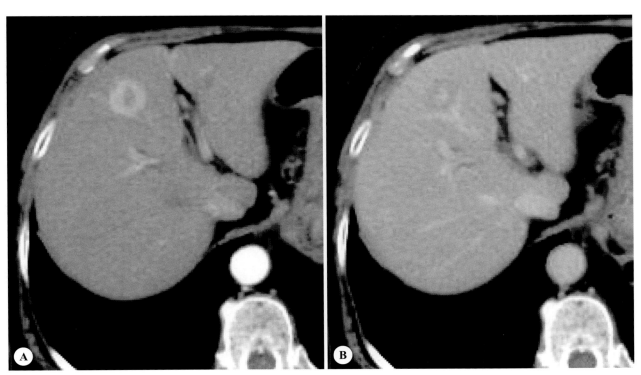

▲ 图 17-44 原发性肝神经内分泌肿瘤

A. CECT 显示动脉期呈环状强化；B. 平衡期肿瘤中央部分延迟强化，CEUS 显示血管期环状强化

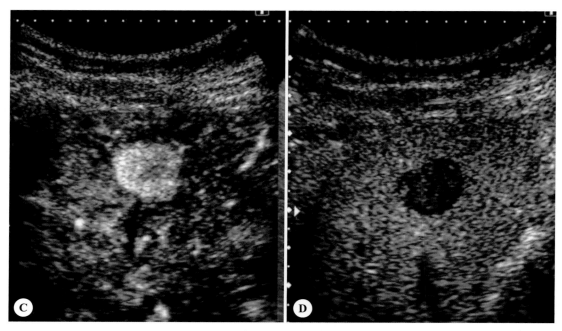

▲ 图 17-44（续） 原发性肝神经内分泌肿瘤
C. 中央部分延迟强化；D. 血管后期完全缺损

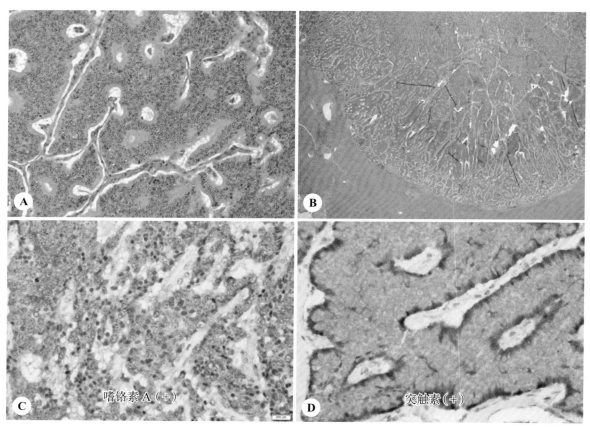

▲ 图 17-45 原发性肝神经内分泌肿瘤（镜下图像）

A. 病理结果显示伴有纤维血管间质和假性导管结构的肿瘤细胞分布；B. 肿瘤中央有出血性坏死和水肿变性；C 和 D. 嗜铬素 A（C）和突触素（D）免疫染色结果

致谢

我们非常感谢 Alex Y. Chang 教授对本章第 1 版的建设性意见。

参 考 文 献

[1] Lai CL, Yuen MF. Prevention of hepatitis B virus-related hepatocellular carcinoma with antiviral therapy. Hepatology. 2013;57:399–408.

[2] Morgan RL, Baack B, Smith BD, Yartel A, Pitasi M, Falck-Ytter Y. Eradication of hepatitis C virus infection and the development of hepatocellular carcinoma: a meta-analysis of observational studies. Ann Intern Med. 2013;158:329–37.

[3] Idilman R, De Maria N, Colantoni A, Van Thiel DH. Pathogenesis of hepatitis B and C-induced hepatocellular carcinoma. J Viral Hepat. 1998;5:285–99.

[4] Wogan GN. Aflatoxins as risk factors for hepatocellular carcinoma in humans. Cancer Res. 1992;52:2114s–8s.

[5] International Consensus Group for Hepatocellular Neoplasia. Pathologic diagnosis of early hepatocellular carcinoma: a report of the international consensus group for hepatocellular neoplasia. Hepatology. 2009;49:658–64.

[6] Peng SY, Lai PL, Chu JS, Lee PH, Tsung PT, Chen DS, Hsu HC. Expression and hypomethylation of alpha-fetoprotein gene in unicentric and multicentric human hepatocellular carcinomas. Hepatology. 1993;17:35–41.

[7] Aoyagi Y, Saitoh A, Suzuki Y, Igarashi K, Oguro M, Yokota T, Mori S, et al. Fucosylation index of alpha-fetoprotein, a possible aid in the early recognition of hepatocellular carcinoma in patients with cirrhosis. Hepatology. 1993;17:50–2.

[8] Okuda H, Nakanishi T, Takatsu K, Saito A, Hayashi N, Takasaki K, Takenami K, et al. Serum levels of des-gamma-carboxy prothrombin measured using the revised enzyme immunoassay kit with increased sensitivity in relation to clinicopathologic features of solitary hepatocellular carcinoma. Cancer. 2000;88:544–9.

[9] Bottelli R, Tibballs J, Hochhauser D, Watkinson A, Dick R, Burroughs AK. Ultrasound screening for hepatocellular carcinoma (HCC) in cirrhosis: the evidence for an established clinical practice. Clin Radiol. 1998;53:713–6.

[10] Kim CK, Lim JH, Lee WJ. Detection of hepatocellular carcinomas and dysplastic nodules in cirrhotic liver: accuracy of ultrasonography in transplant patients. J Ultrasound Med. 2001;20: 99–104.

[11] Kudo M. The 2008 Okuda lecture: management of hepatocellular carcinoma: from surveillance to molecular targeted therapy. J Gastroenterol Hepatol. 2010;25:439–52.

[12] Kuszyk BS, Bluemke DA, Urban BA, Choti MA, Hruban RH, Sitzmann JV, Fishman EK. Portal-phase contrast-enhanced helical CT for the detection of malignant hepatic tumors: sensitivity based on comparison with intraoperative and pathologic findings. AJR Am J Roentgenol. 1996;166:91–5.

[13] Ward J, Guthrie JA, Scott DJ, Atchley J, Wilson D, Davies MH, Wyatt JI, et al. Hepatocellular carcinoma in the cirrhotic liver: double-contrast MR imaging for diagnosis. Radiology. 2000;216:154–62.

[14] Forner A, Llovet JM, Bruix J. Hepatocellular carcinoma. Lancet. 2012;379:1245–55.

[15] Vilgrain V, Van Beers BE, Pastor CM. Insights into the diagnosis of hepatocellular carcinomas with hepatobiliary MRI. J Hepatol. 2016;64:708–16.

[16] Bruix J, Reig M, Sherman M. Evidence-based diagnosis, staging, and treatment of patients with hepatocellular carcinoma. Gastroenterology. 2016;150:835–53.

[17] Llovet JM, Ricci S, Mazzaferro V, Hilgard P, Gane E, Blanc JF, de Oliveira AC, et al. Sorafenib in advanced hepatocellular carcinoma. N Engl J Med. 2008;359:378–90.

[18] Bruix J, Qin S, Merle P, Granito A, Huang YH, Bodoky G, Pracht M, et al. Regorafenib for patients with hepatocellular carcinoma who progressed on sorafenib treatment (RESORCE): a randomised, double-blind, placebo-controlled, phase 3 trial. Lancet. 2017;389:56–66.

[19] Kudo M, Finn RS, Qin S, Han KH, Ikeda K, Piscaglia F, Baron A, et al. Lenvatinib versus sorafenib in first-line treatment of patients with unresectable hepatocellular carcinoma: a randomised phase 3 non-inferiority trial. Lancet. 2018;391:1163–73.

[20] Ishii H, Okada S, Okusaka T, Yoshimori M, Nakasuka H, Shimada K, Yamasaki S, et al. Needle tract implantation of hepatocellular carcinoma after percutaneous ethanol injection. Cancer. 1998;82:1638–42.

[21] Kudo M. A new era of systemic therapy for hepatocellular carcinoma with regorafenib and lenvatinib. Liver Cancer. 2017;6:177–84.

[22] Razumilava N, Gores GJ. Cholangiocarcinoma. Lancet. 2014;383:2168–79.

[23] Shiota K, Taguchi J, Nakashima O, Nakashima M, Kojiro M. Clinicopathologic study on cholangiolocellular carcinoma. Oncol Rep. 2001;8:263–8.

[24] Theise ND, Yao JL, Harada K, Hytiroglou P, Portmann B, Thung SN, Tsui W, et al. Hepatic 'stem cell' malignancies in adults: four cases. Histopathology. 2003;43:263–71.

[25] Brunt E, Aishima S, Clavien PA, Fowler K, Goodman Z, Gores G, Gouw A, et al. cHCC-CCA: consensus terminology for primary liver carcinomas with both hepatocytic and cholangiocytic differentiation. Hepatology. 2018;68(1):113–26.

[26] Okuda K, Nakanuma Y, Miyazaki M. Cholangiocarcinoma: recent progress. Part 1: epidemiology and etiology. J Gastroenterol Hepatol. 2002;17:1049–55.

[27] Koga A, Ichimiya H, Yamaguchi K, Miyazaki K, Nakayama F. Hepatolithiasis associated with cholangiocarcinoma. Possible etiologic significance. Cancer. 1985;55:2826–9.

[28] Bloustein PA. Association of carcinoma with congenital cystic conditions of the liver and bile ducts. Am J Gastroenterol. 1977;67:40–6.

[29] Shaib Y, El-Serag HB. The epidemiology of cholangiocarcinoma. Semin Liver Dis. 2004;24:115–25.

[30] Jusakul A, Cutcutache I, Yong CH, Lim JQ, Huang MN, Padmanabhan N, Nellore V, et al. Whole-genome and epigenomic landscapes of etiologically distinct subtypes of cholangiocarcinoma. Cancer Discov. 2017;7:1116–35.

[31] Nakamura H, Arai Y, Totoki Y, Shirota T, Elzawahry A, Kato M, Hama N, et al. Genomic spectra of biliary tract cancer. Nat Genet. 2015;47:1003–10.

[32] Nakanuma Y, Miyata T, Uchida T. Latest advances in the pathological understanding of cholangiocarcinomas. Expert Rev

Gastroenterol Hepatol. 2016;10:113–27.

[33] Bridgewater J, Galle PR, Khan SA, Llovet JM, Park JW, Patel T, Pawlik TM, et al. Guidelines for the diagnosis and management of intrahepatic cholangiocarcinoma. J Hepatol. 2014;60:1268–89.

[34] Akwari OE, Tucker A, Seigler HF, Itani KM. Hepatobiliary cystadenoma with mesenchymal stroma. Ann Surg. 1990;211:18–27.

[35] Vachha B, Sun MR, Siewert B, Eisenberg RL. Cystic lesions of the liver. AJR Am J Roentgenol. 2011;196:W355–66.

[36] Shrikhande S, Kleeff J, Adyanthaya K, Zimmermann A, Shrikhande V. Management of hepatobiliary cystadenocarcinoma. Dig Surg. 2003;20:60–3.

[37] Bortolasi L, Marchiori L, Dal Dosso I, Colombari R, Nicoli N. Hepatoblastoma in adult age: a report of two cases. Hepatogastroenterology. 1996;43:1073–8.

[38] King SJ, Babyn PS, Greenberg ML, Phillips MJ, Filler RM. Value of CT in determining the resectability of hepatoblastoma before and after chemotherapy. AJR Am J Roentgenol. 1993;160:793–8.

[39] Gonzalez-Crussi F, Upton MP, Maurer HS. Hepatoblastoma. Attempt at characterization of histologic subtypes. Am J Surg Pathol. 1982;6:599–612.

[40] Kremer N, Walther AE, Tiao GM. Management of hepatoblastoma: an update. Curr Opin Pediatr. 2014;26:362–9.

[41] Malamut G, Perlemuter G, Buffet C, Bedossa P, Joly JP, Colombat M, Kuoch V, et al. [Epithelioid hemangioendothelioma associated with nodular regenerative hyperplasia]. Gastroenterol Clin Biol. 2001;25:1105–7.

[42] Demetris AJ, Minervini M, Raikow RB, Lee RG. Hepatic epithelioid hemangioendothelioma: biological questions based on pattern of recurrence in an allograft and tumor immunophenotype. Am J Surg Pathol. 1997;21:263–70.

[43] Kayler LK, Merion RM, Arenas JD, Magee JC, Campbell DA, Rudich SM, Punch JD. Epithelioid hemangioendothelioma of the liver disseminated to the peritoneum treated with liver transplantation and interferon alpha–2B. Transplantation. 2002;74:128–30.

[44] Chaudhary P, Bhadana U, Singh RA, Ahuja A. Primary hepatic angiosarcoma. Eur J Surg Oncol. 2015;41:1137–43.

[45] Falk H, Thomas LB, Popper H, Ishak KG. Hepatic angiosarcoma associated with androgenic–anabolic steroids. Lancet. 1979;2:1120–3.

[46] Cadranel JF, Legendre C, Desaint B, Delamarre N, Florent C, Levy VG. Liver disease from surreptitious administration of urethane. J Clin Gastroenterol. 1993;17:52–6.

[47] Rindi G, Petrone G, Inzani F. The 2010 WHO classification of digestive neuroendocrine neoplasms: a critical appraisal four years after its introduction. Endocr Pathol. 2014;25:186–92.

第 18 章 肝脏转移瘤
Metastatic Liver Tumors

Louis J. Vaickus　Arief A. Suriawinata　Masaki Iwai　著

杜　冰　刘美燕　译　杨　松　校

缩略语

AFP	alpha-fetoprotein	甲胎蛋白
ALT	alanine aminotransferase	丙氨酸氨基转移酶
AST	aspartate aminotransferase	天门冬氨酸氨基转移酶
CK	cytokeratin	细胞角蛋白
CT	computed tomography	计算机断层扫描
GGT	gamma-glutamyl transferase	谷氨酰转移酶
LDH	lactate dehydrogenase	乳酸脱氢酶
TBIL	total bilirubin	总胆红素

概述

转移瘤是肝脏恶性肿瘤中最常见的类型，其发生率远超肝脏原发肿瘤。关于肝脏原发肿瘤及肝脏转移瘤的鉴别对治疗和预后具有重要的意义。如果可行，了解原发肿瘤的部位及形态，对于评估和比较其转移情况非常重要。在肿瘤类型中，以腺癌、神经内分泌肿瘤和淋巴瘤最常见。常见的原发肿瘤部位包括结肠（腺癌）、胰腺（腺癌和胰腺神经内分泌肿瘤）、胃和小肠（腺癌、神经内分泌肿瘤及胃肠道间质瘤）、肺脏（腺癌、小细胞和大细胞神经内分泌肿瘤及鳞状细胞癌）、乳腺、皮肤（黑色素瘤）和肾脏（肾细胞癌）。

一、临床与病理特征

除了评估肿瘤的形态学特征外，在转移性肿瘤的诊断和治疗中，通常还需要借助免疫组织化学染色或流式细胞术、分子生物学等诊断技术。例如，结肠腺癌是最常见的肝转移类型，通常表现为腺体形态良好，腺体内有高柱状细胞和"脏"的坏死碎片。进一步的免疫组化染色〔如细胞角蛋白谱（CK7 阴性和 CK20 阳性）或肠分化标志（CDX-2）〕用于确认或排除其他具有相似形态的来源。分子生物学通常用于鉴定特定的突变和预测抗生长因子治疗的反应。对于淋巴瘤的诊断，除了免疫组化染色外，还可以进行流式细胞术。

表 18–1 列出了各种转移性肿瘤的免疫组化染色特征。

除了源自类癌 / 神经内分泌肿瘤的肝转移瘤为富血供，对肝脏转移瘤的图像分析几乎总是显示低血供[1]。超声、计算机断层扫描或磁共振成像可能无法检测到弥漫性转移性病变[2]。因此，腹腔镜肝活检或更常见的放射线引导细针穿刺抽吸（fine needle aspiration，FNA）对诊断、分子病理学所需组织的确定、临床试验 / 研究方案资格确定可能是必要的。腹腔镜检查有助于显示肝表面的多个转移性结节（图 18–1），由于血供不足导致中心坏死，转移性结节常出现中心性凹陷。

表 18–1 常见的肝脏转移瘤及其免疫组化染色特征

肿瘤类型及起源	免疫组化染色概况
腺癌	• CK7/CK20 配位染色是肝细胞癌常用的染色方法，两者在肝细胞癌中均为阴性 • 肝细胞和肝细胞癌呈现 CK8、CK18、HepPar1、精氨酸酶和多克隆癌胚抗原（小管染色）阳性。CK7 和 CK19 仅在胆管细胞分化时呈阳性 • 胆管癌通常为 CK7 阳性、CK20 和 HepPar1 阴性，并需排除其他转移性肿瘤
结直肠	• 多数为 CK7 阴性和 CK20 阳性 • CDX2 阳性表明肠分化
胃	• 胃癌表达不同的细胞角蛋白谱 • CK7 和 CK20 可以是阳性或阴性的任意组合 • 具有肠分化的肿瘤 CDX-2 呈阳性
胰腺	• CK7、CK19 和 CK20 可以是阳性或阴性的任意组合 • 具有肠分化的肿瘤 CDX-2 呈阳性 • 60% 的肿瘤 SMAD4 呈阴性
肺脏	• CK7、Napsin A 和核 TTF-1 呈阳性 • CK20 呈阴性，肠道亚型除外 • 黏液型细支气管肺泡癌中可见罕见的 CDX-2 阳性
乳腺	• CK7、乳球蛋白、GATA3 呈阳性 • CK20 呈阴性 • 雌激素和（或）孕激素受体可以是阳性或阴性的任意组合
肾细胞癌	• 波形蛋白、CD10、RCC、CAIX 和 CK7 呈阳性 • CK20 呈阴性 • 肾细胞癌可能类似于肝细胞癌的透明细胞变体
移行细胞癌	• CK7、CK20、p63、p40、GATA3、uroplakin 呈阳性
鳞状细胞癌	• 细胞角蛋白、CK5、p40 和 p63 呈广泛阳性 • CK7 和 CK20 呈阴性
浆液性癌	• PAX8、WT1、CK7、p53 呈阳性 • CK20、钙网膜蛋白呈阴性
神经内分泌肿瘤	
胰腺神经内分泌肿瘤	• 嗜铬粒蛋白、突触素、可变激素（如胰岛素、胰高血糖素和生长抑素）、CD56、偶发 PAX8 呈阳性

（续表）

肿瘤类型及起源	免疫组化染色概况
类癌	• 嗜铬粒蛋白、突触素和 CD56 呈阳性 • 常见的主要部位是胃和小肠
大细胞神经内分泌癌	• 嗜铬粒蛋白、突触素和 CD56 呈阳性 • MIB-1 呈现高增殖活性
小细胞神经内分泌癌	• 嗜铬粒蛋白、突触素和 CD56 呈阳性 • 核 TTF-1 阳性见于肺和肺外（约 50%）小细胞癌
间叶组织肿瘤	
胃肠道间质瘤	• 波形蛋白、c-kit、DOG1 和 CD34 呈阳性 • 结蛋白呈阴性 • 平滑肌肌动蛋白可以在任意组合中呈阳性或阴性 • 治疗后的肿瘤可细胞减少，c-kit 阳性率降低
平滑肌肉瘤	• 波形蛋白、结蛋白和平滑肌肌动蛋白呈阳性 • c-kit 呈阴性
黑色素瘤	• S-100 蛋白、SOX10、HMB45、Melan-A 和波形蛋白呈阳性 • 细胞角蛋白呈阴性

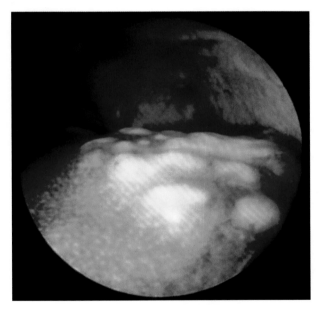

▲ 图 18-1　肝脏转移瘤
腹腔镜检查显示多发转移性结节伴中心性凹陷

有时活检可能会错过目标转移灶，由于胆管和血流受压和局部梗阻，导致良性肝实质伴组织学改变。该病例的组织学改变呈现三联征，包括局灶性肝窦扩张和充血、胆管反应和汇管区中性

粒细胞[3]。

二、与良性肝脏病变的鉴别

在对转移性病变的检查中经常遇到良性肝脏病变，应对此类病变予以鉴别诊断。单纯性胆管囊肿、海绵状血管瘤和局灶性脂肪变性与实性转移性病变在影像学上比较容易区分。肝脓肿很难与广泛坏死的转移性肿瘤相鉴别，但其通常伴有其他原发症状，如发热等。炎性假瘤通常需要活检确认无恶性肿瘤细胞，并且存在慢性炎症和席纹状纤维化。

包括局灶性结节增生和肝细胞腺瘤在内的良性肝细胞肿瘤并不罕见。因为突出的中央瘢痕含有大的营养不良性血管，局灶性结节增生通常具有典型的影像学特征。如果缺少明显的中央瘢痕，或者存在脂肪变性，这些病变在影像学检查中可能呈现不典型外观。肝细胞腺瘤通常发生于有口服避孕药史的中青年女性或使用合成类固醇的男性，由于其有出血风险和轻微复发和恶变风险，需要完全切除。

　　肝包膜或包膜下结节经常在不相关的手术（胃减重手术、胰十二指肠切除术等）中取样。胆管错构瘤（von Meyenburg 复合体）是这类结节最常见的非恶性病因。在冰冻切片上，胆道错构瘤可被误认为分化良好的腺癌，但通常是显而易见的良性过程。典型的病变表现为被膜下角状腺体聚集，周围纤维反应 +/− 中性粒细胞炎症反应。上皮细胞本身是形态温和的矮立方形，胞核呈光滑圆形或卵圆形，无核仁。

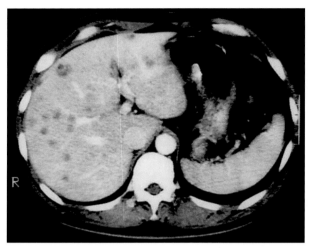

▲ 图 18-2　转移性肝脏肿瘤的 CT 表现
CT 增强扫描显示多发低密度结节

三、病例

病例 18-1

　　一位患者在超声检查中发现右侧颌下腺肿大，以及肝脏多发的小占位性病变。应用对比剂增强的计算机断层扫描显示多个低密度区域（图 18-2）。腹腔镜检查显示肝脏表面有小肿瘤结节（图 18-3）。超声引导下的肝活检显示成簇的核深染的小肿瘤细胞，癌胚抗原亦呈阳性。在这个病例中，通过肝脏转移性病变做出颌下腺腺癌的诊断（图 18-4）。

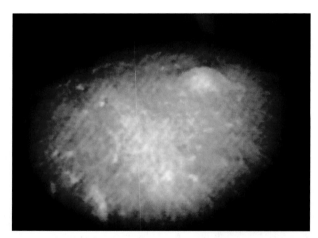

▲ 图 18-3　转移性肝脏肿瘤的腹腔镜下表现
腹腔镜检查显示肝脏表面呈结节状和颗粒状

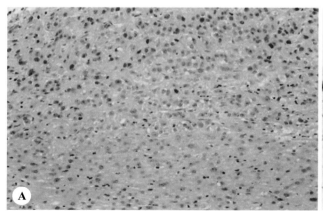

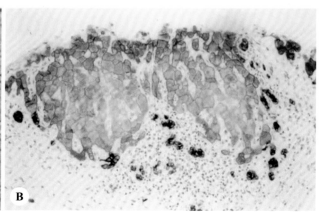

▲ 图 18-4　转移性肝脏肿瘤的组织学表现
A. 图片上 2/3 的小肿瘤细胞呈实性片状排列，细胞核大小不一，核浆比高；下 1/3 显示受压的非肿瘤肝细胞呈小梁状排列，核浆比低。B. 癌胚抗原免疫反应见于肿瘤细胞

病例 18-2

一位 55 岁的女患者主诉上腹部疼痛和腹泻，胃肠镜检查显示十二指肠溃疡。肝功检测显示：AST 136U/L，ALT 89U/L，LDH 336U/L，ALP 628U/L，GGT 189U/L，AFP 570ng/ml。AFP 的 L_3 异质体在总 AFP 占比为 84.2%，血清胃泌素为 6400pg/ml。CT 增强扫描动脉期显示肝脏有多发高密度区，中心呈低密度。可观察到胰腺的低密度区。肝脏的高密度区在静脉期密度减低（图 18-5）。肝肿瘤活检显示，相对于正常肝细胞，肿瘤细胞细胞核大小不一。肿瘤细胞未形成小梁结构，而非肿瘤区的小梁结构得以保留（图 18-6）。肿瘤细胞的突触素、CD56、嗜铬粒蛋白 A 和 AFP 呈阳性（图 18-7）。血清学检测显示胃泌素和 AFP 值升高。影像学分析显示肝脏中多发的富血供肿瘤，以及一处胰腺乏血供肿瘤。从组织学上讲，通过肝转移活检可以诊断出神经内分泌肿瘤。胰腺是可疑的原发部位。肿瘤细胞可能产生胃泌素和 AFP。血清 AFP 和 HCG-β 的升高与神经内分泌肿瘤患者的预后较差有关[4]。

病例 18-3

一位 68 岁女性患者，曾因乳腺癌接受乳房

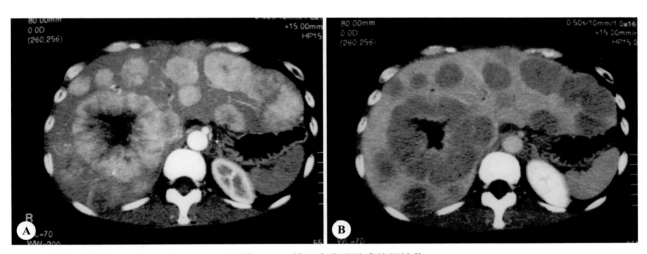

▲ 图 18-5　神经内分泌肿瘤的肝转移
A. CT 增强扫描动脉期显示有多个高密度区，其中心呈低密度；B. CT 显示静脉期肿瘤呈低密度

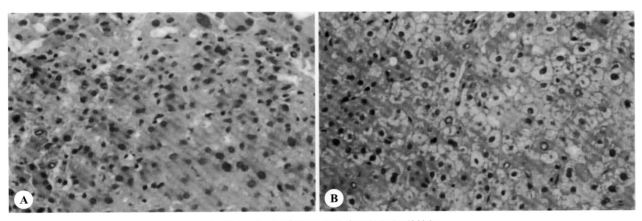

▲ 图 18-6　肿瘤区和非肿瘤区的组织学特征
A. 多形性肿瘤细胞呈实性片状；B. 肝细胞在非肿瘤区域保留小梁结构

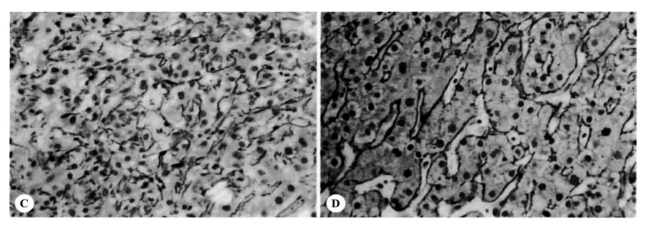

▲ 图 18-6（续） 肿瘤区和非肿瘤区的组织学特征

C. 网织蛋白染色显示肿瘤细胞无小梁排列；D. 肝细胞显示小梁排列

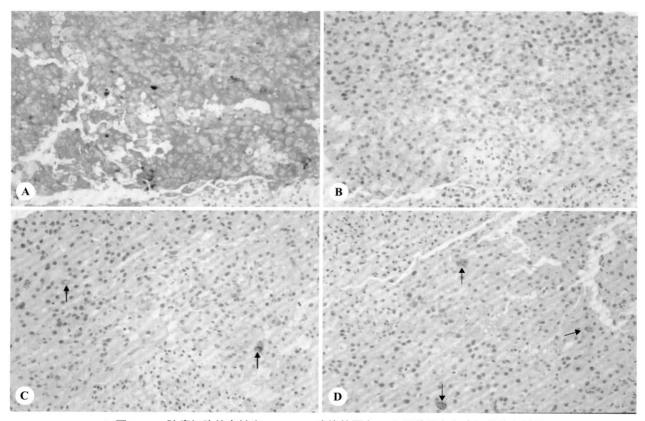

▲ 图 18-7 肿瘤细胞的突触素、CD56、嗜铬粒蛋白 A 和甲胎蛋白免疫组化染色结果

A. 肿瘤细胞的突触素免疫组化结果；B. 肿瘤细胞膜上的 CD56 免疫组化结果；C. 某些肿瘤细胞的嗜铬粒蛋白 A 免疫组化阳性（箭）；D. 某些肿瘤细胞的甲胎蛋白免疫组化阳性（箭）

切除术，1 年后发现残留乳腺局部复发。患者出现周身不适和厌食症，肝功检测显示：TBIL 4.97mg/dl，AST 219U/L，ALT 240U/L，ALP 1826U/L，LDH 810U/L。CT 增强扫描显示肝动脉期不均匀强化，静脉期强化减弱（图 18-8）。腹腔镜显示肝大，表面呈波浪形，可见散在白斑（图 18-9）。肝活检显示门静脉内有肿瘤细胞微血栓形成，并侵犯至汇管区外，汇管区水肿（图 18-10）。患者接受了全身化疗，但因肿瘤细胞弥漫性扩散侵袭而死于急性肝衰竭。乳腺癌常转移到肝脏并产生多发的低血供肿瘤。该患者肿瘤细胞侵犯门静脉外周并弥漫增殖。因此，肝内未发现肿块，CT 上可见密度不均匀。弥漫性转移和门静脉血栓的发展导致急性肝衰竭[5]。

致谢

Alex Y. Chang 教授是本章第 1 版的合著者。

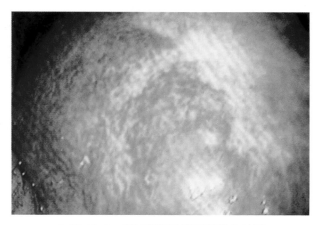

▲ 图 18-9　肝转移癌的腹腔镜检查结果
肝脏表面可见大面积凹陷和许多白斑

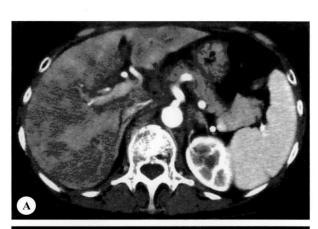

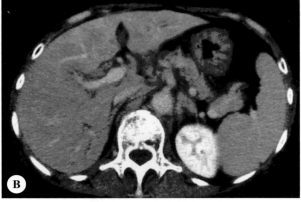

▲ 图 18-8　肝转移癌的 CT 表现
A. 动脉期对比剂呈现不均匀强化；B. 静脉期呈现不均匀强化降低

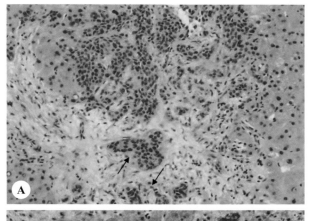

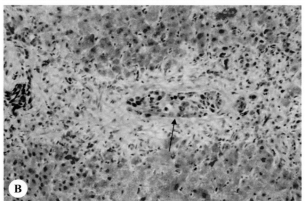

▲ 图 18-10　肝转移癌的组织学表现
A. 肿瘤细胞在汇管区内增殖，血管内有栓子（箭），并侵犯汇管区周围区域；B. 门静脉内的癌栓（箭）导致汇管区水肿

参考文献

[1] De Santis M, Santini D, Alborino S, Carubbi F, Romagnoli R. Liver metastasis from carcinoid: diagnostic imaging. Radiol Med. 1996;92:594–9.

[2] Borja ER, Hori JM, Pugh RP. Metastatic carcinomatosis of the liver mimicking cirrhosis: case report and review of the literature. Cancer. 1975;35:445–9.

[3] Gerber MA, Thung SN, Bodenheimer HC Jr, Kapelman B, Schaffner F. Characteristic histologic triad in liver adjacent to metastatic neoplasm. Liver. 1986;6:85–8.

[4] Shah T, Srirajaskanthan R, Bhogal M, Toubanakis C, Meyer T, Noonan A, et al. Alpha–fetoprotein and human chorionic gonadotrophin–beta as prognostic markers in neuroendocrine tumour patients. Br J Cancer. 2008;99:72–7.

[5] Athanasakis E, Mouloudi E, Prinianakis G, Kostaki M, Tzardi M, Georgopoulos D. Metastatic liver disease and fulminant failure: presentation of a case and review of the literature. Eur J Gastroenterol Hepatol. 2003;15:1235–40.

第 19 章 移植中的肝脏病理学
Liver Pathology in Transplantation

Hironori Haga 著

王　琳　赵新颜　译　　邢卉春　校

缩略语

ABMR	antibody-mediated rejection	抗体介导的排斥反应
APC	antigen-presenting cell	抗原提呈细胞
EBV	Epstein-Barr virus	EB 病毒
GVHD	graft-versus-host disease	移植物抗宿主病
HE	hematoxylin and eosin	苏木精和伊红
HBV	hepatitis B virus	乙型肝炎病毒
HCV	hepatitis C virus	丙型肝炎病毒
HLA	human leukocyte antigen	人类白细胞抗原
MHC	major histocompatibility complex	主要组织相容性复合体
NASH	non-alcoholic steatohepatitis	非酒精性脂肪性肝炎
PTLD	posttransplant lymphoproliferative disorder	移植后淋巴组织增殖性疾病
TCMR	T-cell-mediated rejection	T 细胞介导的排斥反应
Treg	regulatory T cell	调节性 T 细胞

概述

肝移植可以治疗几乎所有无法治愈的严重肝脏疾病。2015 年，世界范围内共进行了 27 000 多例肝移植，其中约 20% 为活体供者[1]。在日本、东南亚和中东，由于尸体器官难以获取，活体供肝移植比尸体供者肝移植更为常见。在尸体肝移植中，最常见的方法是用一个完整的同种异体移植物来代替原有的病变肝脏。在活体供肝移植中，活体供肝的左叶或左外侧段通常用于儿童患者。对于新生儿或幼儿，可以选择使用单个肝段移植[2]。在一些成人对成人活体肝移植中，使用肝右叶作为移植物可能是避免小体积移植物相关肝功能不全的必要条件，但它可能使活体供体面临相当大的手术风险。一个尸体移植物有时也被分成两个移植物，用于同时救治两名受者。这些部分移植物通常需要复杂的外科手术，并且往往比非移植情况下切除的肝脏有更大的术后血管和胆道吻合口狭窄或梗阻的风险。

手术技术和免疫抑制方案的稳步改进已使术后并发症尽量减少，这使许多受者（患者）在肝移植后可以存活数十年。尽管如此，大多数患者在同种异体肝移植术后仍会遇到各种各样的问题。移植病理学的主要临床实践是寻找移植后移植物功能障碍的原因。同种异体移植肝的主要并发症包括：①保存/再灌注损伤；②术后吻合口并发症；③同种异体移植物排斥；④免疫抑制相关并发症；⑤原发肝脏疾病复发。

在讨论这些并发症的病理学之前，了解肝移植术后并发症的发生有一个时间过程是很有帮助的。大多数同种异体移植的并发症发生在移植后的特定时期。一般来说，保存/再灌注损伤在移植后第 1 周内出现。手术并发症通常出现在最初的几周，但是胆道并发症也可能出现在移植后几个月。典型的急性同种异体移植排斥反应发生于移植后 5～30 天 [3]。实际上，急性排斥反应可以在此后的任何时候发生，尤其是治疗抵抗或存在不遵从医嘱使用免疫抑制药物时。移植后原发性肝病的复发率随时间延长而增加。嗜肝病毒性肝炎的复发可能在移植后几个月内发生，而自身免疫性疾病的复发通常在移植后 6 个月以上出现。在临床实践中，典型的组织学特点可能仅在局部被发现，或者表现也可能是轻微的。因此，临床病理相互联系是必要的。对同种异体肝活检做出诊断前，应考虑肝移植术式、活检时间点、实验室检查结果、免疫抑制药的种类和剂量、以往活检的结果。

一、保存 / 再灌注损伤

保存/再灌注损伤与移植肝在植入受体体内

之前的损伤有关。以肝细胞和肝窦内皮细胞受损为主。两种类型的缺血与移植物损伤有关。肝细胞对热缺血敏感，热缺血发生在器官切取/获取之前或期间 [4]。冷缺血与低温保存液的灌注和移植物在冰中的暂时保存有关，冷缺血可引起肝窦内皮损伤 [5]。再灌注后，活性氧自由基的形成和释放，以及随之而来的库普弗细胞的活化和其他免疫细胞反应加剧了肝细胞和内皮细胞的损伤。

保存/再灌注损伤在组织学中以肝细胞水肿为特征（图 19-1）。在电镜下可观察到肝细胞内线粒体肿胀和空泡 [6]。血小板黏附发生于肝窦内，但 HE 染色难以识别 [5]。脂肪变性肝细胞更容易受到保存/再灌注损伤的影响 [7]。由于患者预后不佳，大多数移植外科医生不会使用脂肪变性严重的供肝（大泡性脂肪变性＞60%）（图 19-2）[8]。原发性移植物无功能是一个临床术语，指移植物在移植后完全丧失功能，被认为是保存/再灌注损伤最严重的形式。

二、术后吻合口并发症

血管吻合口的早期并发症可能与严重的移植物损伤有关，如果不治疗可能导致移植物衰竭。血管吻合口的并发症原则上应通过放射学检查识

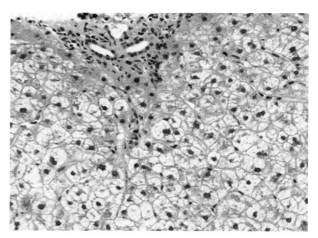

▲ 图 19-1 缺血 / 再灌注损伤显示弥漫性肝细胞水肿，汇管区或小叶无炎症

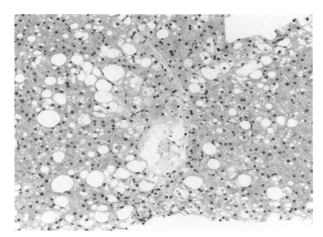

▲ 图 19-2　供者候选人肝脏有 60% 的大泡性脂肪变性，这不可用于肝移植

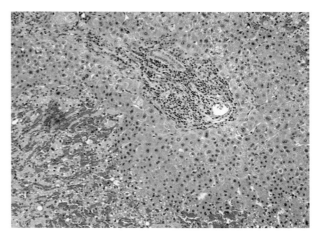

▲ 图 19-3　肝动脉血栓形成
左下角可见小叶中心梗死，汇管区炎症提示并发轻度急性排斥反应

别。活检结果是相对非特异性的，通常不可能明确定位受累的血管。例如，急性肝动脉血栓形成可导致小叶中心肝细胞凝固性坏死（图 19-3），但在急性门静脉血栓形成或严重静脉流出道阻塞的移植物中可以看到几乎相同的表现。肝静脉狭窄或流出道阻塞通常与小叶中心充血和出血有关（图 19-4）。肝细胞萎缩，呈细索状排列，这与肝动脉血栓形成不同。然而，在部分移植物，尤其是右叶移植物，有时可以看到局灶性充血而没有明显的大的肝静脉狭窄。因此，临床病理相结合对解释同种异体移植物充血总是必要的。移植后数月出现的门静脉狭窄或阻塞往往呈现出更多的非特异性表现，包括汇管区周围纤维化、小的门静脉分支闭塞、局灶性窦状扩张、脂肪变性或再生性增生（图 19-5）[9]。

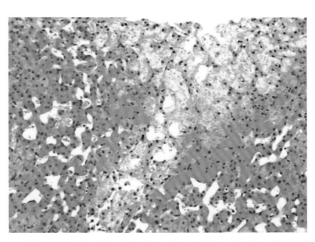

▲ 图 19-4　肝静脉狭窄表现为小叶中心充血，肝窦扩张，肝细胞脱落

肝移植术后胆道并发症较血管并发症更为多见。胆道重建通常采用管间吻合术或肝管空肠吻合术，由于解剖异常，有时需要进行复杂的手术。吻合口胆道狭窄通常发生在移植后的最初几个月内，而非吻合口狭窄倾向于在术后数月或数年内变得明显。大胆管和周围胆管腺由起源于肝动脉终末分支的表层毛细血管网（胆道周围毛细血管丛）供应。任何与胆道缺血相关的损伤都可能导致胆汁流动中断。胆道并发症的主要病因包

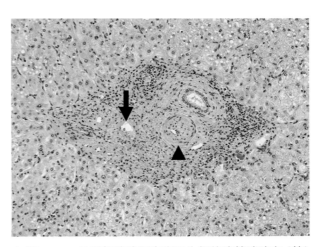

▲ 图 19-5　长期门静脉阻塞表现为门静脉管腔狭窄（箭）和肝动脉内膜增厚（箭头）

括保存 / 再灌注损伤、肝动脉血栓形成、抗体介导的排斥反应、细菌感染、巨细胞病毒感染和原发性硬化性胆管炎复发。

活检对胆道并发症相对敏感。汇管区及汇管区周围水肿、中性粒细胞性汇管区炎症、细胆管反应和肝小管胆汁淤积是急性胆道并发症的典型特征（图 19-6）。尽管中性粒细胞最常见于胆管周围区域，但也可能有胆管内炎症和肝窦的中性粒细胞边集。拉长的胆道狭窄与混合性白细胞和单核细胞浸润、胆管周围和汇管区周围纤维化有关，其镜下特点与慢性肝炎相似。胆管损伤和胆汁淤积的汇管区周围肝细胞是鉴别慢性胆道并发症和慢性肝炎的关键。严重的慢性胆道狭窄可发生小叶间胆管和小胆管的消失，这在组织学上有时与慢性胆管开放性排斥反应难以区分。严重的慢性胆道狭窄和晚期慢性排斥反应均是难治性的，也是造成移植物和患者损失的重要原因。

三、同种异体移植排斥

（一）同种异体移植排斥机制

同种异体移植物是指来自基因不同的相同物种的移植物。异种肝移植（来自其他物种 / 动

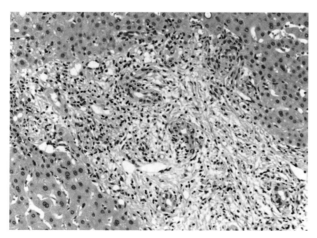

▲ 图 19-6 急性胆道梗阻表现为汇管区水肿和汇管区内嗜中性粒细胞浸润

物的移植物）在人类肝移植中尚未成功。同种异体移植排斥反应是一种针对同种异体移植物抗原的免疫反应。该反应的主要靶点是主要组织相容性复合体（major histocompatibility complex，MHC），MHC 是一组与肽抗原提呈相关的细胞表面蛋白。人类 MHC 也被称为人类白细胞抗原。在移植环境中，供体细胞表达的 MHC 作为排斥反应的靶点，除非受体具有相同的 MHC。在移植后的最初几天或几周内，供体 MHC 抗原可由供体抗原提呈细胞（antigen-presenting cells，APC）直接提呈（直接途径）。直接途径被认为和移植早期急性排斥反应有关。随后受体 APC 开始吞噬移植物脱落的供体源性抗原，供体抗原由受体 APC 提呈（间接途径）。由于大部分供体 APC 在移植早期被同种异体排斥反应杀死，间接途径被认为与晚期急性排斥反应和慢性排斥反应有关。众所周知，整个供体 MHC- 肽复合物可通过移植物细胞释放的外泌体转移到受体 APC，并用于引起免疫反应（半直接途径）[10]。半直接途径在肝移植中的作用尚不清楚。

（二）同种异体移植排斥分类

肝移植排斥反应按时间进程可分为三种主要类型：超急性排斥反应，在移植后几分钟开始；急性排斥反应，通常在移植后几天完全进展；慢性排斥反应，可能在移植后数月或数年变得明显。然而，这些免疫反应并没有明确的时间顺序界定。在病理生理学上排斥反应分为两类：抗体介导的排斥反应（antibody-mediated rejection，ABMR）和 T 细胞介导的排斥反应（T-cell-mediated rejection，TCMR）。这种排斥反应的分类在肾移植和其他实体器官移植中得到广泛认可。然而，在肝移植中同种异体肝脏 ABMR 的组织形态学评价通常比较困难，而且 ABMR 的作用仍存在许多不确定性。相比之下，急性和慢性排斥反应的组织学证据充分，并已广泛用于

肝移植排斥反应的管理。因此，本章主要使用急性和慢性排斥的术语。

1. 超急性排斥反应

超急性排斥反应是 ABMR 的一种纯粹形式，由预先形成的供体特异性抗供体 HLA 抗体（donor-specific anti-donor HLA antibody，DSA）介导。尽管 DSA 滴度高的受体有发生 ABMR 的风险，但这种类型的排斥反应在肝移植中是罕见的，即使供体有 DSA。然而，同种异体肝脏对 ABMR 的相对抵抗并不意味着超急性排斥反应根本不会发生。如果出现超急性排斥反应，预先形成的 DSA 会结合供体内皮细胞和肝窦细胞，补体的激活会导致血栓形成。移植物内的大部分血管系统迅速形成血栓，移植后数小时内肝实质出现大量坏死（图 19-7）。再移植是挽救受体的唯一方法。因此，DSA 滴度高的患者通常不能进行尸体移植。在活体肝移植中，对高风险患者给予术前血浆置换和抗 CD20 抗体是为了预防 ABMR。

2. 急性排斥反应

急性细胞性排斥反应（acute cellular rejection，ACR）通常被用作急性排斥反应的同义词，因为急性排斥反应被认为主要由 TCMR 引起。这种细胞过程得到了组织学评估的支持。急性排斥反应的特征是：① T 细胞为主，但有混合性汇管区和（或）中央静脉周围炎症；②胆管炎症和损伤；③门静脉和（或）终末肝静脉内皮炎症（图 19-8）[11]。在诊断急性排斥反应时，需要至少上述两项特征。患者常表现为发热、腹痛、门静脉和胆汁流量减少。血液检查显示非特异性肝损伤（如氨基转移酶升高），肝活检是确诊的必要手段。急性排斥反应分级由 Banff 同种异体肝移植病理学工作组提出，急性排斥反应分级为不确定、轻度、中度和重度[11]。Banff 分级的基本概念是，如果超过半数的汇管区或中央静脉周围区域受到炎症过程的影响，那么分级应为轻度以上。大多数急性排斥反应被分类为轻度或中度，通过大剂量类固醇药物和增加免疫抑制很容易被控制。轻度以上的急性排斥反应常伴有嗜酸性粒细胞浸润和以 CD8+ 细胞为主的浸润，并且可能存在治疗抵抗[12, 13]。当在汇管区周围和（或）中央静脉周围的大部分区域观察到实质坏死性炎症时，则可诊断为重度急性排斥反应。兔抗人胸腺细胞免疫球蛋白可治疗某些治疗抵抗性排斥反应。

ABMR 参与肝移植急性排斥反应被认为是罕见的。有高滴度 DSA 的患者发生 ABMR 的风险较高。除了与急性 ABMR 一致的损伤组织病理

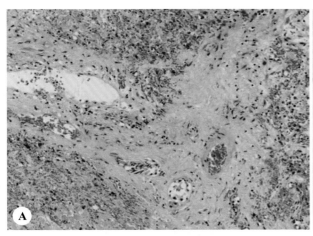
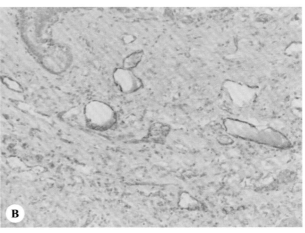

▲ 图 19-7　**A.** 超急性排斥反应显示大量肝细胞坏死；**B.** 超急性排斥反应显示毛细血管 **C4d** 沉积，提示抗体结合后补体激活

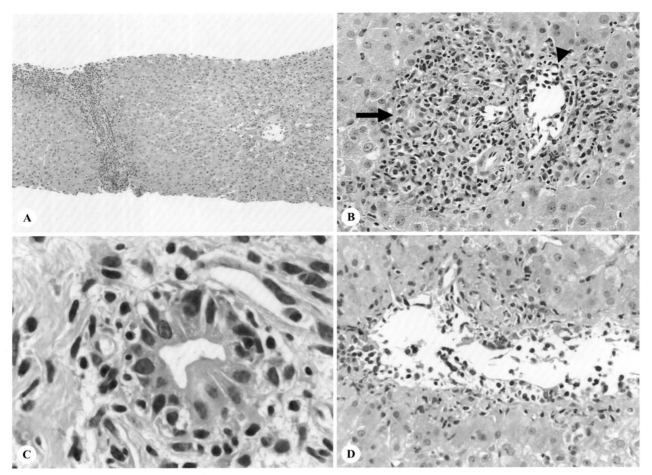

▲ 图 19–8 **A.** 低倍镜下中度急性排斥反应表现为汇管区（左侧）和中央静脉周围炎症（右侧），中央静脉周围炎症伴有出血；**B.** 急性排斥反应表现为胆管炎症、损伤（箭，左侧）和静脉内皮炎症（箭头，右侧）；**C.** 急性排斥反应表现为胆管上皮退行性变伴炎症细胞浸润；**D.** 急性排斥反应显示肝小静脉内皮掀起，内皮下淋巴细胞浸润

学模式（如内皮肿胀、毛细血管扩张和微血管炎）外（图 19-9），血清 DSA 阳性和 C4d（补体 C4 降解产物）的毛细血管沉积是确诊急性 ABMR 的必要条件[11]。如果术前预防管理不充分，ABO 血型不相容的移植后也可以观察到 ABMR（图 19-10）。

晚期急性排斥反应的定义是移植 6 个月后出现的急性排斥反应，它可能是由间接或半直接的同种异体抗原提呈所致。晚期急性排斥反应更多表现为单一淋巴细胞浸润，而胆管和内皮损伤较少。此外，小叶炎症（汇管区周围或中央静脉周围）更常见，即使临床表现不提示重度的急性排斥反应。当有明显的浆细胞浸润时，可诊断为富

含浆细胞的排斥反应（以前称为"新发自身免疫性肝炎"）（图 19-11）。尽管晚期急性排斥反应患者最初症状很少或没有症状，但识别和治疗晚期急性排斥反应是非常重要的。晚期急性排斥反应对患者和移植物的存活有风险。与典型的（早期）急性排斥反应不同，晚期急性排斥反应经常复发或持续，可导致肝硬化或慢性排斥反应[14-16]。

3. 慢性排斥反应

胆管开放性排斥是慢性排斥反应的同义词。慢性排斥反应通常由严重或持续的急性排斥反应演变而来。在某些病例中，它开始于顽固性胆汁淤积症伴最少量的炎症细胞浸润。归功于免疫抑制的改进，这在肝移植中是一个相对不常见的问

题，但它仍占小儿再次移植病因的 10% 以上[17]。最具特征性的组织学特点是半数以上的汇管区可见小叶间胆管消失和胆管退行性变（异型或衰退样形态）（图 19-12）。在典型病例中，汇管区的纤维增生不显著，其他汇管区结构（如小动脉）常萎缩且难以识别。CK7 免疫染色对确认胆管和小胆管的退行性变和消失非常有用（图 19-12B 和图 19-13）。细胆管反应通常不存在，汇管区周围和中央静脉周围肝细胞角蛋白 7 表达异常。

与其他实体器官移植不同，慢性排斥反应的肝移植物可能对排斥反应治疗产生疗效，并能在一定程度上恢复其功能。因此，Banff 工作组提出了慢性排斥反应的分期[11]。早期慢性排斥反应，在 ≥50% 的汇管区中不出现严重的胆汁淤积或胆管消失，可能可逆或可能对有效的免疫抑制治疗有反应。相比之下，晚期慢性排斥反应表现为进展期的组织学伴有严重的进行性胆汁淤积，并且可能是不可逆的。静脉闭塞是晚期慢性排斥

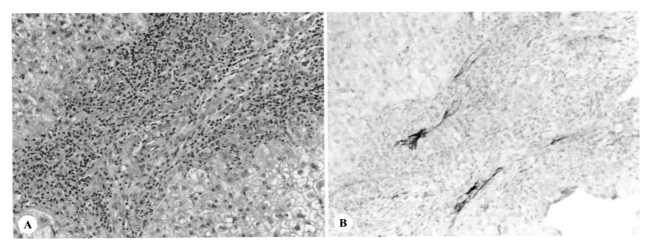

▲ 图 19-9　**A.** 急性排斥反应伴抗体介导的排斥反应成分，尽管在本病例中既没有胆道并发症，也没有明显的感染，但混合性炎症细胞浸润以中性粒细胞为主；**B.** 急性排斥反应伴抗体介导的排斥反应成分显示 **C4d** 在肝窦内沉积

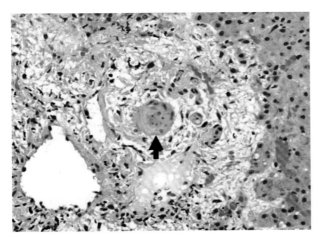

▲ 图 19-10　**ABO** 血型不相容的急性抗体介导的排斥反应显示汇管区水肿，肝动脉内皮细胞肿胀（中心，箭），毛细血管血栓形成（右侧）。没有 **T** 细胞介导的排斥反应成分

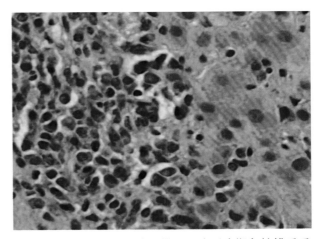

▲ 图 19-11　富含浆细胞的排斥反应（晚期急性排斥反应的变异型）显示淋巴浆细胞浸润的界面炎

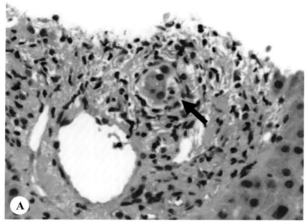

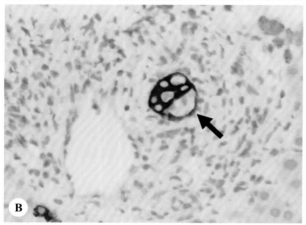

▲ 图 19-12　**A. 早期慢性排斥反应表现为胆管退行性变；B. 早期慢性排斥反应 CK7 免疫染色显示胆管管腔破坏和胆管上皮空泡样变**

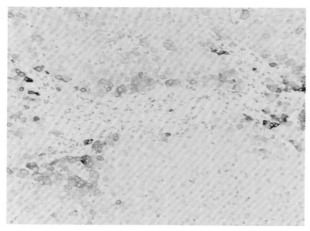

▲ 图 19-13　**CK7 免疫染色证实晚期慢性排斥反应中胆管和细胆管丢失**
在一些汇管区周围肝细胞中可以看到异常 / 代偿性角蛋白 7（CK7）表达

反应的一个特征（图 19-14）。闭塞性动脉病变（图 19-15）是晚期慢性排斥反应的另一个特征，但通常很难在活检标本中发现。这些特征通常与移植物衰竭有关。

造血干细胞移植后出现的移植物抗宿主病表现出与早期慢性排斥反应相似的组织学特征；胆管异型性和胆汁淤积是常见的，但汇管区炎症往往较轻，内皮炎症不明显。进展期移植物抗宿主病表现出与晚期慢性排斥反应相似的组织学和临床病程。

慢性 ABMR 是一个逐渐演变的概念。移植后数月或数年后检测到的某些类型的 DSA 与慢

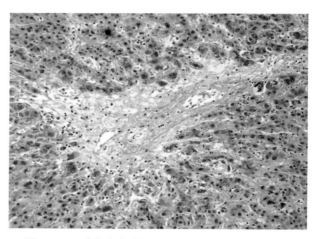

▲ 图 19-14　**晚期慢性排斥反应，表现为终末肝小静脉纤维性闭塞**

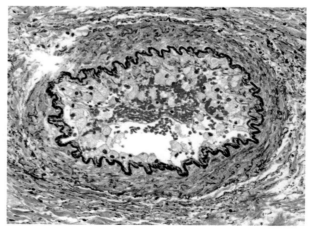

▲ 图 19-15　**晚期慢性排斥反应的动脉病变（Masson 三色染色和 Verhoeff 弹性染色）**

性排斥反应和移植物存活不良有关[18, 19]。有 DSA 的患者通常表现为汇管区和（或）中央静脉周围纤维化，伴有轻微的汇管区炎症，不符合急性或慢性排斥反应的标准[20, 21]。这种组织学最初报道于一些完全停止免疫抑制药物后的儿童受者（图 19-16）[22]。这些发现表明，免疫抑制不足导致"非特异性"异体移植纤维化的隐匿性进展，这可能是慢性 ABMR 的组织学特征。为了检测慢性 ABMR，移植后数年的程序性活检（对移植物功能稳定的患者进行活检）可能是必要的。然而，对于可能的慢性 ABMR，目前还没有明确的治疗策略。

（三）肝移植的免疫耐受

众所周知，一些同种异体肝移植受者在逐渐减停免疫抑制药物并完全停药后，仍能保持完全正常的移植物组织学和肝功能。这种情况被称为"操作性耐受"。临床上这种现象并不少见，尤其是在小儿肝移植中。操作性耐受的机制尚不清楚，但调节性 T 细胞似乎在同种异体肝移植耐受中发挥重要作用[23]。大多数患者在停药期间由于明显的排斥反应而不能达到操作性耐受也是事实。由于进行性纤维化伴或不伴轻度炎症提示亚临床排斥反应[22]，应谨慎地停用免疫抑制药物并进行随访活检。肝（和其他实体器官）移植的一

个主要目标是建立评估和诱导移植物耐受的方法。

四、免疫抑制相关并发症

大多数与免疫抑制状态相关的严重感染发生在术后的前 2 个月，可发生各种类型的病毒、真菌和细菌感染。同种异体移植物的细菌感染或系统性细菌感染可引起脓毒症（针对感染过程的系统性炎症反应综合征）和脓毒症相关胆汁淤积。脓毒症的组织学特征是胆小管和胆管内胆汁淤积，伴有胆栓和胆管周围中性粒细胞浸润（简称为慢性化脓性胆管炎）（图 19-17）。主要的机会性病毒感染包括巨细胞病毒和 EB 病毒。后者通常不会引起肝炎，但与涉及同种异体移植物的移植后淋巴组织增殖性疾病（posttransplant lymphoproliferative disorder，PTLD）有关。肝活检所见的 PTLD 主要是明显的 B 细胞或 T 细胞淋巴瘤。EBV 染色（EBER 原位杂交）有助于鉴别 EBV 阳性淋巴瘤与排斥反应，但 EBV 阴性 T 细胞淋巴瘤可与急性排斥反应相似。

五、原发性肝病复发

复发性疾病的组织学与非移植性疾病基本相似或相同。活检时机是诊断复发性疾病的重要因

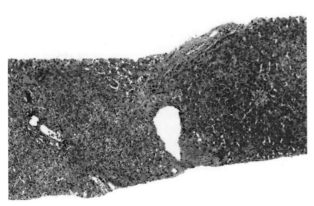

▲ 图 19-16　完全停止免疫抑制后可见中央静脉周围桥接纤维化伴轻度炎症

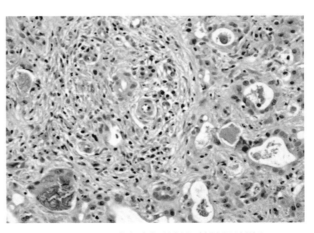

▲ 图 19-17　脓毒症相关性胆管性胆汁淤积

素。例如，复发性酒精性肝病和复发性 NASH 通常在移植后数月或数年内出现，移植后第 1 个月的移植物脂肪变性几乎总是归因于供体源性脂肪变性或肠外营养。

嗜肝病毒感染（HBV 和 HCV）的复发曾是肝移植术后常见且严重的并发症。免疫抑制常与复发性肝炎病程加快有关。在采用有效且安全的抗病毒治疗后，大多数复发性肝炎患者无须活检即可得到治疗。复发性肝炎的组织学是相当非特异性的，可以类似于急性排斥反应。当急性排斥反应和复发性 HCV 看起来并存时，抗病毒治疗是推荐的。只有当急性排斥反应的分级为中度或重度时，才应增加排斥反应治疗[24]。值得注意的是，复发性 HCV 治疗后可出现晚期急性排斥反应[25]。

自身免疫性肝病，如自身免疫性肝炎、原发性胆汁性胆管炎和原发性硬化性胆管炎，在 10%～50% 的患者中复发[26]。组织学表现与非移植性疾病相同。在移植 1 年多之后对无症状和肝脏检查正常的患者进行活检，有时显示复发性疾病的早期阶段。除原发性硬化性胆管炎外，自身免疫性肝病肝移植术后的移植物和患者存活率一般良好。与其他非吻合性晚期胆道并发症一样，复发性原发性硬化性胆管炎没有有效的治疗方法。与其他自身免疫性疾病相比，复发性原发性硬化性胆管炎与移植物和患者存活率降低有关[26]。

参 考 文 献

[1] Global Observatory on Donation and Transplantation/World Health Organization. http://www.transplant-observatory.org/countliver [cited 1 Aug 2018].

[2] Ogawa K, Kasahara M, Sakamoto S, et al. Living donor liver transplantation with reduced monosegments for neonates and small infants. Transplantation. 2007;83:1337-40.

[3] An International Panel (Demetris AJ, Batts KP, Dhillon AP, et al.). Banff schema for grading liver allograft rejection: an international consensus document. Hepatology. 1997;25:658-63.

[4] Teoh NC, Farrell GC. Hepatic ischemia reperfusion injury: pathogenic mechanisms and basis for hepatoprotection. J Gastroenterol Hepatol. 2003;18:891-902.

[5] Cywes R, Mullen JB, Stratis MA, et al. Prediction of the outcome of transplantation in man by platelet adherence in donor liver allografts. Evidence of the importance of preservation injury. Transplantation. 1993;56:316-23.

[6] Bochimoto H, Matsuno N, Ishihara Y, et al. The ultrastructural characteristics of porcine hepatocytes donated after cardiac death and preserved with warm machine perfusion preservation. PLoS One. 2017;12:e0186352.

[7] Chu MJ, Premkumar R, Hickey AJ, et al. Steatotic livers are susceptible to normothermic ischemia-reperfusion injury from mitochondrial Complex-I dysfunction. World J Gastroenterol. 2016;22:4673-84.

[8] Feng S, Lai JC. Expanded criteria donors. Clin Liver Dis. 2014;18:633-49.

[9] Ueda M, Oike F, Kasahara M, et al. Portal vein complications in pediatric living donor liver transplantation using left-side grafts. Am J Transplant. 2008;8:2097-105.

[10] Marino J, Paster J, Benichou G. Allorecognition by T lymphocytes and allograft rejection. Front Immunol. 2016;7:582.

[11] Demetris AJ, Bellamy C, Hübscher SG, et al. 2016 comprehensive update of the Banff Working Group on liver allograft pathology: introduction of antibody-mediated rejection. Am J Transplant. 2016;16:2816-35.

[12] Kubota N, Sugitani M, Takano S, et al. Correlation between acute rejection severity and CD8-positive T cells in living related liver transplantation. Transpl Immunol. 2006;16:60-4.

[13] Kishi Y, Sugawara Y, Tamura S, et al. Histological eosinophilia as an aid to diagnose acute cellular rejection after living donor liver transplantation. Clin Transpl. 2007;21:214-8.

[14] Miyagawa-Hayashino A, Haga H, Egawa H, et al. Outcome and risk factors of de novo autoimmune hepatitis in living-donor liver transplantation. Transplantation. 2004;78:128-35.

[15] Uemura T, Ikegami T, Sanchez EQ, et al. Late acute rejection after liver transplantation impacts patient survival. Clin Transpl. 2008;22:316-23.

[16] Thurairajah PH, Carbone M, Bridgestock H, et al. Late acute liver allograft rejection; a study of its natural history and graft survival in the current era. Transplantation. 2013;95:955-9.

[17] Neves Souza L, de Martino RB, Sanchez-Fueyo A, et al. Histopathology of 460 liver allografts removed at retransplantation: a shift in disease patterns over 27 years. Clin Transpl. 2018;32:e13227.

[18] Kaneku H, O'Leary JG, Taniguchi M, et al. Donor-specific human leukocyte antigen antibodies of the immunoglobulin G3 subclass are associated with chronic rejection and graft loss after liver transplantation. Liver Transpl. 2012;18:984-92.

[19] Couchonnal E, Rivet C, Ducreux S, et al. Deleterious impact of C3d-binding donor-specific anti-HLA antibodies after pediatric liver transplantation. Transpl Immunol. 2017;45:8-14.

[20] Minagawa-Hayashino A, Yoshizawa A, Uchida Y, et al. Progressive graft fibrosis and donor-specific human leukocyte antigen antibodies in pediatric late liver allografts. Liver Transpl. 2012;18:1333-42.

[21] Dao M, Habès D, Taupin JL, et al. Morphological characterization

of chronic antibody-mediated rejection in ABO-identical or ABO-compatible pediatric liver graft recipients. Liver Transpl. 2018;24:897–907.

[22] Yoshitomi M, Koshiba T, Haga H, et al. Requirement of protocol biopsy before and after complete cessation of immunosuppression after liver transplantation. Transplantation. 2009;87:606–14.

[23] Todo S, Yamashita K, Goto R, et al. A pilot study of operational tolerance with a regulatory T-cell-based cell therapy in living donor liver transplantation. Hepatology. 2016;64:632–43.

[24] Demetris AJ, Eghtesad B, Marcos A, et al. Recurrent hepatitis C in liver allografts: prospective assessment of diagnostic accuracy, identification of pitfalls, and observations about pathogenesis. Am J Surg Pathol. 2004;28:658–69.

[25] Chan C, Schiano T, Agudelo E, et al. Immune-mediated graft dysfunction in liver transplant recipients with hepatitis C virus treated with direct-acting antiviral therapy. Am J Transplant. 2018;18(10):2506–12.

[26] Montano-Loza AJ, Bhanji RA, Wasilenko S, et al. Systematic review: recurrent autoimmune liver diseases after liver transplantation. Aliment Pharmacol Ther. 2017;45:485–500.

第 20 章　腹膜疾病
Peritoneal Diseases

Masaki Iwai　Yosuke Kunishi　Arief A. Suriawinata　著
李先亮　译　　邢卉春　校

缩略语

BAP1	breast cancer-associated protein 1	乳腺癌相关蛋白 1
CA125	carcinogenic antigen-125	糖类抗原 125
CA19-9	carcinogenic antigen 19-9	糖类抗原 19-9
FDG-PET	18F-fluorodeoxyglucose positron emission tomography	^{18}F- 氟代脱氧葡萄糖正电子发射断层扫描
SEP	sclerosing encapsulating peritonitis	硬化性包裹性腹膜炎
TNF	tumor necrosis factor	肿瘤坏死因子
TS-1	combination capsule of tegafur, gimeracil, and oteracil potassium	替加氟、吉美拉西和氧嗪酸钾联合胶囊

腹膜是由浆膜形成的器官，它同时具有上皮和间质的特征。主要由单层排列的间皮细胞构成。腹膜病变包括原发性或继发性肿瘤、良性肿瘤或恶性肿瘤、炎症性疾病。因此，无论是腹膜间皮瘤、转移性腹膜癌，还是腹膜结核、腹膜结节病，都会损害腹膜正常的生理功能[1]，导致大量腹水形成。硬化性包裹性腹膜炎还可使腹膜发生类似肝硬化的病变，导致腹膜纤维化和小肠梗阻。

一、腹膜结核

腹膜结核患者常发生腹水，同时伴有体重减轻、腹部不适、食欲不振、盗汗[2]、发热、乏力等全身症状。腹水为渗出性，富含白蛋白和淋巴细胞[3]。腹部超声和 CT 对腹膜结核具有诊断价值[4, 5]。FDG-PET 检查对其与腹膜癌的鉴别具有重要作用[6]。检测腹水中腺苷脱氨酶[7]的数值和腹腔镜下[8]腹膜肉芽肿选择性活检可以做出更准确的诊断[9]。肉芽肿性组织中抗酸杆菌染色阳性可确诊，腹膜活检组织培养阳性是金标准[2]。此外，结核分枝杆菌的聚合酶链反应（polymerase chain reaction，PCR）用于检测结核杆菌[2]。在某些情况下，即便常规检查不能明确分枝杆菌的存在，一线抗结核药物（如异烟肼、利福平、乙胺丁醇和吡嗪酰胺）也可以用于确诊或可疑的结核患者经验性治疗[3]。

病例 20-1

患者 51 岁，主诉上腹痛伴低热，肝功能检查正常，超声提示腹水，腹水检查提示淋巴细胞增多，但通过 PCR 对结核分枝杆菌检测呈阴性。腹腔镜检查显示肝表面有白色包膜和小结节或斑点。腹膜内也可见白色结节或肉芽肿。腹膜白色结节活检显示坏死性上皮样肉芽肿（图 20-1）。给予一线抗结核药物进行 6 个月的经验性治疗后，腹水和腹痛减轻，并不再发热。在另一位结核患者腹腔镜检查中，发现腹膜和肝脏之间有一层黏膜。腹膜或肝脏表面看不到肉芽肿（图 20-2），这种发现提示腹膜上存在已治愈的或陈旧性结核[8, 10]。

二、腹膜结节病

结节病是一种多系统的特发性肉芽肿性疾病，最常累及肺部和淋巴系统。胸部之外最常累及腹部，但腹膜受累极为罕见且很少单发[11]。CT 扫描是检测腹水和腹膜韧带和肠系膜软组织浸润的极佳方式，但很难将腹膜结节病与结核病、间皮瘤、恶性淋巴瘤或癌症区分鉴别。镓闪烁成像是诊断累及泪腺和腮腺的结节病的有效手段[12]。腹腔镜下腹膜病变活检可确诊，腹膜上可见多个白色小肉芽肿，活检显示为非干酪性肉芽肿[13]。腹膜结节病也可见淋巴结肿大，肿大的淋巴结常见于肝门、主动脉旁和腹腔干附近[14]。结节病肿大的淋巴结直径一般小于 2cm，更分散而不融合，这些特点可用于鉴别结节病和恶性淋巴瘤[15]。大多数腹膜结节病是自发的良性疾病。应考虑糖皮质激素治疗以减少腹水或改善胃肠道功能损害，甲氨蝶呤、硫唑嘌呤或肿瘤坏死因子 -α 拮抗药未来可能是二线治疗药物[16, 17]。

病例 20-2

患者，男性，83 岁，主诉腹胀。计算机断

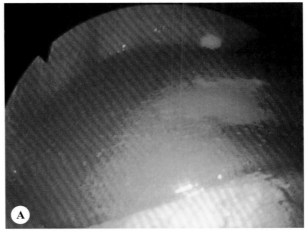
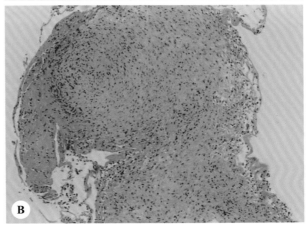

▲ 图 20-1 腹膜结核

A. 腹腔镜检查显示腹膜上有白色斑块，肝包膜上有厚厚的充满小颗粒的白色斑块；B. 腹膜白色斑块活检显示结核肉芽肿形成

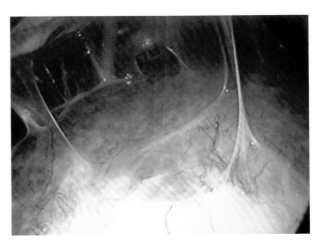

▲ 图 20-2 腹膜结核

腹腔镜显示横膈与腹壁之间的粘连，以及明显增厚的血管化肝包膜

层扫描显示胸腔积液、腹水、腹膜增厚和脂膜炎（图 20-3）。腹腔镜检查发现腹膜上有多个白色小结节（图 20-4）。活组织检查显示非干酪样肉芽肿（图 20-5）。镓闪烁成像显示腹膜核素积聚，并有特征性的"熊猫征"，而"熊猫征"被认为是结节病的特征性表现（图 20-6）。患者接受了类固醇治疗（每天 40mg 泼尼松龙），结果腹水消退，镓核素成像阴性。患者随后继续接受低剂量的类固醇治疗，病情得到完全缓解。

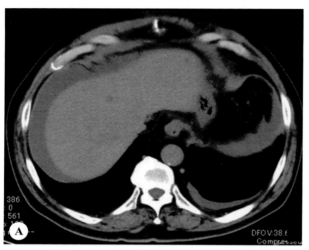

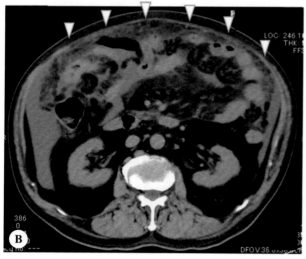

▲ 图 20-3　腹膜结节病

A. CT 显示肝脏周围有腹水；B.网膜密度不均一（箭头）（经 Nihon Shokakibyo Gakkai 许可转载，引自 Nihon Shokakibyo Gakkai Zasshi. 2016;113. Kunishi Y, Yoshie K, Ota M, et al. Peritoneal sarcoidosis: an unusual cause of ascites. pp. 143–151.）

三、硬化性包裹性腹膜炎

硬化性包裹性腹膜炎（sclerosing encapsulating peritonitis，SEP）是一种小肠被致密的纤维胶原样膜包裹的慢性炎症过程[18,19]，根据潜在病因可将其分为原发性（特发性）和继发性[19, 20]。特发性硬化性包裹性腹膜炎也称为腹茧症，继发性硬化性包裹性腹膜炎与持续性腹膜透析及其他罕见原因有关，包括腹部手术、复发性腹膜炎、β 受体阻滞药治疗、腹膜静脉分流术、腹部结核、结节病、腹腔化疗、肝硬化、肝移植、胃肠道恶性肿瘤和子宫内膜异位症。SEP 的早期临床特征往往不易被察觉。SEP 的临床表现包括腹水和反复发作的急性、亚急性或慢性肠梗阻[21]，有时还伴有危及生命的肠瘘、小肠坏死和营养不良。随着 CT 图像分析技术的进步，SEP 的术前诊断成为可能[22]，但大多数病例是在开腹手术过程中偶然确诊的。开腹手术过程中可见腹水和特征性的腹膜粗大增厚，包绕部分或全部小肠和其他器官（如阑尾、盲肠、升结肠、肝脏、卵巢等）。组织学上，腹膜显示致密的胶原组织片，并伴有单核细胞炎症浸润[23]。手术是 SEP 最有效的治疗方式[21]，但围绕手术的适应证、最佳时机和手术方

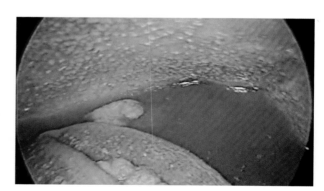

▲ 图 20-4　腹膜结节病

腹腔镜检查显示腹膜上有多个白色小结节（经 Nihon Shokakibyo Gakkai 许可转载，引自 Nihon Shokakibyo Gakkai Zasshi. 2016;113. Kunishi Y, Yoshie K, Ota M, et al. Peritoneal sarcoidosis: an unusual cause of ascites. pp. 143–151.）

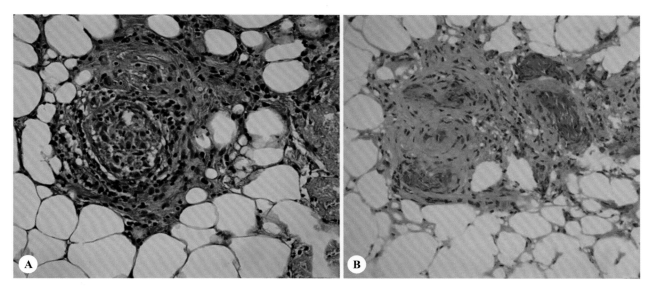

▲ 图 20-5　腹膜结节病

A. HE 染色活检显示非干酪样肉芽肿；B. 活组织检查 Ziehl-Neelsen 抗酸染色呈阴性（经 Nihon Shokakibyo Gakkai 许可转载，引自 Nihon Shokakibyo Gakkai Zasshi. 2016;113. Kunishi Y, Yoshie K, Ota M, et al. Peritoneal sarcoidosis: an unusual cause of ascites. pp. 143–151. ）

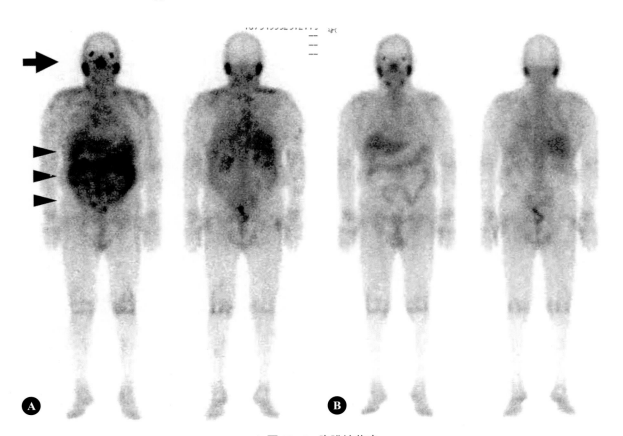

▲ 图 20-6　腹膜结节病

A. 镓闪烁成像显示腹膜核素积聚（箭头），这些积聚也出现在泪腺和腮腺（箭），即所谓的熊猫征；B. 镓闪烁成像显示使用类固醇治疗 2 周后核素积聚减少（病情改善）（经 Nihon Shokakibyo Gakkai 许可转载，引自 Nihon Shokakibyo Gakkai Zasshi. 2016;113. Kunishi Y, Yoshie K, Ota M, et al. Peritoneal sarcoidosis: an unusual cause of ascites. pp. 143–151. ）

式仍存在争议。类固醇、三苯氧胺和免疫抑制药可有效缓解不完全性小肠梗阻[24]。

病例 20-3

男性，66 岁，因酒精性肝硬化导致腹水，CT 增强扫描显示小肠扩张，腹膜增厚，大量腹水（图 20-7），腹水呈渗出性，未在其中检出恶性细胞和细菌，ADA 阴性。腹腔镜检查显示肝、胃、小肠和结肠表面有一层厚实的白膜（图 20-8A 和 B）。取白膜活检显示纤维性胶原组织内有许多炎症细胞（图 20-8C 和 D），以 IgG 和 IgG_4 阳性浆细胞为主（图 20-9）。在确诊为 SEP 后，给予泼尼松龙治疗。腹水消失，复查 CT 发现治疗后腹膜壁厚度减少。如果患者既没有腹膜透析也没有腹膜静脉分流，肝硬化导致的继发性 SEP 与长时间腹水和散发性细菌感染有关[25]。纤维胶原组织中可见单核细胞浸润[23]。IgG 和 IgG_4 阳性浆细胞在 SEP 发病机制中的作用有待进一步研究。

四、腹膜间皮瘤

腹膜间皮瘤是一种非常罕见但严重且常常致命的原发性肿瘤。与胸膜间皮瘤相同，它的发病与接触工业污染物，特别是石棉有关。患者通常会出现大量渗出性腹水[26]，并伴有淋巴细胞增多和高水平的透明质酸[27]。腹膜间皮瘤在计算机断层扫描上的特征既可以是结节状也可以是弥漫状，包括从以腹膜结节状肿块为主的"干性"症状，到以腹水和腹膜增厚为主要表现的"湿性"症状[28, 29]。间皮肿瘤分为分化良好的乳头状瘤、多囊性间皮瘤和恶性间皮瘤。组织学上，恶性间皮瘤可进一步分为上皮型、纤维型（肉瘤样）和混合型。其中多囊性间皮瘤预后良好[30]。BAP1 抑癌基因的突变和其他体细胞抑癌基因丢失与恶性肿瘤相关[31, 32]。上皮型恶性间皮瘤的预后优于肉瘤样型。大多数患者都不适合手术，通常只能接受姑息化疗和支持治疗。常用的化疗药包括顺铂、培美曲塞或两者联用[33]。吉西他滨、丝裂霉

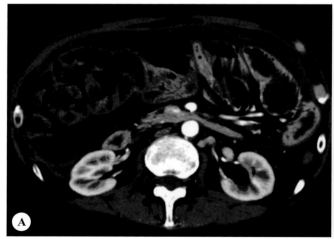

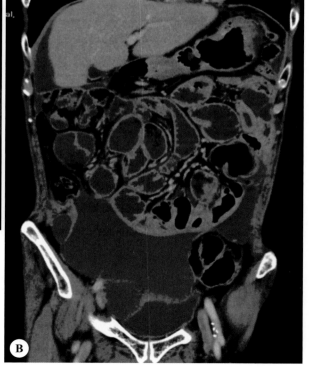

▲ 图 20-7　硬化性包裹性腹膜炎
A. 腹部 CT 增强扫描可见大量腹水和增厚扩张的小肠；
B. 矢状位 CT 显示许多扩张的小肠和大量腹水，腹膜和小肠壁增厚，扩张小肠的肠腔充满了液体

素 C、IL-2 和干扰素也有一定疗效[34]。腹腔化疗已被用于控制和缓解腹水症状[35]。治疗上先进行组织减灭术，然后序贯进行腹腔高温化疗，这也是现在推荐的治疗方法[36, 37]。

病例 20-4

患者，男性，42 岁，腹腔穿刺可见黄色腹水，镜下可见淋巴细胞和中性粒细胞，但未见肿瘤细胞。血清透明质酸为 322ng/ml，但腹水中透明质酸为 442 000ng/ml。血清 CA125 为 43ng/ml。CT 增强扫描显示腹水，腹膜表面不规则（图 20-10）。怀疑腹膜间皮瘤。腹腔镜检查显示腹壁和大网膜有许多囊性结构。膈下腹膜可见实性结节（图 20-11）。对腹膜囊性病变活检可见间皮细胞（图 20-12）。腹腔注射顺铂后，腹水消退。之后间皮瘤对顺铂逐渐产生耐药性，血清和腹水中透明质酸升高。患者在 3.5 年后死于肾衰竭。

病例 20-5

患者，男性，73 岁，有石棉接触史，因持续存在大量腹水收入院。血清透明质酸为 26 100ng/ml，腹水中透明质酸水平极高。镜下可见淋巴细胞，但未见肿瘤细胞。腹腔镜检查显示大网膜、腹膜上存在小的囊性病变和结节（图 20-13）。对腹膜上的一个小的囊性病变活检，显示一片肿瘤细胞伴有纤维化。免疫组化显示 CK5、CK6、钙结合蛋白和上皮膜抗原呈阳性（图 20-14），与恶性间皮瘤特征一致。静脉注射顺铂治疗，患者存活 1 年。

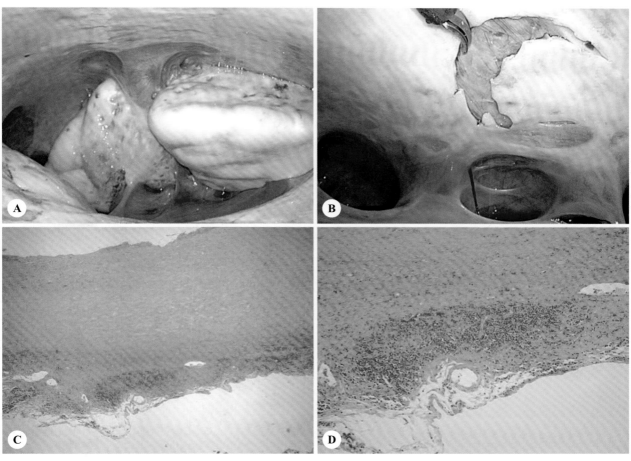

▲ 图 20-8　硬化性包裹性腹膜炎

A. 腹腔镜检查显示，厚厚的白膜覆盖在肝脏和腹膜的表面，腹膜与肝脏粘连；B. 腹膜与网膜之间有厚厚的白膜粘连；C. 对白膜活检可见纤维性胶原结构；D. 纤维性胶原膜下有许多炎症细胞浸润

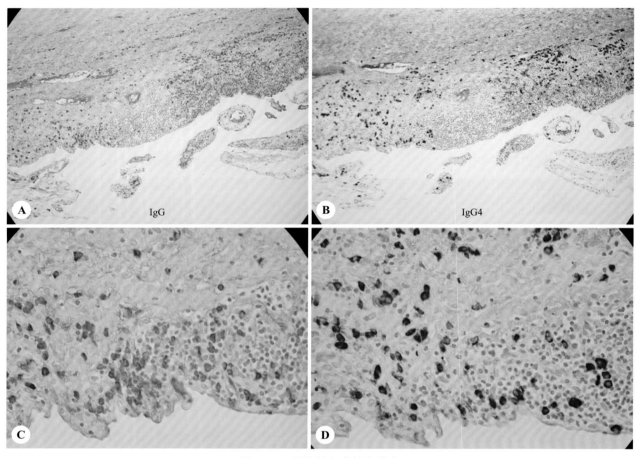

▲ 图 20-9　硬化性包裹性腹膜炎

A 和 B. 免疫组织化学显示有 IgG 阳性的炎症细胞；C 和 D. 连续切片显示同时有 IgG_4 阳性细胞存在于 IgG 阳性细胞区

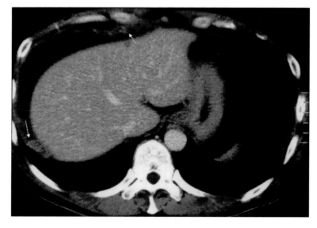

▲ 图 20-10　腹膜间皮瘤

CT 增强扫描显示腹水和腹膜表面不规则强化（箭）

五、腹膜转移癌

腹膜是原发胃肠道癌[38]、胰腺癌[39] 和卵巢癌[40] 的转移性病变累及的部位。腹膜癌常出现大量腹水，这对区分腹膜癌与腹膜结核、间皮瘤和淋巴瘤受累很重要。CT、正电子发射断层扫描（positron emission tomography，PET）、腹腔镜活检和内镜超声引导细针穿刺抽吸用于确定原发灶、腹膜病变的恶性程度，以确定是否选择外科治疗[41-43]。TS-1 联合顺铂化疗是目前进展期胃癌患者最常用的一线化疗方案[44]。

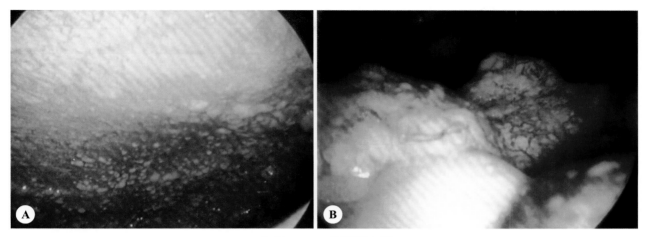

▲ 图 20-11　腹膜间皮瘤
A. 腹腔镜检查结果包括腹膜、膈下表面或腹壁的囊性或结节状病变；B. 网膜上可见弥漫性囊性病变

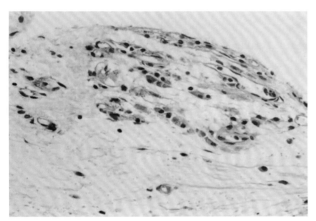

▲ 图 20-12　腹膜间皮瘤
囊肿活检显示间皮细胞散在分布于增粗的间质中

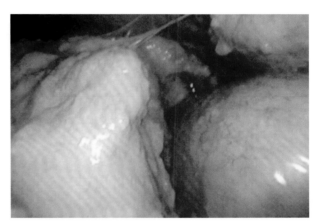

▲ 图 20-13　腹膜间皮瘤
大网膜和腹膜弥漫性囊性病变，大网膜与肝脏表面粘连

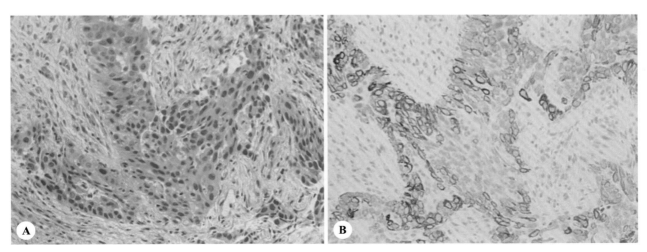

▲ 图 20-14　腹膜间皮瘤
A. 肿瘤细胞呈片状，并伴有纤维化；B. 肿瘤细胞中 CK5 和 CK6 阳性

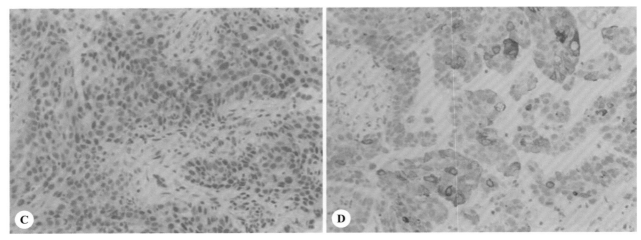

▲ 图 20-14（续） 腹膜间皮瘤

C. 肿瘤细胞的胞核和胞质中可见钙结合蛋白免疫反应阳性；D. 部分肿瘤细胞胞质内可见上皮膜抗原免疫反应阳性

病例 20-6

患者，女性，53 岁，主诉上腹痛 1 年。血清生化显示：CRP 1.41mg/dl，LDH 269U/L，ChE 163U/L，TP 5.7g/dl，白蛋白 2.8g/dl，CA19-9 1514U/ml。上消化道纤维内镜检查显示胃大弯处有巨大皱褶。胃扩张性较差，但活检中未发现恶性细胞。上腹部 CT 显示胃壁较厚，胃小弯和胃大弯周围多个淋巴结肿大。腹腔镜检查显示膈下腹膜有白色斑块和斑点，活检显示肿瘤细胞周围伴有纤维化，部分形成腺体结构（图 20-15）。复查胃镜活检显示胃低分化腺癌（Bormann 分型Ⅳ型，硬化型）。该患者接受 TS-1 联合顺铂化疗 6 个月，但她在 1 年内死于全身性水肿。

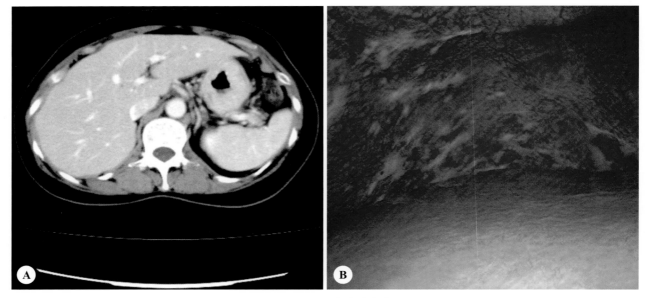

▲ 图 20-15 腹膜转移癌

A. CT 增强扫描显示胃壁强化增厚，轻度腹水，小淋巴结肿大；B. 腹腔镜检查显示膈下腹膜有白色斑块和斑点

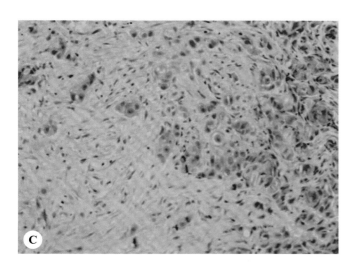

◀ 图 20-15（续）　腹膜转移癌
C. 肝组织 HE 染色显示肿瘤细胞周围伴有纤维化

参考文献

[1] van Baal JOAM, Van de Vijver KK, Nieuwland R, van Noorden CJF, van Driel WJ, Sturk A, Kenter GG, Rikkert LG, Lok CAR. The histophysiology and pathophysiology of the peritoneum. Tissue Cell. 2017;49:95–105.

[2] Uzunkoy A, Harma M, Harma M. Diagnosis of abdominal tuberculosis: experience from 11 cases and review of the literature. World J Gastroenterol. 2004;10:3647–9.

[3] Sanai FM, Bzeizi KI. Systematic review: tuberculous peritonitis—presenting features, diagnostic strategies and treatment. Aliment Pharmacol Ther. 2005;22:685–700.

[4] Malik A, Saxena NC. Ultrasound in abdominal tuberculosis. Abdom Imaging. 2003;28:574–9.

[5] Sinan T, Sheikh M, Ramadan S, Sahwney S, Behbehani A. CT features in abdominal tuberculosis: 20 years–experience. BMC Med Imaging. 2002;2:3–16.

[6] Shimamoto H, Hamada K, Higuchi I, et al. Abdominal tuberculosis: peritoneal involvement shown by F–18 FDG PET. Clin Nucl Med. 2007;32:716–8.

[7] Riquelme A, Calvo M, Salech F, Valderrama S, Pattillo A, Arellano M, et al. Value of adenosine deaminase (ADA) in ascitic fluid for the diagnosis of tuberculous peritonitis: a meta–analysis. J Clin Gastroenterol. 2006;40:705–10.

[8] Henning H, Lightdale CJ, Look D. Color atlas of diagnostic laparoscopy. New York: Thieme Medical Publishers; 1994. p. 199–200.

[9] Milingos S, Protopapas A, Papadimitriou C, Rodolakis A, Kallipolitis G, Skartados N, et al. Laparoscopy in the evaluation of women with unexplained ascites: an invaluable diagnostic tool. J Minim Invasive Gynecol. 2007;14:43–8.

[10] Jorge AD. Peritoneal tuberculosis. Endoscopy. 1984;16:10–2.

[11] Gezer NS, Başara I, Altay C, Harman M, Rocher L, Karabulut N, et al. Abdominal sarcoidosis: cross–sectional imaging findings. Diagn Interv Radiol. 2015;21:111–7.

[12] Kurdziel KA. The panda sign. Radiology. 2000;215:884–5.

[13] Kunishi Y, Yoshie K, Ota M, Kuboi Y, Kanno M, Tanaka S, et al. Peritoneal sarcoidosis: an unusual cause of ascites. Nihon Shokakibyo Gakkai Zasshi. 2016;113:143–51.

[14] Warshauer DM, Molina PL, Hamman SM, Koehler RE, Paulson EK, Bechtold RE, et al. Nodular sarcoidosis of the liver and spleen:

analysis of 32 cases. Radiology. 1995;195:757–62.

[15] Warshauer DM, Lee JKT. Imaging manifestations of abdominal sarcoidosis. Am J Roentgenol. 2004;182:15–28.

[16] Judson MA. Advances in the diagnosis and treatment of sarcoidosis. F1000Prime Rep. 2014;6:89–65.

[17] Dasilva V, Breuil V, Chevallier P, Euller–Ziegler L. Relapse of severe sarcoidosis with uncommon peritoneal location after TNF–alpha blockade. Efficacy of rituximab: report of a single case. Joint Bone Spine. 2010;77:82–3.

[18] Foo KT, Ng KC, Rauff A, Foong WC, Sinniah R. Unusual small intestinal obstruction in adolescent girls: the abdominal cocoon. Br J Surg. 1978;65:427–30.

[19] Akbulut S. Accurate definition and management of idiopathic sclerosing encapsulating peritonitis. World J Gastroenterol. 2015;21:675–87.

[20] Tannoury JN, Abboud BN. Idiopathic sclerosing encapsulating peritonitis: abdominal cocoon. World J Gastroenterol. 2012;18:1999–2004.

[21] Li N, Zhu W, Li Y, Gong J, Gu L, Li M, Cao L, Li J. Surgical treatment and perioperative management of idiopathic abdominal cocoon: single–center review of 65 cases. World J Surg. 2014;38:1860–7.

[22] George C, Al–Zwae K, Nair S, Cast JE. Computed tomography appearances of sclerosing encapsulating peritonitis. Clin Radiol. 2007;62:732–7.

[23] Honda K, Oda H. Pathology of encapsulating peritoneal sclerosis. Perit Dial Int. 2005;25(Suppl 4):S19–29.

[24] Habib SM, Betjes MG, Fieren MW, Boeschoten EW, Abrahams AC, Boer WH, et al. Management of encapsulating peritoneal sclerosis: a guideline on optimal and uniform treatment. Neth J Med. 2011;69:500–7.

[25] Yamamoto S, Sato Y, Takahashi T, Kobayashi T, Hatakeyama K. Sclerosing encapsulating peritonitis in two patients with liver cirrhosis. J Gastroenterol. 2004;39:172–5.

[26] Averbach AM, Sugarbaker PH. Peritoneal mesothelioma: treatment approach based on natural history. Cancer Treat Res. 1996;81:193–211.

[27] Friedman MT, Gentile P, Tarectecan A, Fuchs A. Malignant mesothelioma: immunohistochemistry and DNA ploidy analysis

as methods to differentiate mesothelioma from benign reactive mesothelial cell proliferation and adenocarcinoma in pleural and peritoneal effusions. Arch Pathol Lab Med. 1996;120:959–66.

[28] Pickhardt PJ, Bhalla S. Primary neoplasms of peritoneal and sub-peritoneal origin: CT findings. Radiographics. 2005;25:983–95.

[29] Park JY, Kim KW, Kwon HJ, Park MS, Kwon GY, Jun SY, et al. Peritoneal mesotheliomas: clinicopathologic features, CT findings, and differential diagnosis. AJR Am J Roentgenol. 2008;191:814–25.

[30] Søreide JA, Søreide K, Körner H, Søiland H, Greve OJ, GudLaugsson E. Benign peritoneal cystic mesothelioma. World J Surg. 2006;30:560–6.

[31] Nasu M, Emi M, Pastorino S, et al. High incidence of somatic BAP1 alterations in sporadic malignant mesothelioma. J Thorac Oncol. 2015;10(2):565–76.

[32] Cercek A, Zaderer M, Rimner A, et al. Confirmation of high prevalence of BAP1 inactivation in mesothelioma. J Clin Oncol. 2015;33(Suppl):Abstract 7564.

[33] Vogelzang NJ, Rusthoven JJ, Symanowski J, Denham C, Kaukel E, Ruffie P, et al. Phase III study of pemetrexed in combination with cisplatin versus cisplatin alone in patients with malignant pleural mesothelioma. J Clin Oncol. 2003;21:2636–44.

[34] Hassan R, Alexander R, Antman K, Boffetta P, Churg A, Coit D, et al. Current treatment options and biology of peritoneal mesothelioma: meeting summary of the first NIH peritoneal mesothelioma conference. Ann Oncol. 2006;17:1615–9.

[35] Mohamed F, Sugarbaker PH. Peritoneal mesothelioma. Curr Treat Options Oncol. 2002;3:375–86.

[36] Baratti D, Kusamura S, Cabras AD, Dileo P, Laterza B, Deraco M. Diffuse malignant peritoneal mesothelioma: failure analysis following cytoreduction and hyperthermic intraperitoneal chemotherapy (HIPEC). Ann Surg Oncol. 2009;16:463–72.

[37] Kim J, Bhagwandin S, Labow DM. Malignant peritoneal mesothelioma: a review. Ann Transl Med. 2017;5:236–46.

[38] Muntean V, Mihailov A, Iancu C, Toganel R, Fabian O, Domsa I, et al. Staging laparoscopy in gastric cancer. Accuracy and impact on therapy. J Gastrointestin Liver Dis. 2009;18:189–95.

[39] del Castillo CF, Warshaw L. Peritoneal metastases in pancreatic carcinoma. Hepatogastroenterology. 1993;40:430–2.

[40] Groutz A, Carmon E, Gat A. Peritoneal tuberculosis versus advanced ovarian cancer: a diagnostic dilemma. Obstet Gynecol. 1998;91:868.

[41] Suzuki A, Kawano T, Takahashi N, Lee J, Nakagami Y, Miyagi E, et al. Value of ^{18}F–FDG PET in the detection of peritoneal carcinomatosis. Eur J Nucl Med Mol Imaging. 2004;31:1413–20.

[42] Pomel C, Provencher D, Dauplat J, Gauthier P, Le Bouedec G, Drouin P, et al. Laparoscopic staging of early ovarian cancer. Gynecol Oncol. 1995;58:301–6.

[43] Sharma V, Rana SS, Ahmed SU, Guleria S, Sharma R, Gupta R. Endoscopic ultrasound fine–needle aspiration from ascites and peritoneal nodules: a scoping review. Endosc Ultrasound. 2017;6:382–8.

[44] Koizumi W, Tanabe S, Saigenji K, Ohtsu A, Boku N, Nagashima F, et al. Phase I/II study of S–1 combined with cisplatin in patients with advanced gastric cancer. Br J Cancer. 2003;89: 2207–12.